“十四五”时期国家重点出版物出版专项规划项目

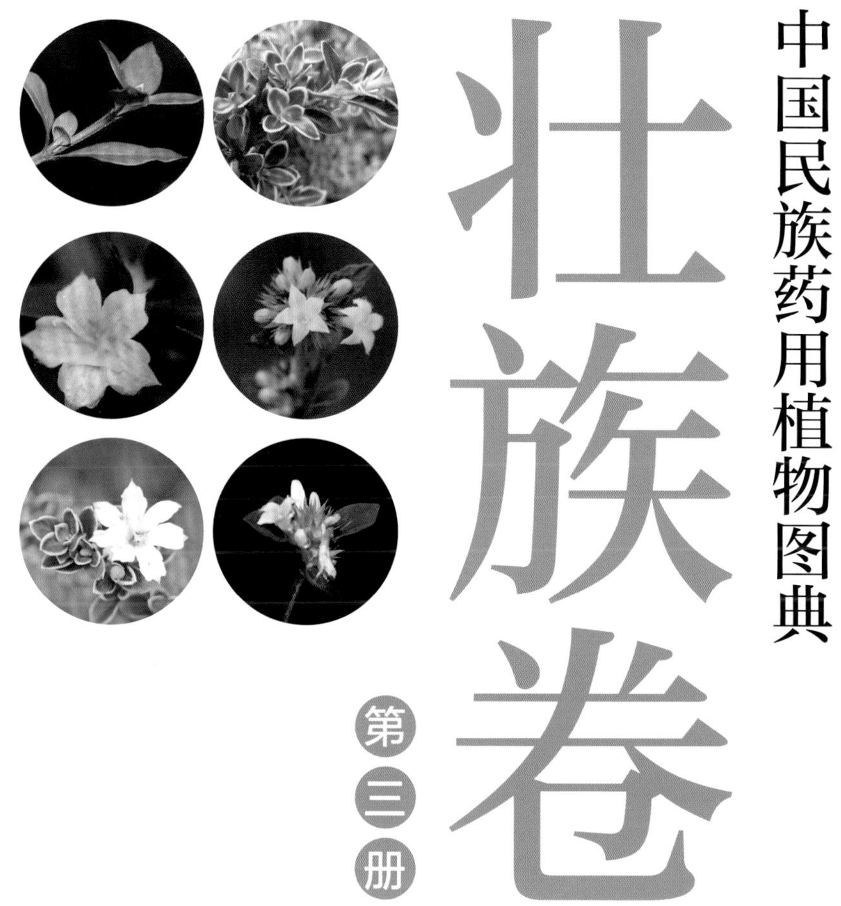

中国民族药用植物图典

壮族卷

第三册

总 主 编： 肖培根 诸国本

主　　编： 彭 勇 谢 宇 李海霞

副 主 编： 齐 菲 杨 芳 马 华 刘士勋 高楠楠 项 红 孙 玉 薛晓月

编　　委： 马 楠 王 俊 王忆萍 王丽梅 王郁松 王梅红 卢 军 卢立东 田大虎 冯 倩 吕凤涛 刘 芳 刘 艳 刘士勋 刘卫华 刘立文 孙 宇 孙瑗琨 严 洁 李 惠 李远清 李俊勇 杨 帆 杨冬华 余海文 邹智峰 宋 伟 张 坤 张印辉 陈艳蕊 陈朝霞 罗建锋 郑小玲 赵白宇 赵卓君 段艳梅 饶 佳 秦 臻 耿赫兵 莫 愚 贾政芳 翁广云 郭春芳 黄 红 蒋思琪 程宜康 翟文慧 戴 峰 鞠玲霞 魏献波

图片摄影： 周重建 谢 宇 裴 华 邬坤乾 袁井泉 孙骏威 谢 言 钟炯平 李 萍 夏云海

CTS K 湖南科学技术出版社 · 长沙

国家一级出版社 全国百佳图书出版单位

"十四五"时期国家重点出版物出版专项规划项目

《中国民族药用植物图典》丛书编委会

目 录

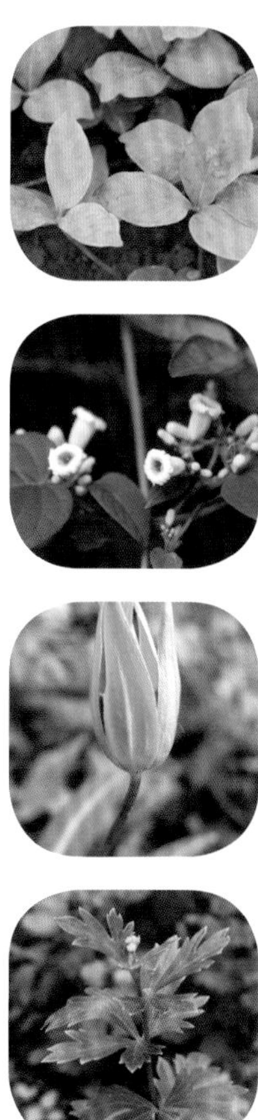

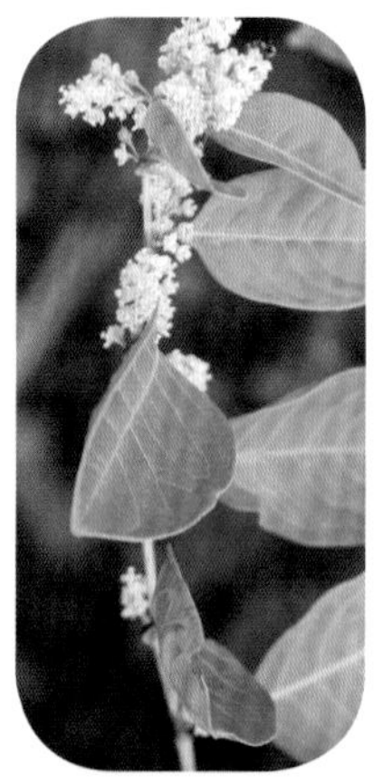

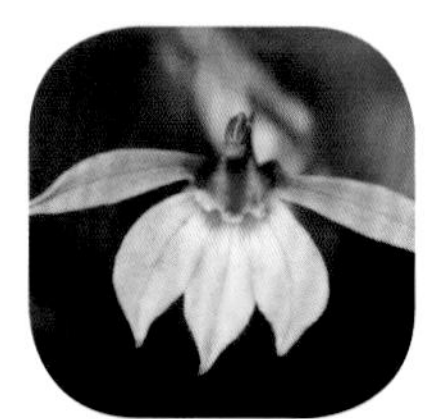

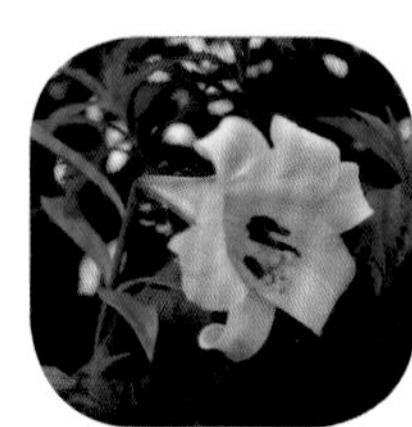

中国民族药用植物图典（第一辑）

壮族卷（第三册）

中国民族药用植物图典·苗族卷
中国民族药用植物图典·壮族卷
中国民族药用植物图典·藏族卷
中国民族药用植物图典·蒙古族卷
中国民族药用植物图典·水族卷
中国民族药用植物图典·维吾尔族卷

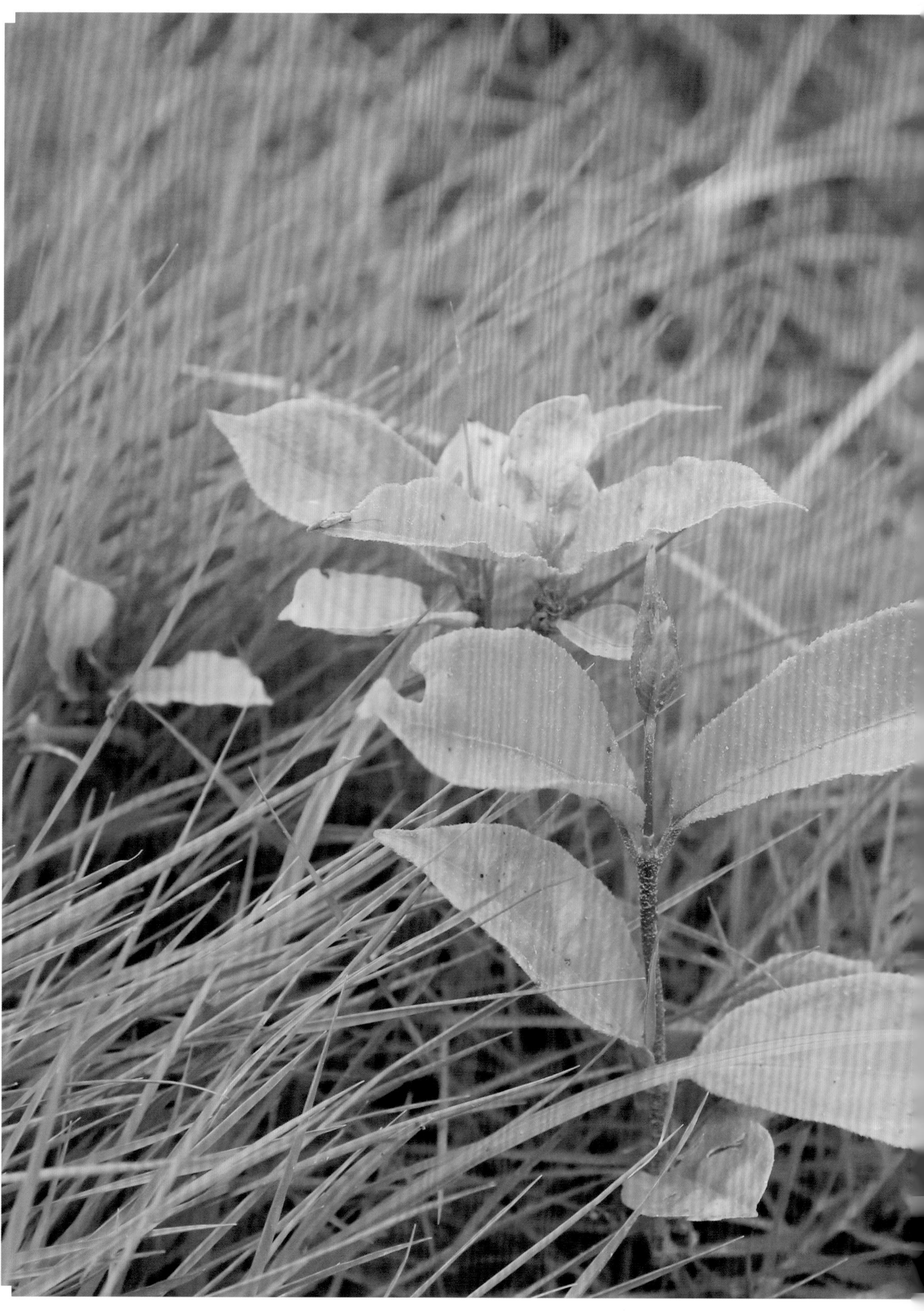

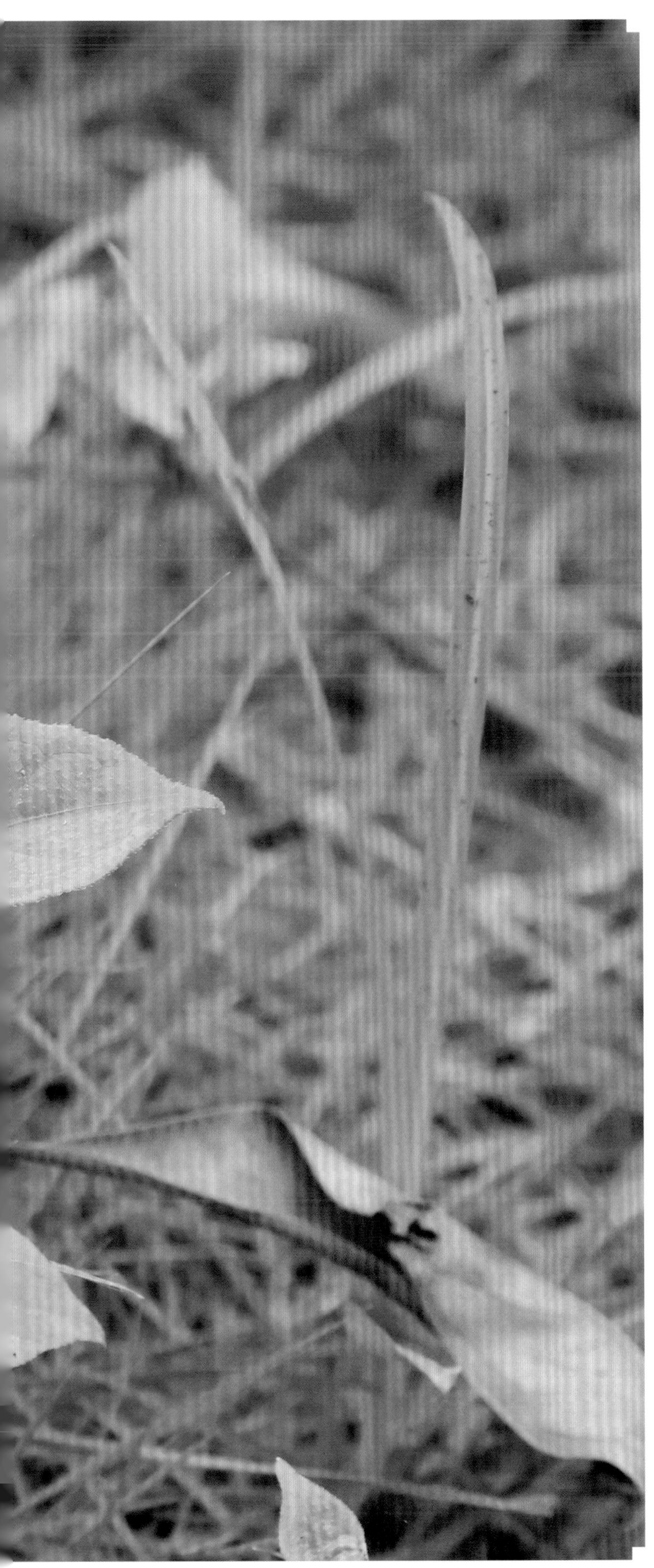

巴戟天

【壮药名】勾遂给。

【别　名】巴戟、鸡肠风、兔儿肠、糠藤、三角藤、鸡眼藤、黑藤钻。

【来　源】本品为茜草科植物巴戟天 *Morinda officinalis* How. 的干燥根。

【性味归经】味辛、甘，性微温。归肾、肝经。

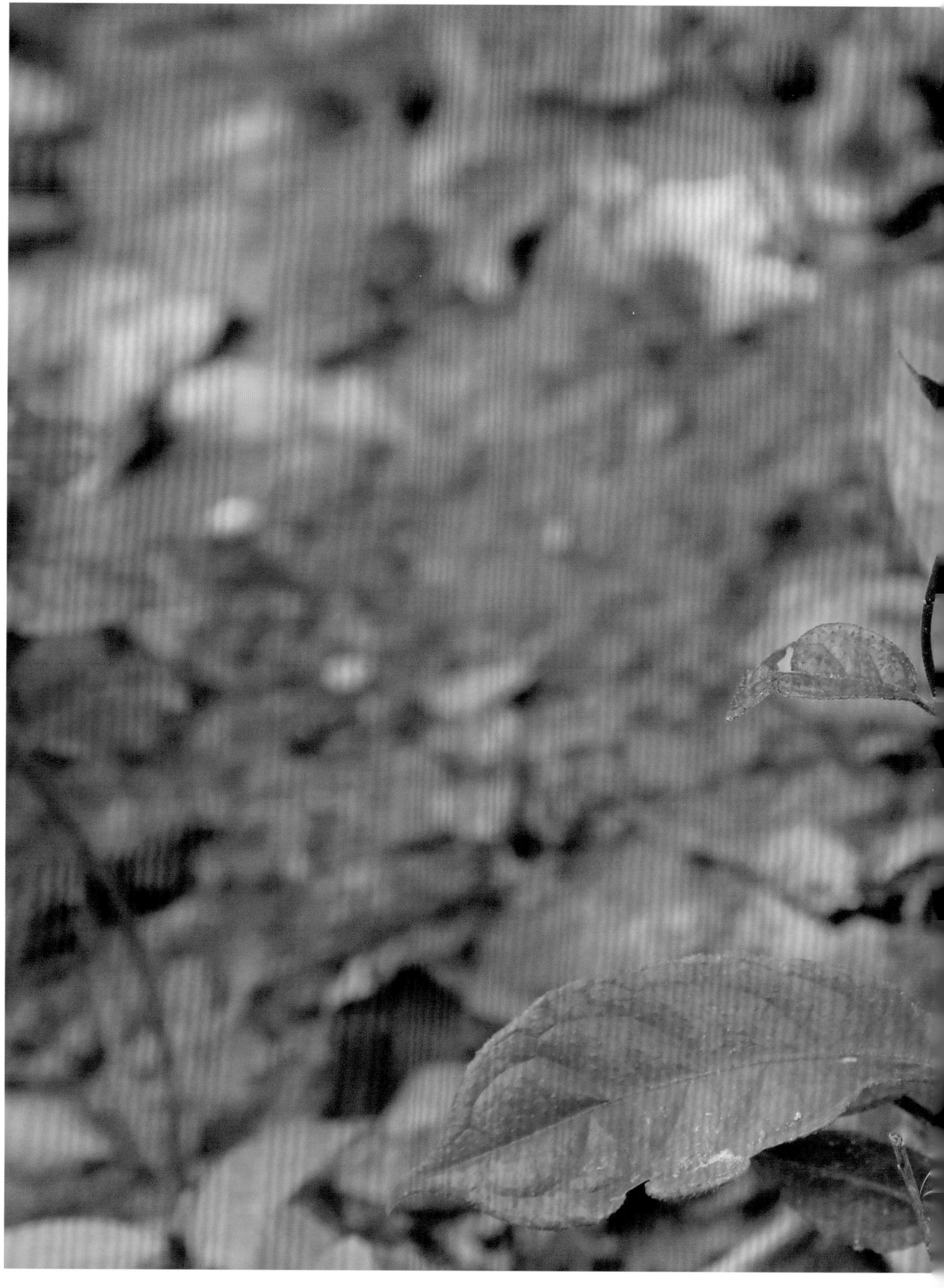

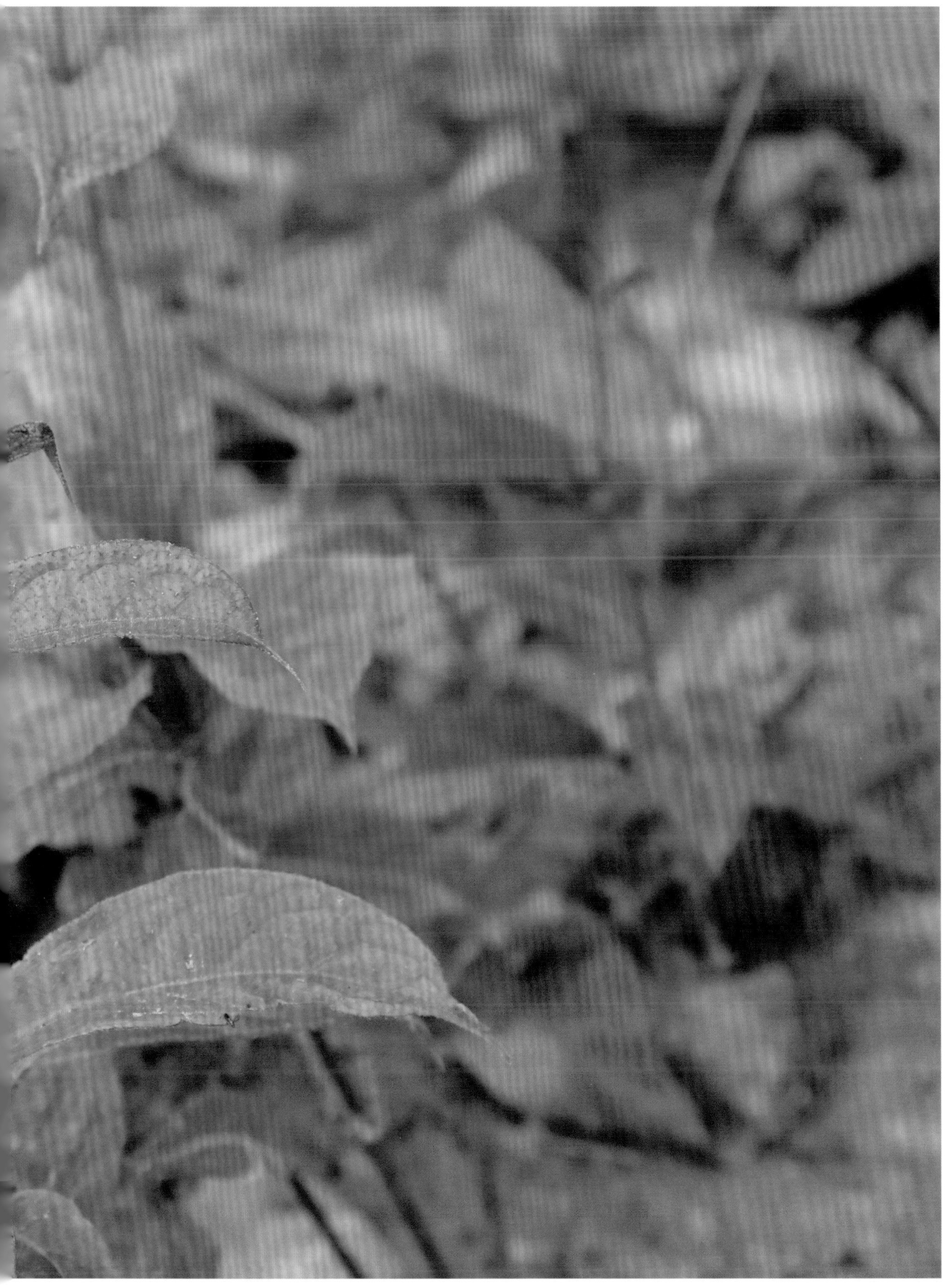

巴戟天

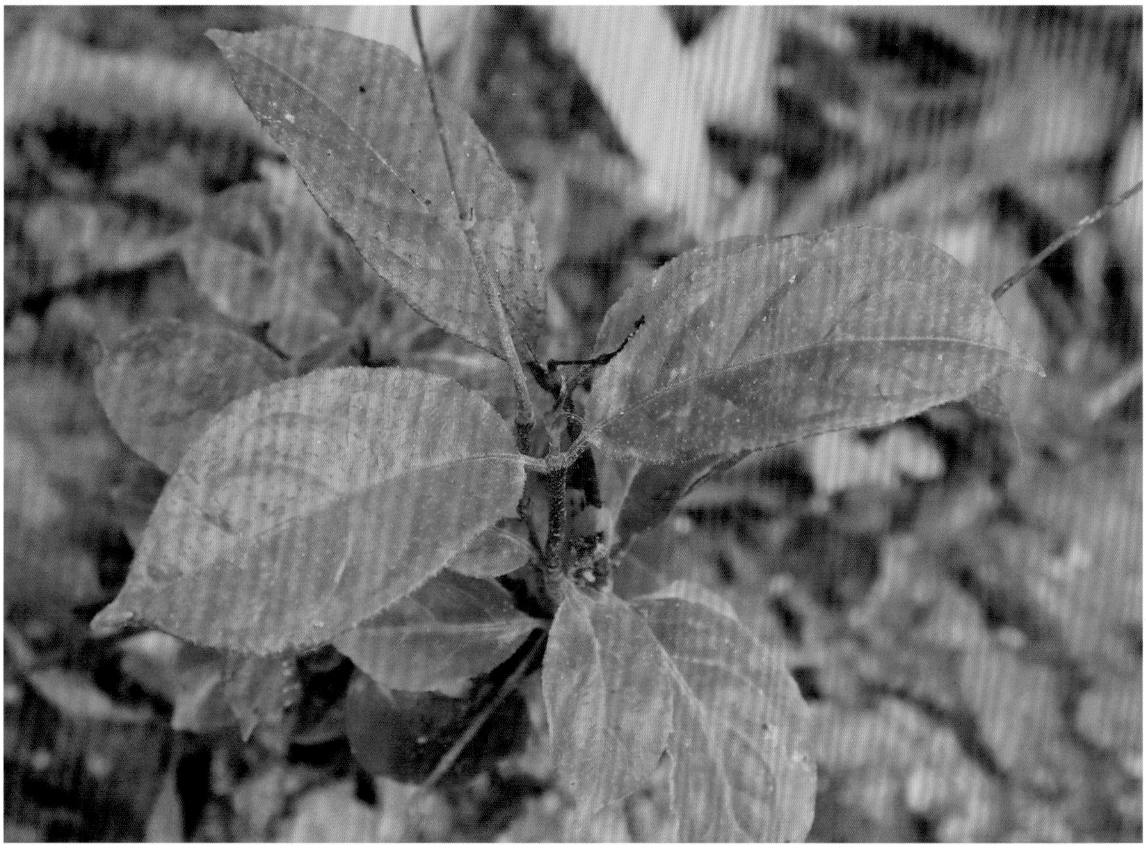

巴戟天

识别特征

缠绕或攀缘藤本。根茎肉质肥厚，圆柱形，支根多少呈念珠状，鲜时外皮白色，干时暗褐色。有蜿蜒状条纹，断面呈紫红色。茎圆柱状，有纵条棱，小枝幼时有褐色粗毛，老时毛脱落后表面粗糙。叶对生，长椭圆形，长 3 ~ 13 cm，宽 1.5 ~ 5 cm，先端短渐尖，基部楔形或阔楔形，全缘，下面沿中脉上被短粗毛，叶缘常有稀疏的短睫毛；叶柄有褐色粗毛；托叶鞘状。花序头状，花 2 ~ 10 朵，生于小枝顶端，罕为腋生；花萼倒圆锥状，长 3 ~ 4 mm，先端有不规则的齿裂或近平截；花冠肉质白色，花冠管的喉部收缩，内面密生短毛，通常 4 深裂；雄蕊 4 枚，花丝极短；子房下位，4 室，花柱 2 深裂。浆果近球形，直径 5 ~ 9 mm，成熟后红色，顶端有宿存的筒状萼管。花期 4—5 月，果期 9—10 月。

生境分布

生长于山谷、溪边或林下。分布于广东、福建、江西、四川、广西等省区。

采收加工

全年均可采挖，除去须根略晒，压扁晒干。用时润透或蒸过，除去木质心，切片或盐水炒用。

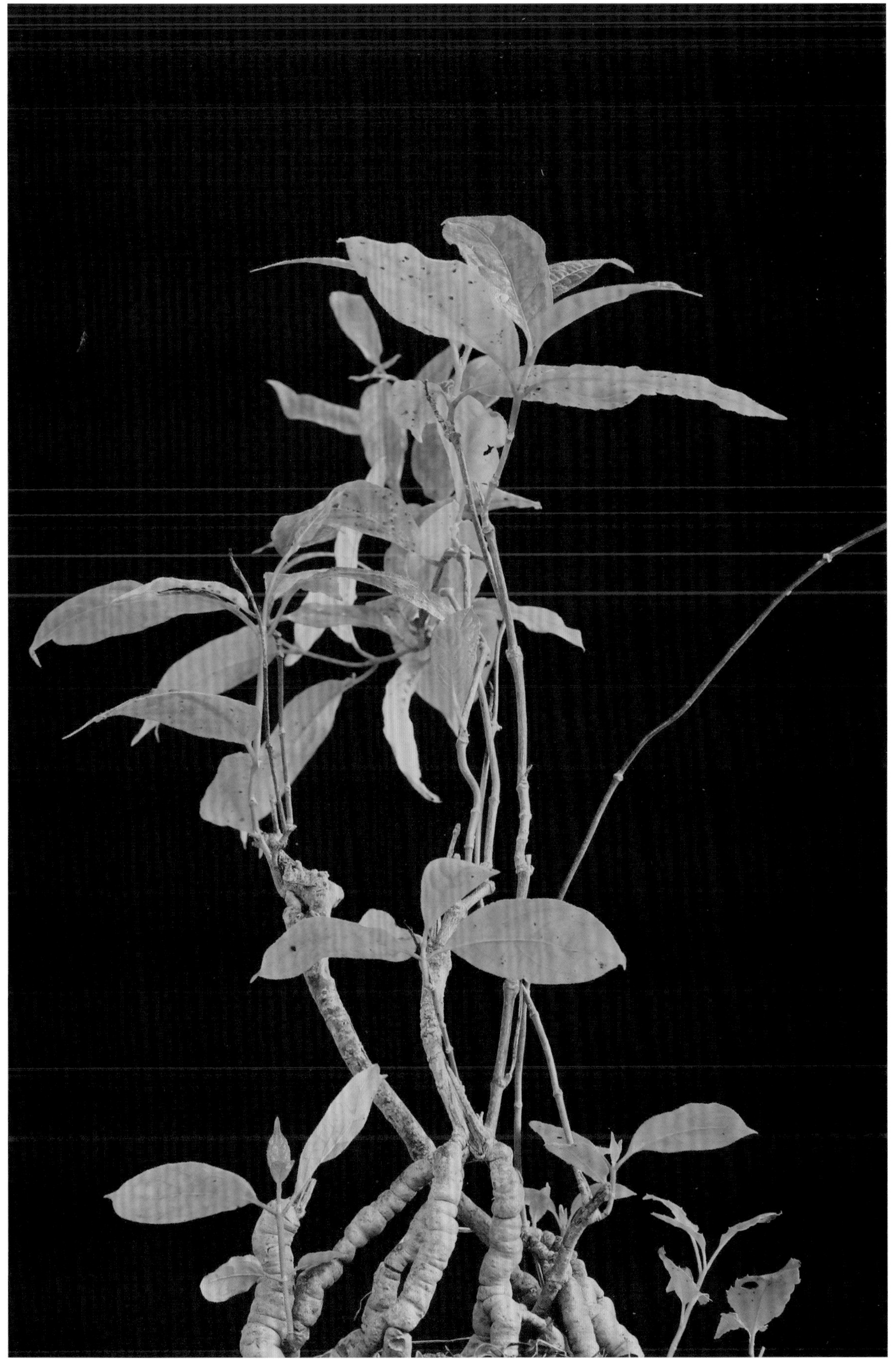

巴戟天

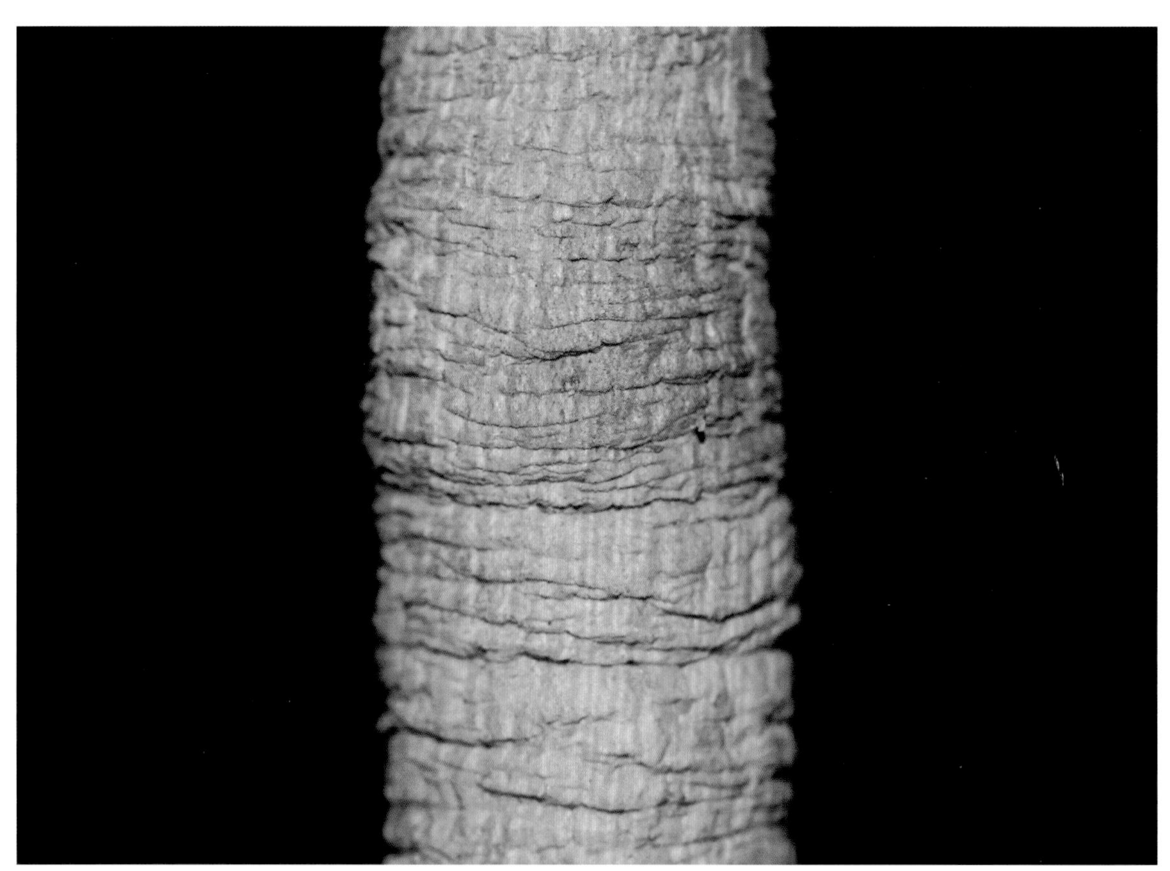

巴戟天

药材鉴别

本品干燥的根呈弯曲扁圆柱形或圆柱形，长度不等，直径 1 ~ 2 cm。表面灰黄色。有粗而不深的纵皱纹及深陷的横纹，甚至皮部断裂而露出木部，形成长 1 ~ 3 cm 的节，形如鸡肠。折断面不平，横切面多裂纹；皮部呈鲜明的淡紫色，木部黄棕色，皮部宽度为木部的两倍。气无，味甜而略涩。以条大、肥壮、连珠状、肉厚、色紫者为佳。条细瘦、肉薄、色灰者质次。

功效主治

补肾阳，强筋骨，祛风湿。主治阳痿遗精，宫冷不孕，月经不调，少腹冷痛，风湿痹痛，筋骨痿软。

药理作用

本品能显著增加小鼠体重，延长小鼠游泳时间；乙醇提取物及水煎剂有明显的促肾上腺皮质激素样作用。

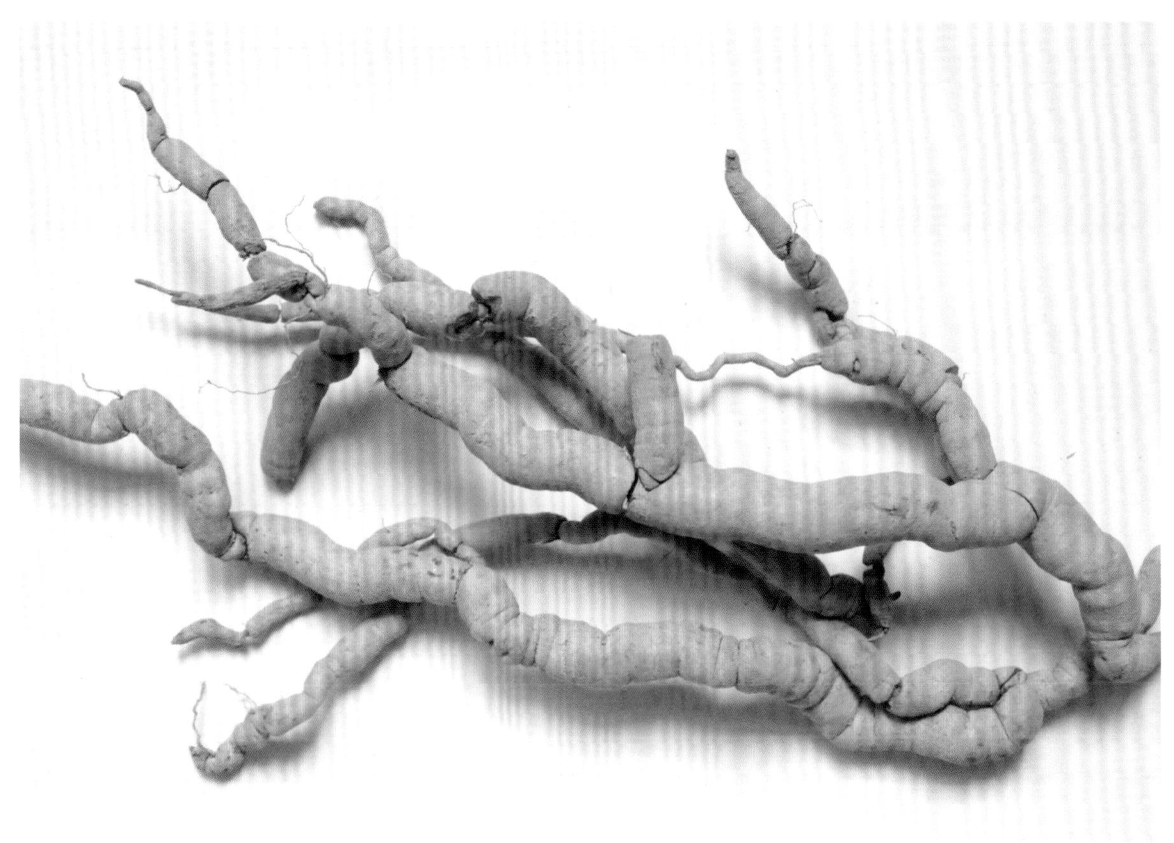

巴戟天药材

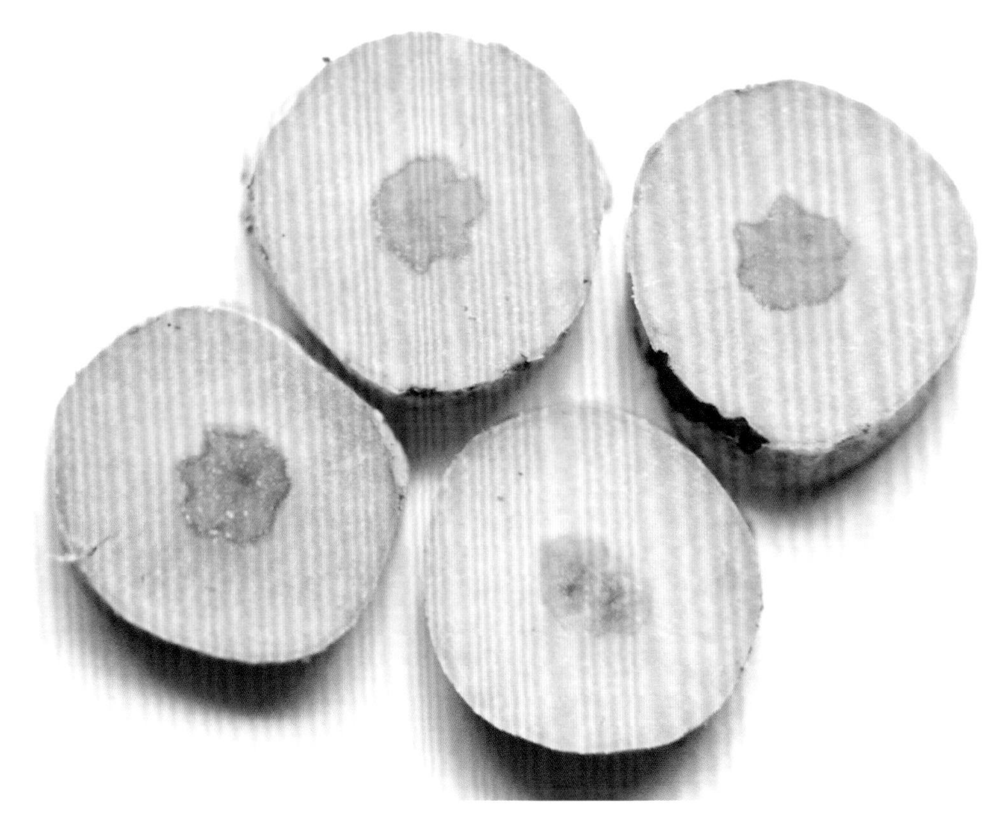

巴戟天药材

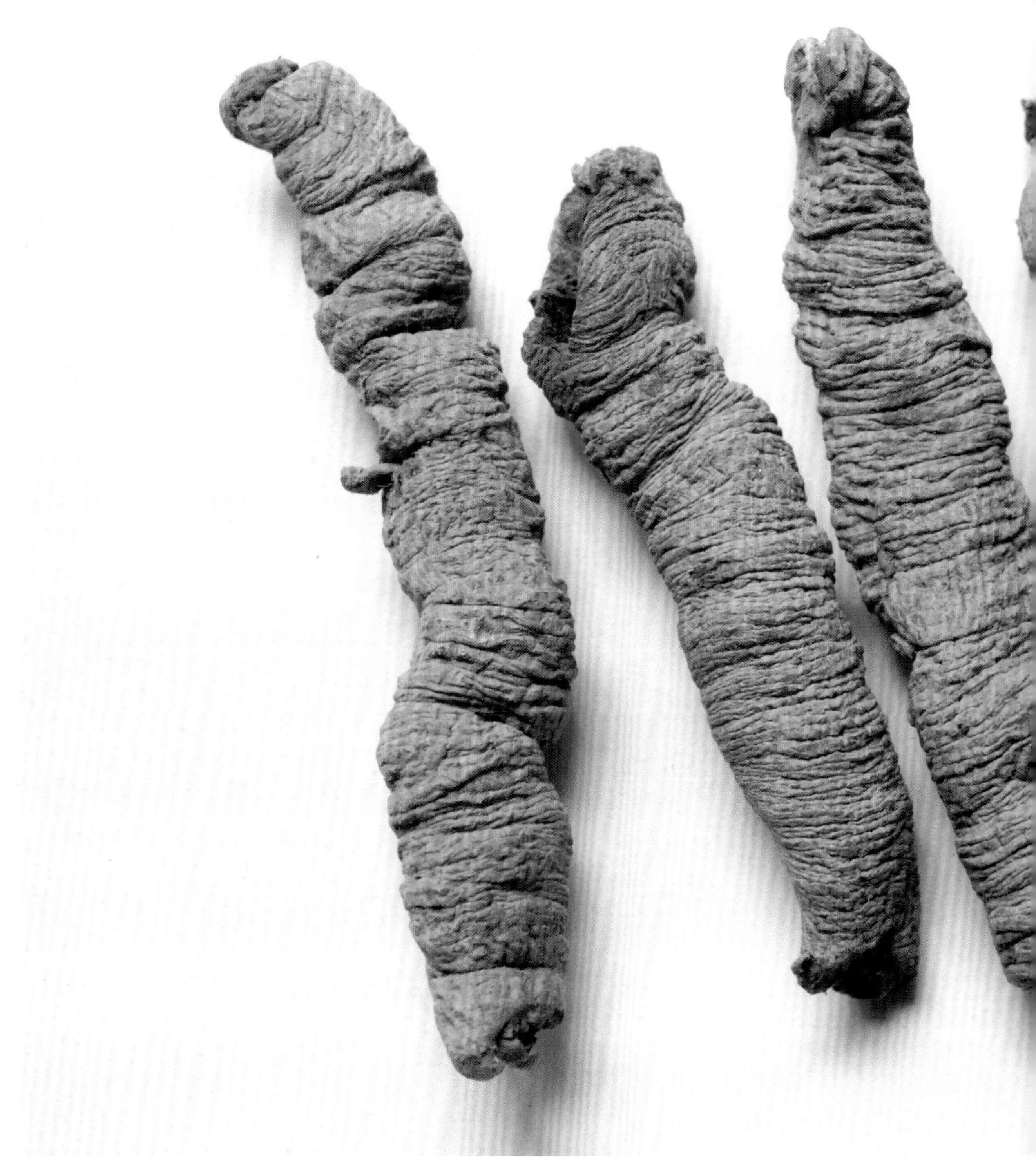

巴戟天

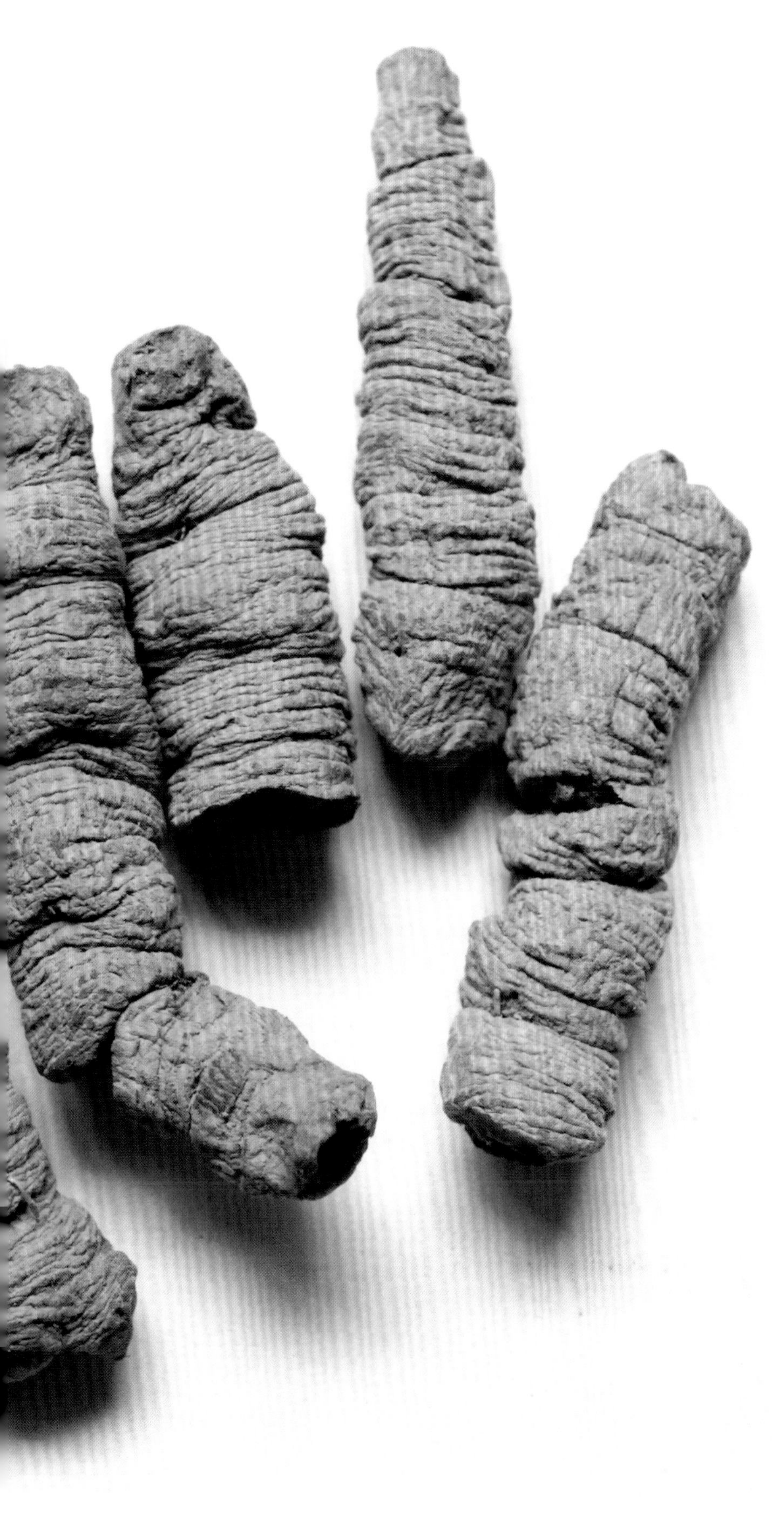

巴戟天饮片

用法用量

内服：3 ~ 10 g，煎汤。

民族药方

1．肾病综合征 巴戟天、山茱萸各 30 g。水煎服，每日 1 剂。

2．遗尿，小便不禁 巴戟天、覆盆子各 12 g，益智 10 g。水煎服，每日 1 剂。亦可用巴戟天 30 g，核桃仁 20 g。装入猪膀胱内，隔水炖熟后食服。

3．妇女子宫久冷、月脉不调、或多或少、赤白带下 巴戟天 90 g，高良姜 180 g，紫金藤 500 g，青盐 60 g，肉桂（去粗皮）、吴茱萸各 120 g。共研为细末，酒糊为丸，温盐酒送服，盐汤亦得，每次 20 丸，每日午、夜卧各 1 次。

4．阳痿 巴戟天、菟丝子、山茱萸、枸杞子、五味子、胡芦巴各 10 g，淫羊藿、何首乌各 15 g，阳起石 30 g，肉苁蓉 12 g，仙茅 6 g，羊睾丸 1 对。水煎服，每日 1 剂，15 日为 1 个疗程。

5．风冷腰胯疼痛、行步不得 巴戟天 45 g，牛膝（去苗）90 g，羌活、桂心、五加皮各 45 g，杜仲（去粗皮，炙微黄）60 g，干姜 45 g。上药捣为末，炼蜜和捣 200 ~ 300 杵，丸如梧桐子大，食前温酒饮服，每次 30 丸。

6．妇女更年期综合征 巴戟天、当归各 9 g，淫羊藿、仙茅各 9 ~ 15 g，黄柏、知母各 5 ~ 9 g。水煎服，每日 2 剂。

7．老人衰弱、足膝痿软、步履困难 巴戟天、熟地黄各 10 g，人参 4 g（或党参 10 g），菟丝子、补骨脂各 6 g，小茴香 2 g。水煎服，每日 1 剂。

8．男子阳痿、早泄，女子宫寒、不孕 巴戟天、党参、覆盆子、菟丝子、神曲各 9 g，山药 18 g。水煎服，每日 1 剂。

9．老年帕金森综合征 巴戟天、天麻、赤芍各 15 g，黄芪 30 g，川芎、全蝎、当归、地龙各 10 g，红花 6 g，蜈蚣 6 条，丹参 20 g，木瓜 18 g。水煎服，每日 1 剂，30 日为 1 个疗程。

使用注意

阴虚火旺及有热者不宜服。

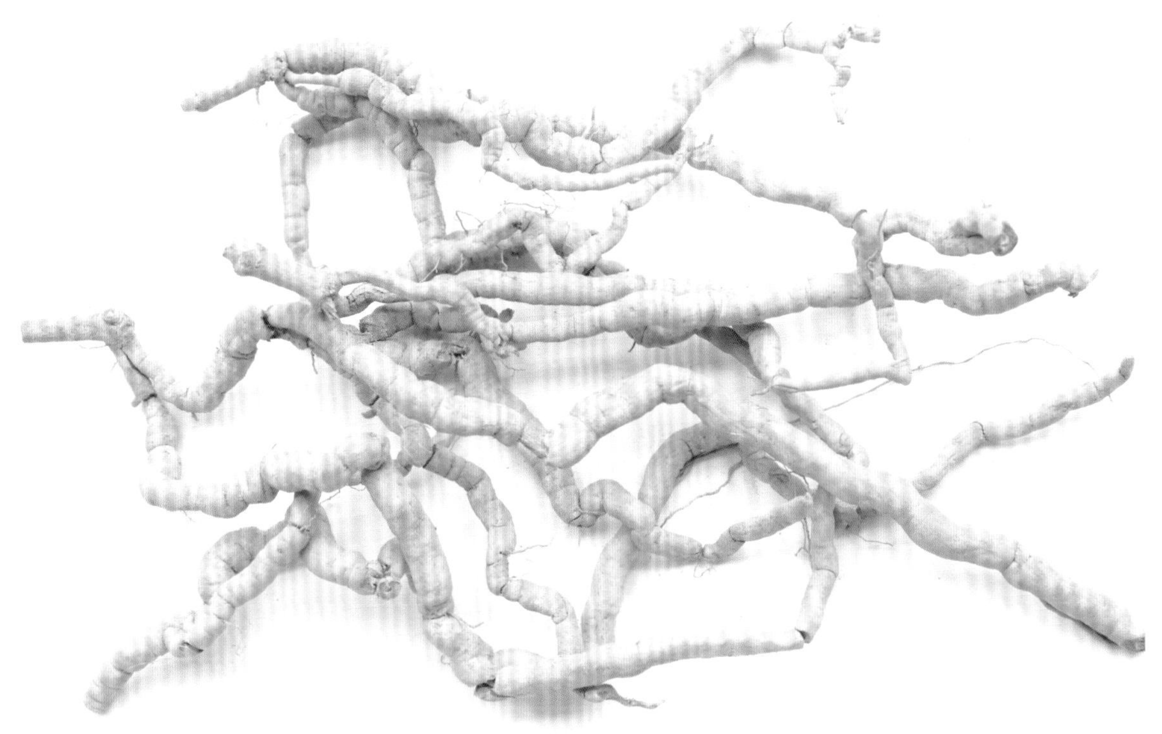

巴戟天药材

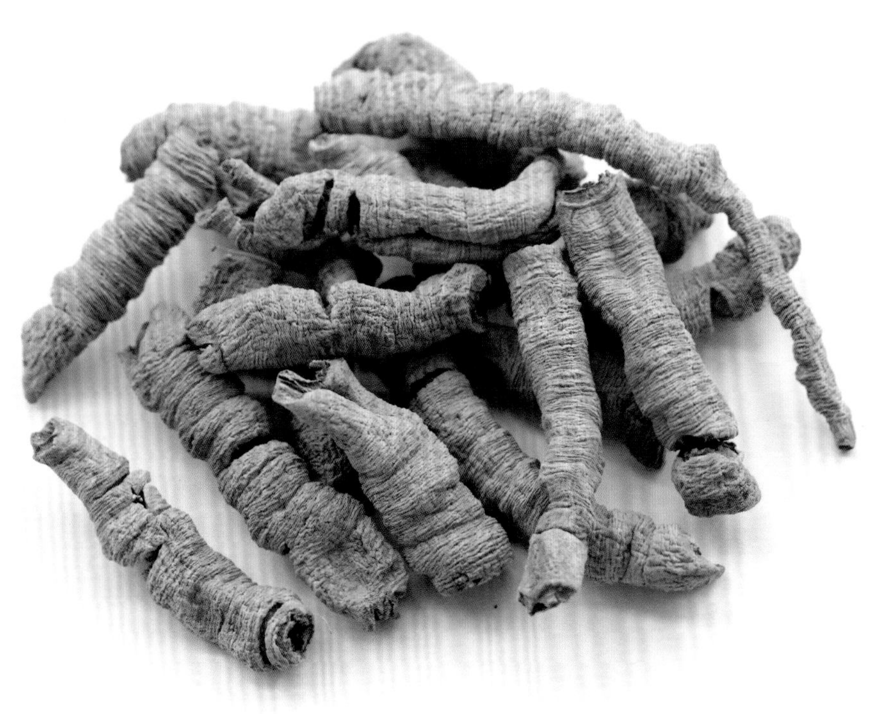

巴戟天饮片

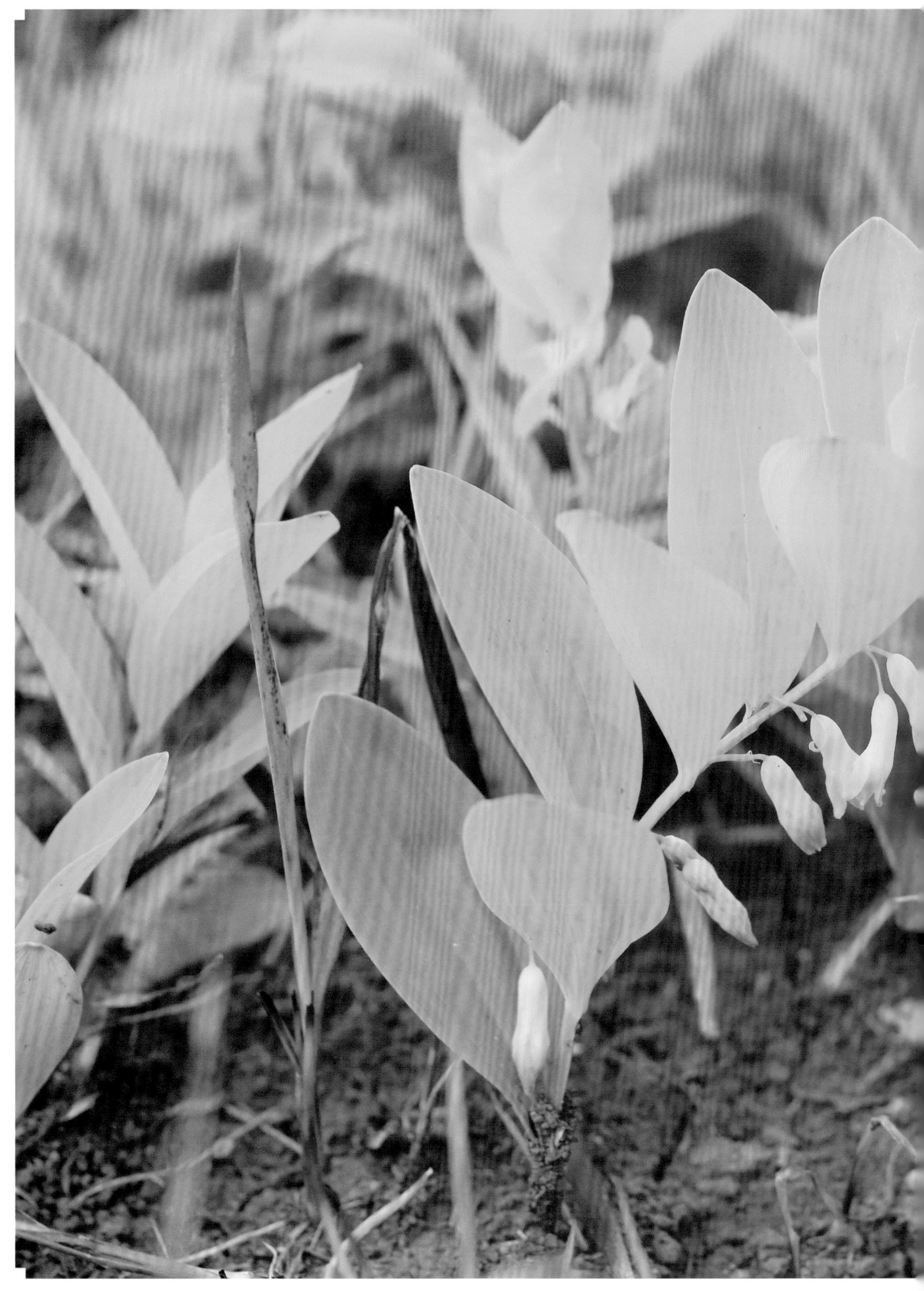

玉竹

【壮药名】锐罗。

【别　名】尾参、萎蕤、玉参、铃当菜、小笔管菜、甜草根、靠山竹。

【来　源】本品为百合科植物玉竹 *Polyonatum odoratum*（Mill.）Druce 的干燥根茎。

【性味归经】味甘、淡，性微寒。归肺、胃经。

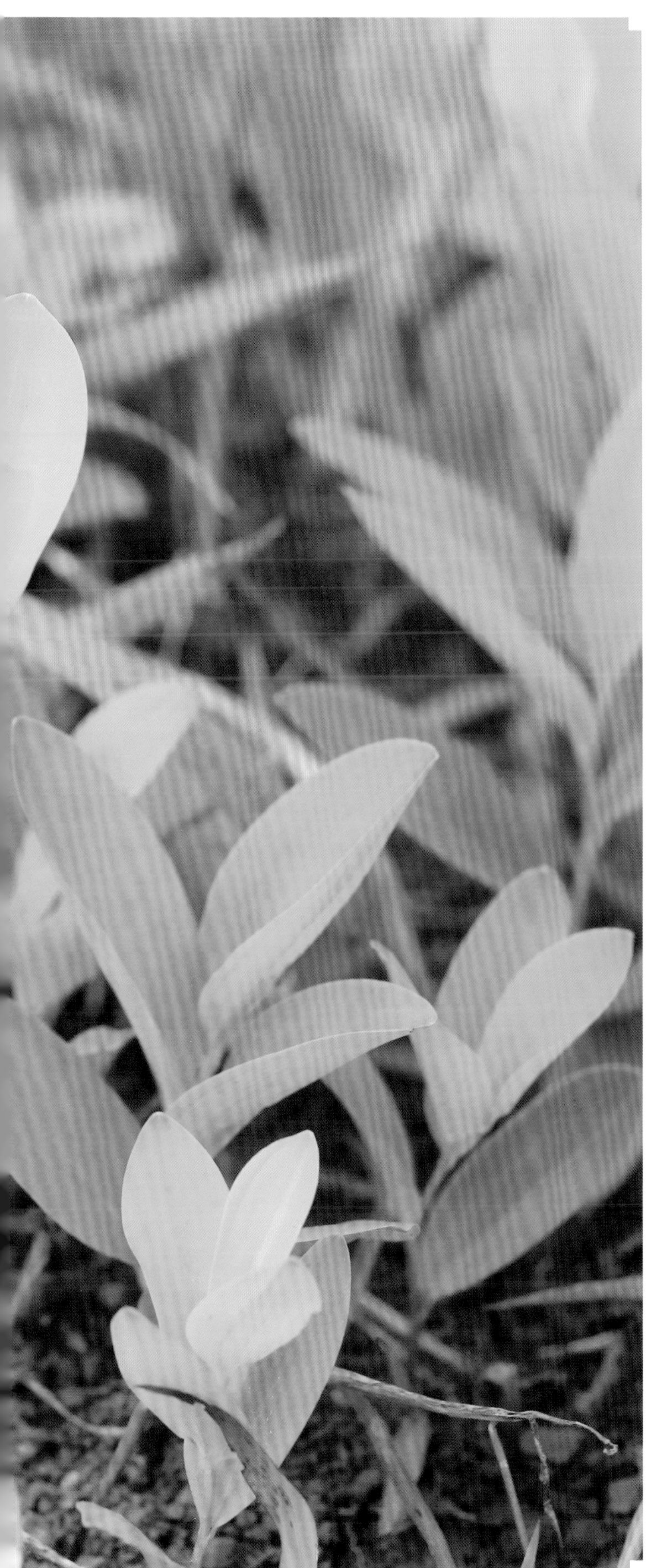

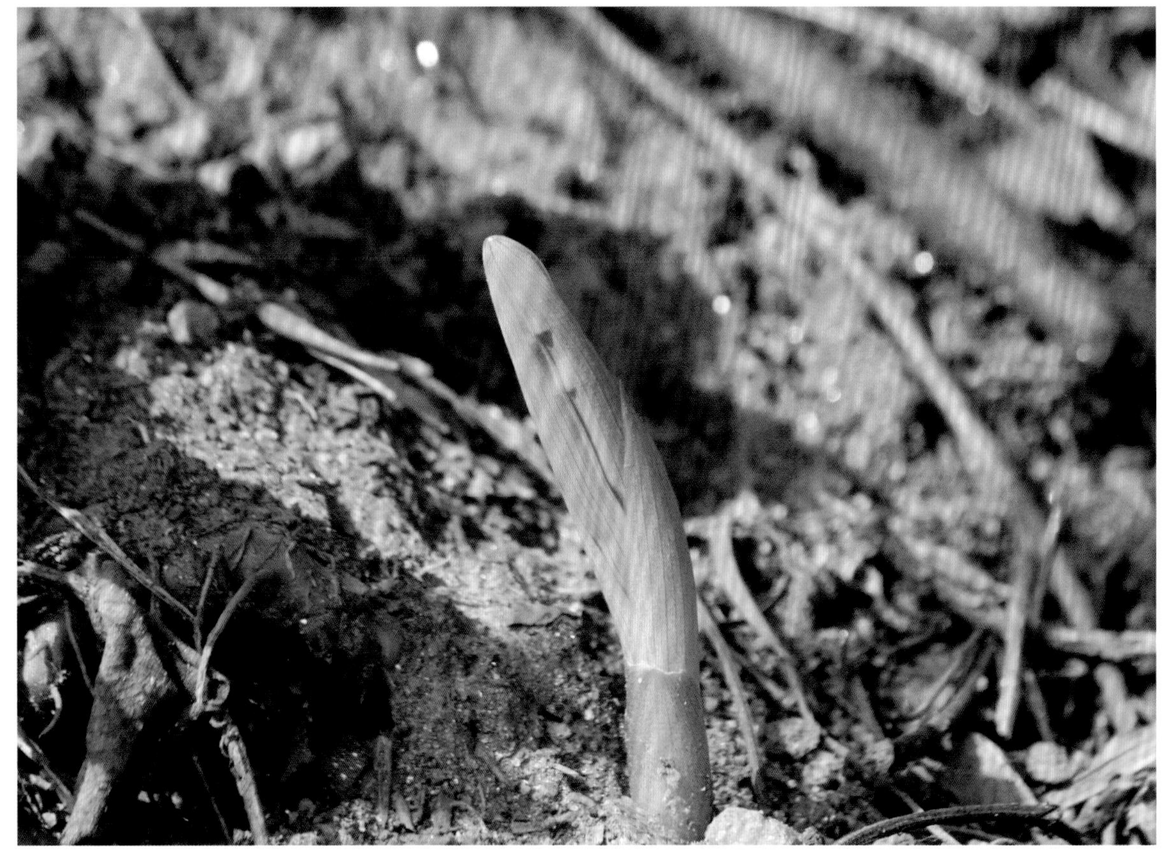

玉竹

识别特征

多年生草本，高 20 ~ 30 cm。根茎横走，圆柱形略扁，肉质，有环节及茎基痕迹，外皮黄色，须根多数。茎直立或稍倾斜，绿色，有细纵棱。叶互生，叶片卵状披针形，长 6 ~ 10 cm，宽 1.8 ~ 2.8 cm，先端渐尖，基部宽楔形，全缘；3 出脉。花单生或成对生于叶腋，花梗长 1.0 ~ 1.5 cm；花被基部筒状，先端 6 裂，白色，副花冠 6 片，每片又 2 裂；子房上位。浆果球形，直径 6 ~ 7 mm。种子 1 ~ 3 颗。花期 4—5 月，果期 11—12 月。

生境分布

生长于海拔 500 ~ 2500 m 的林下或阴凉山谷、水旁。分布于浙江、江西、台湾、湖北、湖南、广东、四川、贵州、云南、广西等省区。

采收加工

夏、秋二季采收，洗净，鲜用或蒸后晒干。

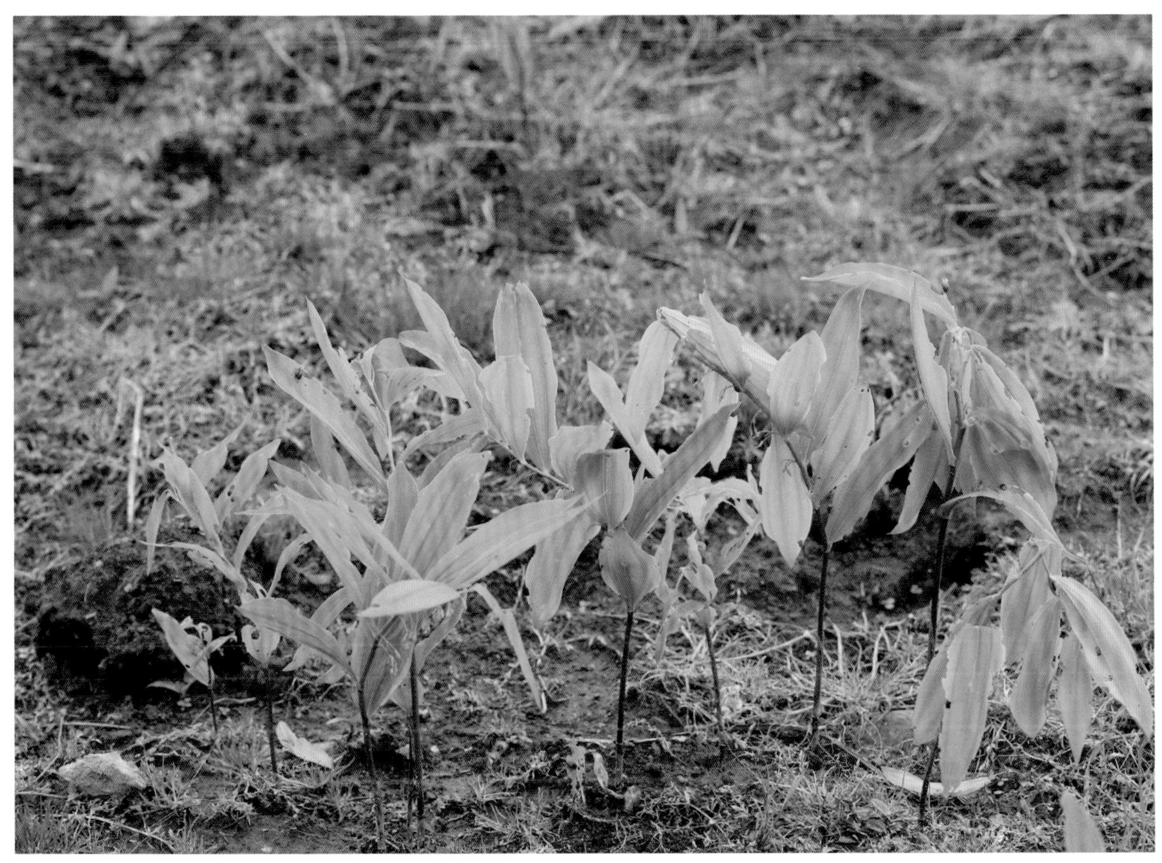

玉竹

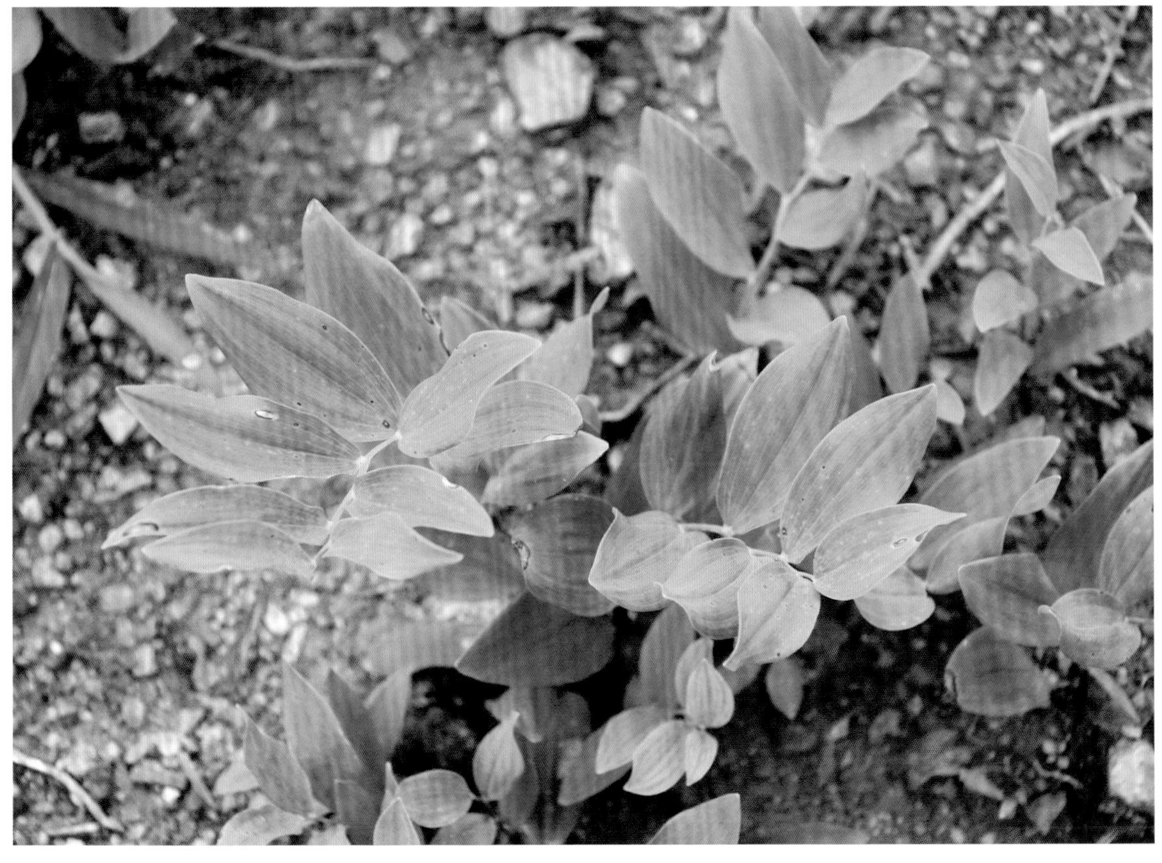

玉竹

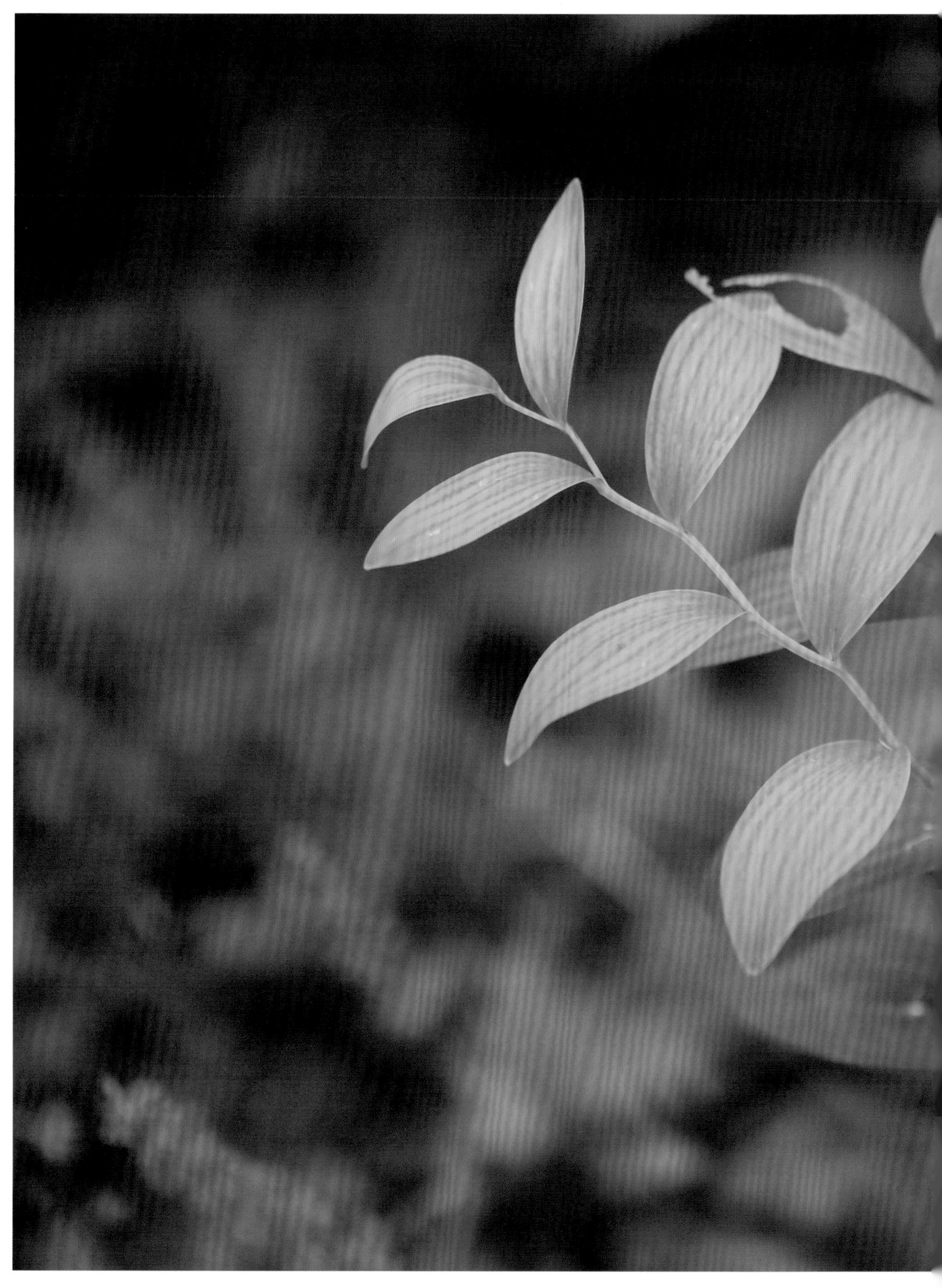

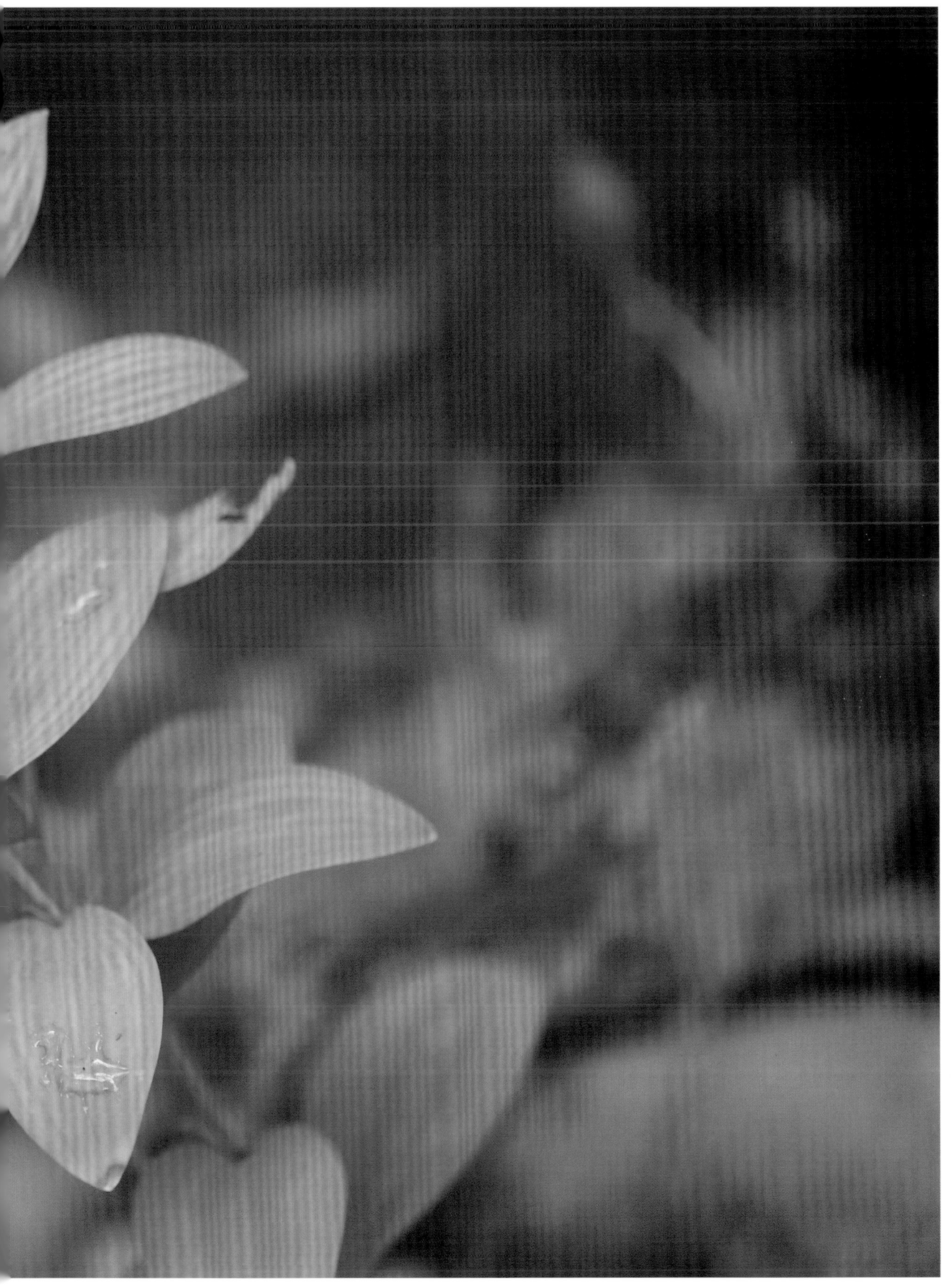

玉竹

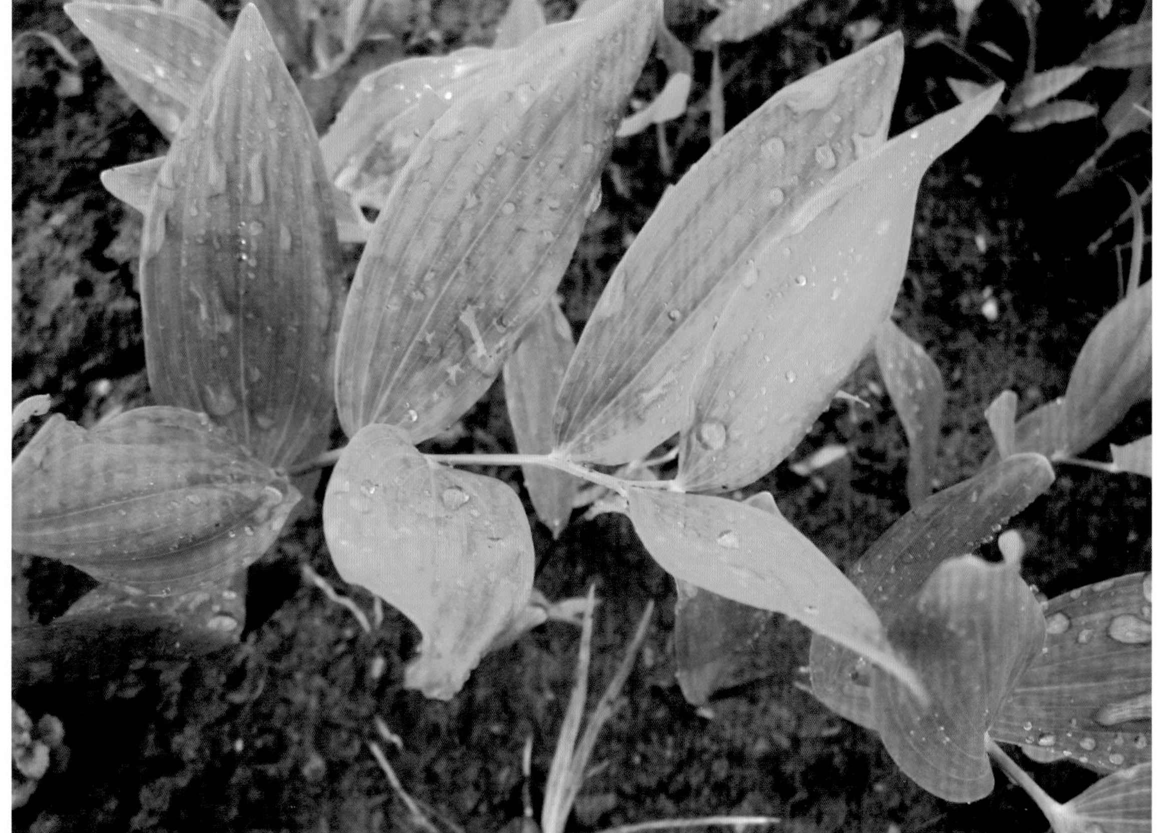

玉竹

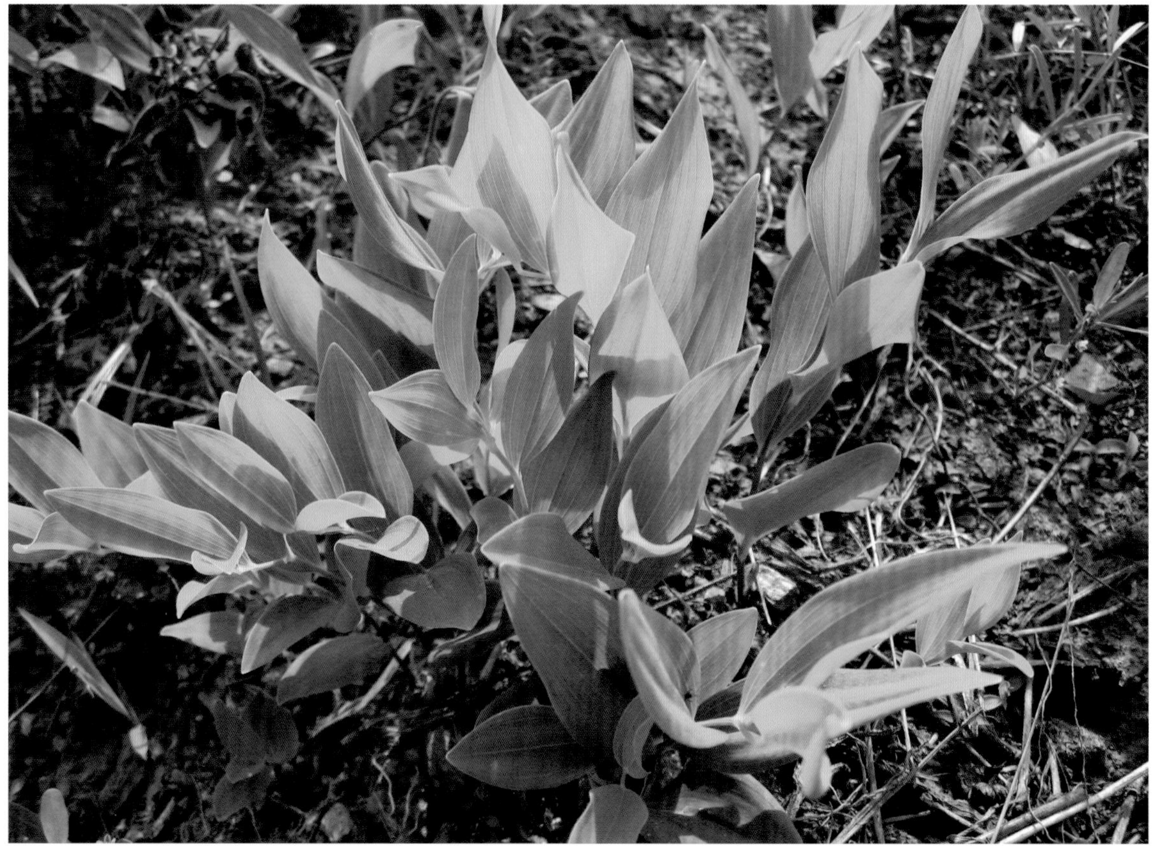

玉竹

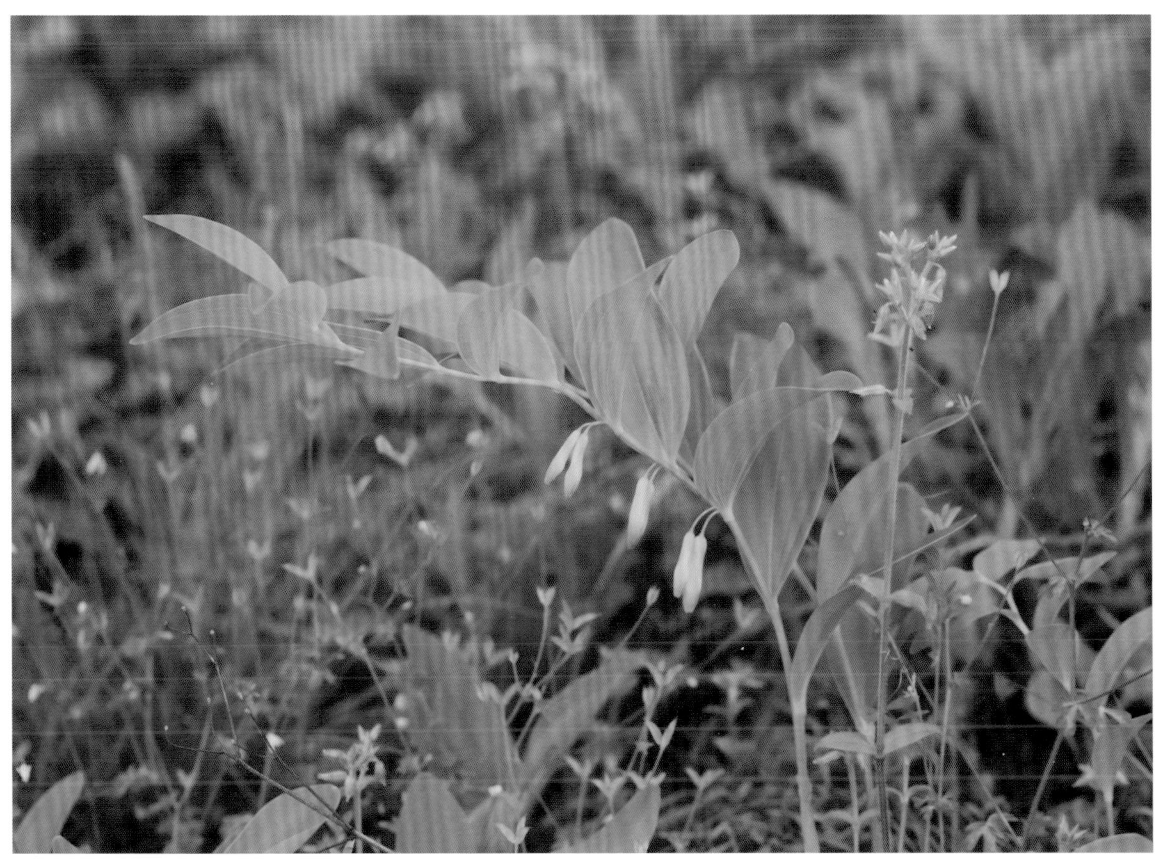

玉竹

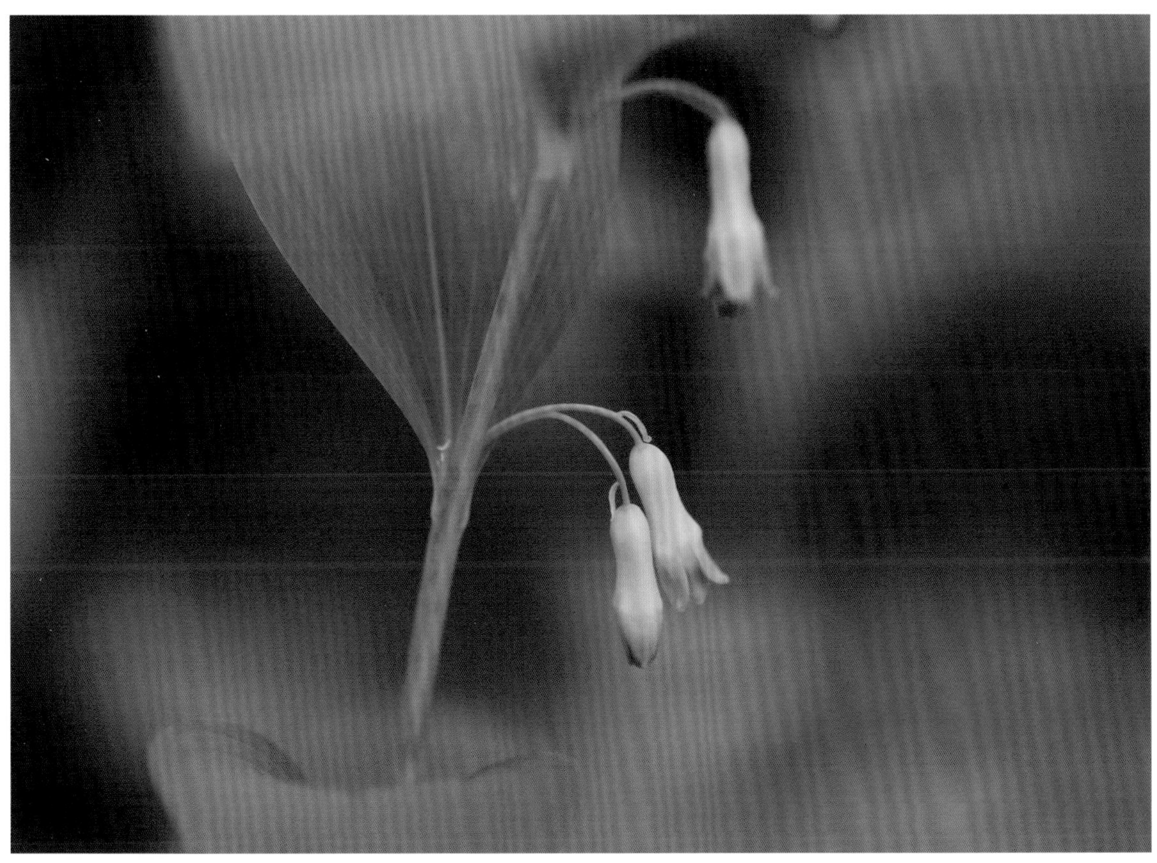

玉竹

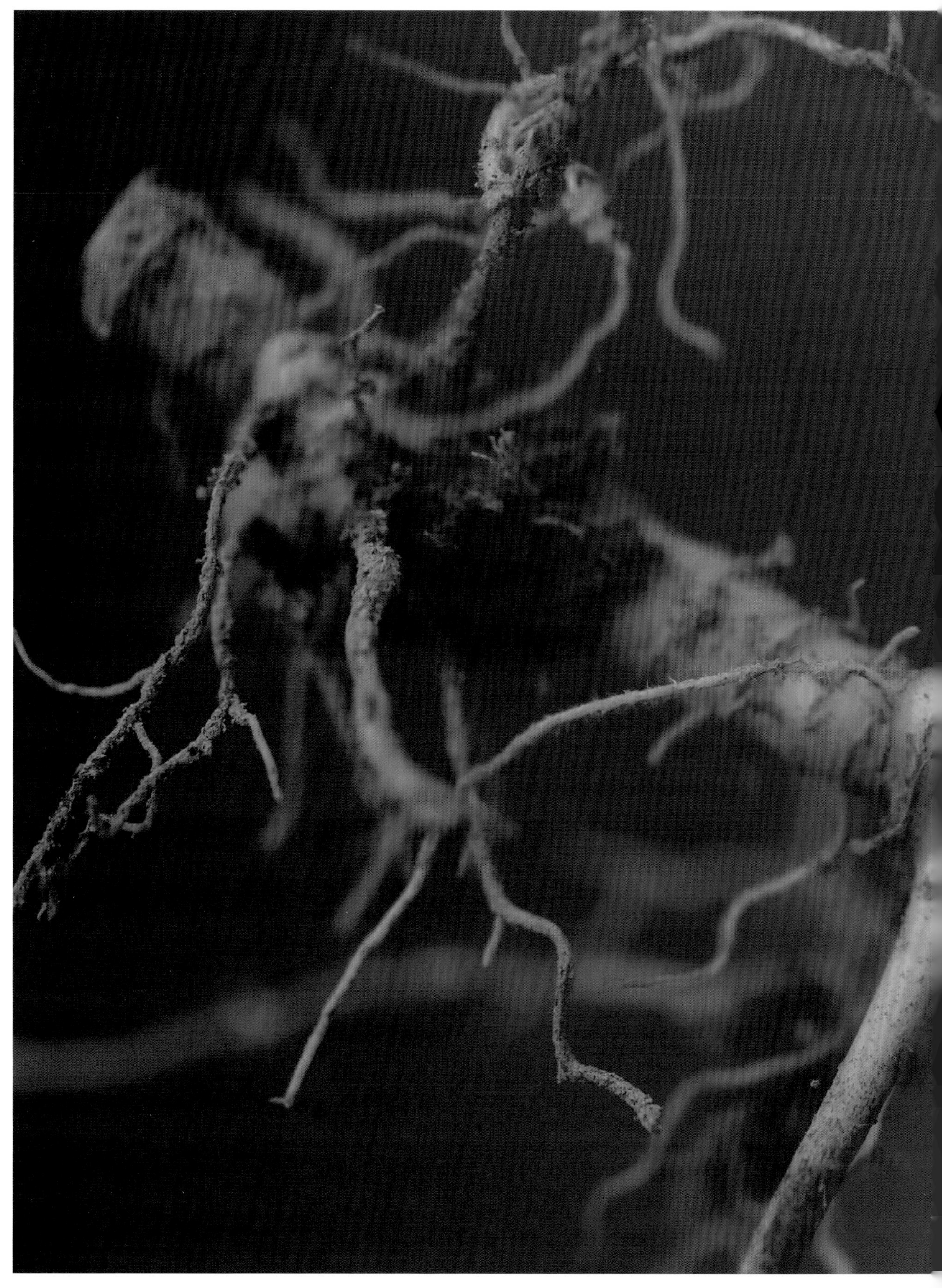

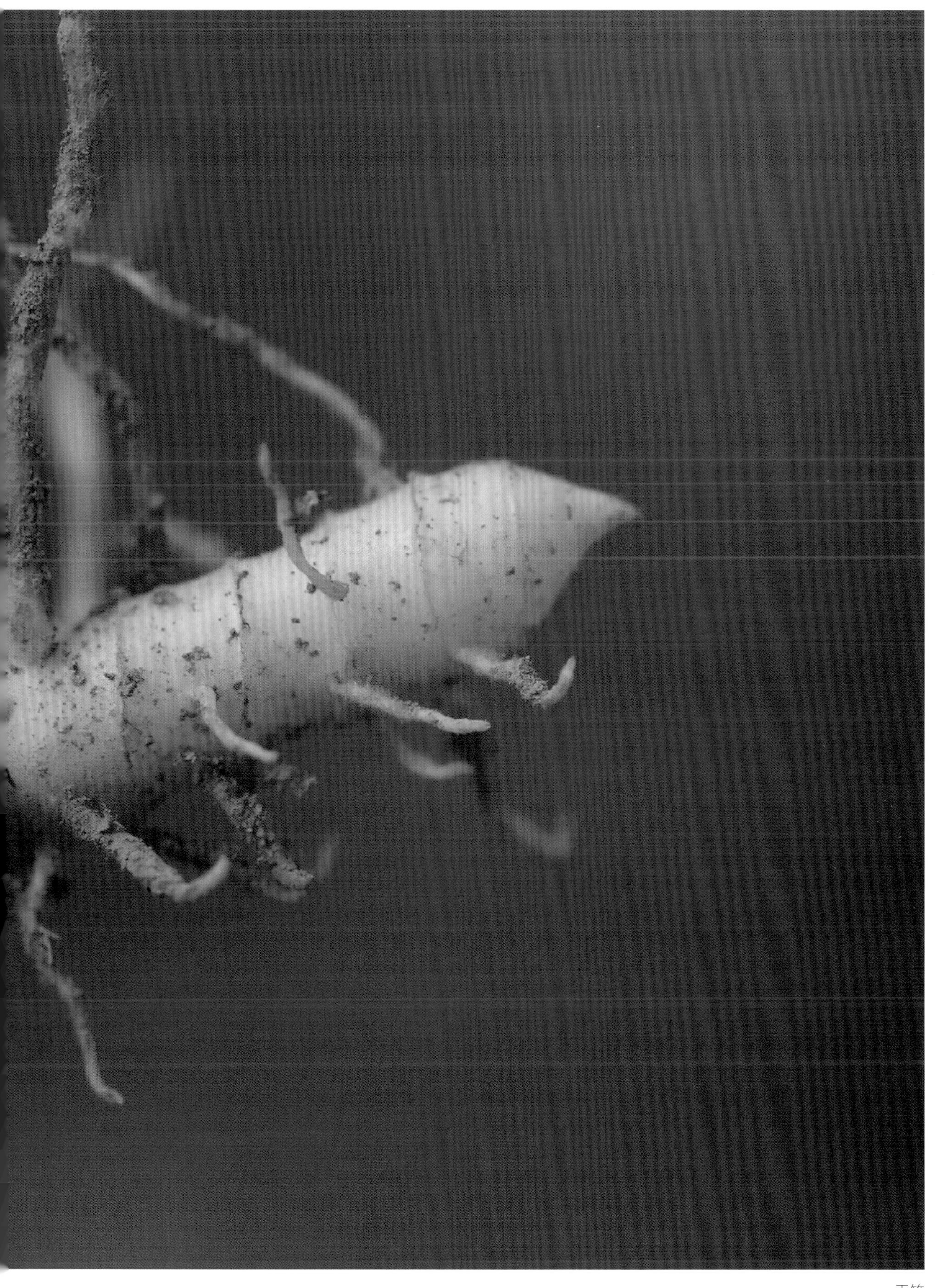

玉竹

药材鉴别

本品干燥根茎呈细长圆柱形略扁，多不分枝，长 5 ~ 15 cm，直径 0.5 ~ 1 cm。表面淡黄色或淡黄棕色，半透明，稍粗糙，有细纵皱纹，节明显，呈稍隆起的波状环，节间长度多数在 1 cm 以下，节上有多数不规则散在的细根痕，较大的根痕呈疣状突起，有时可见圆盘状的地上茎痕迹。干燥者质坚硬，受潮则变柔软。折断面带颗粒性，黄白色。气微弱，味略甜，有黏性。以条长、肉肥、黄白色、光泽柔润者为佳。

功效主治

益气健脾，养阴润肺，活血舒筋。主治产后虚弱，小儿疳积，阴虚咳嗽，多汗，口干，跌扑肿痛，风湿疼痛，腰痛。

用法用量

内服：6 ~ 12 g，煎汤；或浸酒服。外用：适量，鲜品捣烂外敷，或浸酒搽。

民族药方

1．虚咳　玉竹 15 ~ 30 g，猪肉适量。同煮服。

2．产后虚弱　玉竹 30 g，仔鸡 1 只。同炖服。

3．贫血萎黄，气阴两伤，病后体弱　玉竹、何首乌、黄精、桑椹各 10 g。水煎服。

4．风湿疼痛　玉竹、生黄精、白尾笋各 15 g。泡酒 500 ml，每次 10 ml，每日 2 次。

5．小便不畅，小便疼痛　玉竹 30 g，芭蕉 120 g。水煎取汁，冲入滑石粉 10 g，分 3 次于饭前服。

6．夜间多尿或遗精腰痛　玉竹、丹参、仙茅各 15 g。煨水或泡酒服。

7．心悸，口干，气短，胸痛或心绞痛　玉竹、党参、丹参各 15 g，川芎 10 g。水煎服，每日 1 剂。

8．血虚　玉竹、人参各 10 g。煎水或炖肉服。

9．久咳，痰少，咽干，乏力　玉竹、北沙参各 15 g，麦冬、北五味子各 10 g，川贝母 5 g。水煎服，每日 1 剂。

10．气虚　玉竹、党参各 10 g，响铃草 5 g。煎水或炖肉服。

11．热病伤阴，夏天出汗多引起的口干思饮、大便干燥　玉竹、北沙参、石斛、麦冬各 15 g，乌梅 5 枚。煎水取汁，加冰糖适量代茶饮用。

使用注意

胃有痰湿气滞者忌服。

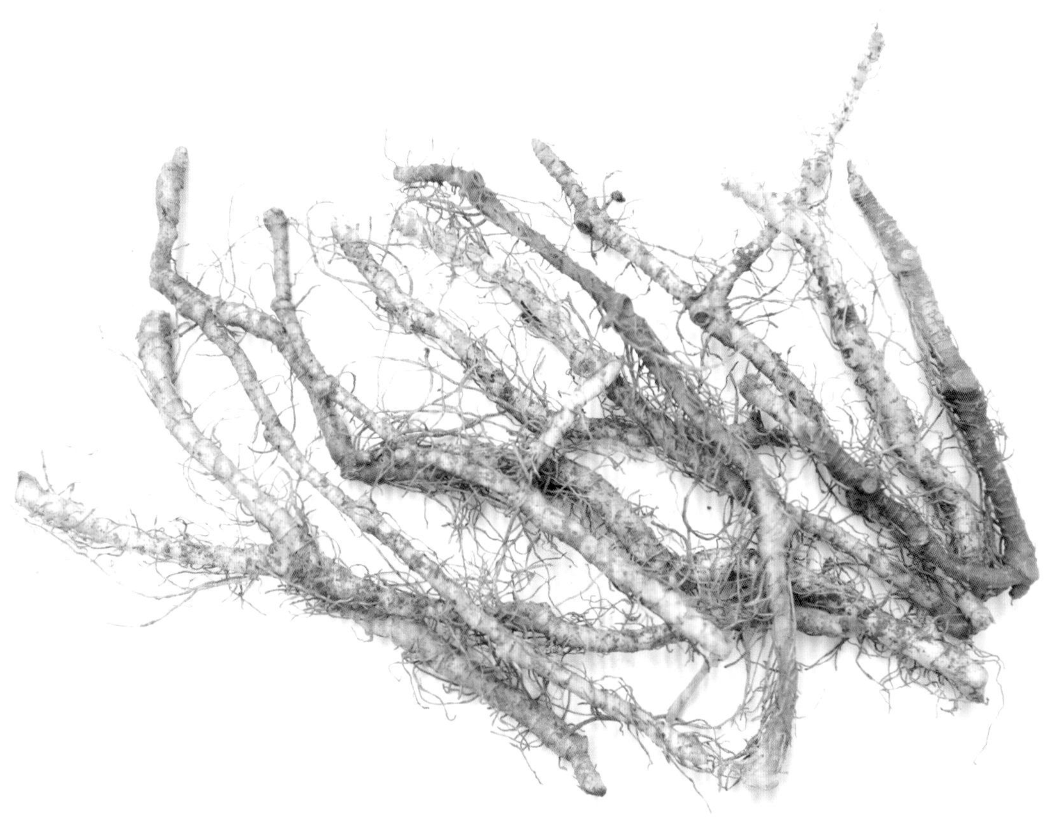

玉竹药材

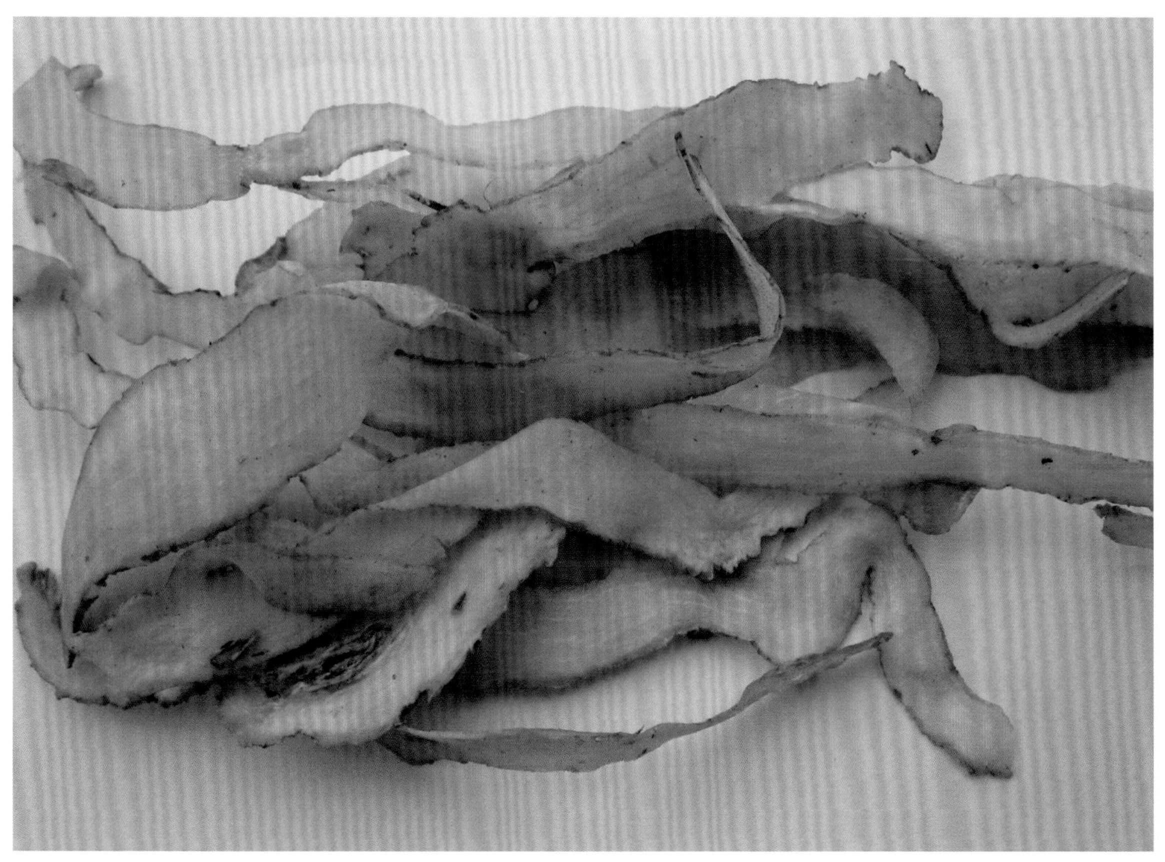

玉竹饮片

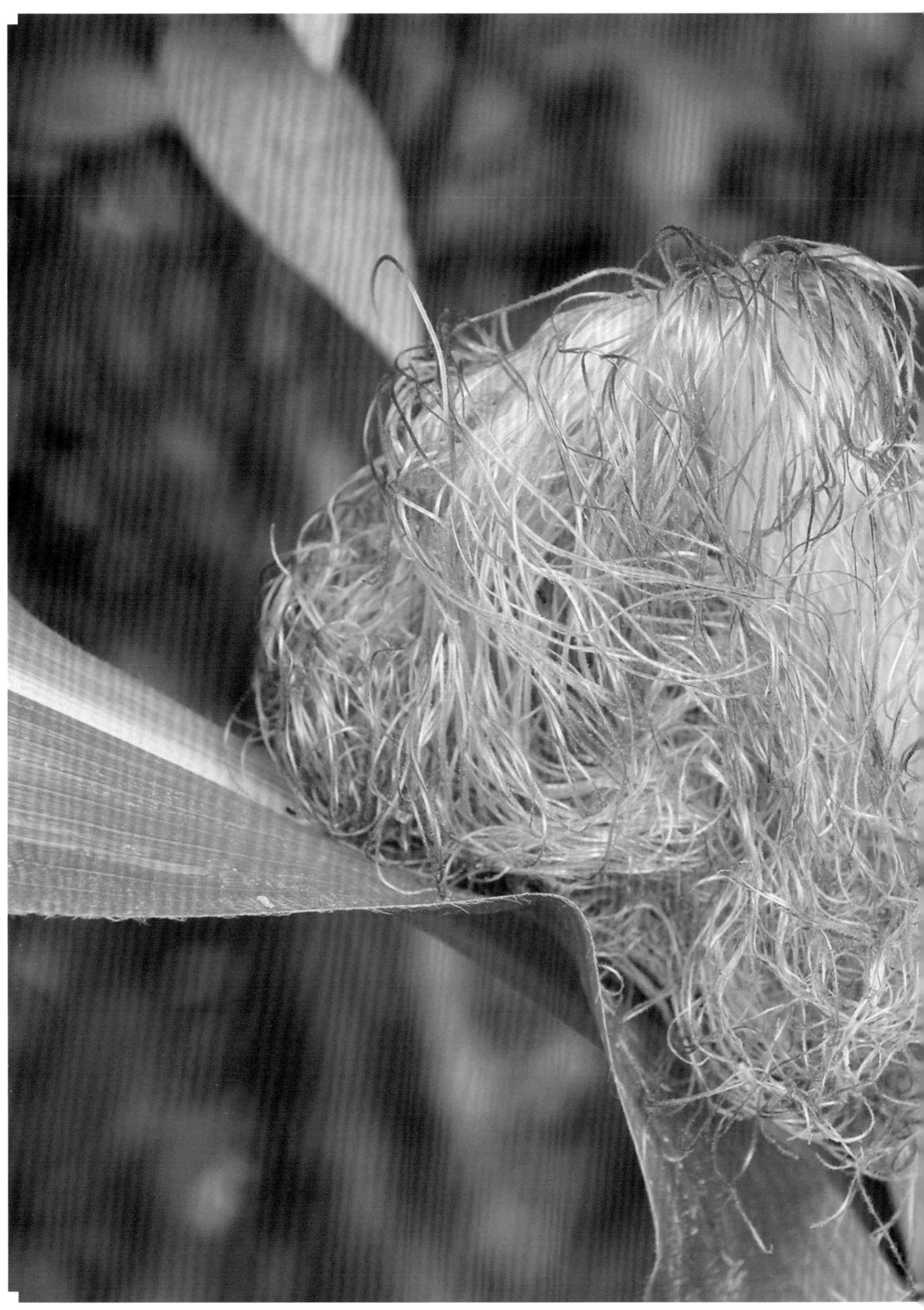

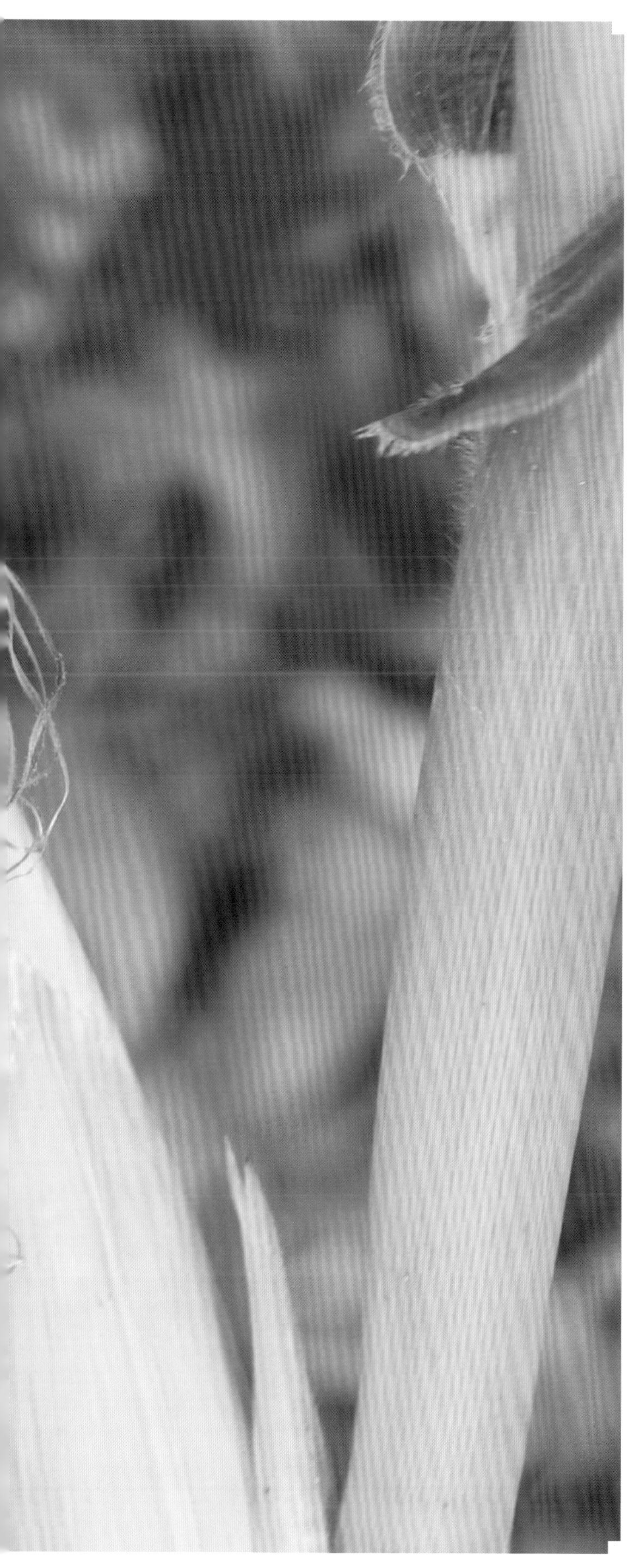

玉米须

【壮药名】吼养。

【别　　名】蜀黍须、苞谷须、玉麦须、棒子毛、玉蜀黍须。

【来　　源】本品为禾本科植物玉蜀黍 *Zea mays* L. 的花柱及柱头。

【性味归经】味苦，性平。归肝、胆、膀胱经。

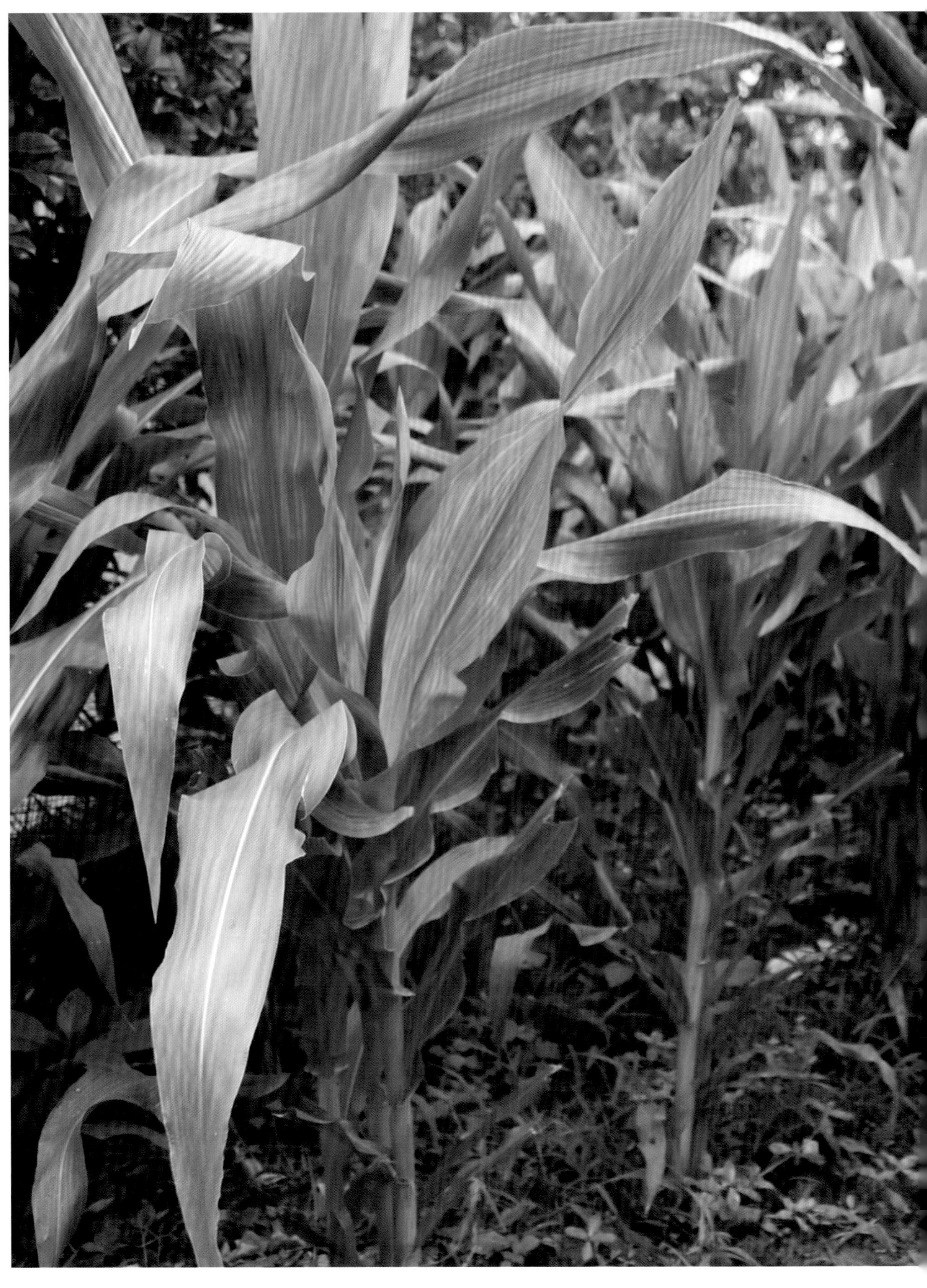

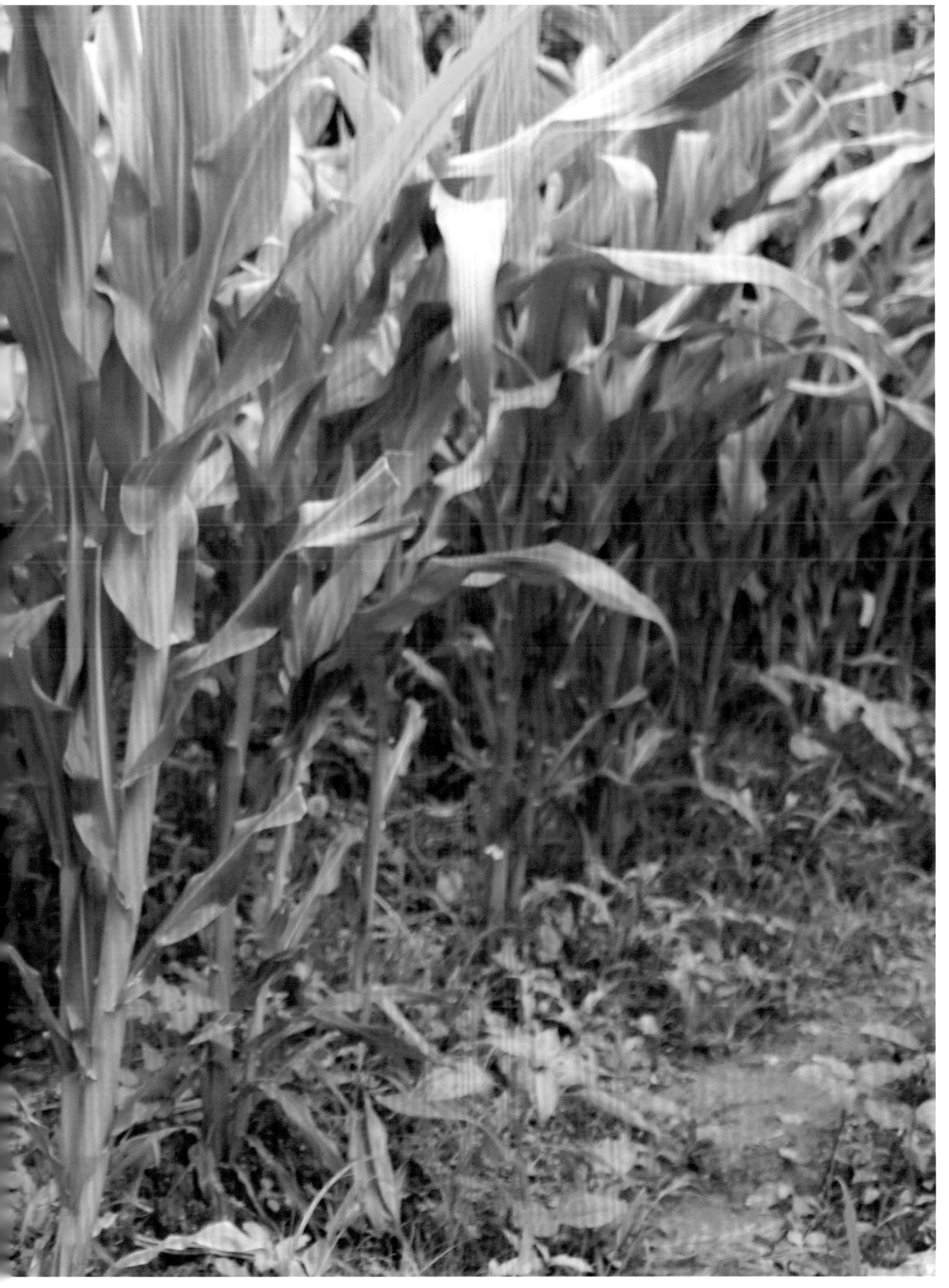

玉蜀黍

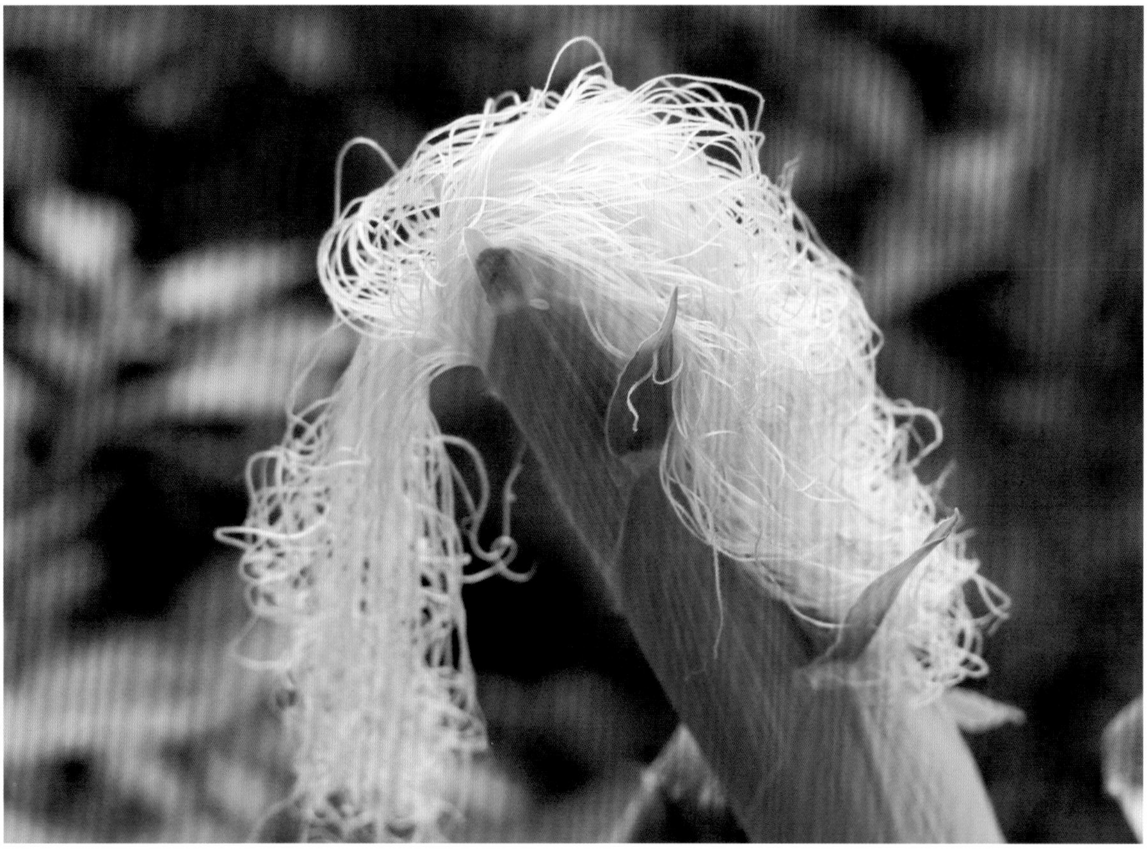

玉蜀黍

识别特征

一年生栽培植物。秆粗壮，直立，高 1 ~ 4 m，通常不分枝，基部节处常有气生根。叶片宽大，线状披针形，边缘呈波状皱褶，具强壮之中脉。在秆顶着生雄性开展的圆锥花序；雄花序的分枝三棱状，每节有 2 雄小穗，1 无柄，1 有短柄；每 1 雄小穗含 2 小花，颖片膜质，先端尖；外稃及内稃均透明膜质；在叶腋内抽出圆柱状的雌花序，雌花序外包有多数鞘状苞片，雌小穗密集成纵行排列于粗壮的穗轴上，颖片宽阔，先端圆形或微凹，外稃膜质透明。花、果期 7—9 月。

生境分布

全国各地广泛栽培。主要分布于东北、华北和西南山区。

采收加工

玉米上浆时即可采收，但常在秋后剥取玉米时收集。除去杂质，晒干。

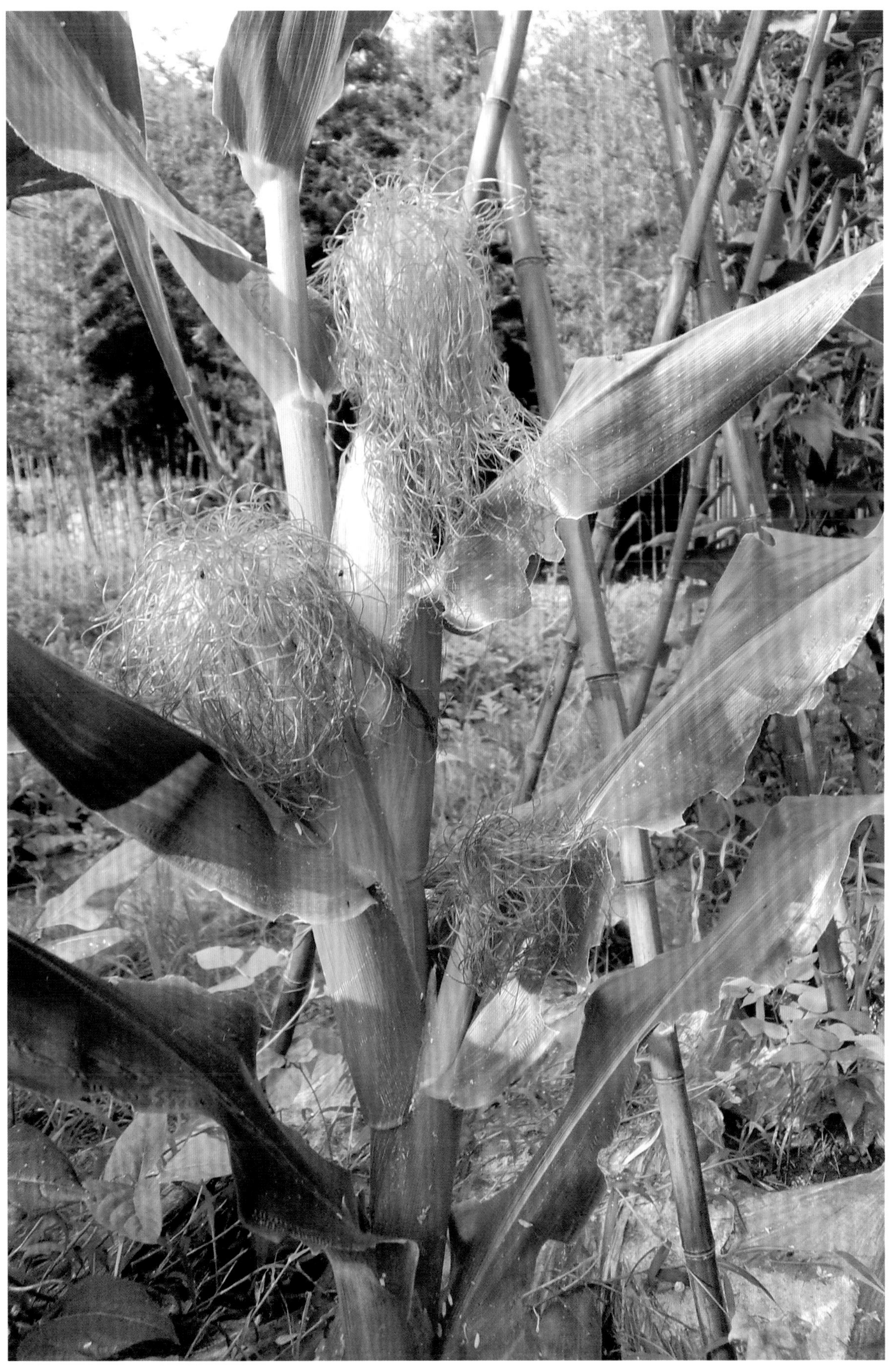

玉蜀黍

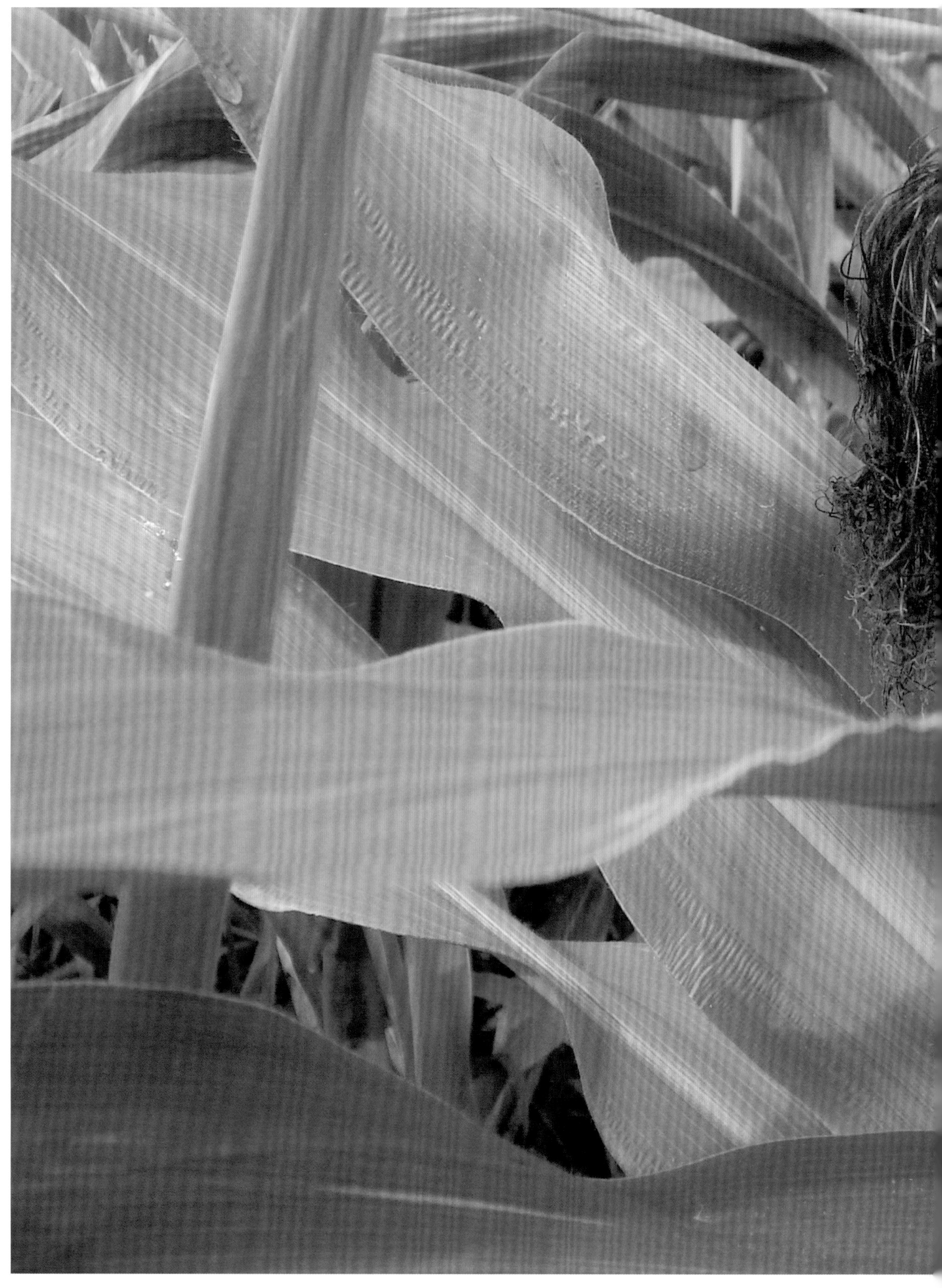

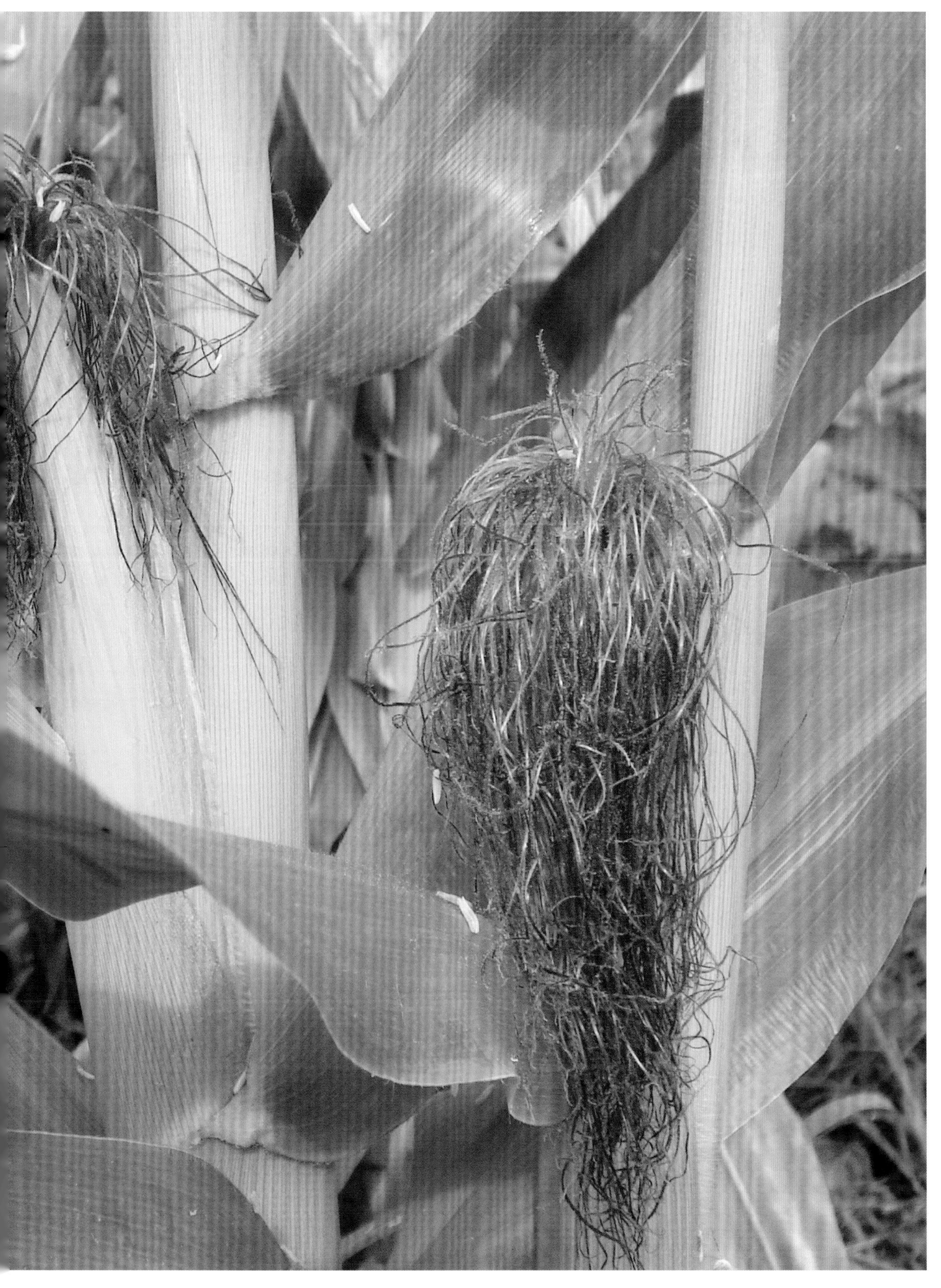

玉蜀黍

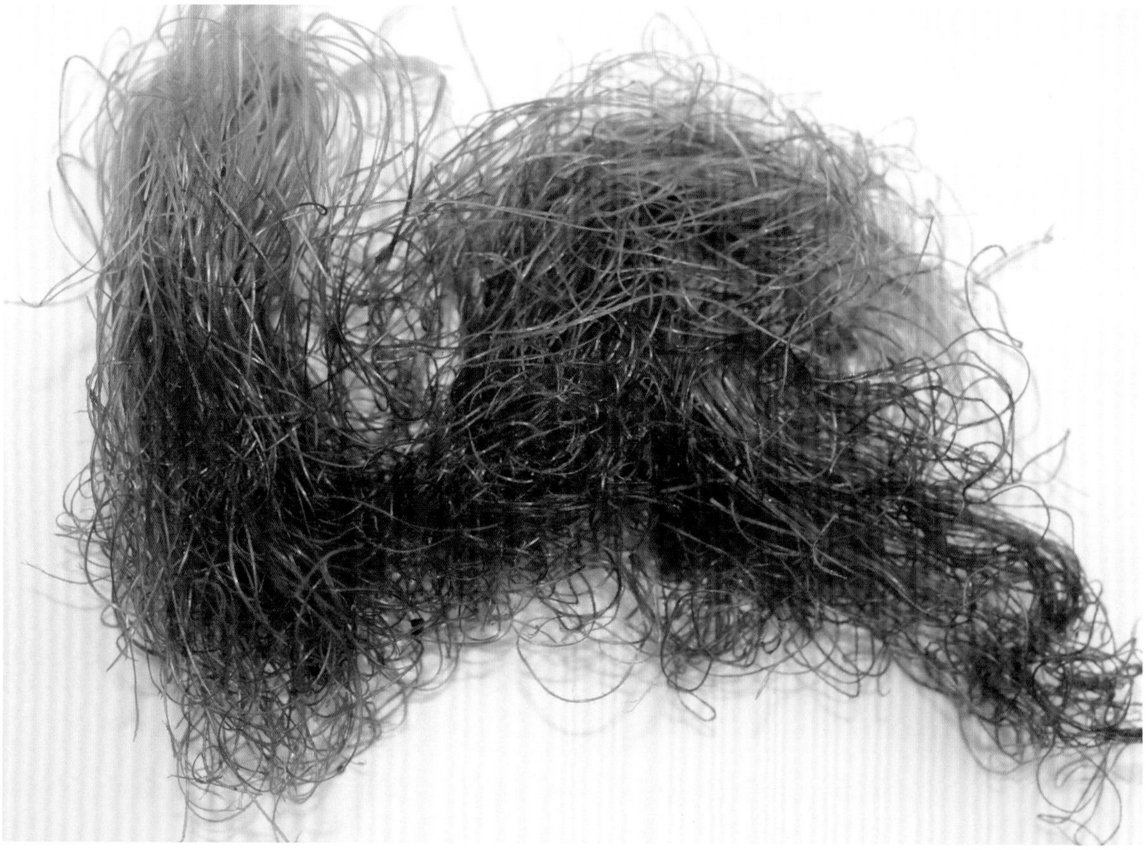

玉米须药材

药材鉴别

本品常集结成疏松团簇，花柱线状或须状，完整者长至 30 mm，直径约 0.5 mm，淡绿色、黄绿色至棕红色，有光泽，略透明，柱头 2 裂，叉开，长至 3 mm，质柔软。以柔软、有光泽者为佳。

功效主治

利尿消肿，平肝利胆。主治急、慢性肾炎，水肿，急、慢性肝炎，高血压，糖尿病，慢性鼻窦炎，尿路结石，胆道结石，小便不利，湿热黄疸等。

药理作用

本品有较强的利尿作用，可增加氯化物排出，抑制蛋白质的排泄。能促进胆汁分泌，可降低其黏稠性及胆红素含量。有增加血中凝血酶原和血小板计数以及加速血液凝固的作用。

用法用量

内服：15 ~ 30 g，大剂量 60 ~ 90 g，煎汤；或烧存性研末服。外用：适量，烧烟吸入。

民族药方

1. 慢性前列腺炎　玉米须 20 g，马齿苋 10 g。开水冲泡，代茶饮，每日 2 剂。

2. 妇女妊娠水肿，特发性水肿　玉米须 30 g，冬瓜皮 60 g。加水煎取 300 ml，分 2 次温服。或玉米须 50 g，大枣 5 枚。开水冲泡，代茶饮，每日 1 剂。

3. 黄疸性肝炎　玉米须 50 g，茵陈 30 g，栀子 20 g。开水冲泡，代茶饮，每日 1 剂，7 日为 1 个疗程。

4. 鼻衄，齿衄，尿血　玉米须 50 g，生地黄 20 g，白茅根 10 g。开水冲泡，代茶饮，每日 1 剂。

5. 胆囊炎　玉米须 30 g，茵陈 20 g，蒲公英 10 g。加水煎取 300 ml，分 2 次温服，5 日为 1 个疗程。

6. 胆结石　玉米须 100 g，大枣 50 g，茵陈 60 g。加水煎取 300 ml，食枣，分 2 次温服，每日 1 剂，连用 7 日。

7. 小儿尿频　玉米须 15 g，金樱子 5 g。加水煎取 200 ml，调入适量红糖，代茶饮，每日 1 剂，连用 3 ~ 5 日。

8. 慢性肾炎　干燥玉米须 50 g。加温水 600 ml，用文火煎煮 20 ~ 30 分钟，得 300 ~ 400 ml 滤液，每日 1 次或分次服完。

9. 大便下血　玉米须 120 g。烧炭（存性）研细粉，黄酒冲服，每日 2 次。

10. 水肿　玉蜀黍须 60 g。水煎服，忌食盐。

11. 肾脏炎，初期肾结石　玉米须适量。煎浓汤，频服。

12. 肝炎引起的黄疸　玉米须、金钱草、满天星、郁金、茵陈各等份。水煎服。

13. 劳伤吐血　玉米须、小蓟、五花肉各适量。同炖服。

14. 吐血，红崩　玉米须适量。熬水炖肉服。

15. 糖尿病　玉米须 30 g。水煎服。

16. 原发性高血压　玉米须、西瓜皮、香蕉各等份。水煎服。

使用注意

过敏体质者忌用，孕妇慎用。

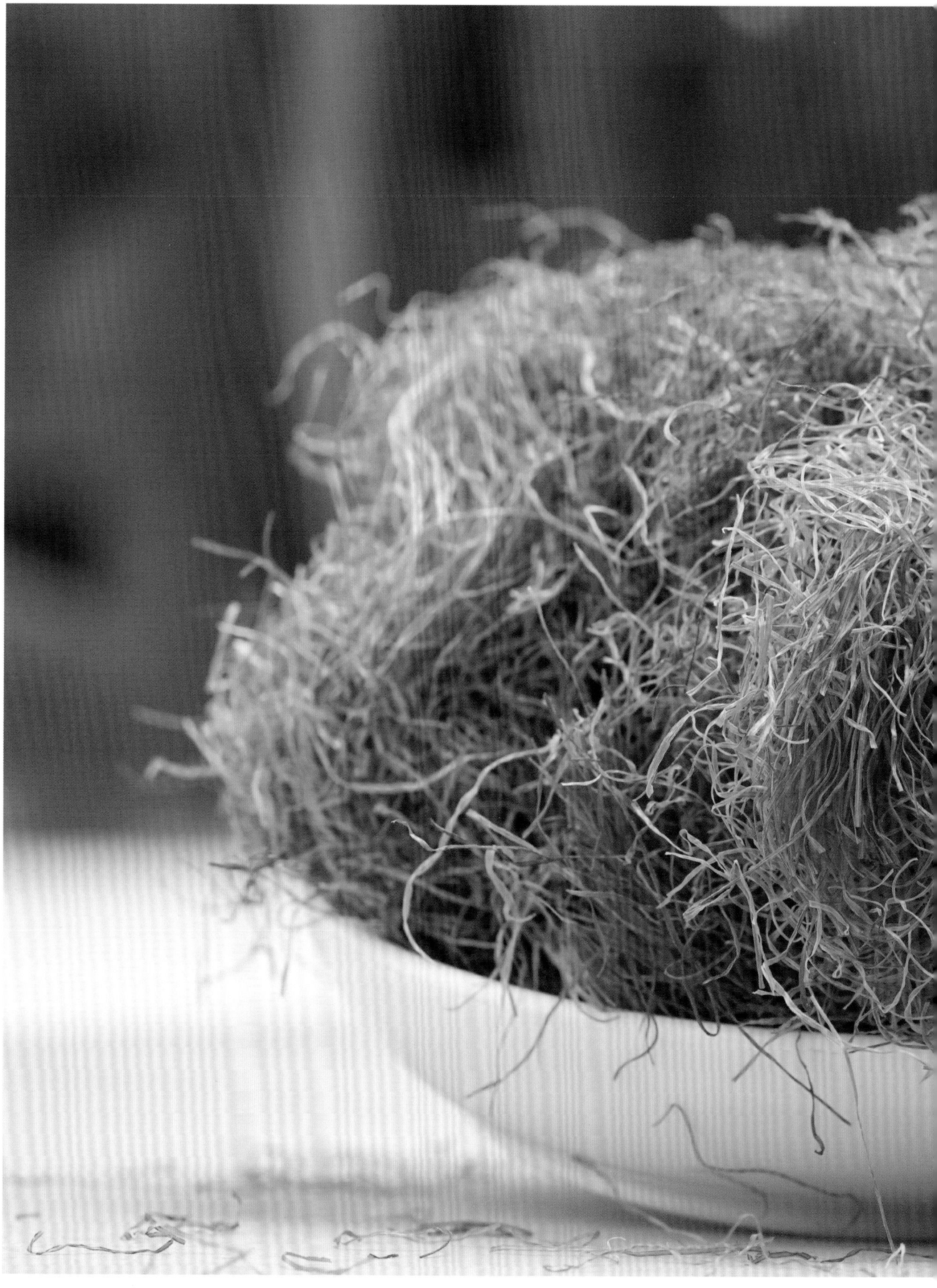

玉米须

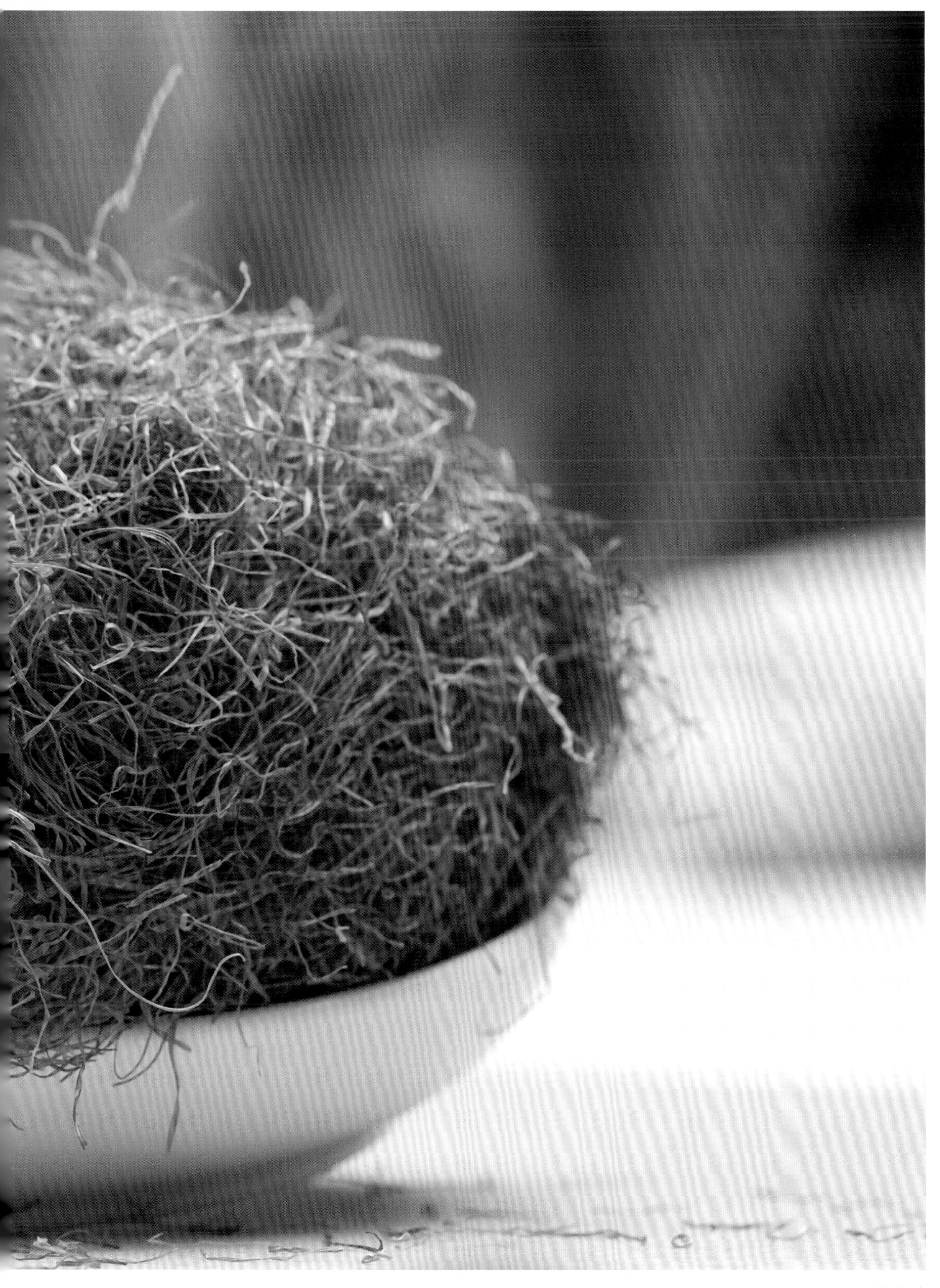

玉米须饮片

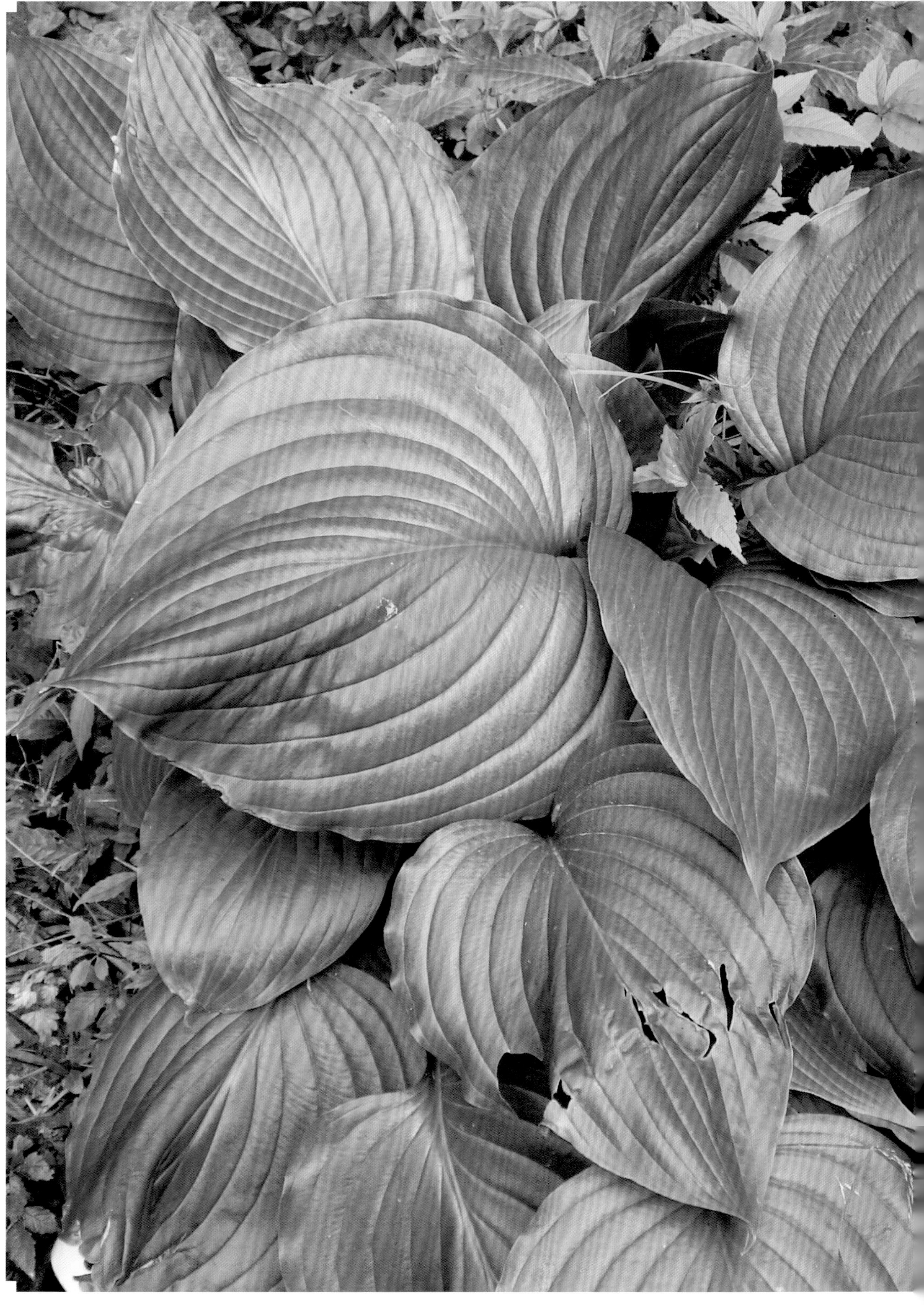

玉簪花

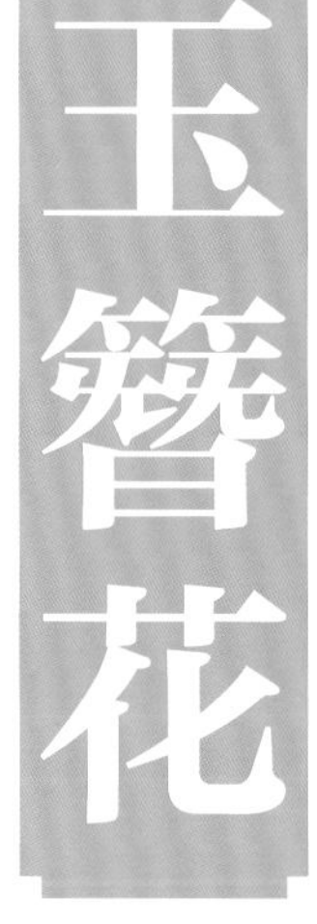

【壮药名】肉青。

【别　名】玉簪、内消化、白鹤花、白鹤仙、白玉簪、金销草、化骨莲。

【来　源】本品为百合科植物玉簪花 *Hosta plantaginea*（Lam.）Aschers. 的花。

【性味归经】味甘，性凉。归肺、膀胱经。

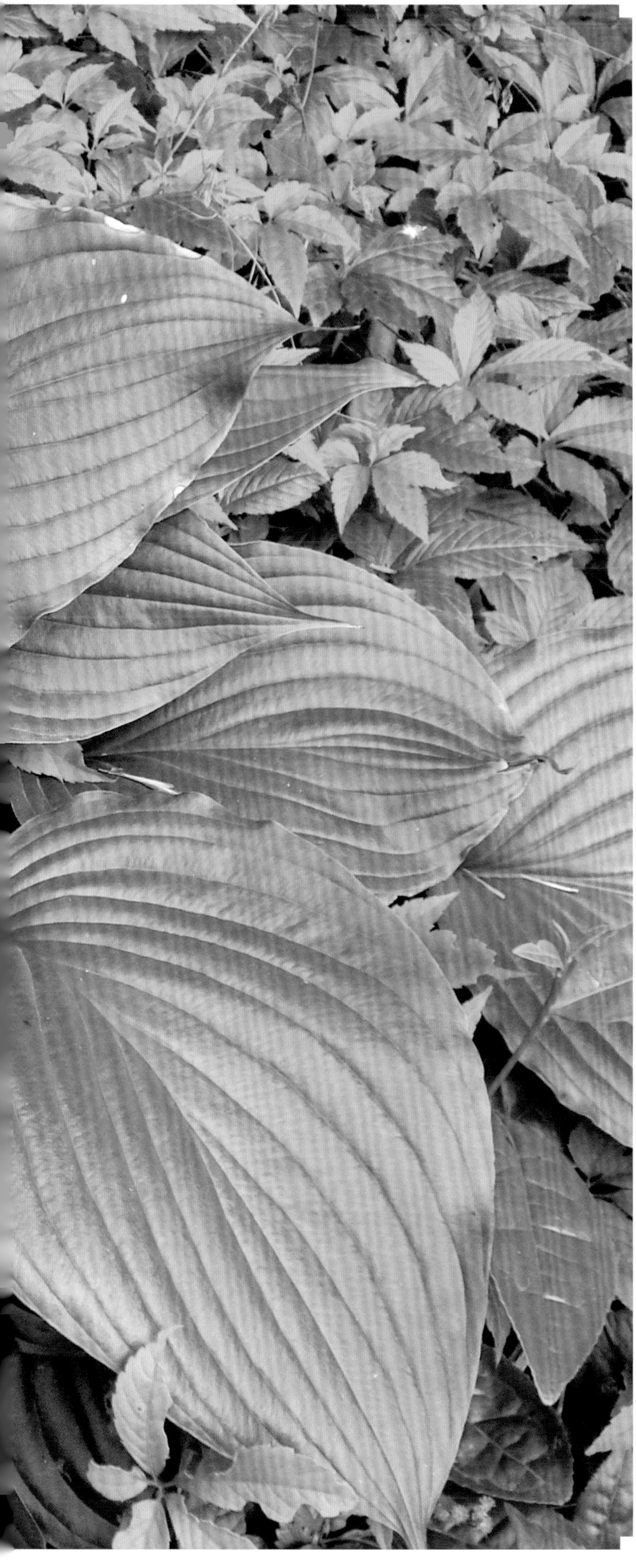

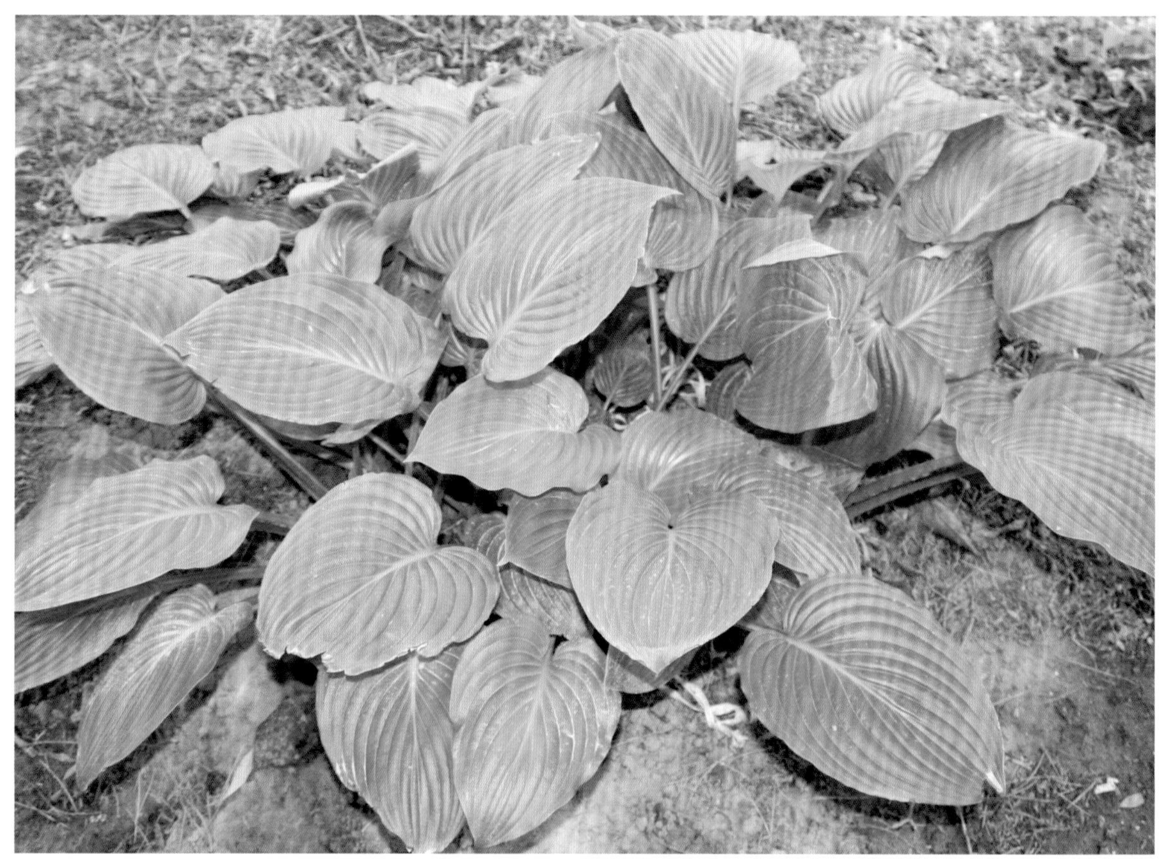

玉簪花

识别特征

多年生草本，具粗根茎。叶根生，成丛，叶片卵形至心脏卵形，长 15 ~ 25 cm，宽 10 ~ 15 cm，先端急尖。绿色，有光泽，主脉明显，叶柄长达 20 ~ 30 cm。花茎从叶丛中抽出，长 40 ~ 65 cm，较叶长，顶端常有叶状的苞片 1 枚；花白色，夜间开花，芳香，向上生长；花柄基部常有膜质卵形苞片；花被漏斗状，上部 6 裂，下部花被筒很长，喉部扩大；雄蕊 6，与花被等长；雌蕊 1，子房无柄，花柱线形，柱头小。蒴果窄长，长 4 ~ 5 cm。种子黑色，光泽，边缘有翼。花期 7—8 月，果期 8—9 月。

生境分布

生长于阴湿地区。我国各地均有栽培。

采收加工

夏、秋二季花含苞待放时采收，及时阴干。

药材鉴别

本品花多皱缩成条状，稍破碎。完整者长 8 ~ 12.5 cm。花被漏斗状，白色或淡棕黄色。先端 6 裂，裂片长椭圆形。雄蕊 6，下部与花被筒贴生。气微香，味略苦。

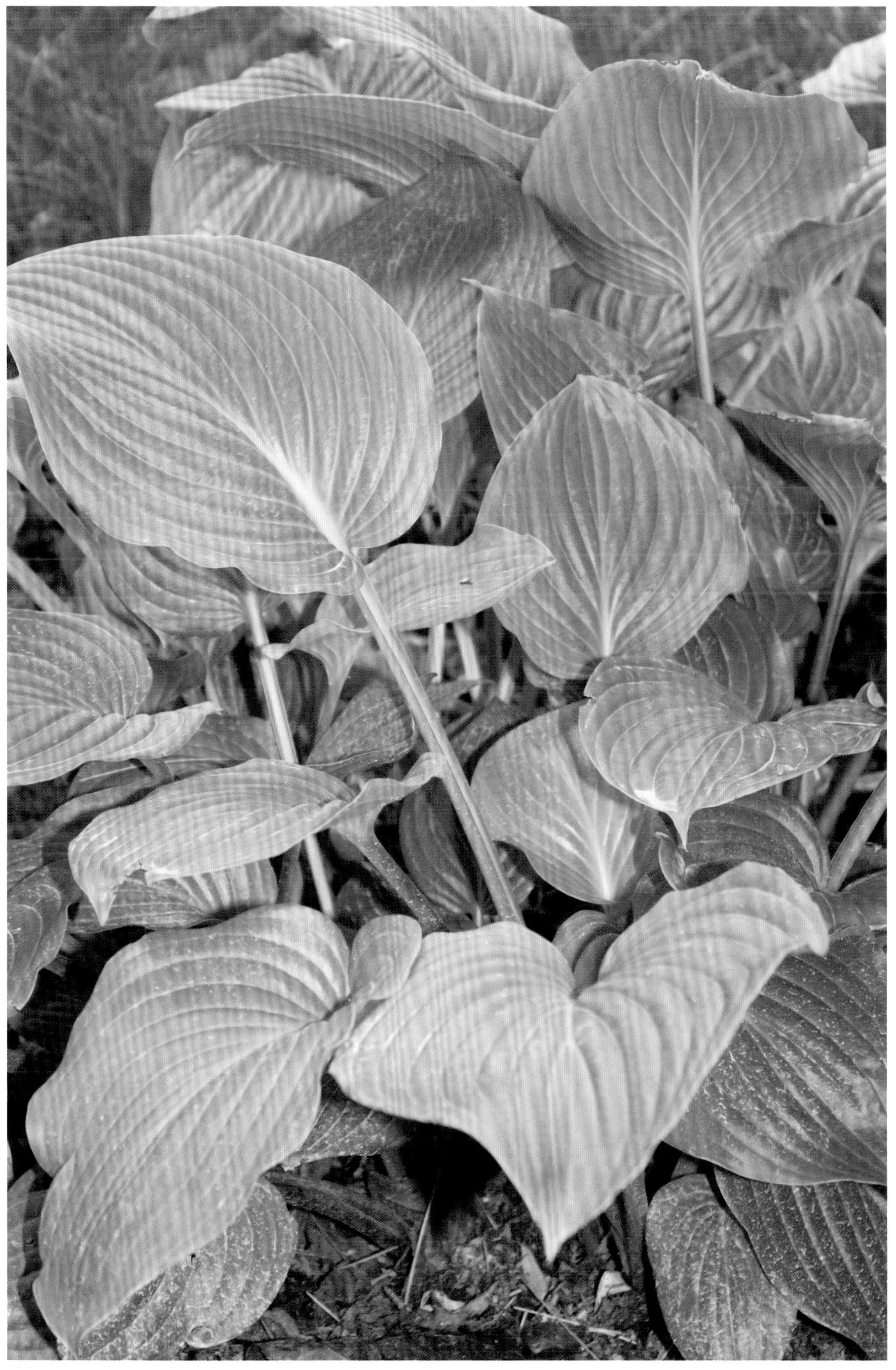

玉簪花

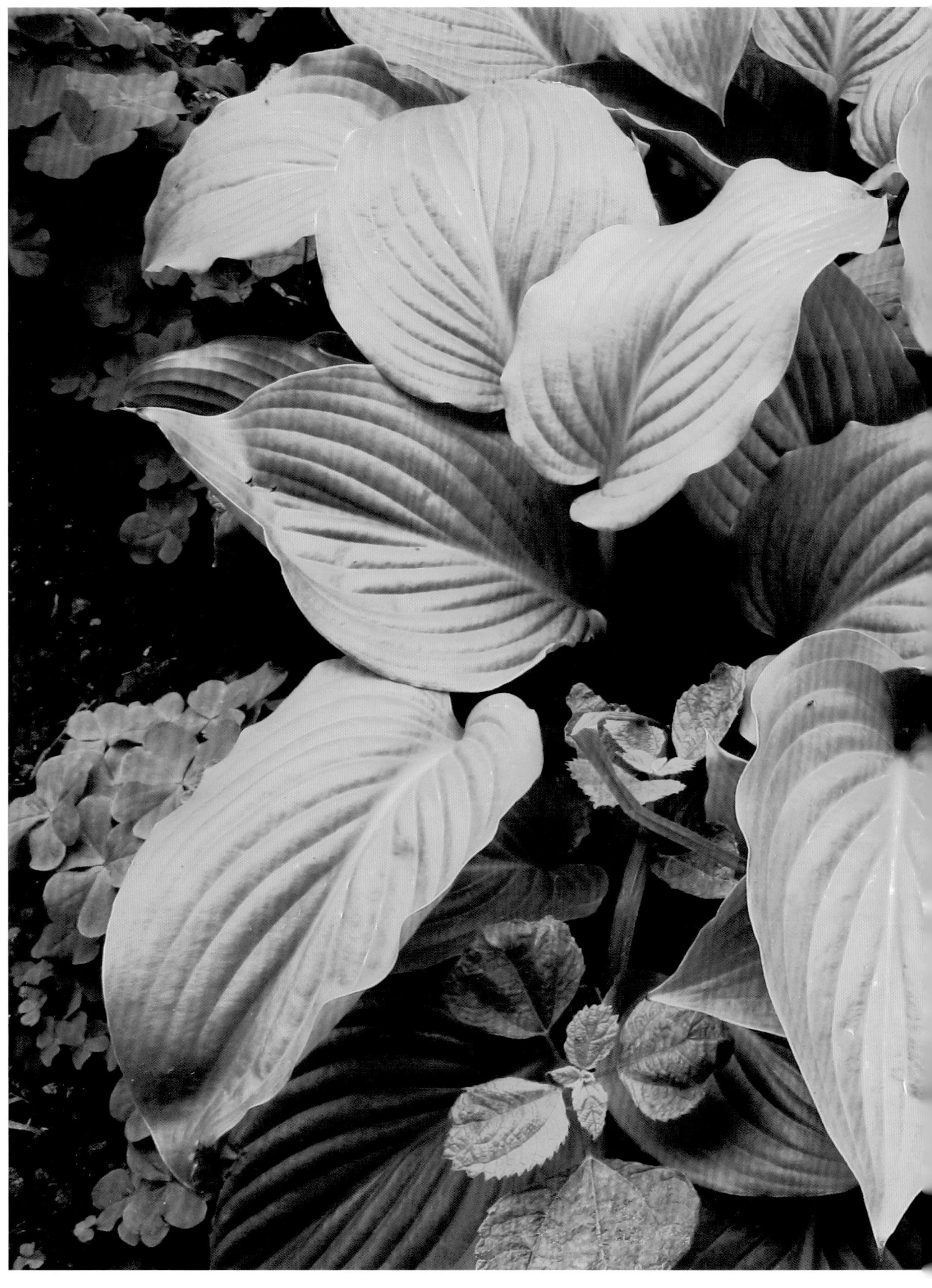

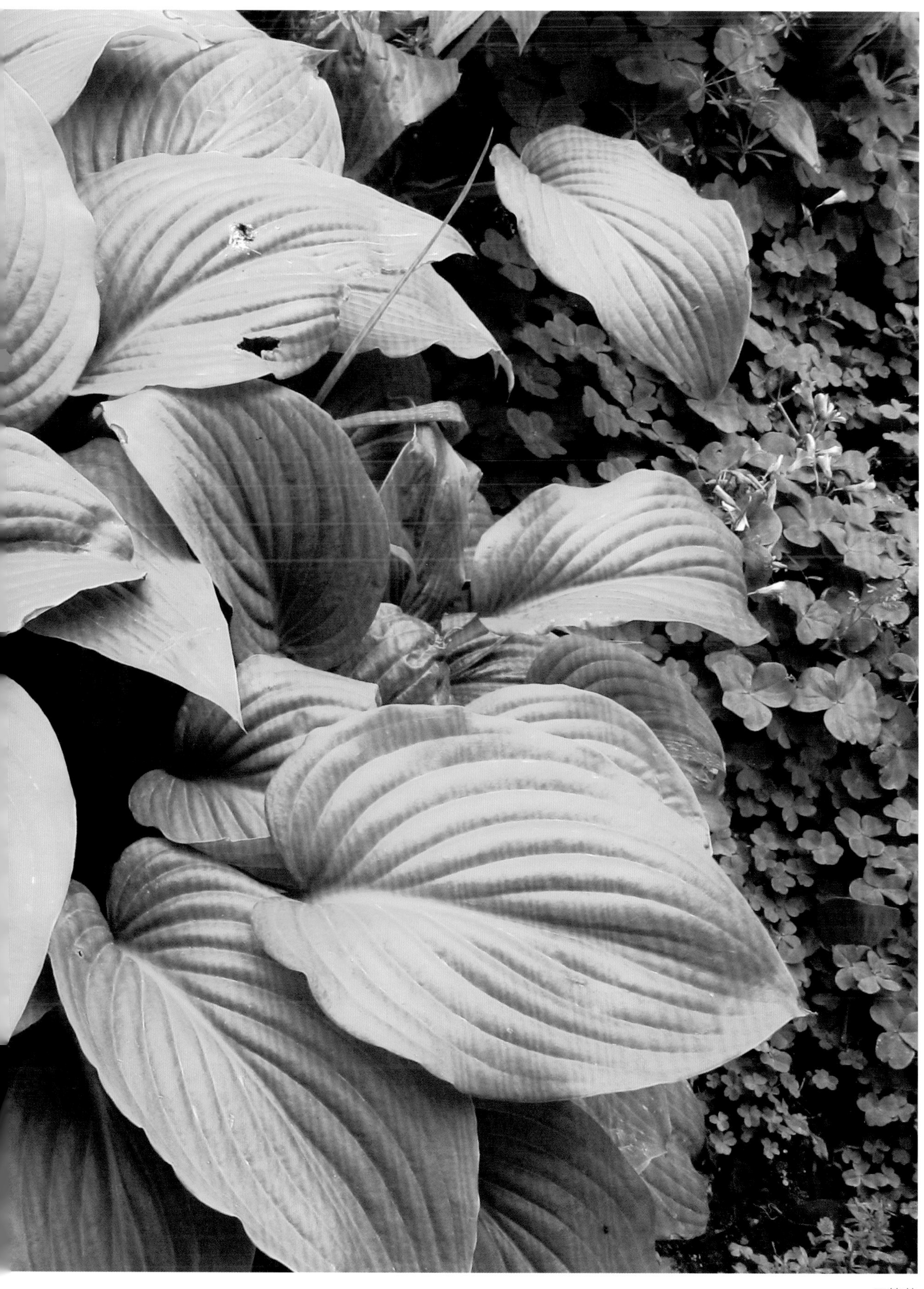

玉簪花

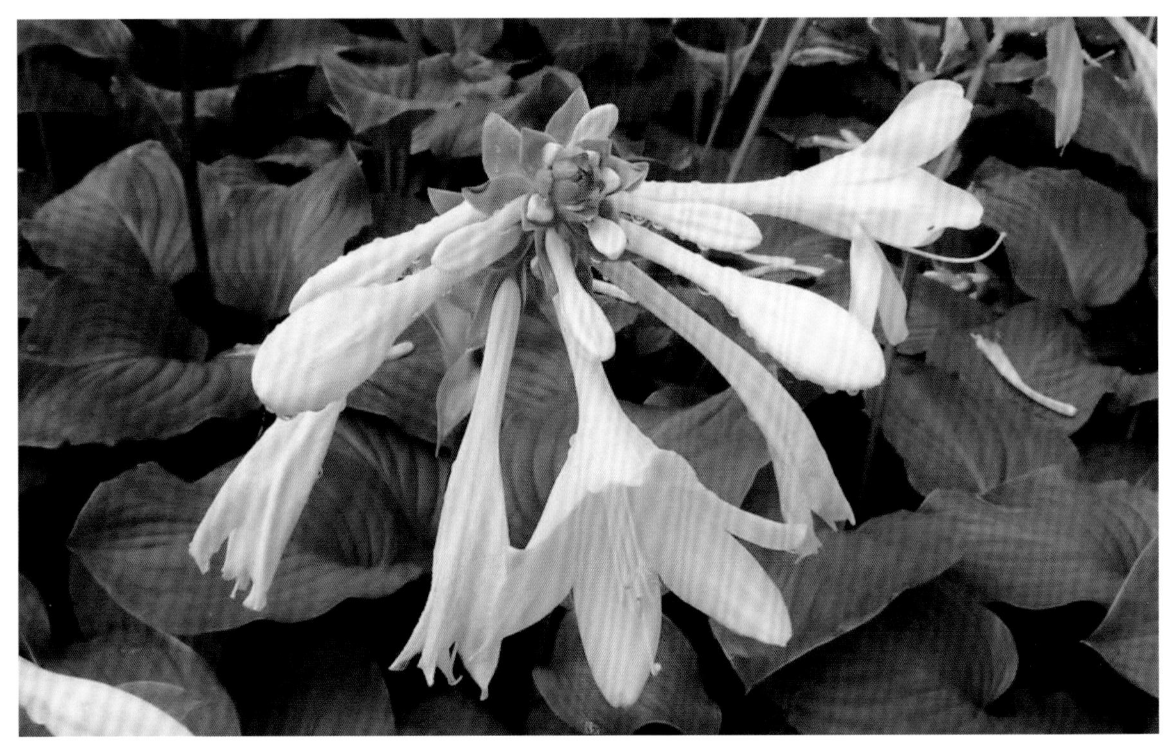

玉簪花

功效主治

益阴生津，润肺利咽，凉血化瘀，清热利尿。主治肺热，咽喉肿痛，胸热，毒热。

用法用量

内服：1.5 ~ 3 g，煎汤。外用：捣敷。

民族药方

1．咽喉肿痛　玉簪花 3 g，板蓝根、玄参各 15 g。水煎服。

2．小便不通　玉簪花、灯心草各 3 g，萹蓄、车前草各 20 g。水煎服。

3．烫伤　玉簪花 100 g，麻油 400 ml。将玉簪花浸泡于麻油中备用，用时先清洁创面，蘸药外涂患处。

4．乳腺炎　玉簪花 10 g。捣汁冲酒服。药渣加新鲜玉簪花叶适量。捣烂敷患处（要暴露乳头，使乳汁排泄通畅）。

5．白带过多　玉簪花、鸡冠花各 9 g，木槿花 6 g，胭脂花根 15 g。水煎服，每日 1 剂，连服 3 日。

6．急性咽炎　玉簪花 3 g，大青叶 15 g，岗梅根 20 g。水煎服，缓缓含咽。

使用注意

不可过服、久服。

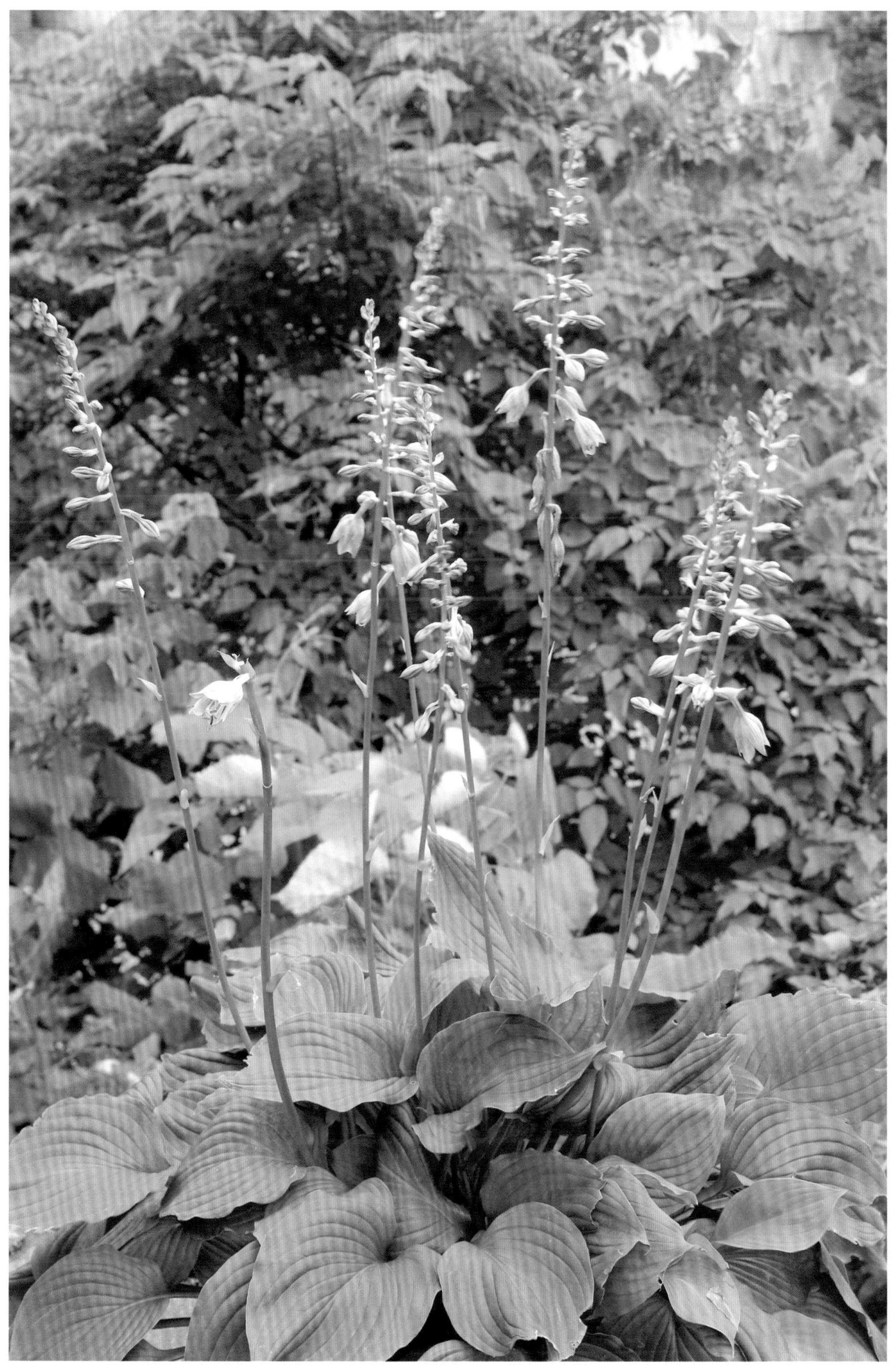

玉簪花

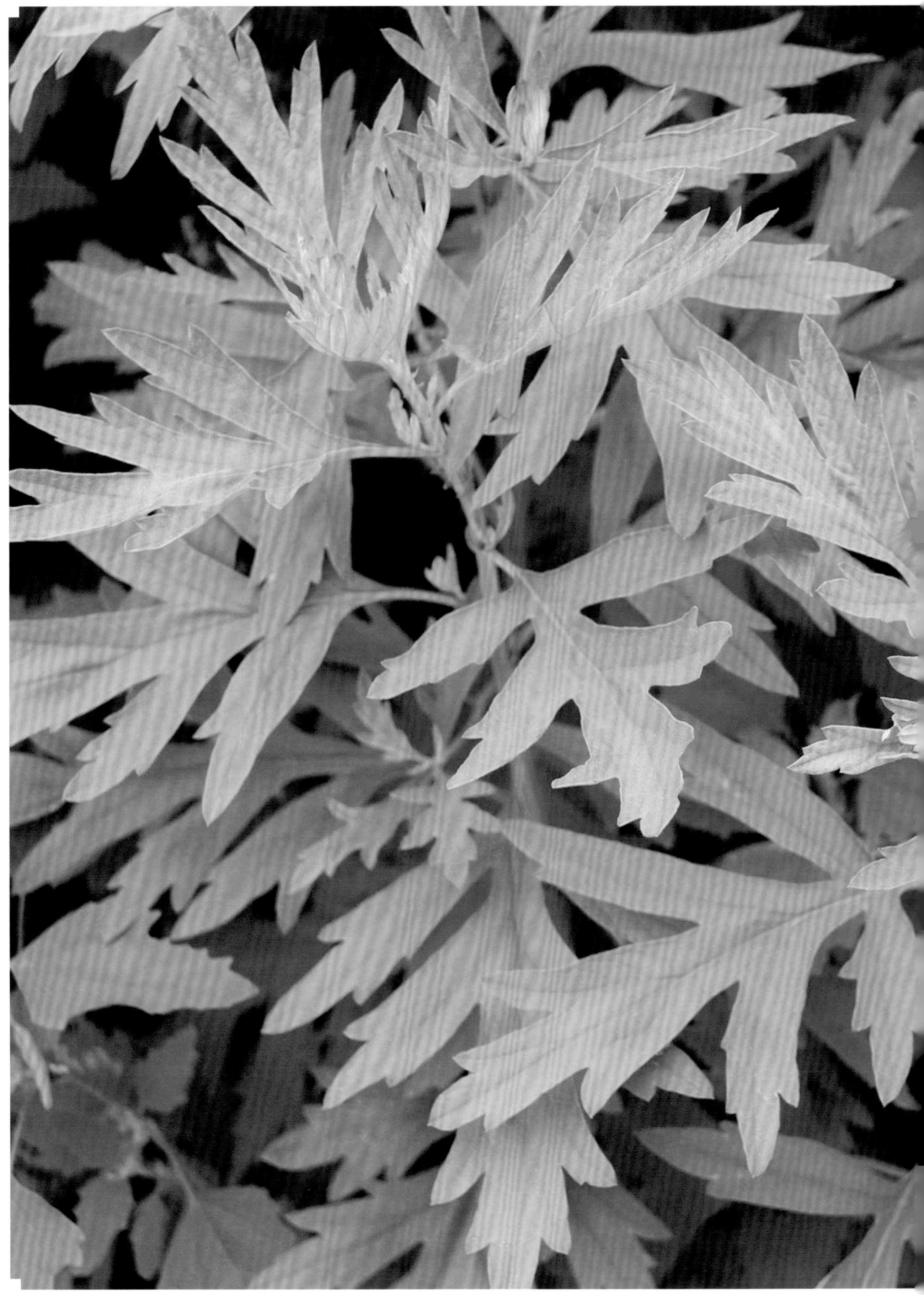

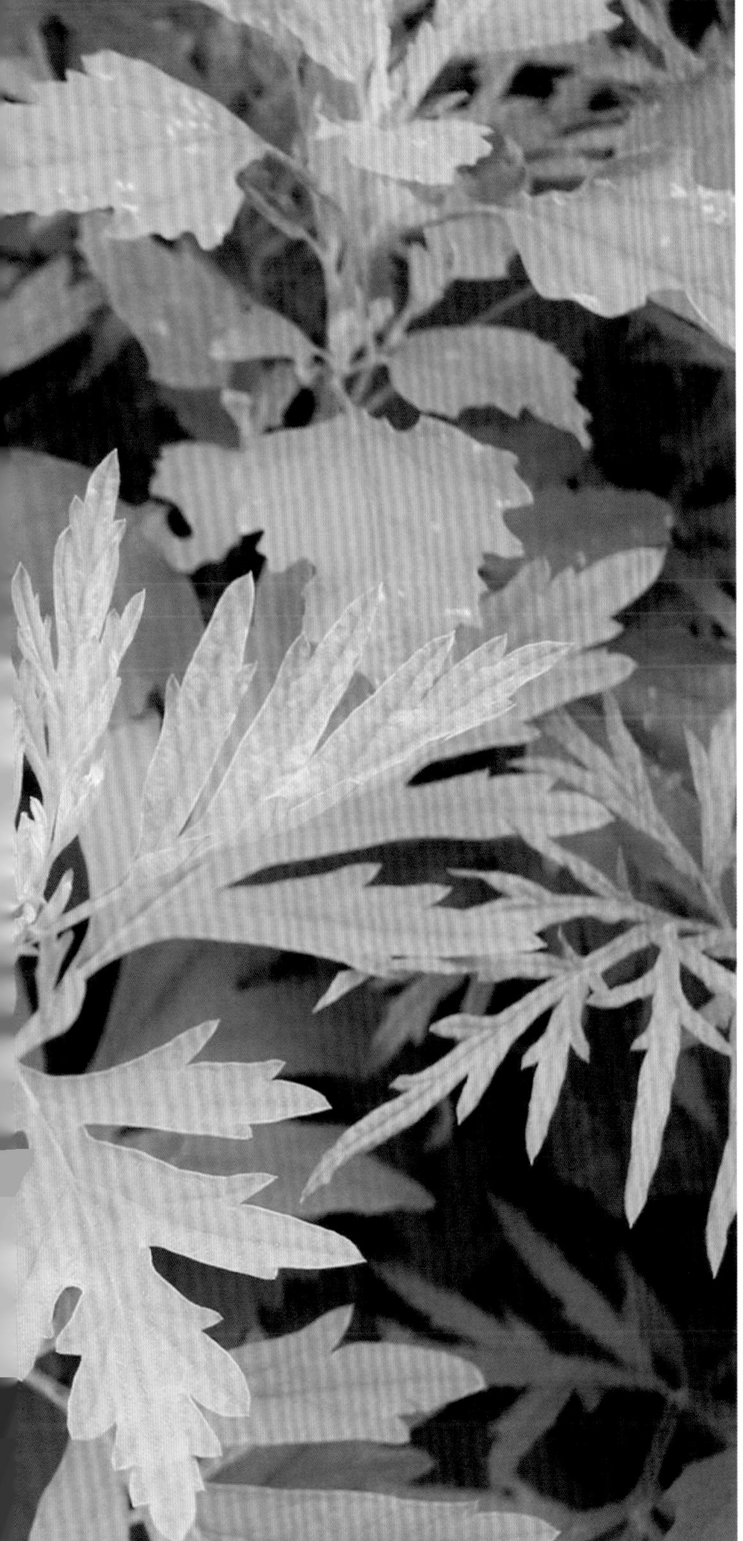

艾叶

【壮药名】黑可尼。

【别　名】蕲艾、陈艾叶、生艾叶、艾蒿。

【来　源】本品为菊科植物艾 *Artemisia argyi* Lévl. et Vant. 的干燥叶。

【性味归经】味苦、辛，性温。归肝、脾、肾经。

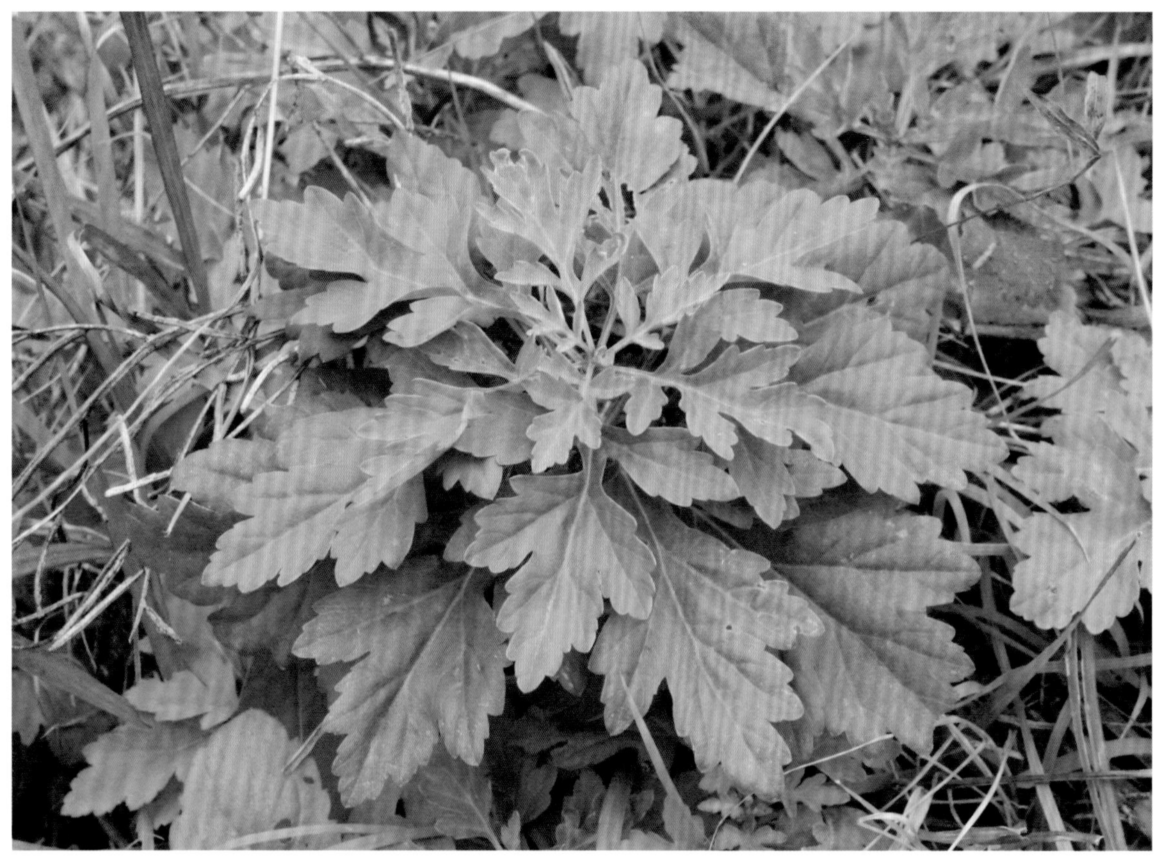

艾

识别特征

多年生草本，高 45 ~ 120 cm；茎具明显棱条，上部分枝，被白色短绵毛。单叶，互生，茎中部叶卵状三角形或椭圆形，有柄，羽状深裂，两侧 2 对裂片椭圆形至椭圆状披针形，中间又常 3 裂，裂片边缘均具锯齿，上面暗绿色，密布小腺点，稀被白色柔毛，下面灰绿色，密被白色茸毛；茎顶部叶全缘或 3 裂。头状花序排列成复总状，总苞卵形，密被灰白色丝状茸毛；筒状小花带红色，外层雌性花，内层两性花。瘦果长圆形、无冠毛。花期 7—10 月。

生境分布

生长于荒地、林缘，有栽培。全国大部分地区均产，以湖北蕲州产者为佳。

采收加工

夏季花未开时采摘，除去杂质，晒干。

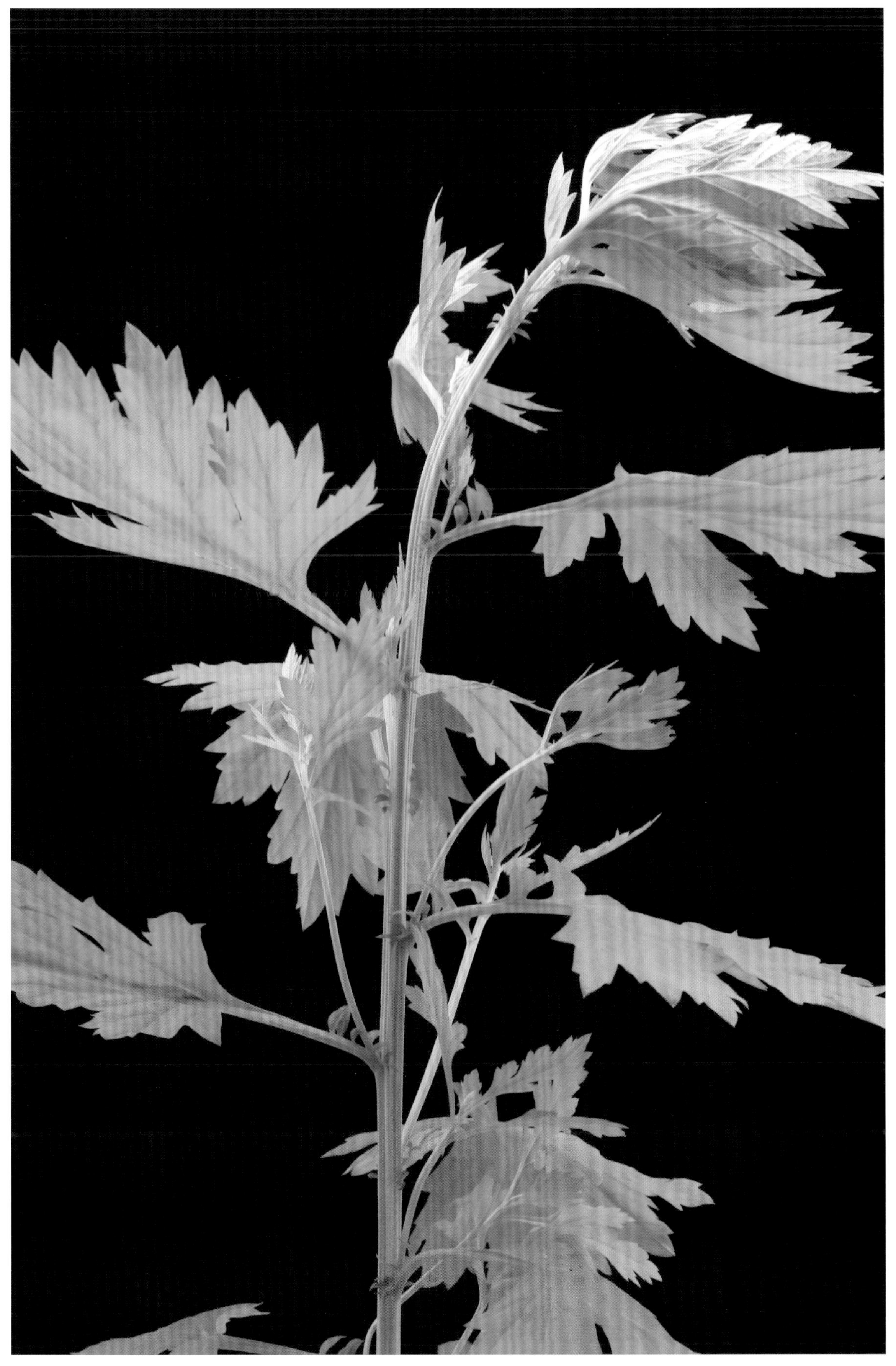

艾

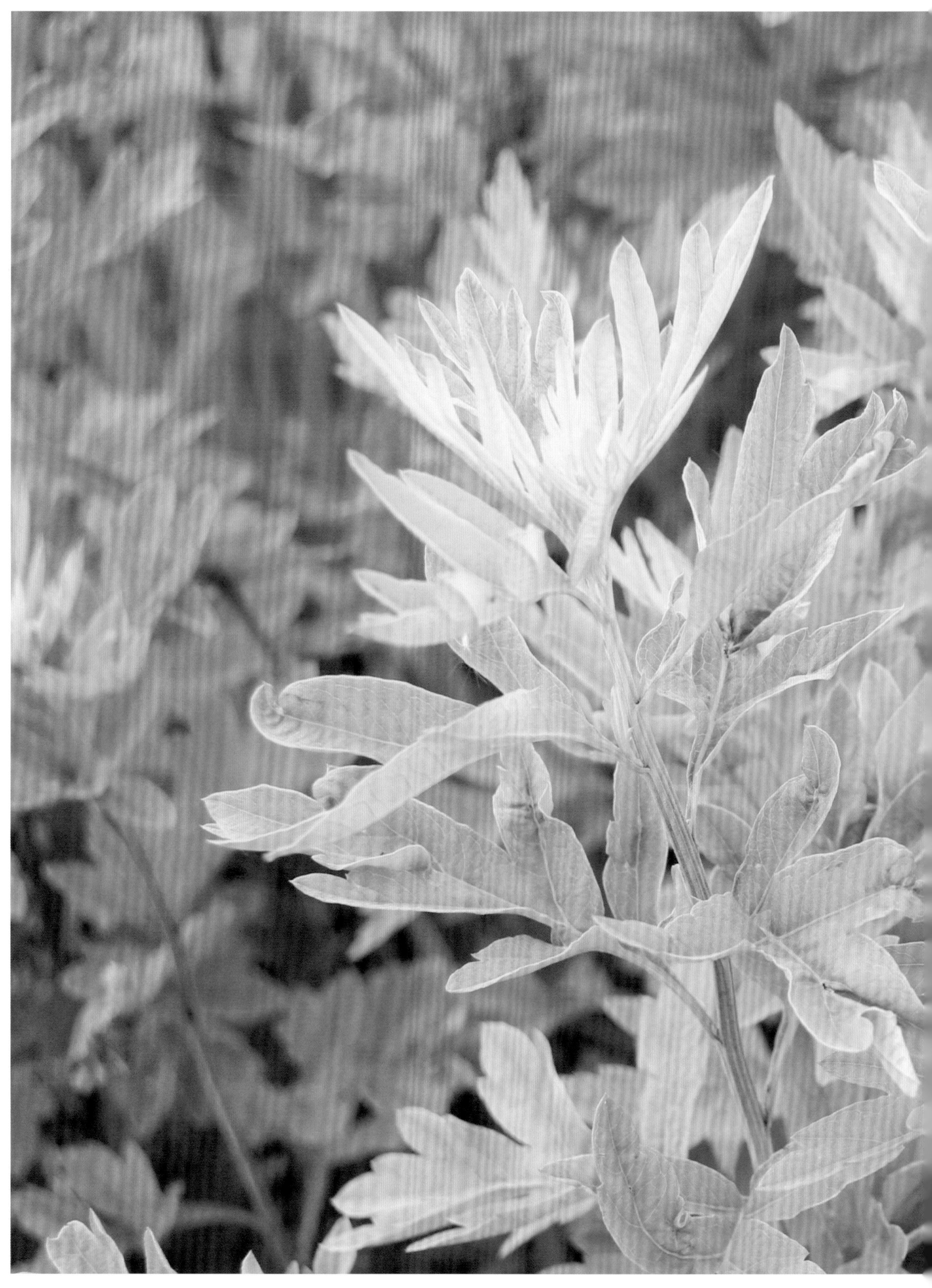

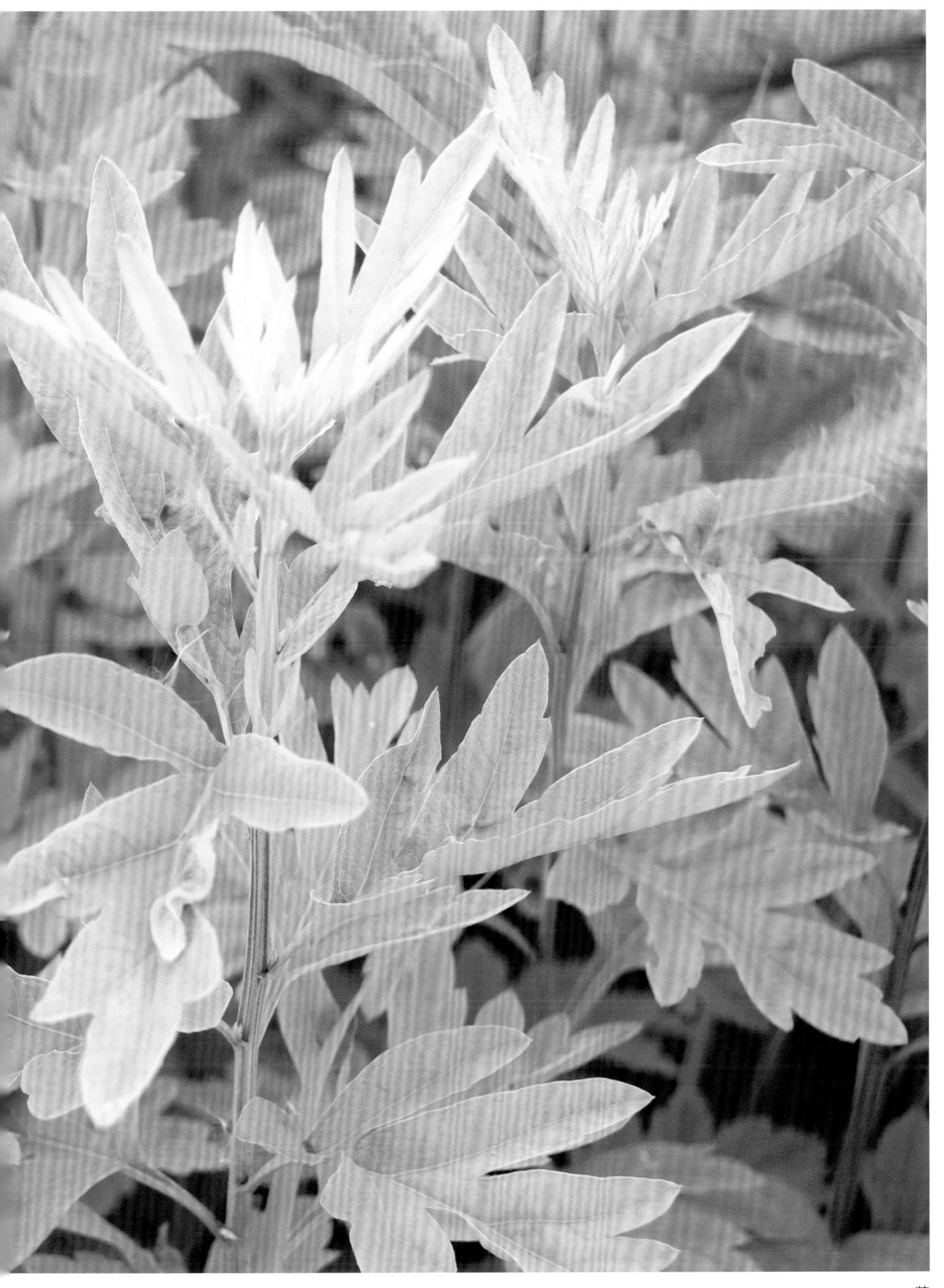

艾

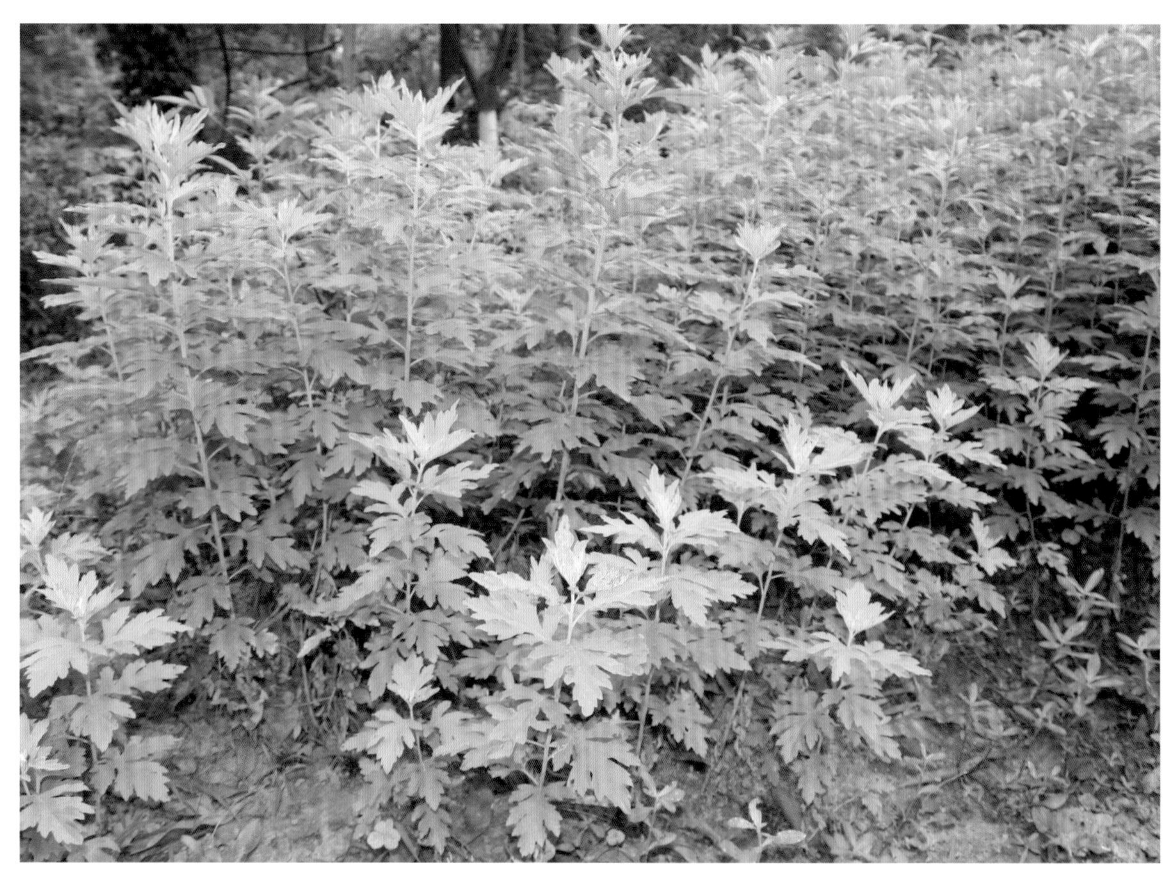

艾

药材鉴别

本品为干燥的叶片，多皱缩破碎，有短柄，叶片略呈羽状分裂，裂片边缘有不规则的粗锯齿。上面灰绿色，生有软毛，下面密生灰白色茸毛。质柔软。气清香，味微苦辛。以下面灰白色、茸毛多、香气浓郁者为佳。

功效主治

温经止血，散寒调经，安胎。主治少腹冷痛，经寒不调，宫冷不孕，吐血，衄血，崩漏经多，妊娠下血；外治皮肤瘙痒。醋艾炭温经止血，主治虚寒性出血。

用法用量

内服：3 ~ 10 g，煎汤。外用：适量，温经止血宜炒炭用；余则生用。

民族药方

1．脾胃冷痛　艾叶 10 g。研为细末，水煎服。

2．鼻血不止　艾叶适量。水煎服。

3．风寒感冒咳嗽（轻症）　艾叶、葱白、生姜各 10 g。水煎温服。

4．皮肤湿疹瘙痒　艾叶 30 g。煎煮后用水洗患处。

5．皮肤溃疡　艾叶、茶叶、女贞子叶、皂角各 15 g。煎水外洗或湿敷患部，每日 3 次。

6．荨麻疹　生艾叶 10 g，白酒 100 ml。共煎至 50 ml 左右，顿服，每日 1 次，连用 3 日。

7．慢性肝炎　艾叶注射液（每 1 ml 相当于生药 0.5 g）。肌内注射，每日 4 ml，总疗程 1 ~ 2 个月。

8．慢性支气管炎　干艾叶 500 g（鲜艾叶 1000 g）。洗净，切碎，放 4000 ml 水中浸泡 4 ~ 6 小时，煎煮过滤，约得滤液 3000 ml，加适量调味剂及防腐剂，每次服 30 ~ 60 ml，每日 3 次。或制成注射液，肌内注射，每次 2 ~ 4 ml，每日 2 次。

9．寻常疣　鲜艾叶适量。局部擦拭，每日数次，连用 3 ~ 10 日。

10．经血淋漓　艾叶炭 100 g，荆芥穗炭 50 g。制成散剂，温开水送服，每次 1.5 ~ 3 g，每日 2 次。

11．肉痈　艾叶、松香各 50 g，牛黄 10 g。制成散剂，用芝麻油调匀后取适量涂患处。

使用注意

阴虚血热者慎用。

艾叶饮片

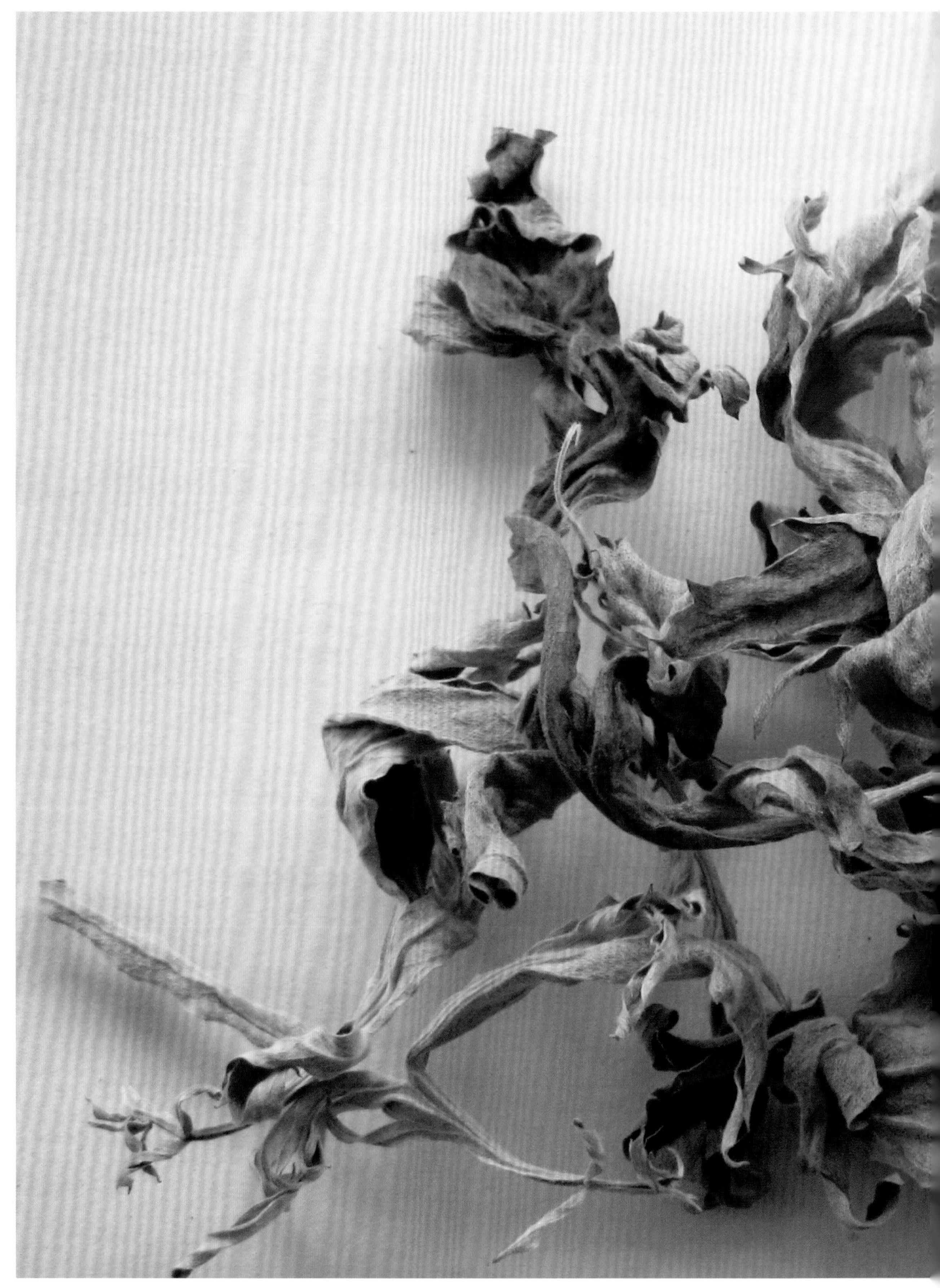

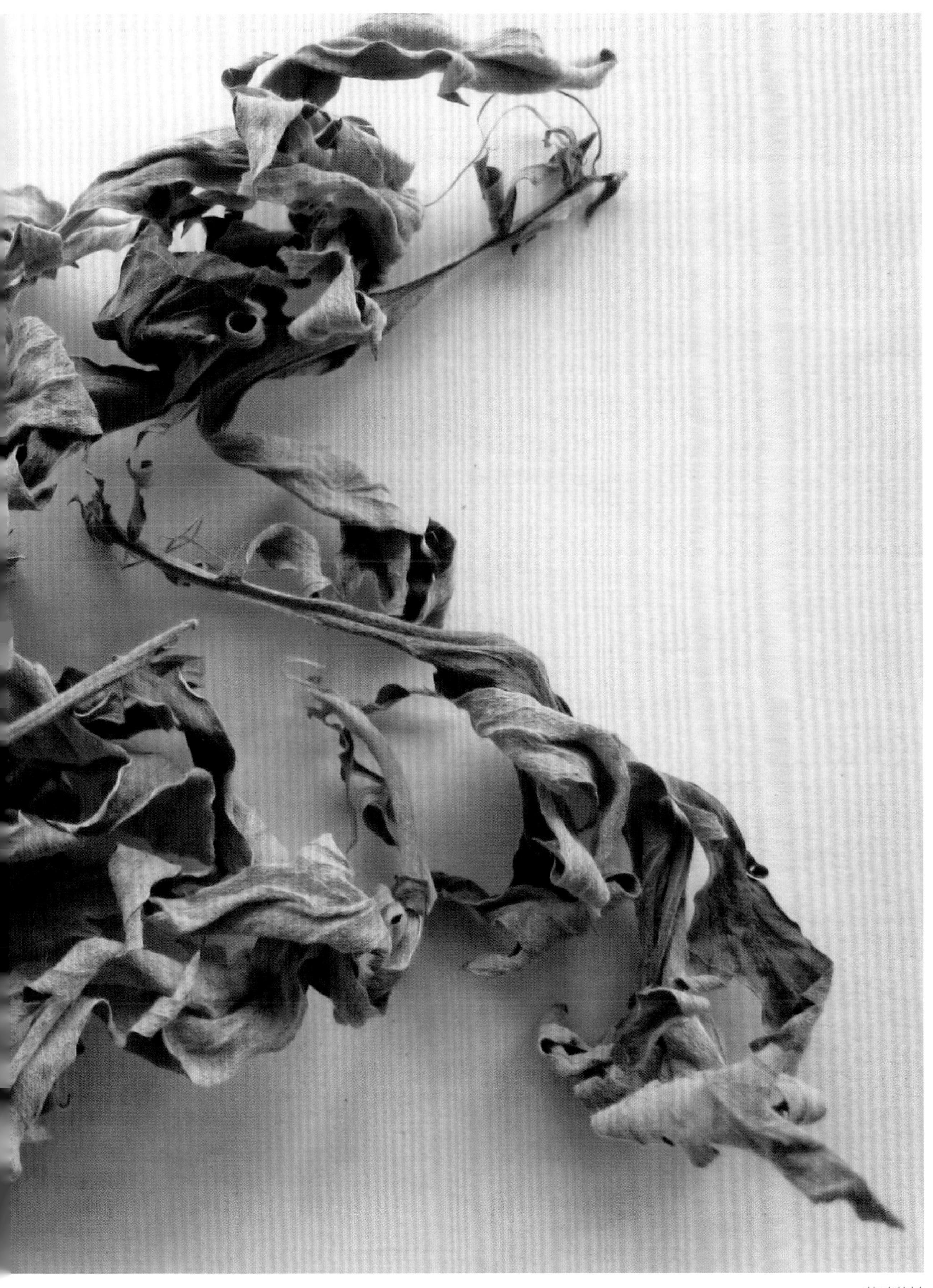

艾叶药材

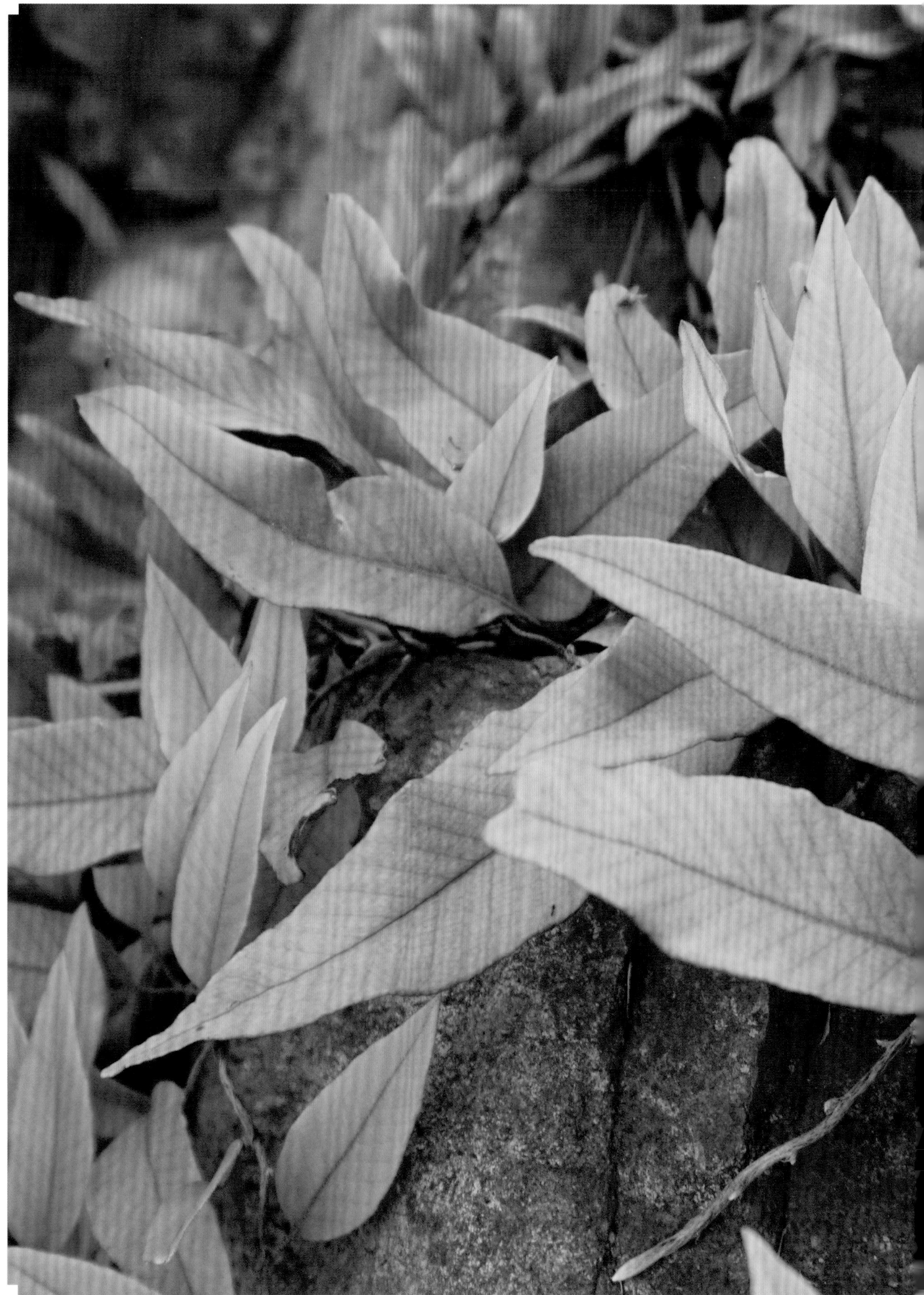

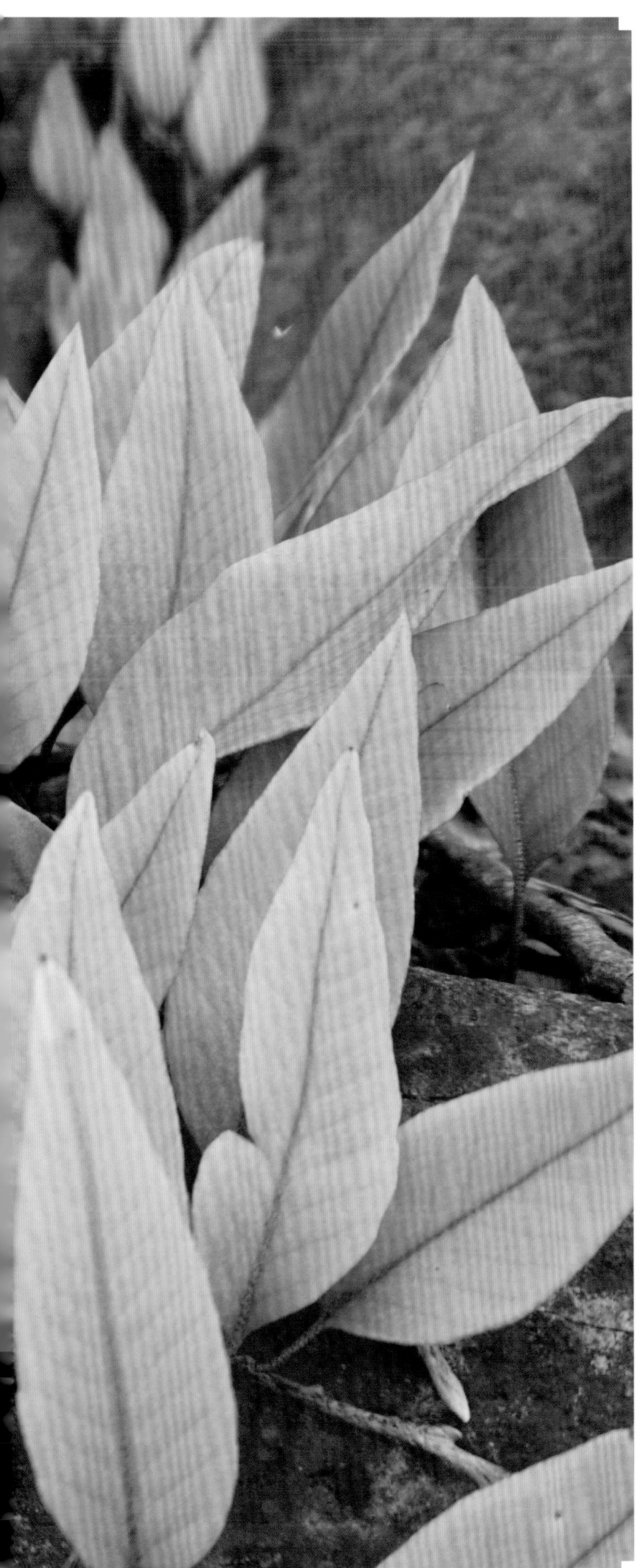

石韦

【壮药名】棵凛寒。

【别　名】石剑、小石韦、石背柳、金茶匙、金汤匙、虹霓剑草。

【来　源】本品为水龙骨科植物庐山石韦 *Pyrrosia sheareri*（Bak.）Ching 的全草。

【性味归经】味苦，性寒。归肺、膀胱经。

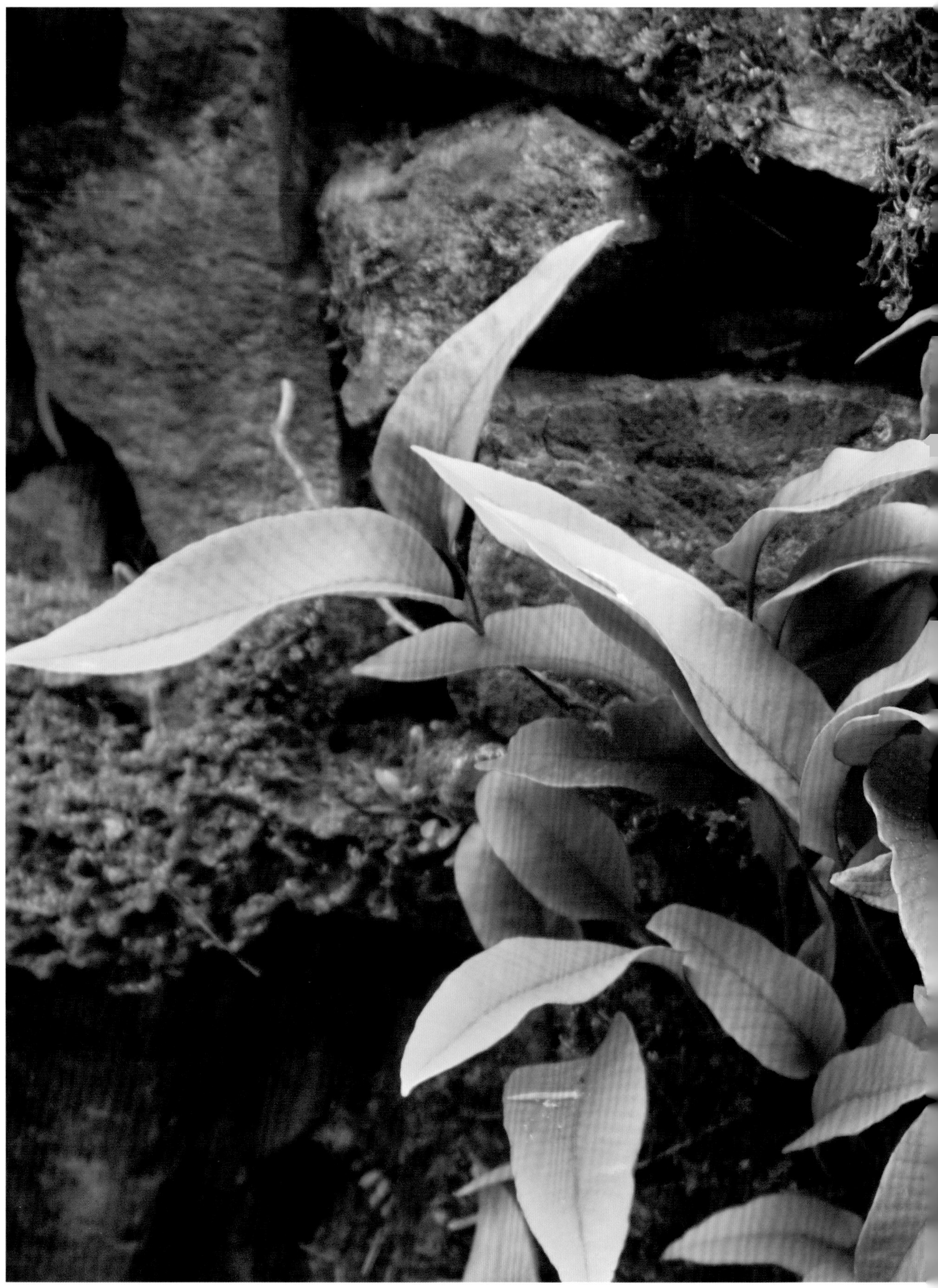

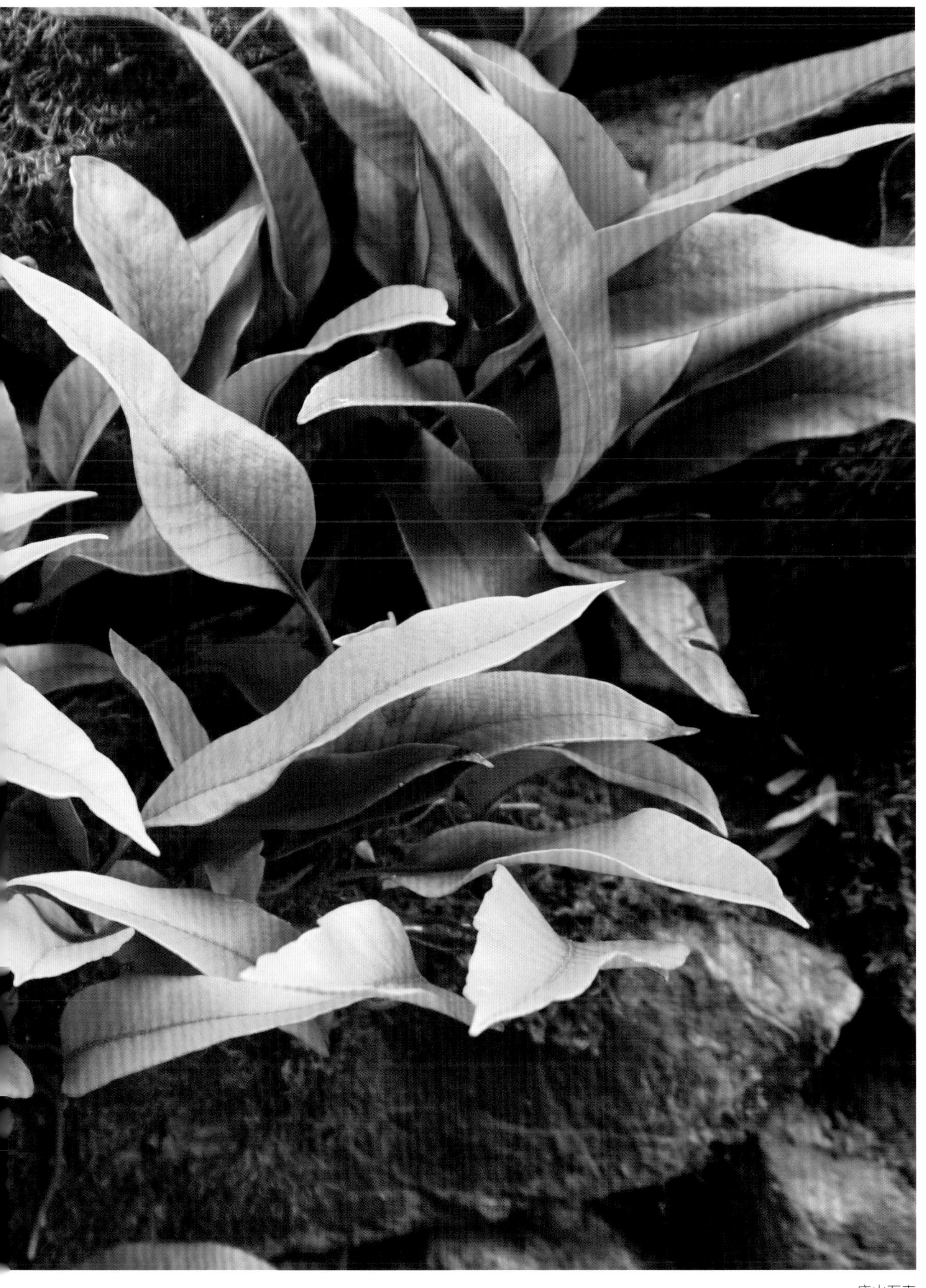

庐山石韦

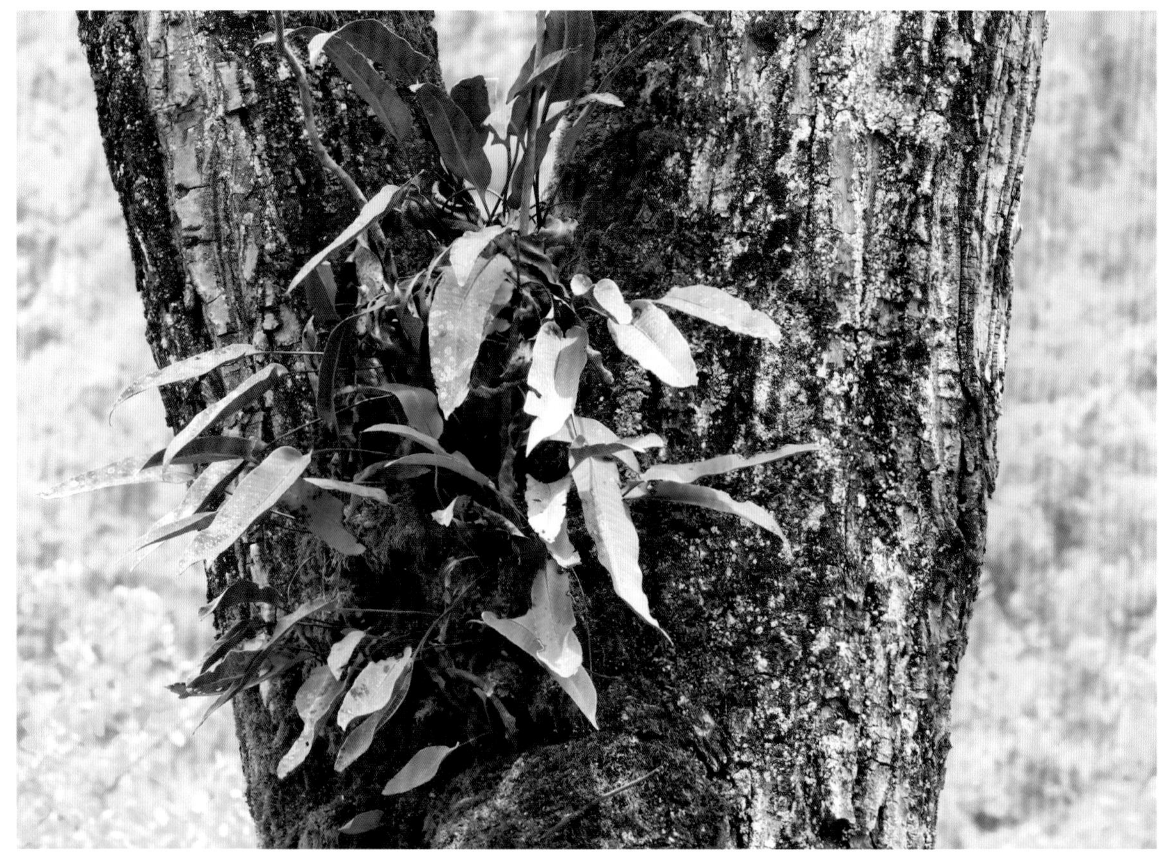

庐山石韦

识别特征

多年生草本植物，植株高 20 ~ 60 cm。根状茎横生，密被披针形鳞片，边缘有锯齿。叶簇生，叶柄粗壮，长 10 ~ 30 cm，以关节着生于根状茎上；叶片坚革质，阔披针形，长 20 ~ 40 cm，宽 3 ~ 5 cm，向顶部渐狭，锐尖头。基部稍变宽，为不等圆耳形或心形，不下延；侧脉两面略下凹。孢子囊群小，散生在叶的下面，淡褐色或深褐色，在侧脉间排成多行；无囊群盖。

生境分布

生长于海拔 500 ~ 2200 m 的岩石或树干上。分布于安徽、浙江、江西、福建、台湾等省区。

采收加工

全年均可采收，洗净，晒干。

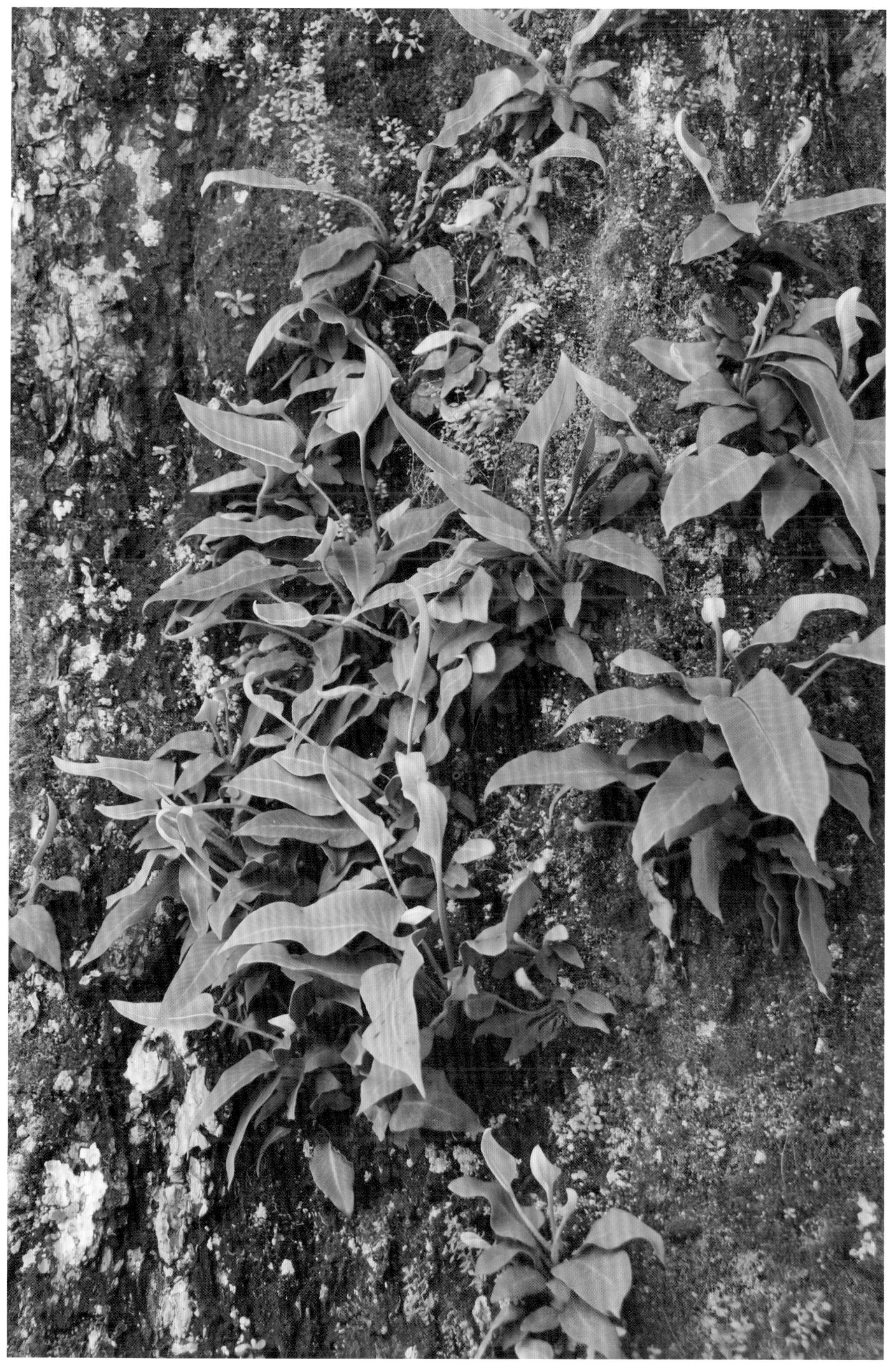

庐山石韦

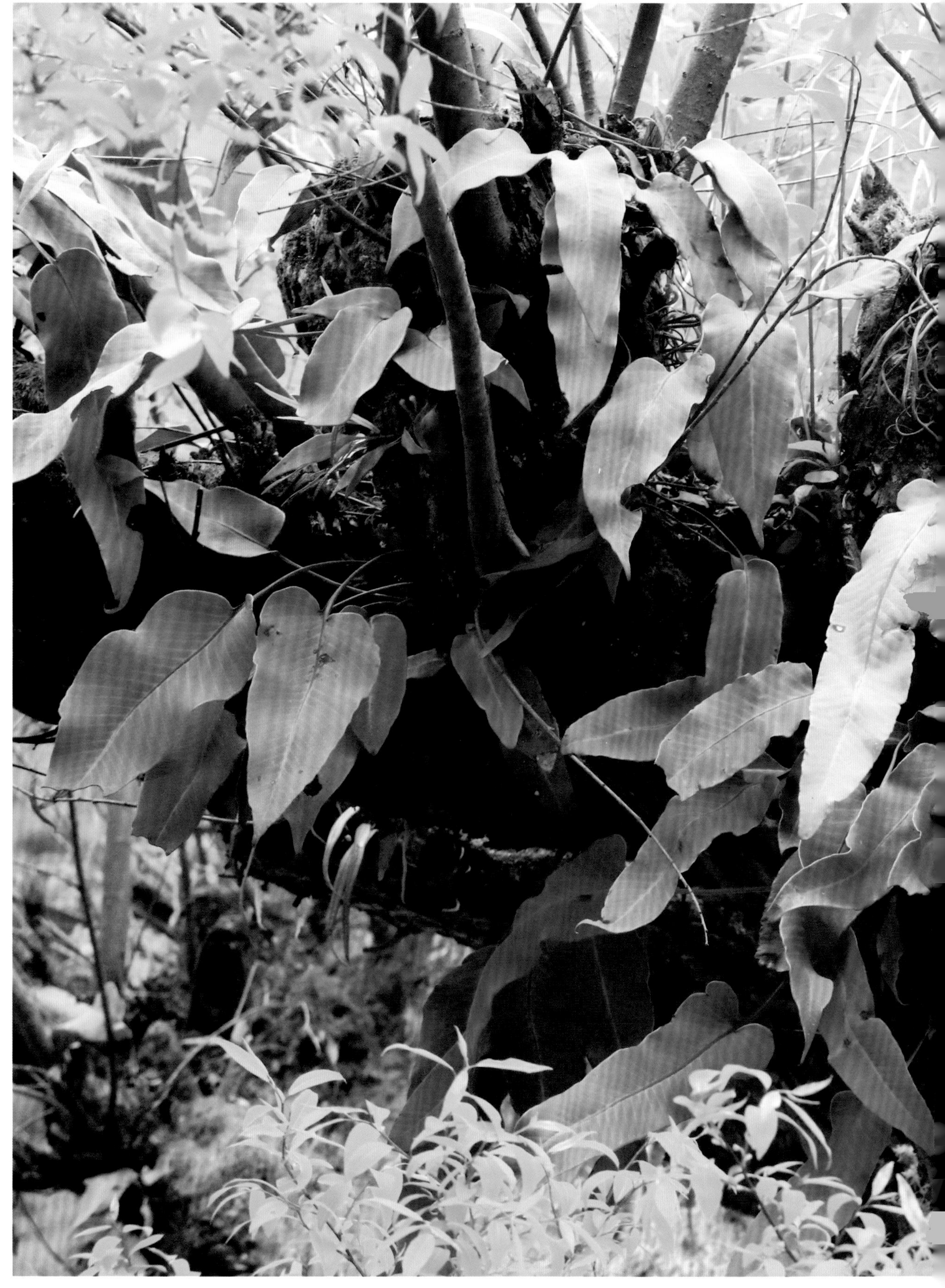

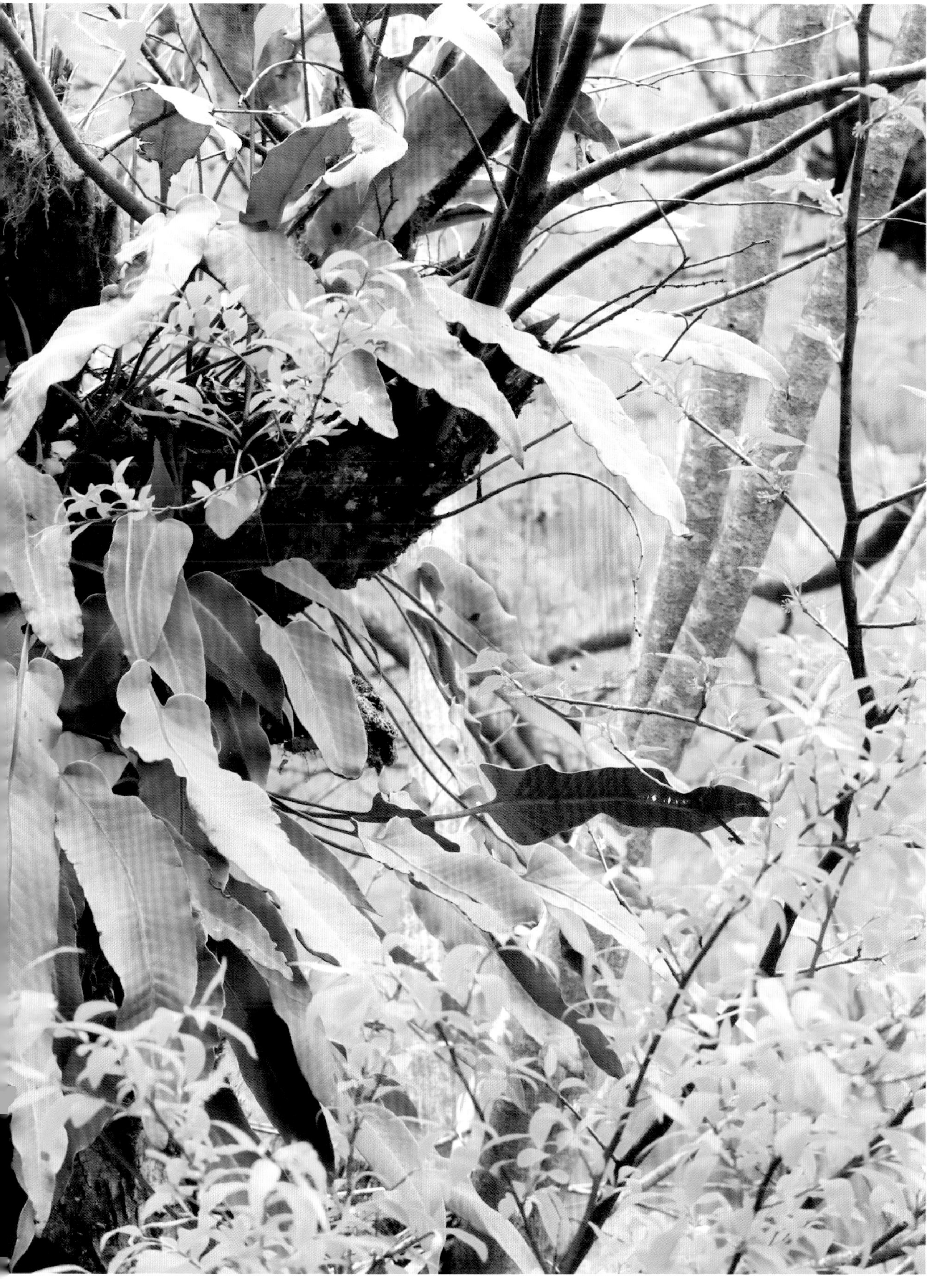

庐山石韦

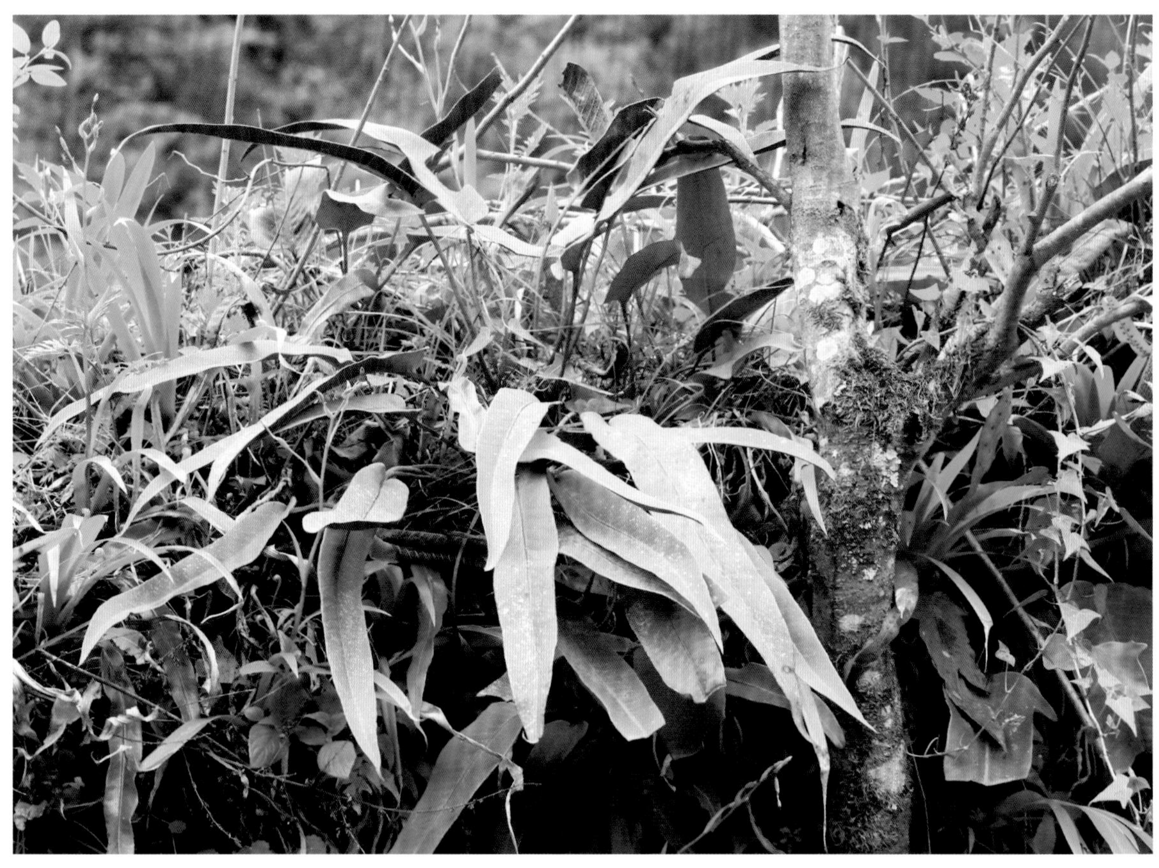

庐山石韦

药材鉴别

本品叶片略皱缩，展平后呈披针形，长 10 ~ 25 cm，宽 3 ~ 5 cm。先端渐尖，基部耳状偏斜，全缘，边缘常向内卷曲；上表面黄绿色或灰绿色，散布有黑色圆形小凹点；下表面密生红棕色星状毛，有的侧脉间布满棕色圆点状的孢子囊群。叶柄具四棱，略扭曲，有纵槽。叶片革质。气微，味微涩苦。

功效主治

利水通淋，清肺化痰，凉血止血。主治淋病，水肿，小便不利，痰热咳嗽，咳血，吐血，崩漏及外伤出血。

用法用量

内服：9 ~ 15 g，煎汤；或研末服。外用：适量，研末涂敷。

民族药方

1. 尿结石　石韦 15 g，金钱草 25 g，海金沙 30 g。水煎服。

2. 腹泻　石韦 20 g，金钱草 15 g。水煎服。

3．肾炎性水肿 石韦、凤尾草各 30 g。煨水服。

4．淋浊尿血 石韦、猪鬃草、连钱草各 15 g。煨水服。

5．劳伤咳嗽 石韦、山姜、淫羊藿、岩豇豆、岩白菜、刺梨根各 9 g。煨水服。

6．急、慢性肾炎 有柄石韦叶 20 片左右（相当于 2 ~ 3 g）。加水 500 ~ 1000 ml，每日 1 剂，水煎分 2 次服；亦可用开水浸泡当茶饮；或制成片剂，每片含生药 0.5 g，每次 2 ~ 3 片，每日 3 次。

7．尿路结石 石韦、车前草各 30 ~ 60 g，生栀子 30 g，甘草 9 ~ 15 g。将上药用大锅加水 3000 ~ 3500 ml，煎 40 分钟左右，滤过后灌入热水瓶内，当茶饮。

8．慢性气管炎 石韦、冰糖各 30 g。先煎石韦 3 次，每次 1 小时，约 1500 ml 水煎至 500 ml，再兑入冰糖，即成石韦糖浆剂，此为 1 日量，分 2 次服，病重者可增加 1 倍。

9．疮疡 石韦、酸模、磁石（制）、朱砂（制）各等份。制成散剂，外用，视病情取适量用芝麻油调后敷于患处，每日 1 ~ 2 次。

10．月经淋漓不止，外伤性出血 石韦、马勃、蜀葵、红花、牛胆各等份。制成水丸，温开水送服，每次 1 ~ 3 g，每日 1 ~ 2 次。

使用注意

阴虚及无湿热者忌服。

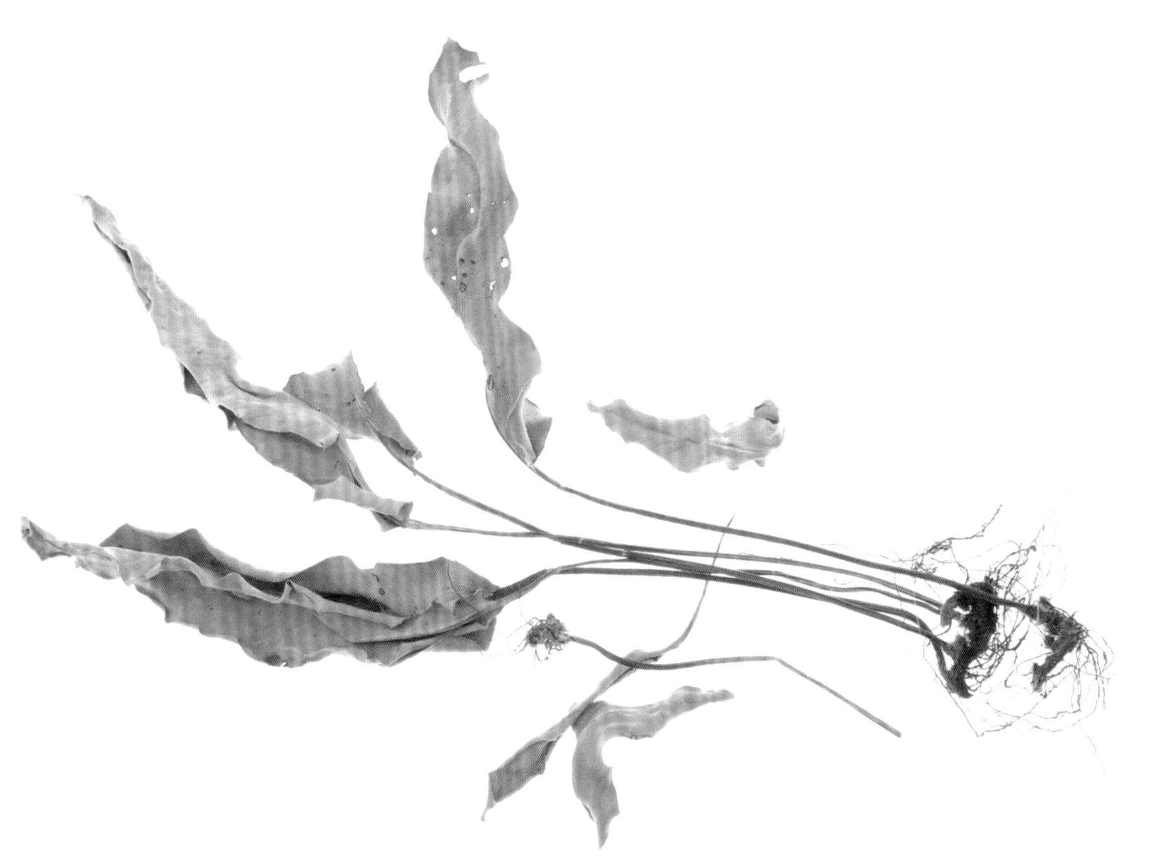

石韦药材

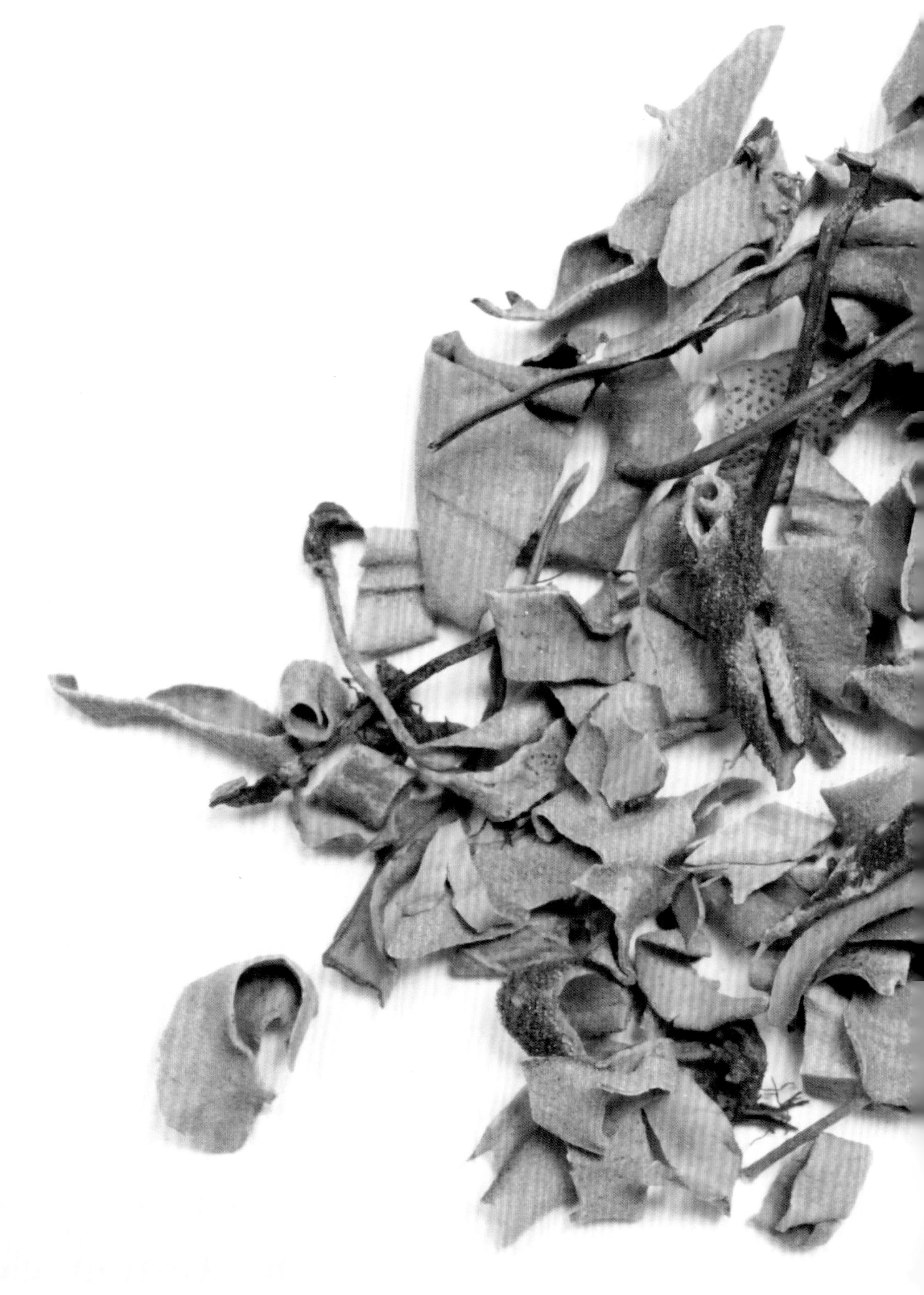

石韦

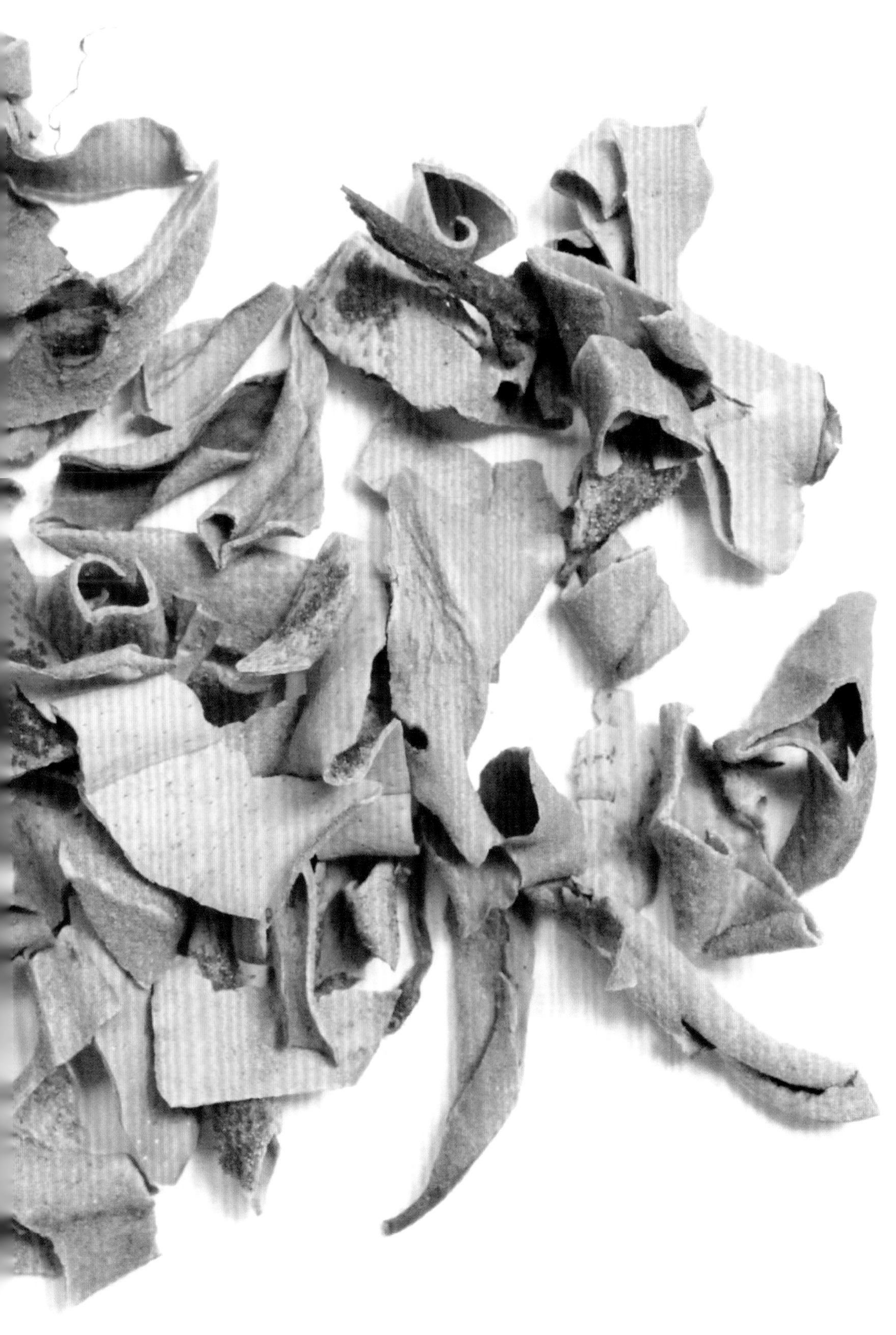

石韦饮片

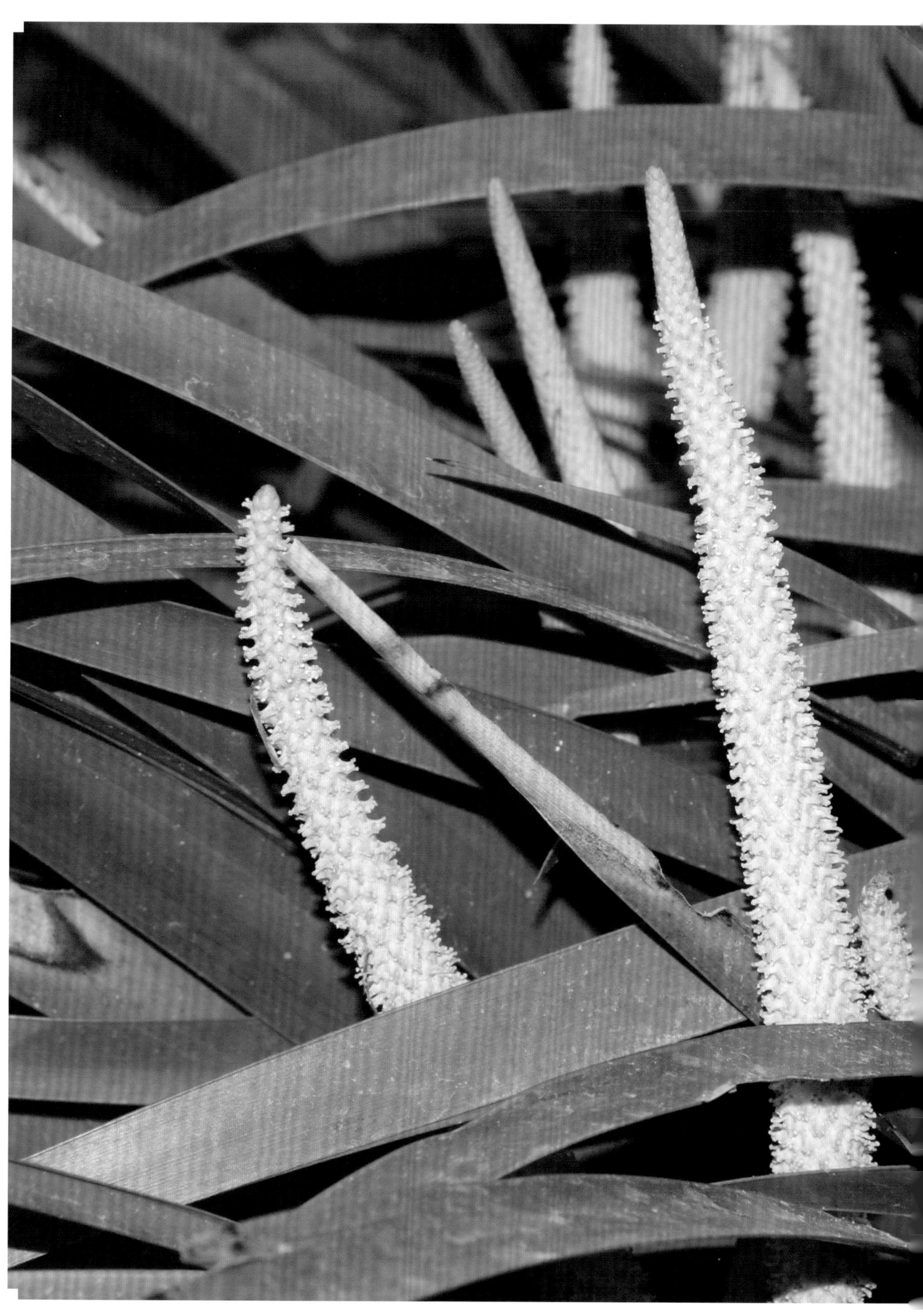

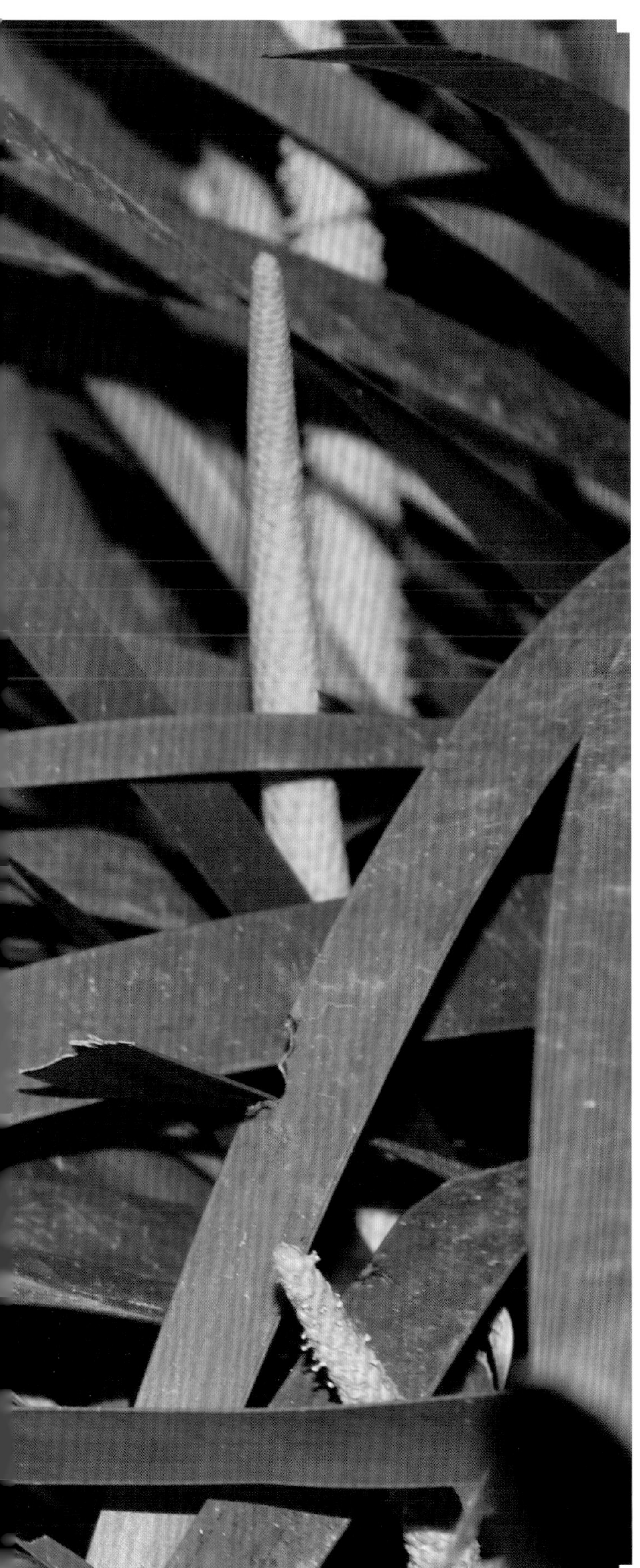

石菖蒲

【壮药名】棵息忍。

【别　名】昌本、菖蒲、水剑草、山菖蒲、香菖蒲、野韭菜、水蜈蚣。

【来　源】本品为天南星科植物石菖蒲 *Acorus tatarinvwii* Schott 的根茎。

【性味归经】味麻、辣，性热。归心、胃经。

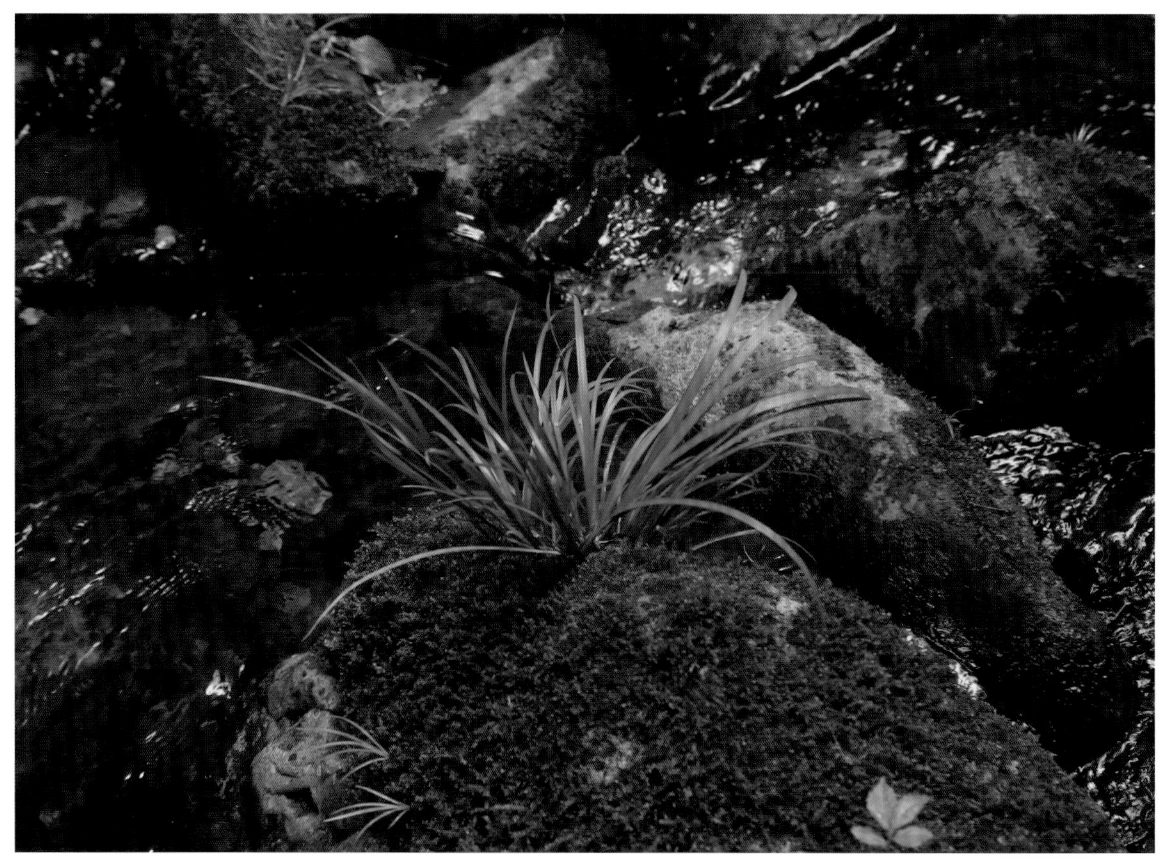

石菖蒲

识别特征

多年生草本植物。根茎横卧，多分枝，芳香，粗 5 ~ 8 mm，外皮黄褐色，节间长 3 ~ 5 mm，根肉质，具多数须根。叶片薄，线形，长 20 ~ 50 cm，宽 2 ~ 10 cm，基部对折，中部以上平展，先端渐狭，基部两侧膜质，暗绿色，无中脉，平行脉多数，稍隆起。花序腋生，长 4 ~ 15 cm，三棱形；叶状佛焰苞长 13 ~ 25 cm；肉穗花序圆柱状，长 2.5 ~ 8.5 cm，粗 4 ~ 7 mm，上部渐尖，直立或稍弯；花两性，淡黄绿色；花被 6，倒卵形；雄蕊 6，花丝扁线形；子房长椭圆形。浆果肉质，倒卵形，长、宽约 2 mm。花期 5—7 月，果期 8 月。

生境分布

生长于海拔 200 ~ 2600 m 的密林下湿地、山野小溪石缝中或溪涧旁石上。分布于长江以南地区。

采收加工

秋季采挖，剪去叶片和须根，洗净，切段，晒干。

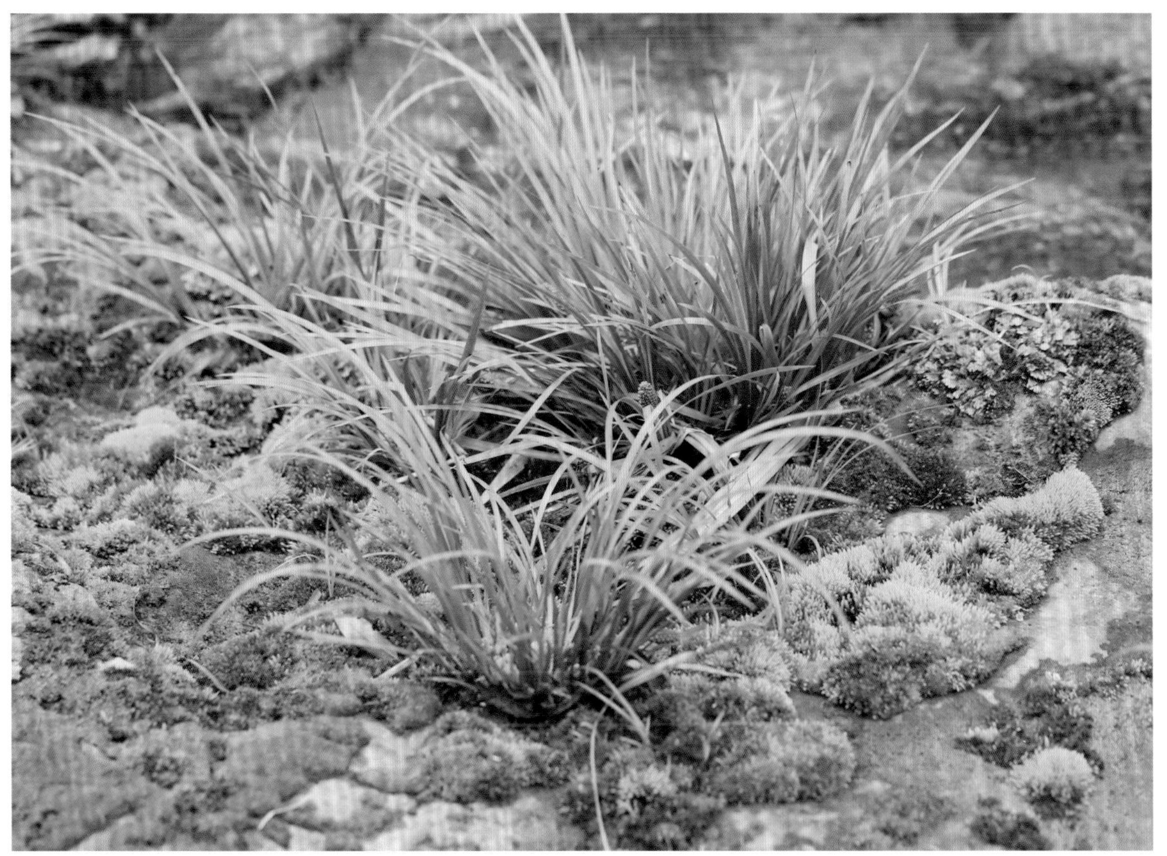

石菖蒲

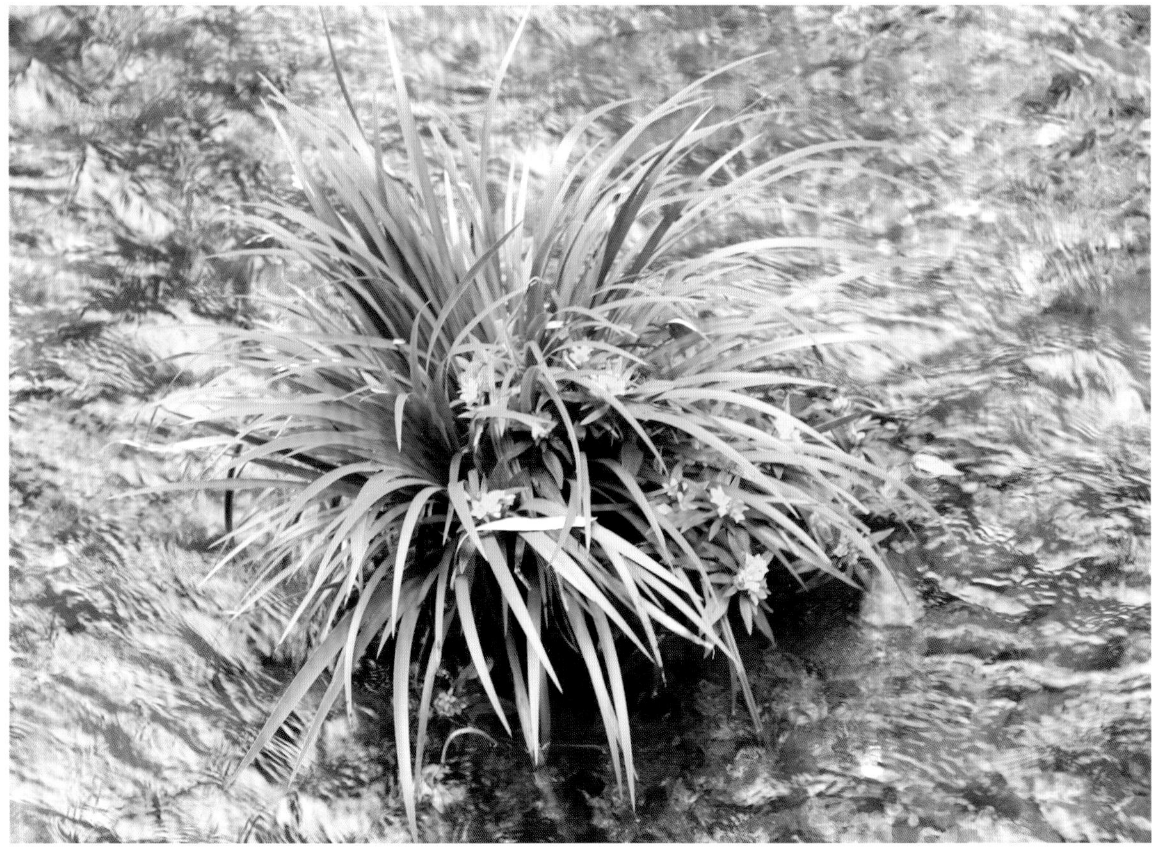

石菖蒲

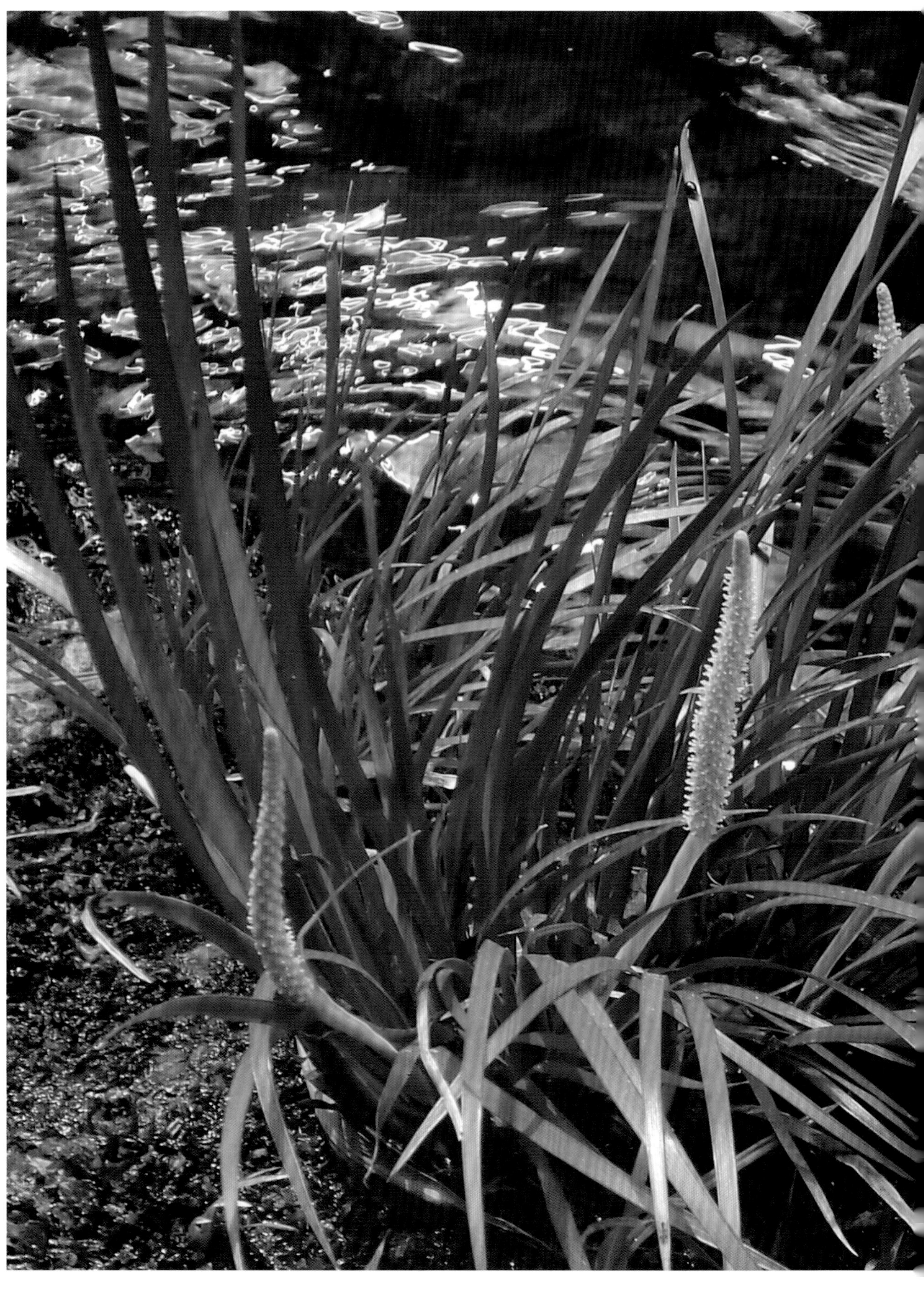

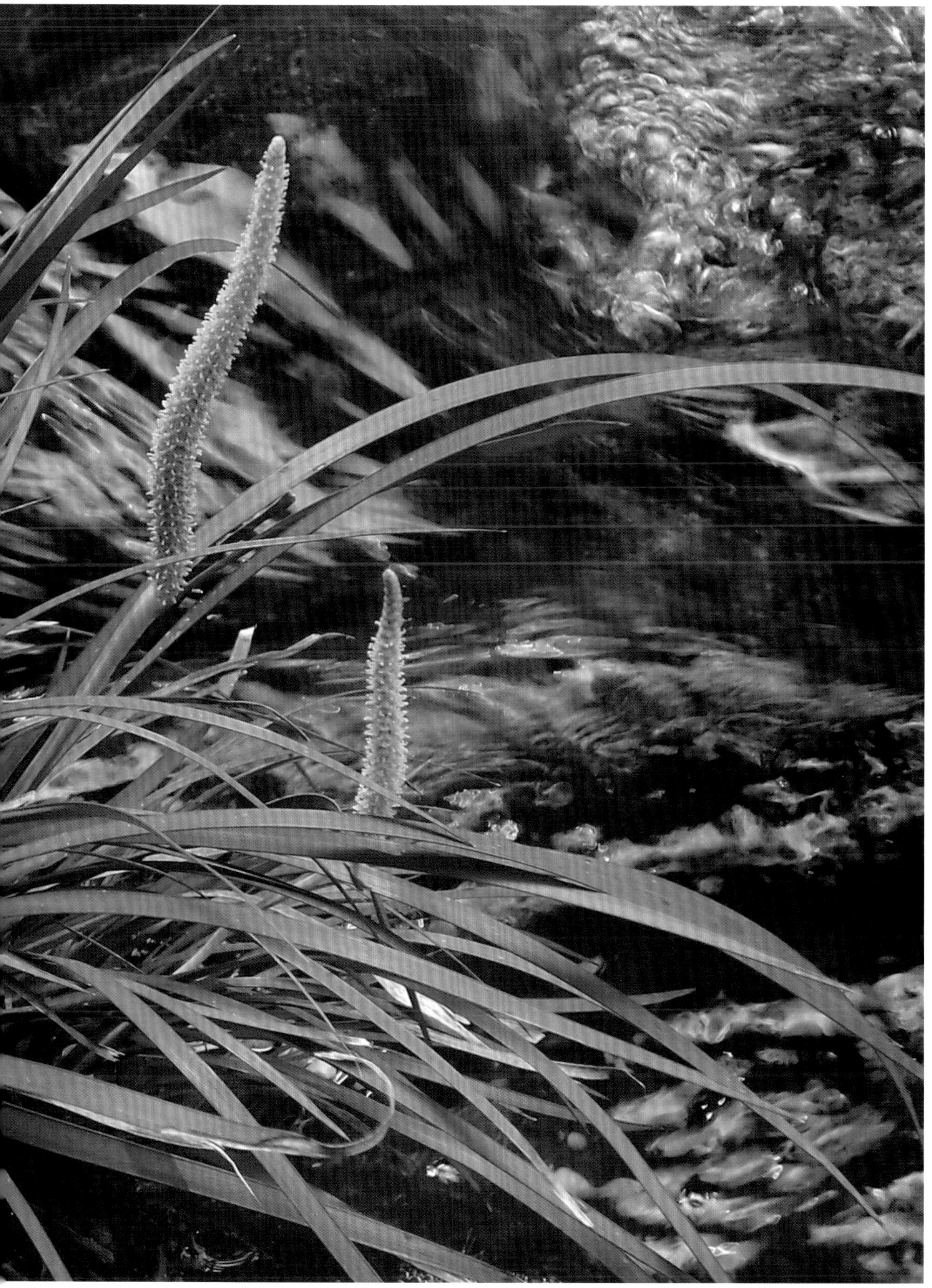

石菖蒲

石菖蒲

石菖蒲

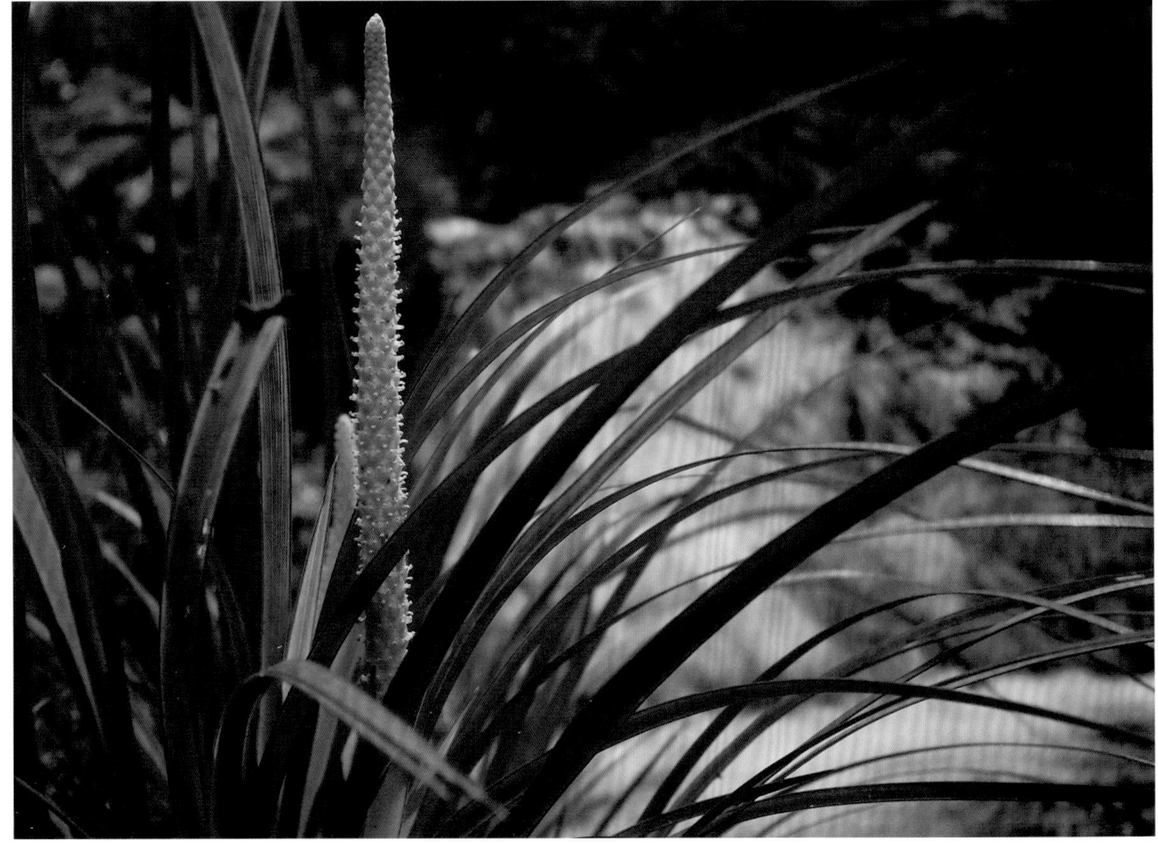

石菖蒲

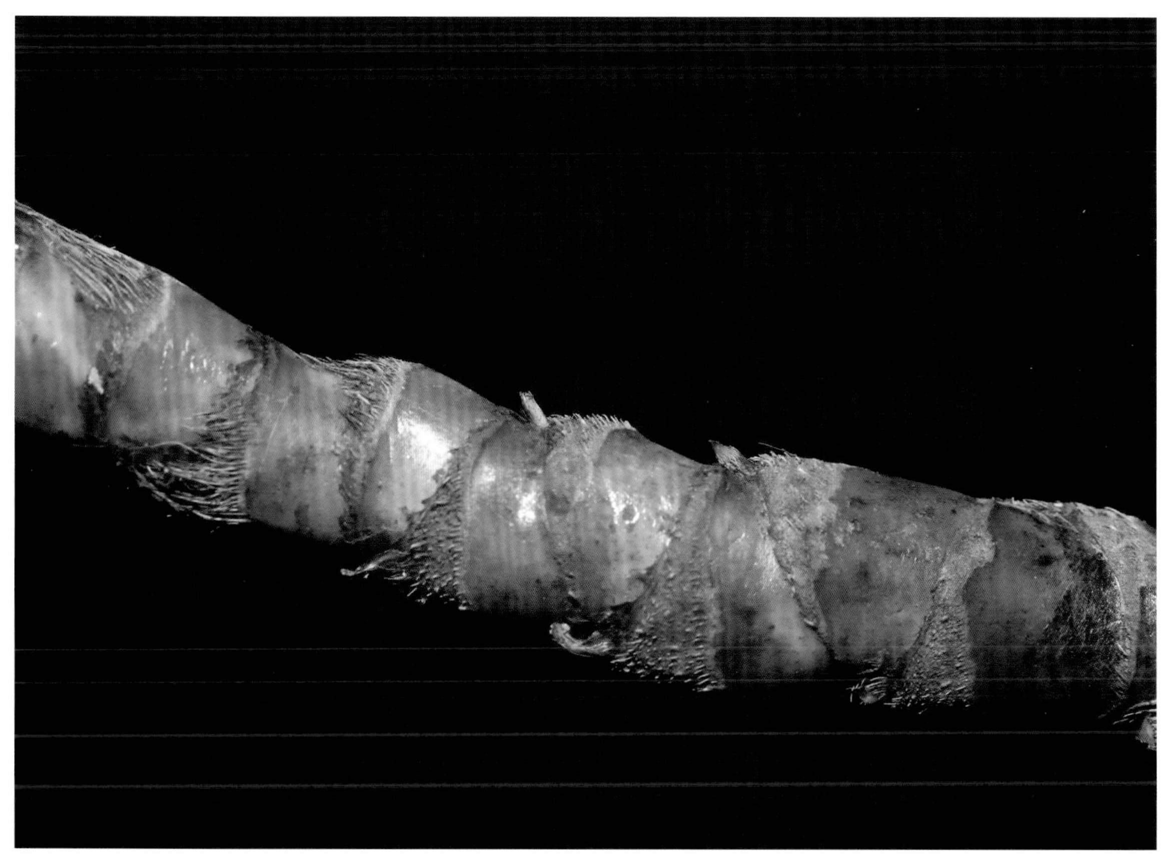

石菖蒲

药材鉴别

本品根茎呈扁圆柱形，稍弯曲，常有分枝，长 3 ~ 20 cm，直径 0.3 ~ 1.0 cm。表面棕褐色、棕红色或灰黄色，粗糙，多环节，节间长 2 ~ 5 mm；上侧有略呈扁三角形的叶痕，左右交互排列，下侧有圆点状根痕，节部有时残留有毛鳞状叶基。质硬脆，折断面纤维性，类白色或微红色，横切面内层环明显，可见多数维管束小点及棕色油点。气芳香，味苦、微辛。以条粗、断面色类白、香气浓者为佳。

功效主治

化痰开窍，化湿行气，祛风利痹，消肿止痛。主治热病神昏，痰厥，健忘，耳鸣，脘腹胀痛，噤口痢，风湿痹痛，跌扑损伤，痈疽疥癣。

用法用量

内服：3 ~ 6 g，鲜品加倍，煎汤；或入丸、散服。外用：适量，煎水洗；或研末调敷。

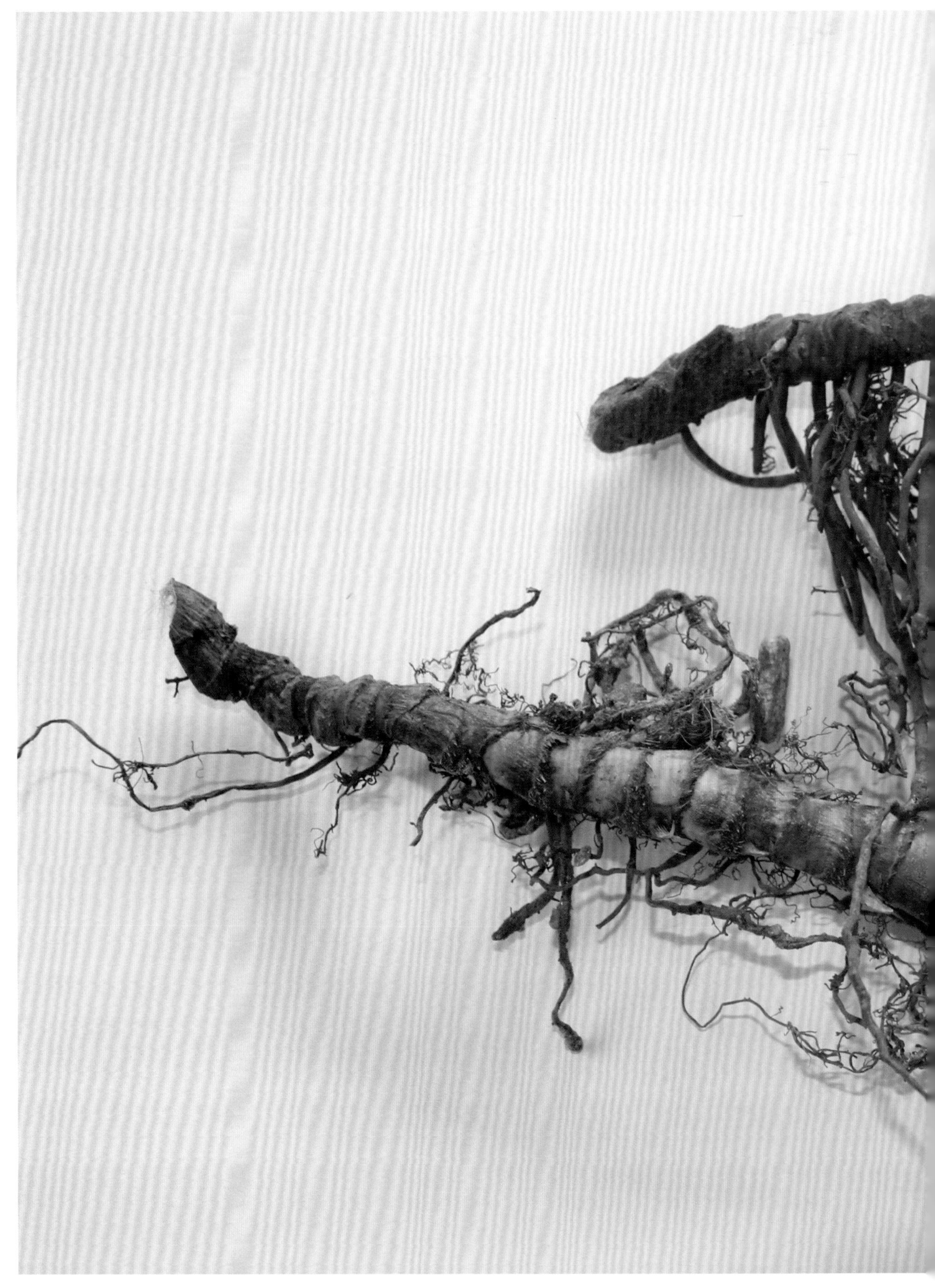

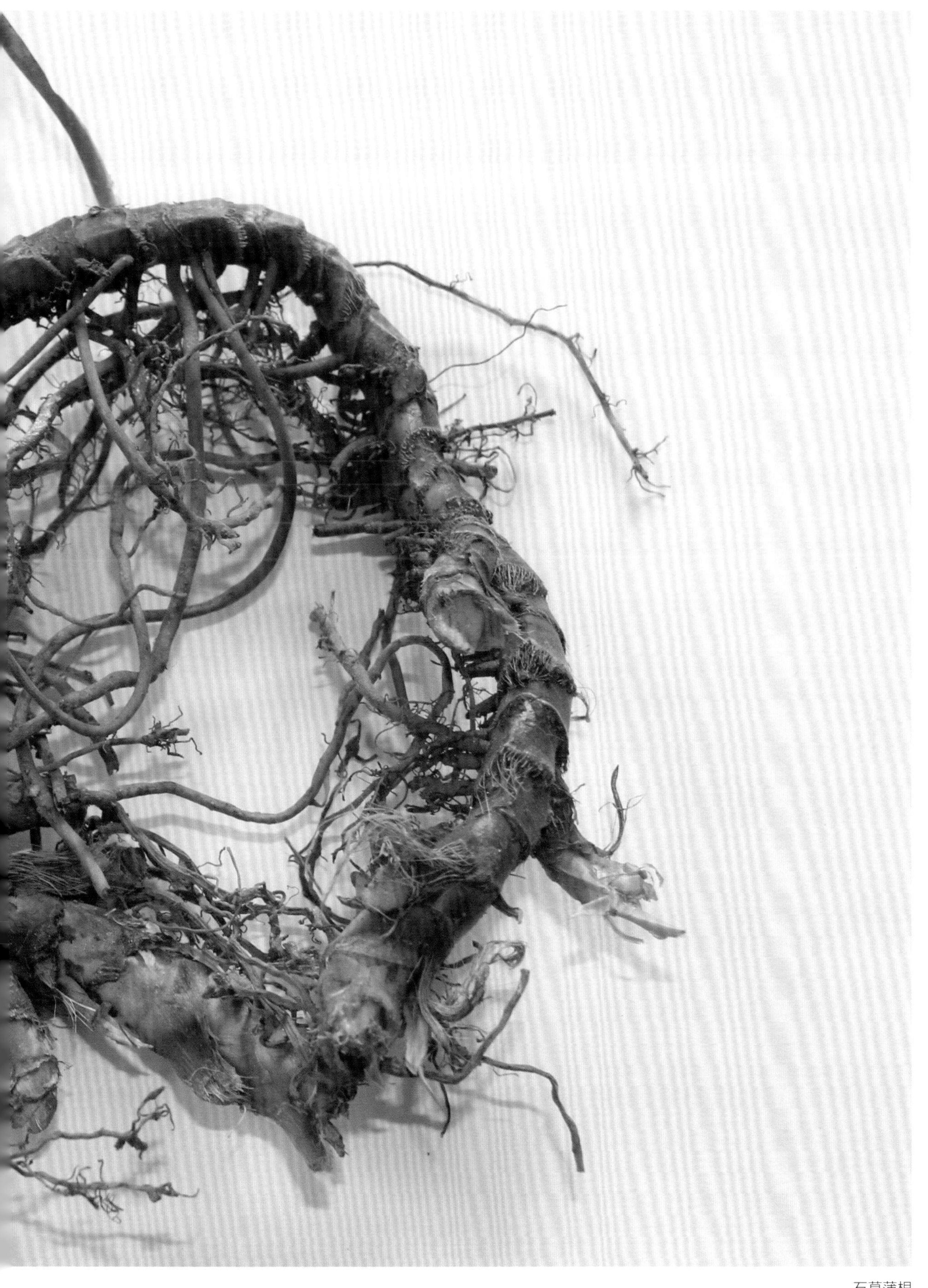
石菖蒲根

民族药方

1. 泄泻，久泻 石菖蒲 10 g。切细分 2 次吞服。

2. 精神失常 ①石菖蒲、岩兰花根各等份。切碎，每次吞 3 ~ 5 g。②石菖蒲、水高粱、灯心草各 15 g，苦竹叶 5 片。煨水服。

3. 蛇咬伤 石菖蒲适量。捣烂外敷。

4. 神经衰弱 石菖蒲、泡参各 30 g。研细末，加水为丸，温开水吞服。

5. 月经不调 石菖蒲、竹根七、大血藤、地耳草、鱼腥草、泽兰、羌活、倒触伞各 9 g。煨水服。

6. 久泻 石菖蒲 3 g。研细末，冷水吞服。

7. 痞积腹胀、不消化 石菖蒲、小血藤各 15 g。水煎服。

8. 跌打损伤 石菖蒲鲜根适量，甜酒糟少许。捣烂外敷。

9. 中暑腹痛 石菖蒲根 9 ~ 15 g。磨水顿服。

使用注意

阴虚阳亢、烦躁多汗、咳嗽、吐血、精滑者慎服。

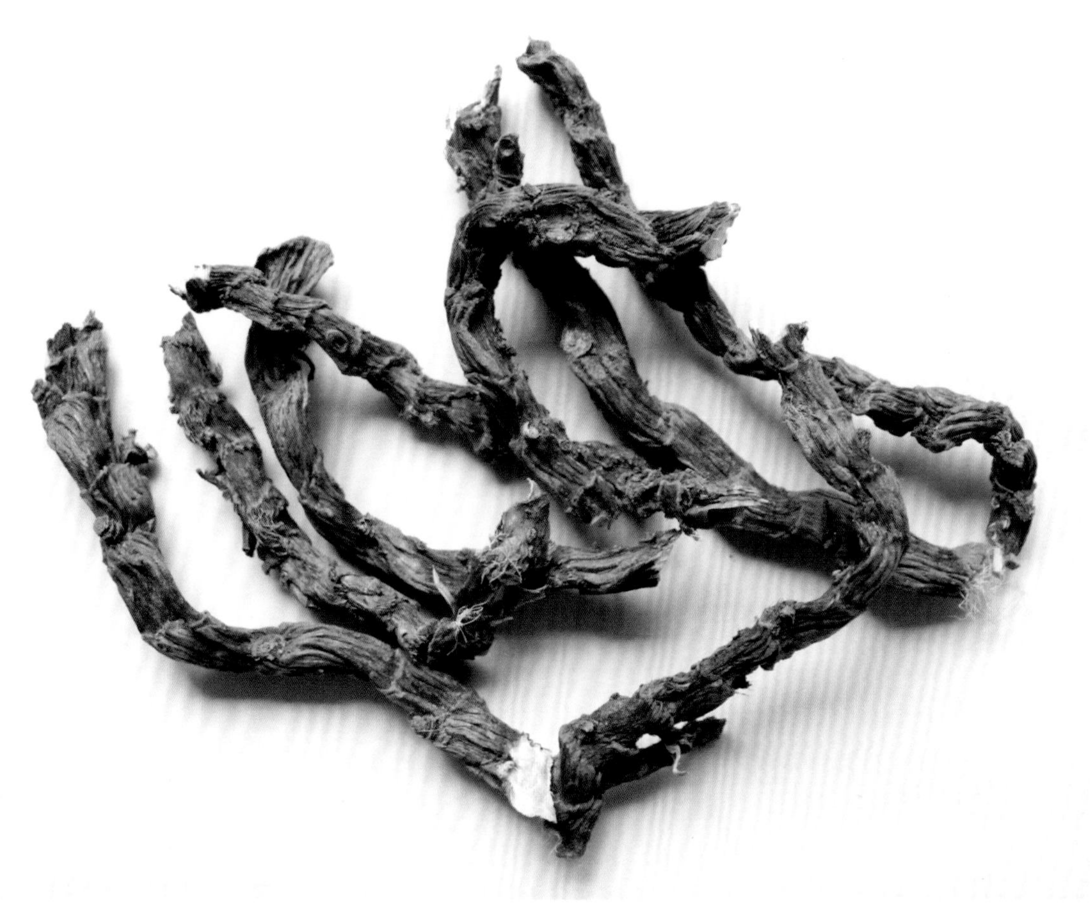

石菖蒲药材

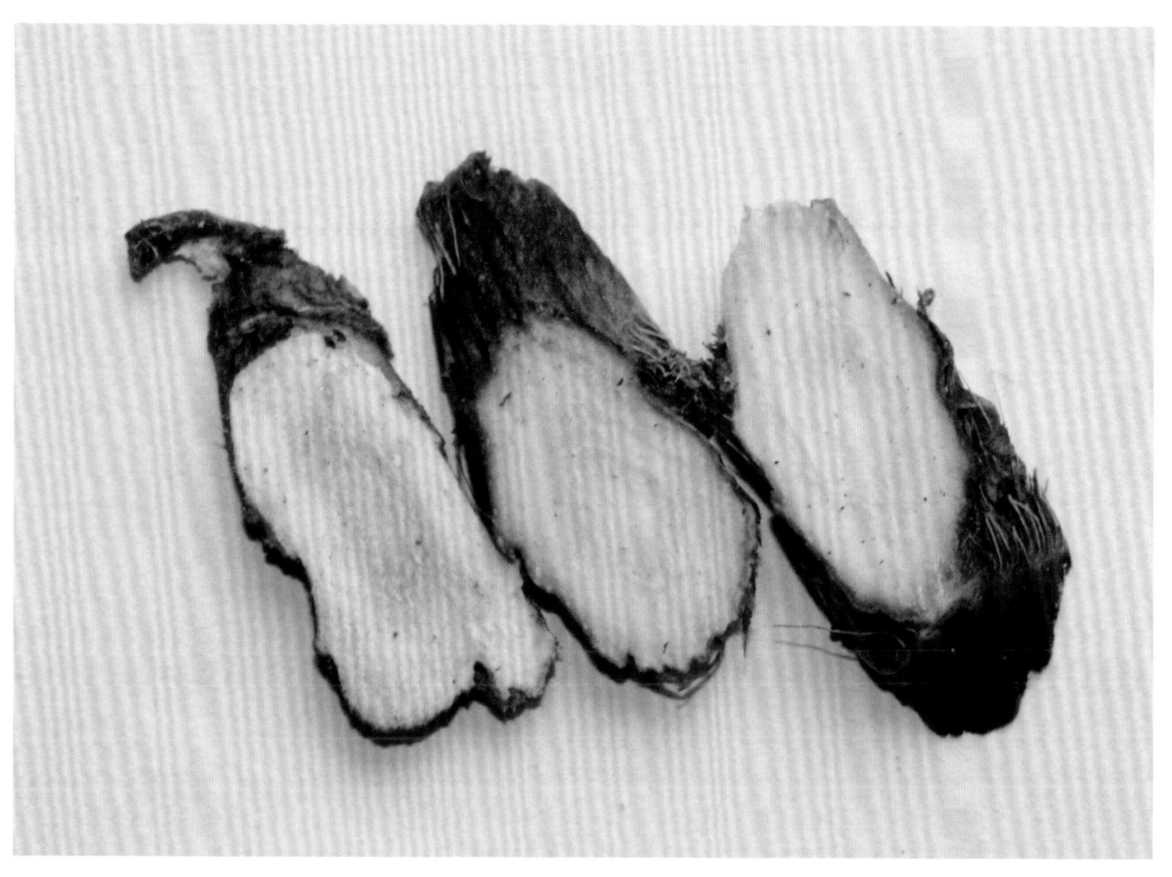

石菖蒲药材

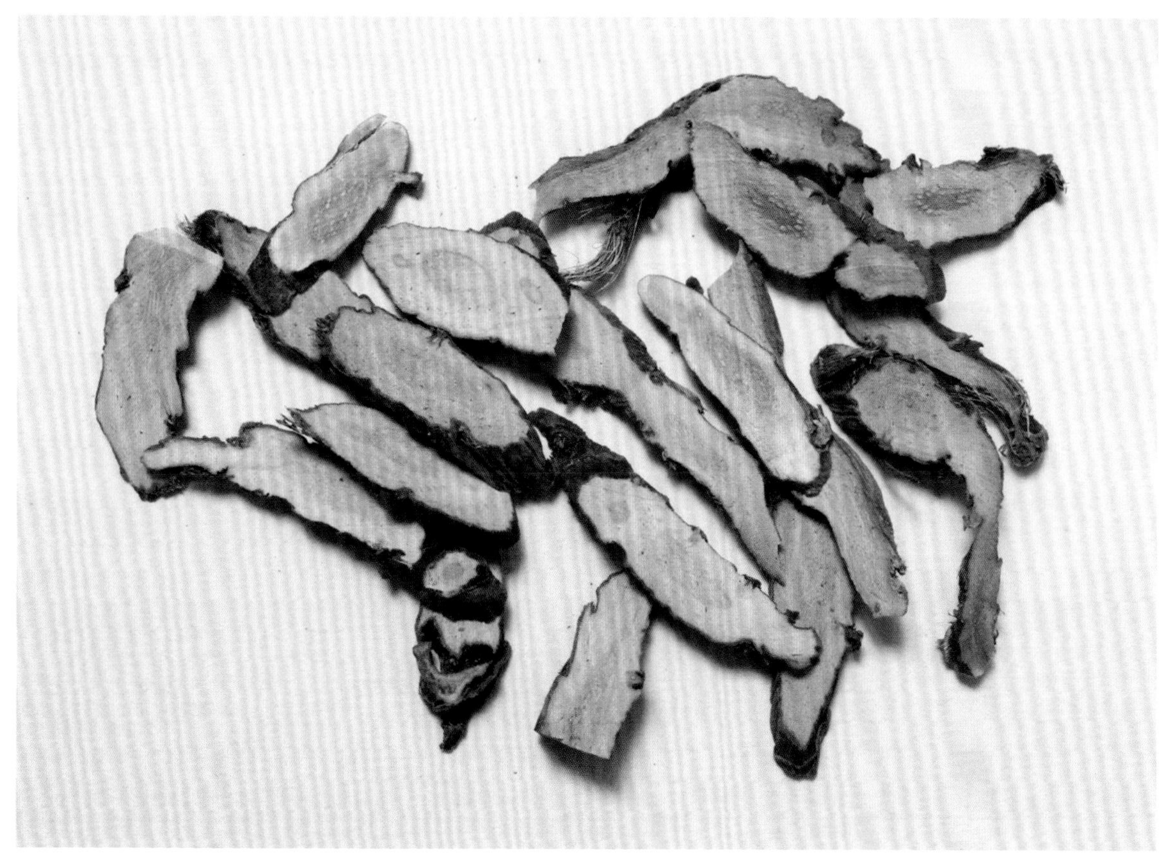

石菖蒲饮片

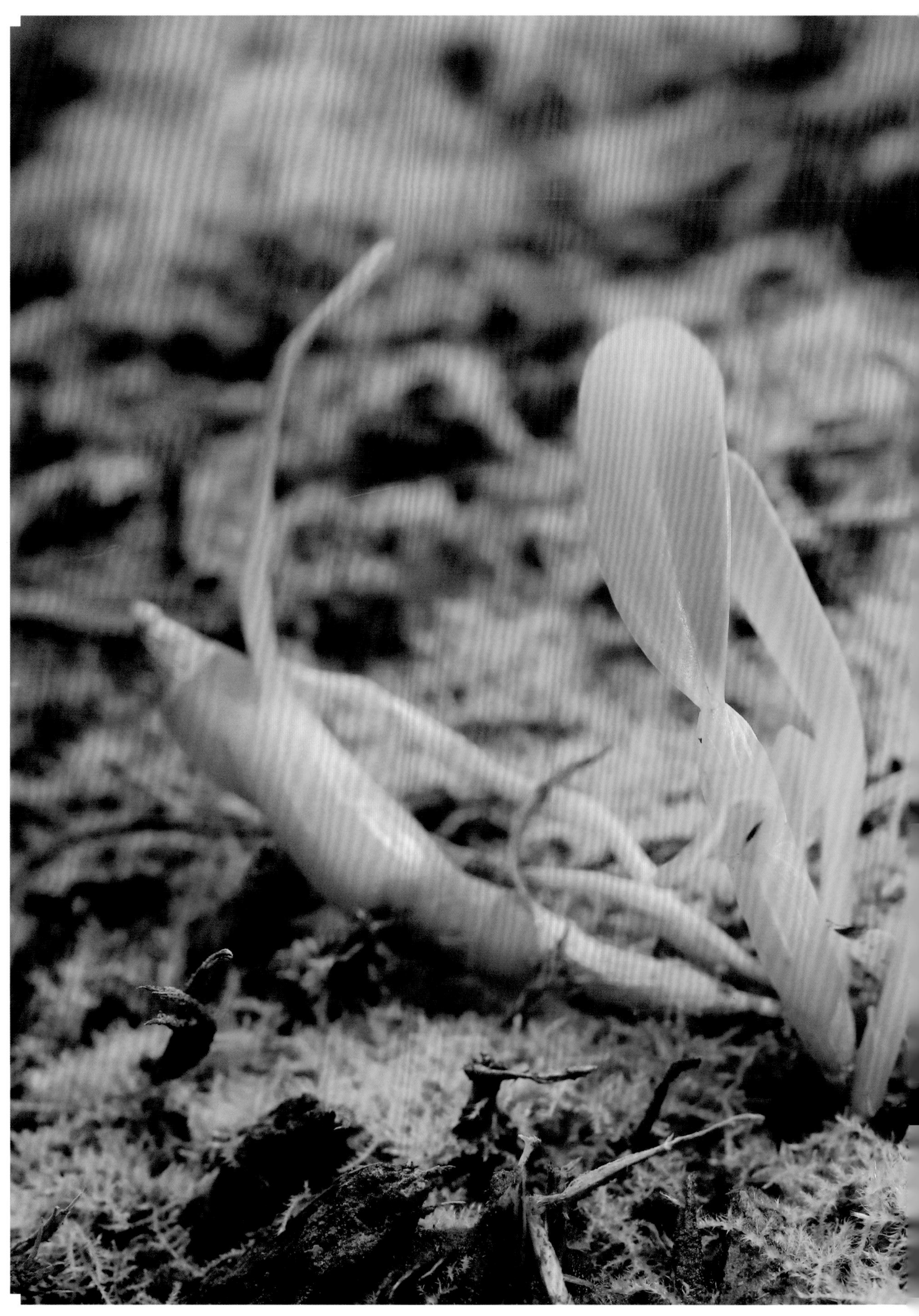

石斛

【壮 药 名】大黄草。

【别　 名】吊兰、扁草、吊兰花、林兰、杜兰、石蓫、金钗花、千年润、黄草。

【来　 源】本品为兰科植物金钗石斛 *Dendrobium nobile* Lindl.、霍山石斛 *Dendrobium huoshanense* C.Z.Tang et S.J.Cheng、鼓槌石斛 *Dendrobium chrysotoxum* Lindl.、流苏石斛 *Dendrobium fimbriatum* Hook. 的栽培品及其同属植物近似种的新鲜或干燥茎。

【性味归经】味甘，性寒。归胃、肾经。

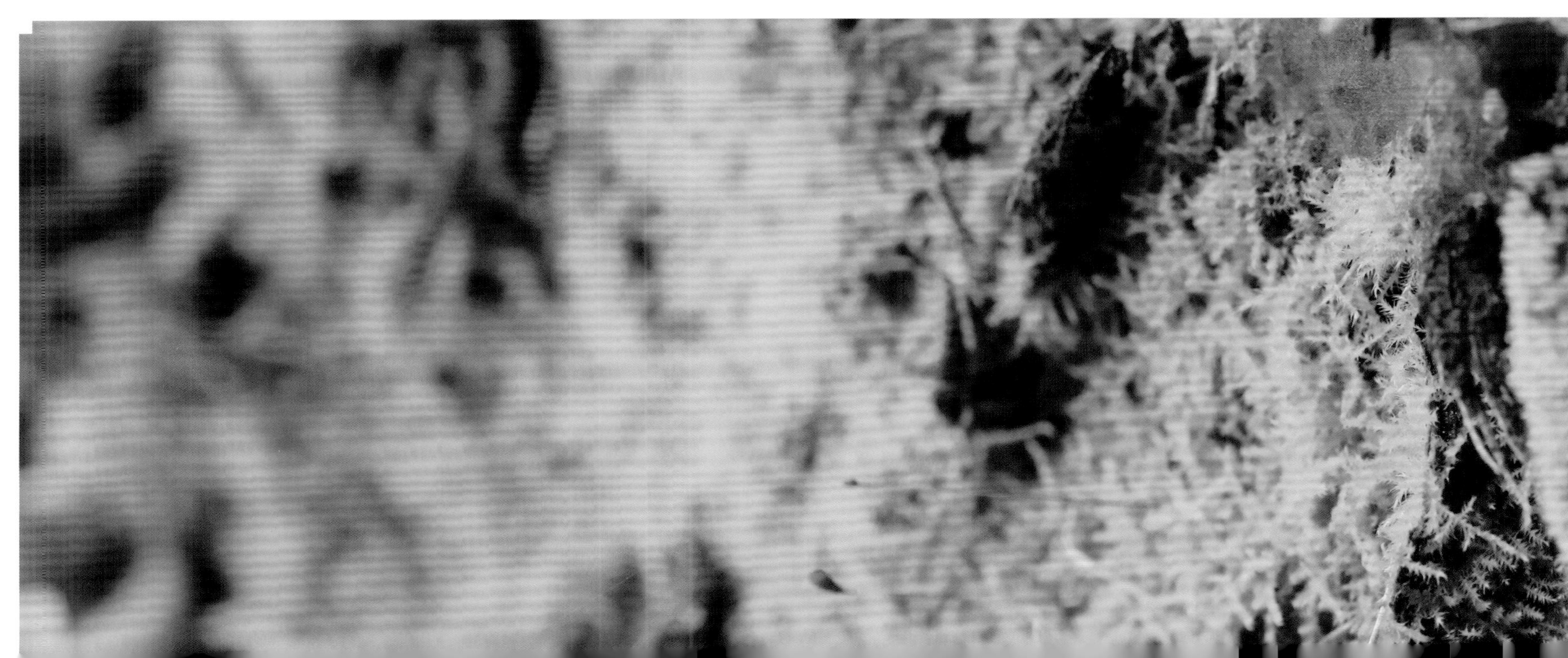

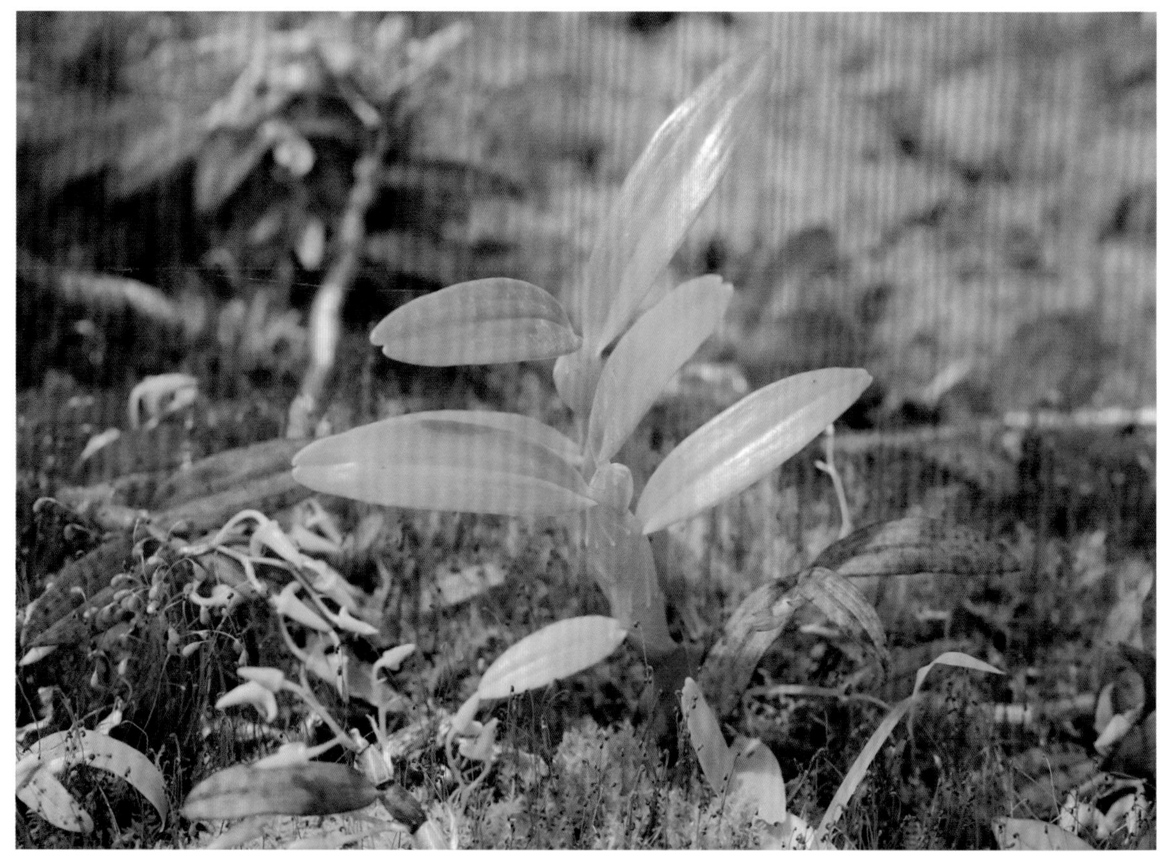

金钗石斛

识别特征

多年生附生草本植物。茎圆柱形，稍扁，粗达1.3 cm，丛生，直立，高30～50 cm，黄绿色，不分枝，具多节，节间长2.5～3.5 cm。叶近革质，常3～5枚生长于茎上端；叶片长圆形或长圆状披针形，长6～12 cm，宽1.5～2.5 cm，先端不等侧2圆裂，叶脉平行，通常9条；叶鞘紧抱于节间，长1.5～2.7 cm；无叶柄。总状花序自茎节生出，通常具2～3花；苞片卵形，小，膜质；花大，下垂，直径6～8 cm；花萼及花瓣白色，末端呈淡红色；萼片3，中萼片离生，两侧萼片斜生于蕊柱足上，长圆形，长3.5～4.5 cm，宽1.2～1.5 cm；花瓣卵状长圆形或椭圆形，与萼片几乎等长，宽2.1～2.5 cm，唇瓣近卵圆形，生于蕊柱足的前方，长4～4.5 cm，宽3～3.5 cm，先端圆，基部有短爪，下半部向上反卷包围蕊柱，两面被茸毛，近基部的中央有一块深紫色的斑点；合蕊柱长6～7 mm，连足部长约12 mm；雄蕊圆锥状，花药2室，花药块4，蜡质。蒴果，花期5—6月，果期7—8月。

生境分布

生长于海拔600～1700 m的高山岩石上或林中树干上。分布于贵州、四川、云南、湖北、台湾、广西等省区。

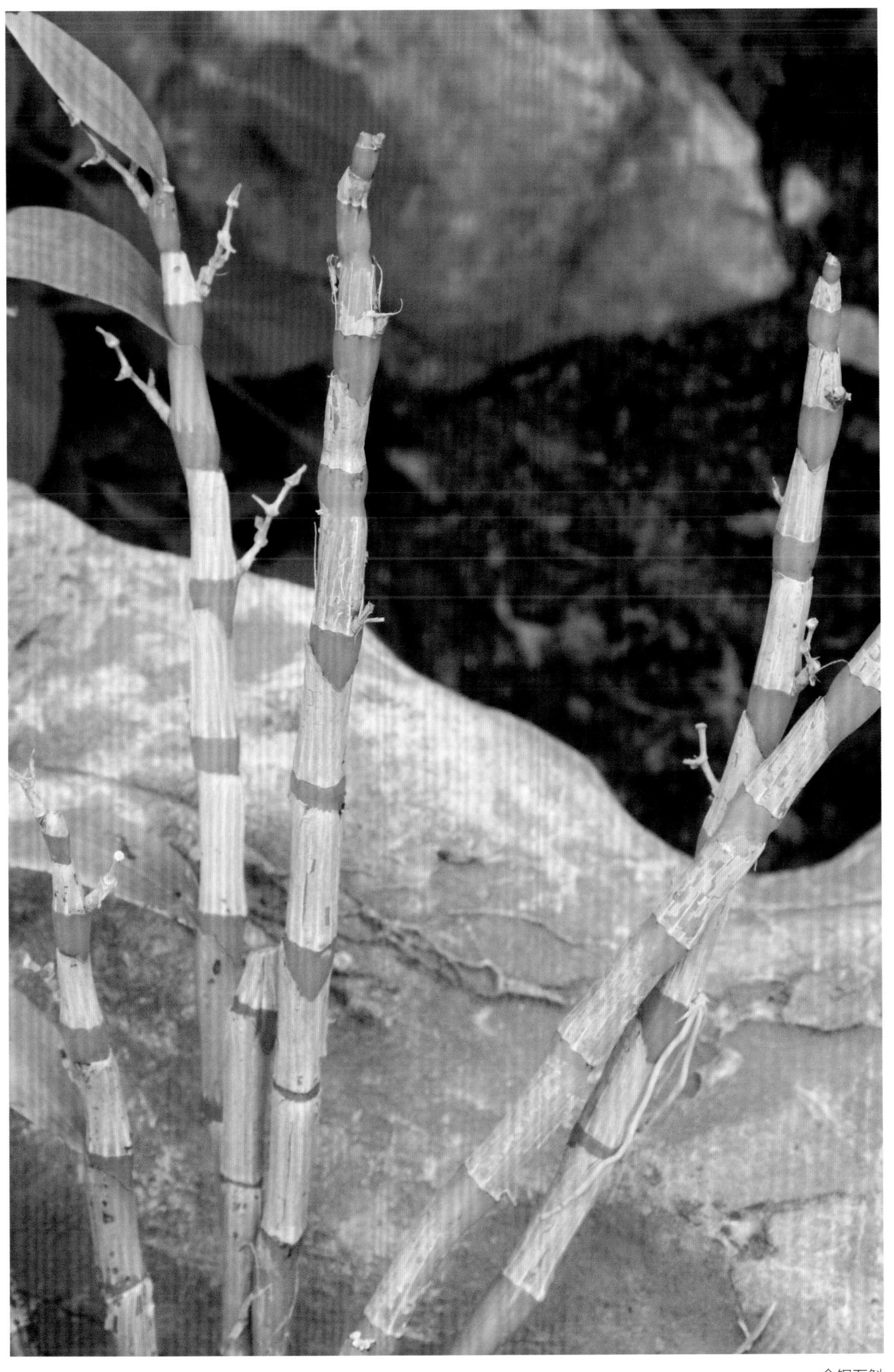

金钗石斛

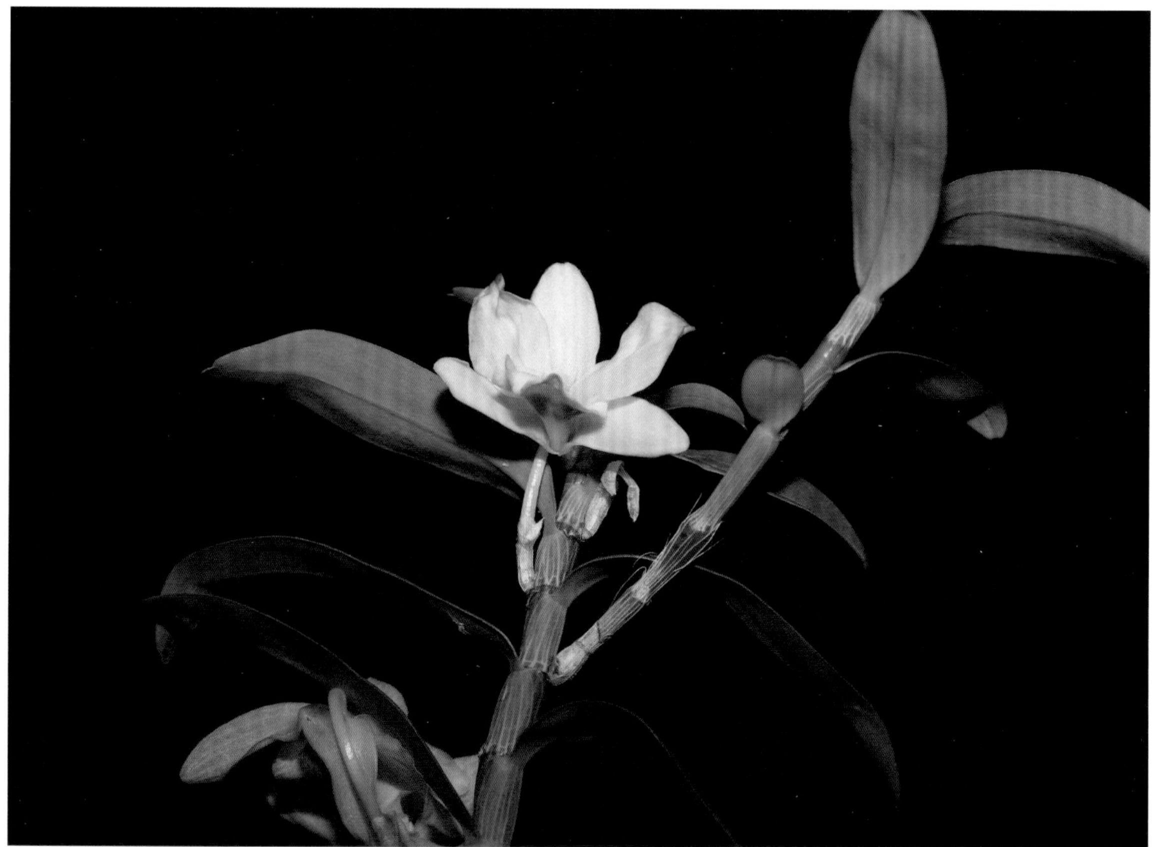

金钗石斛

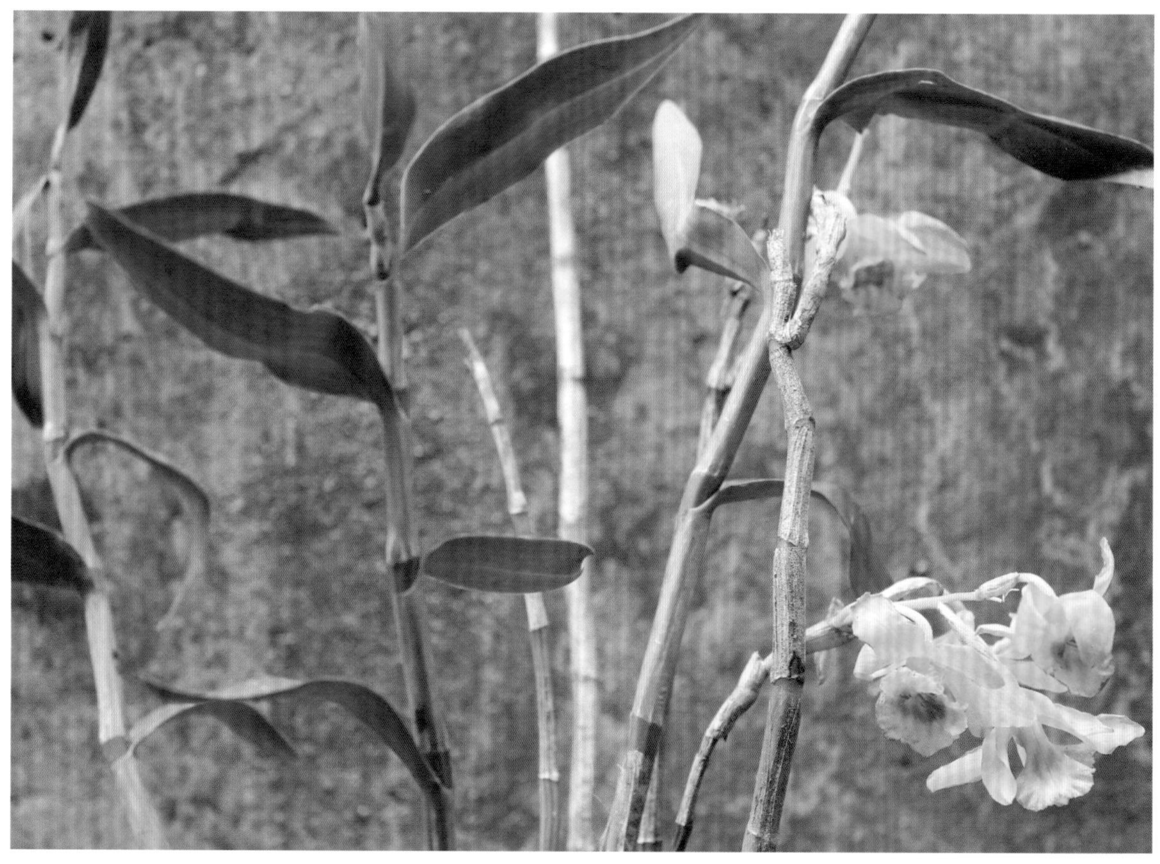

金钗石斛

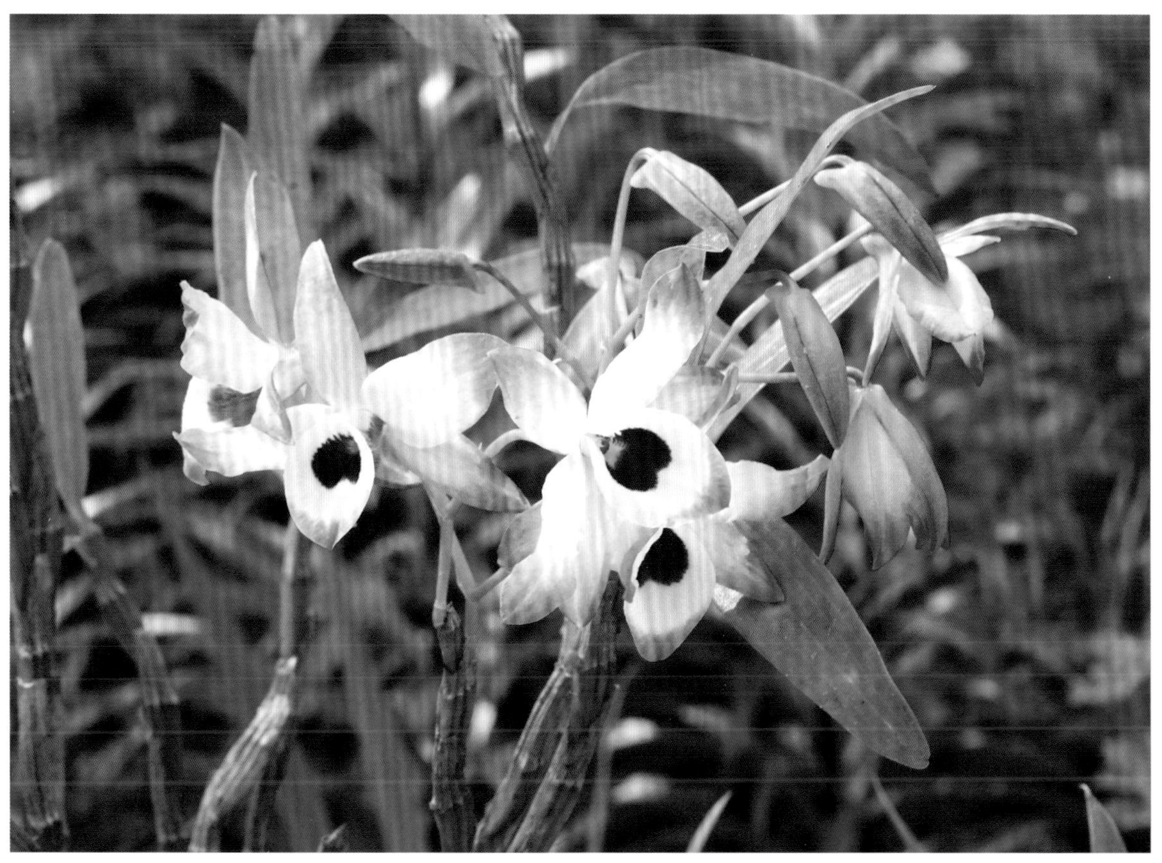

金钗石斛

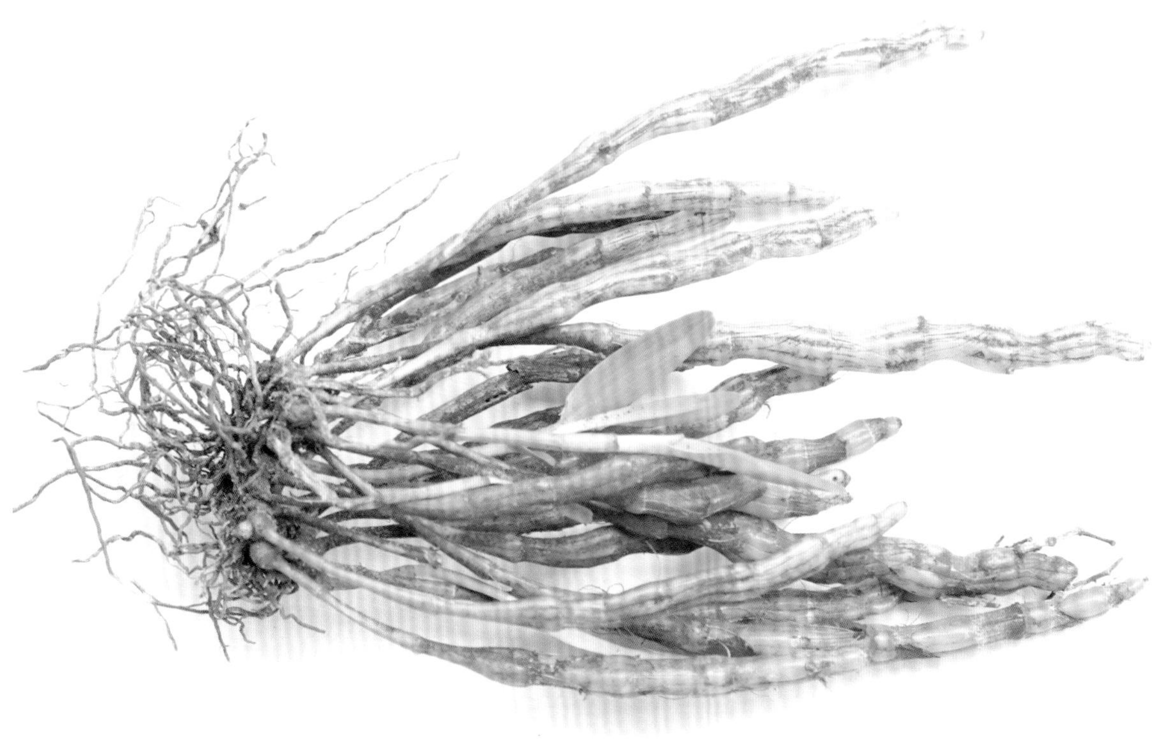

金钗石斛药材

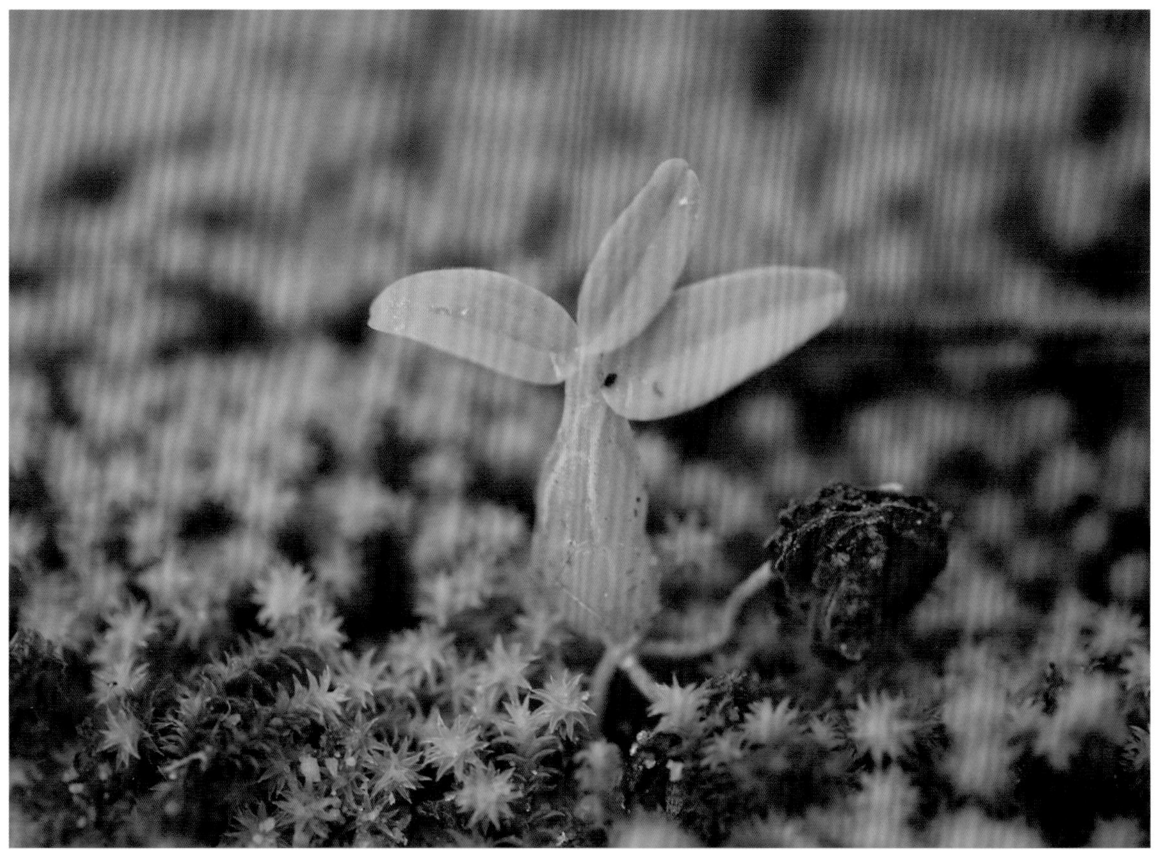

霍山石斛

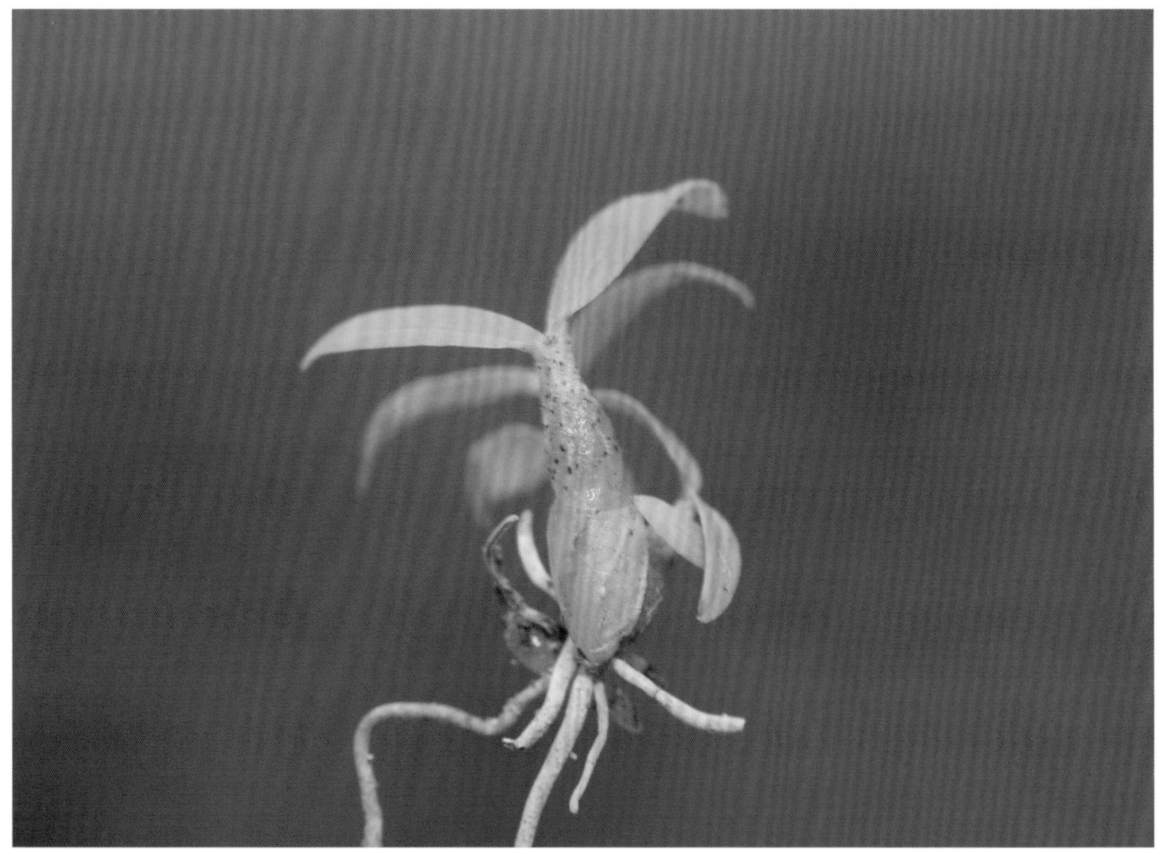

霍山石斛

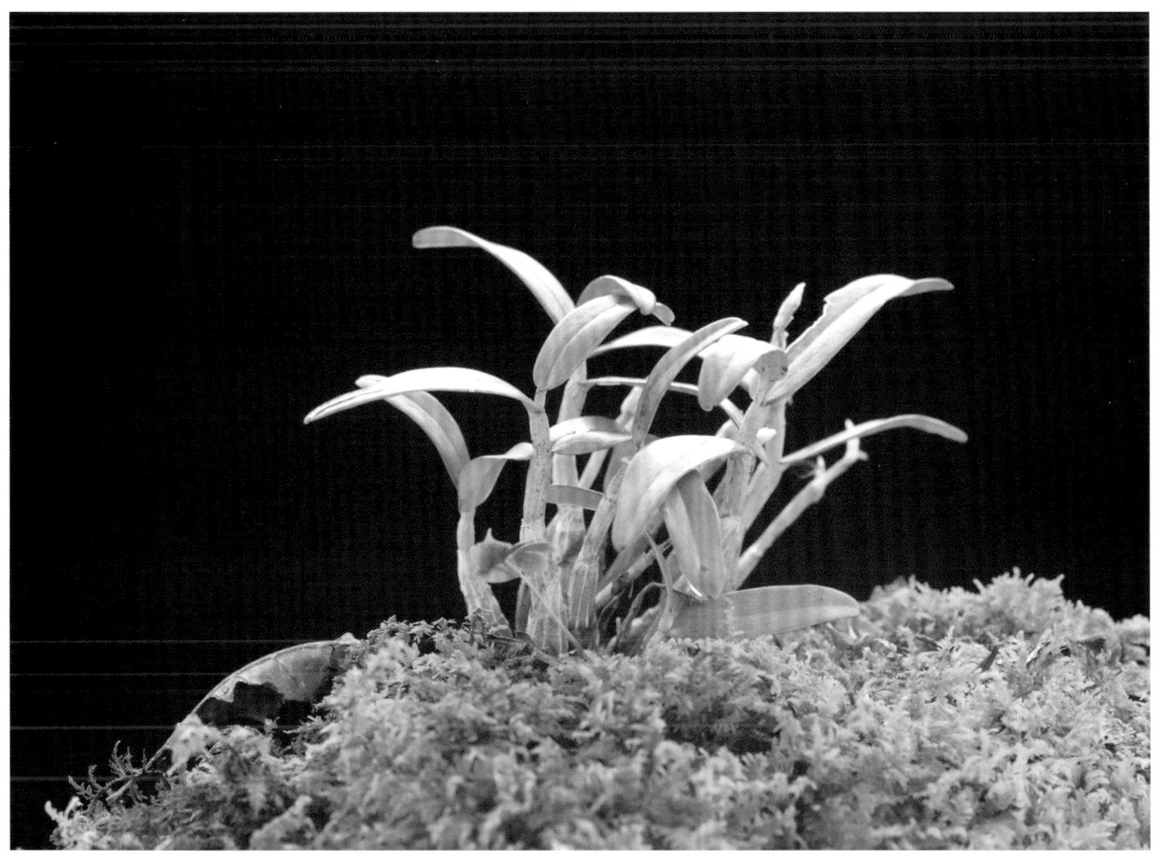

霍山石斛

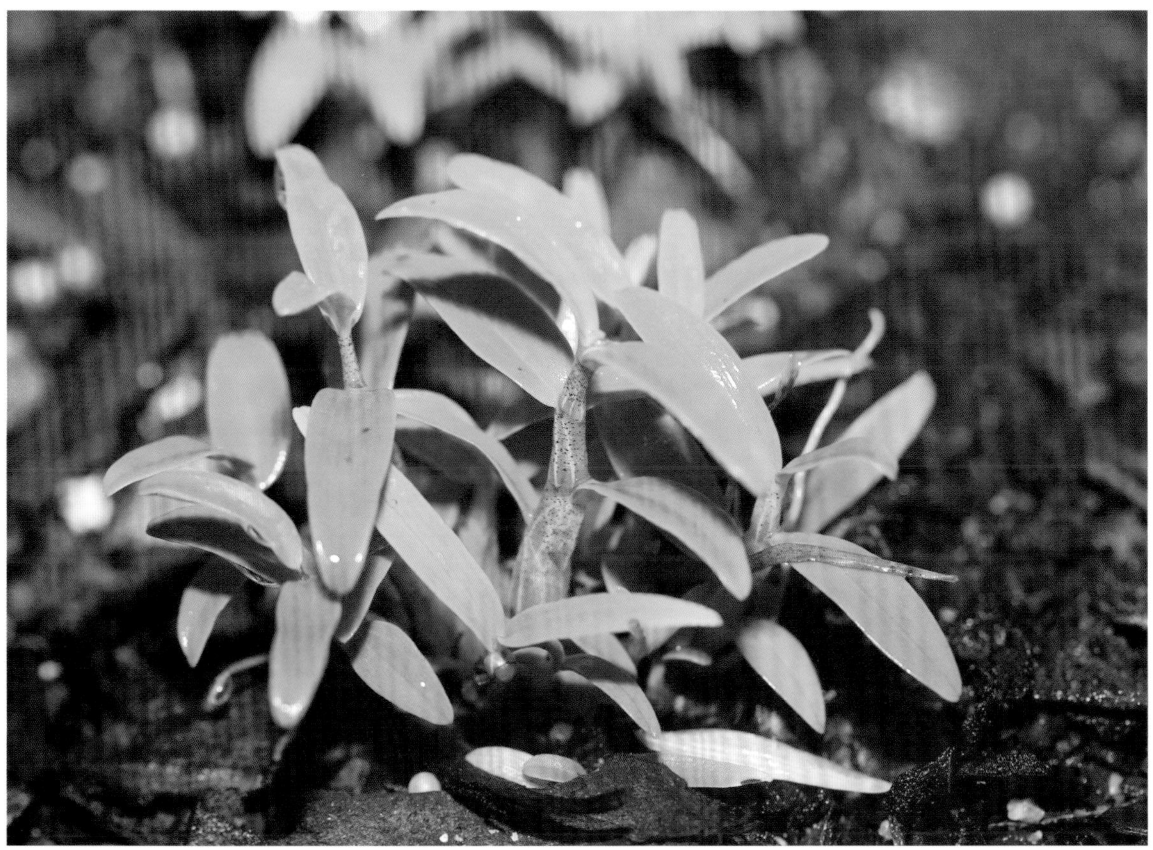

霍山石斛

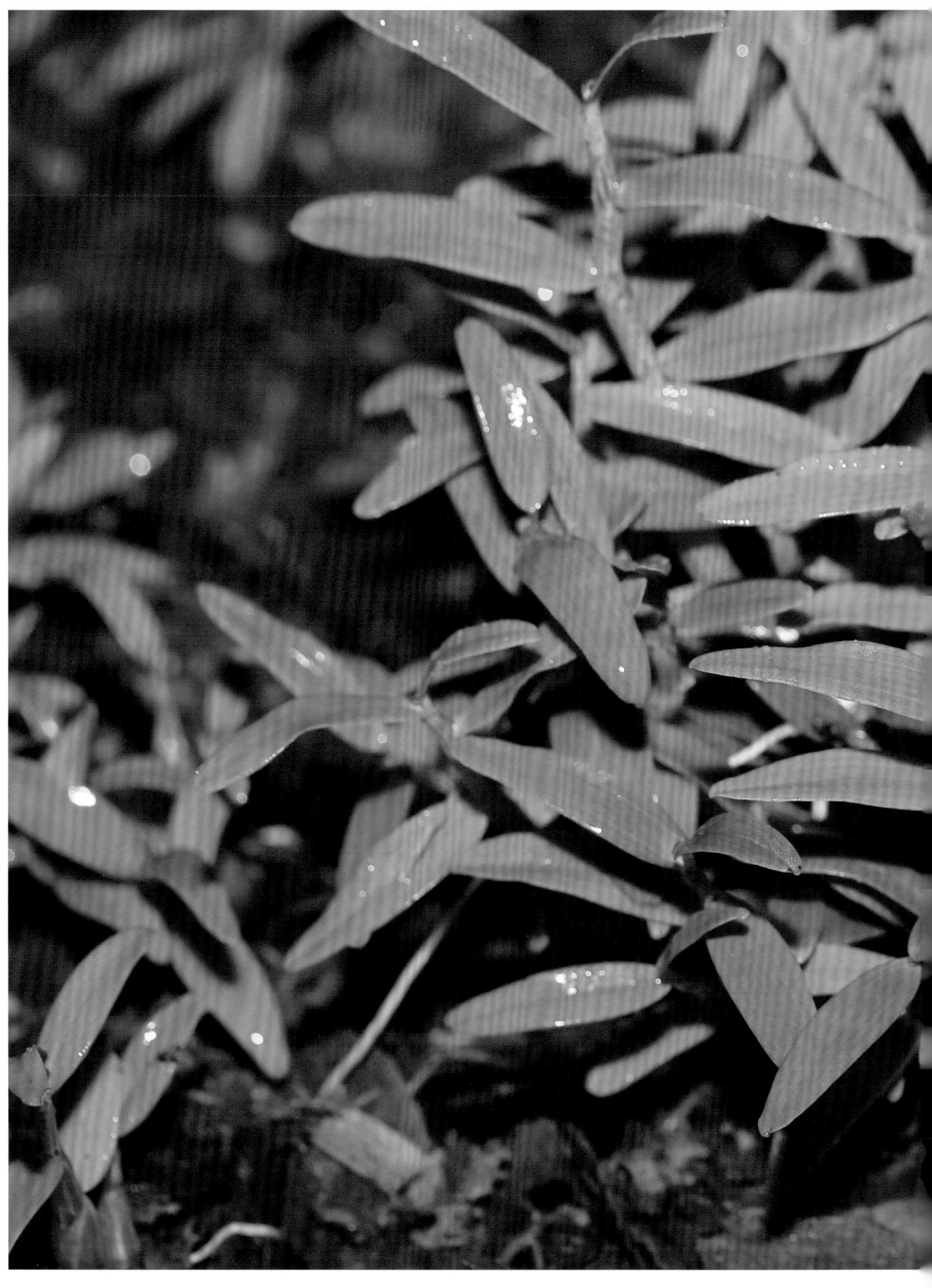

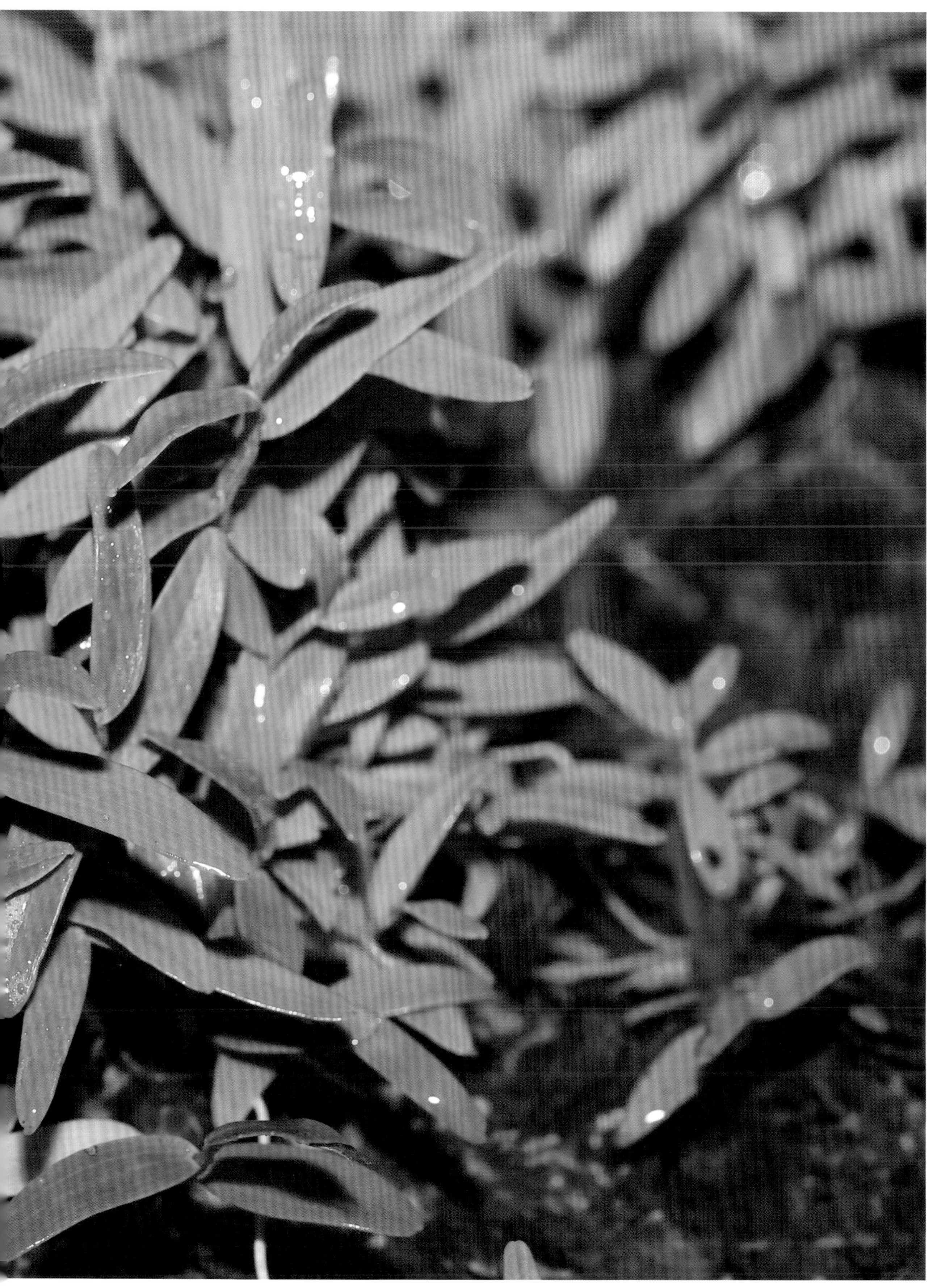

霍山石斛

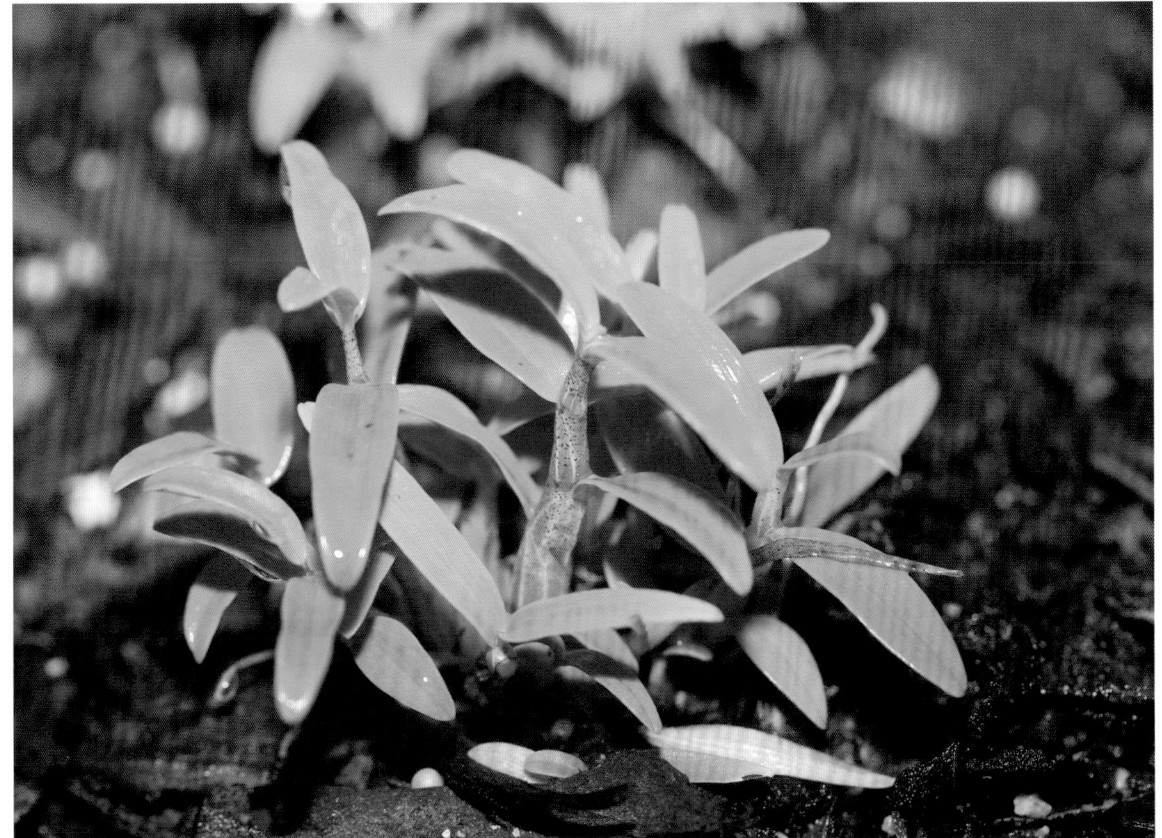

霍山石斛

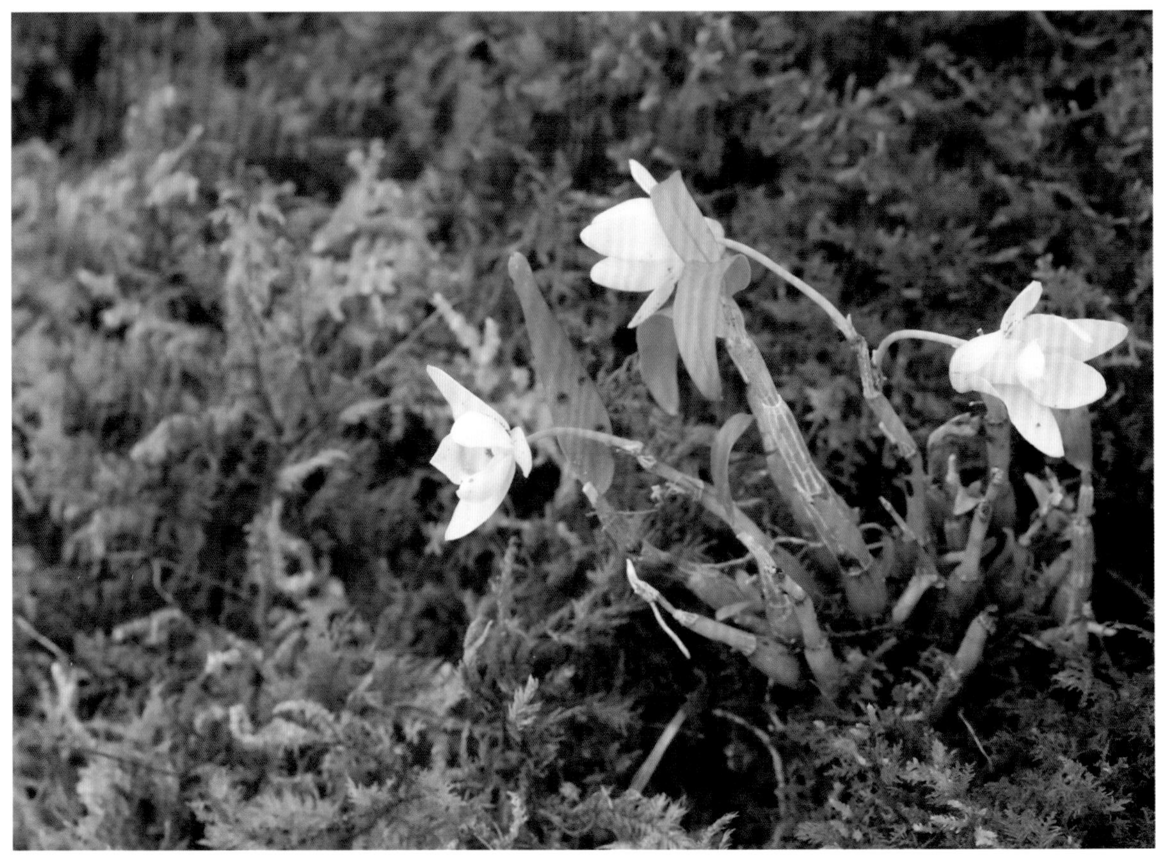

霍山石斛

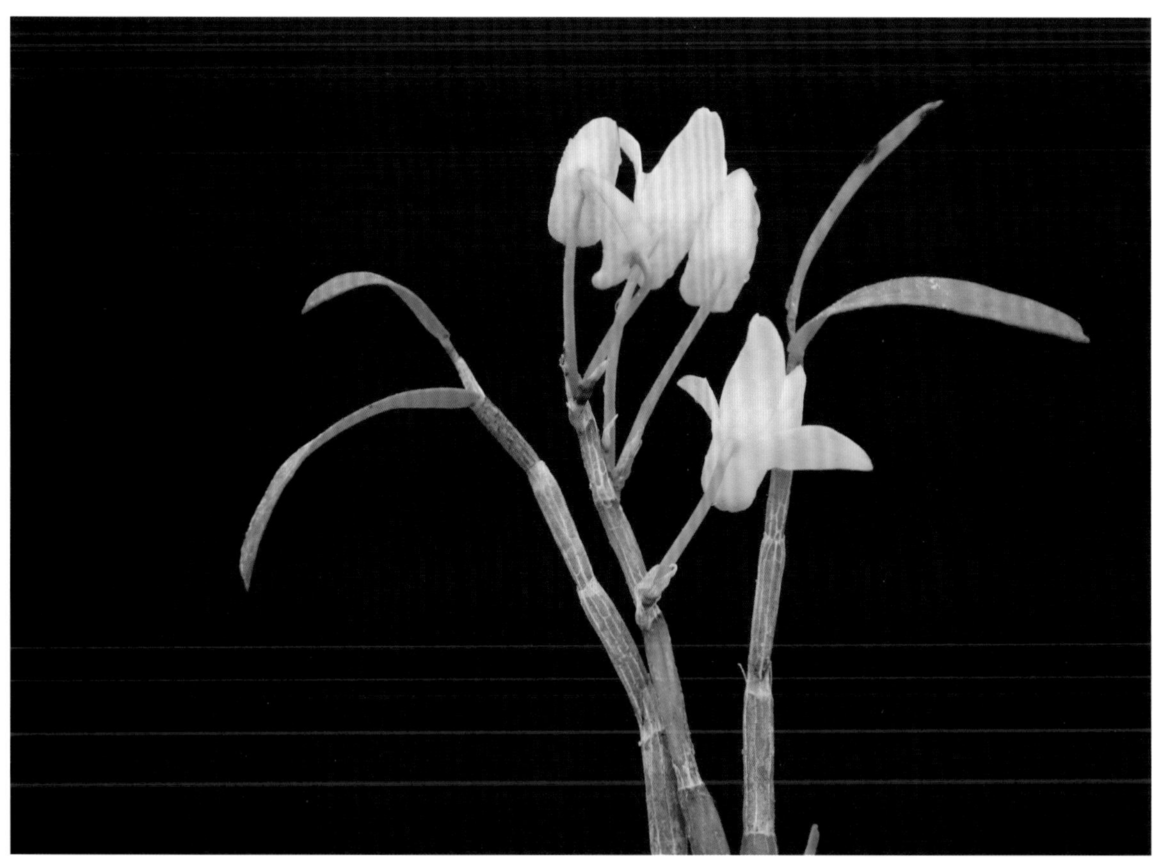

霍山石斛

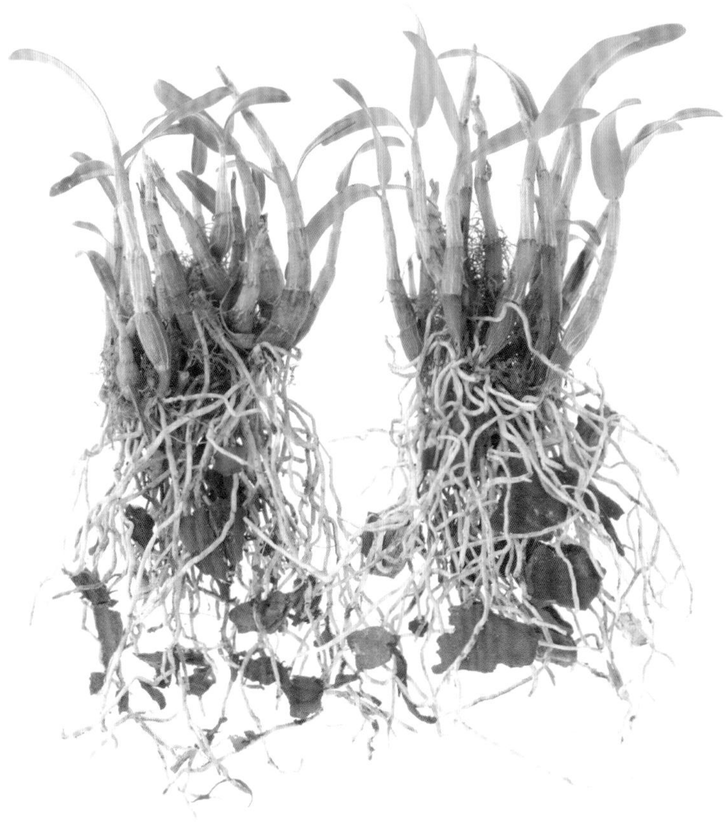

霍山石斛

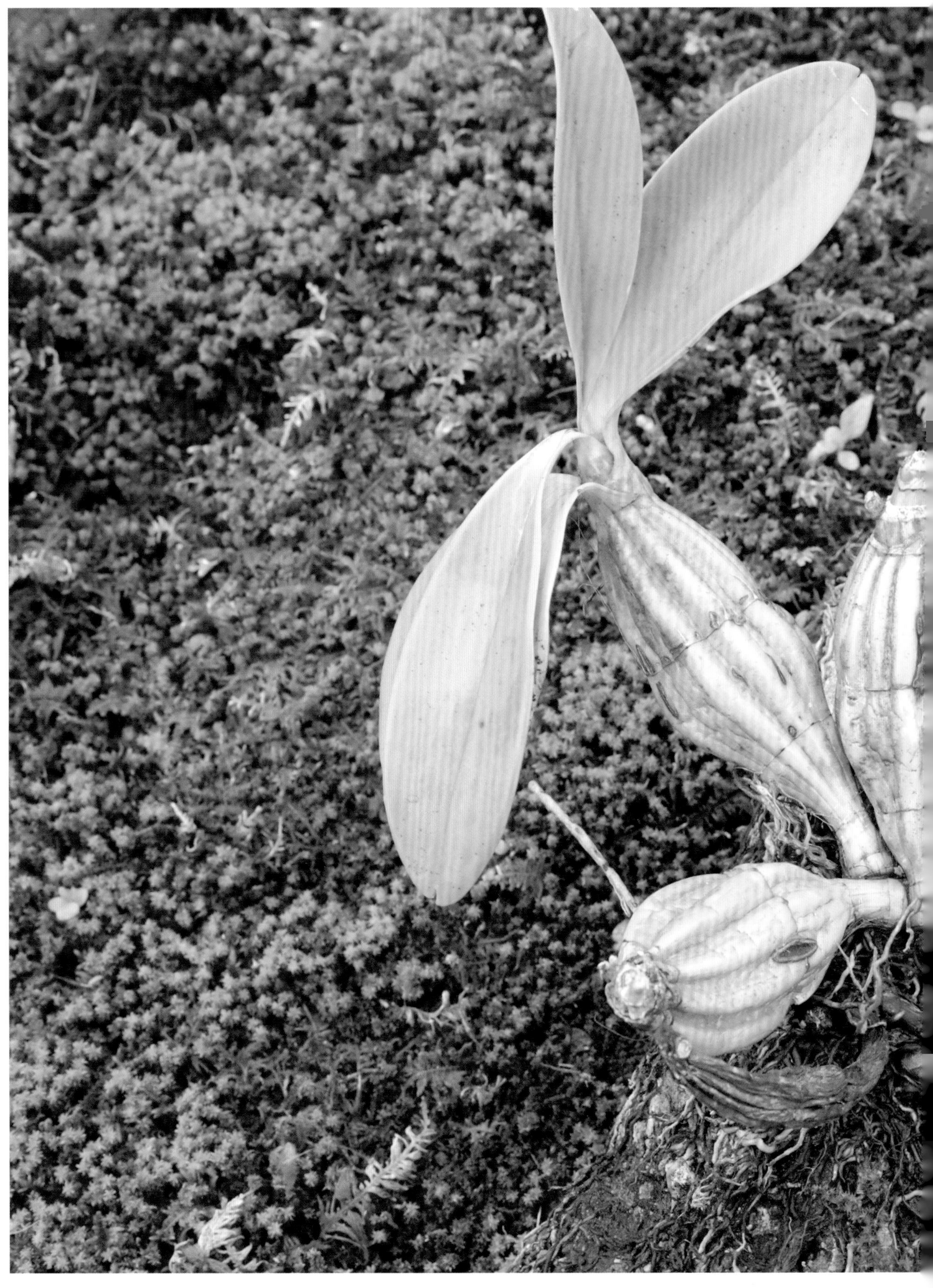

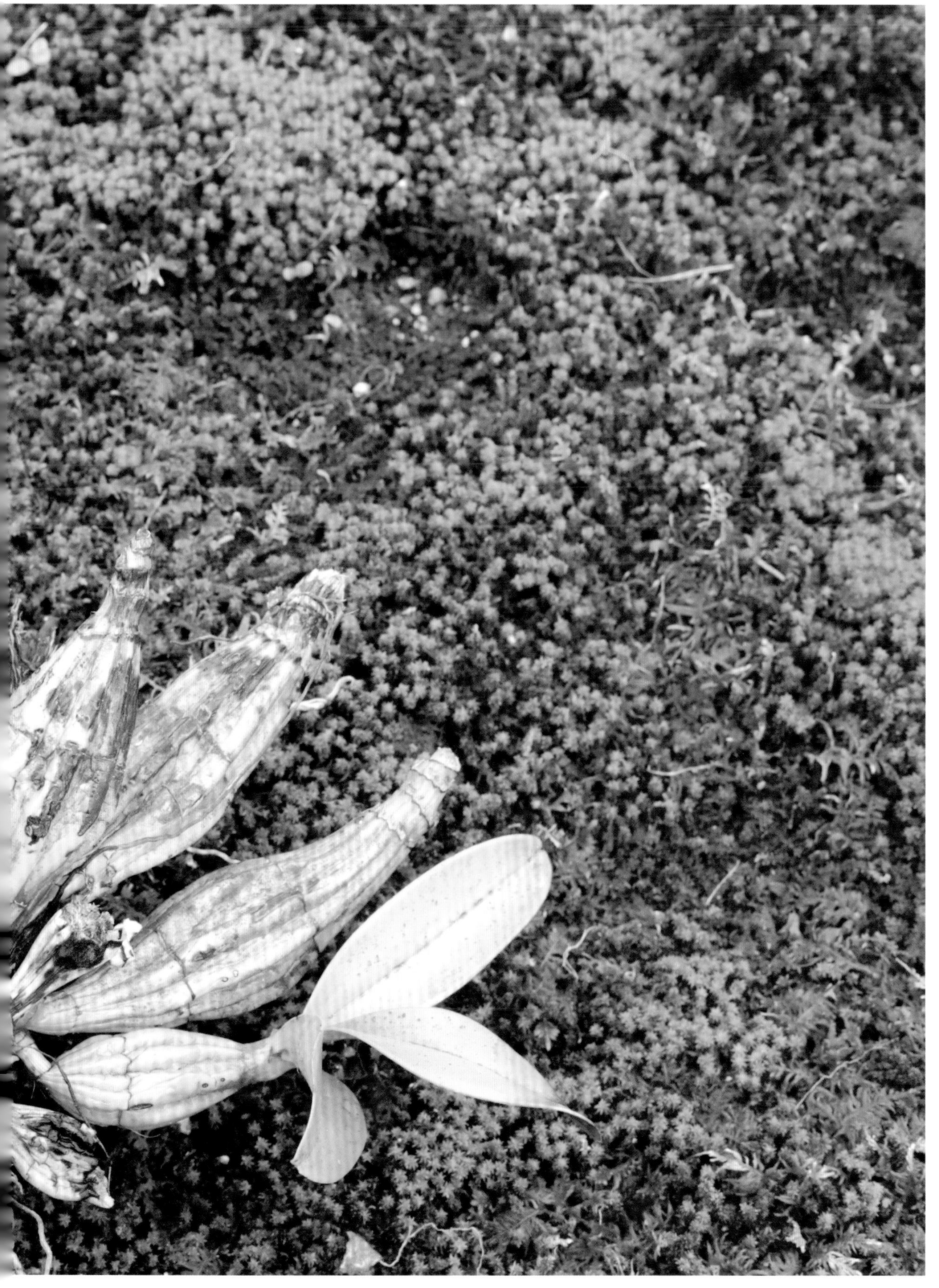

鼓槌石斛

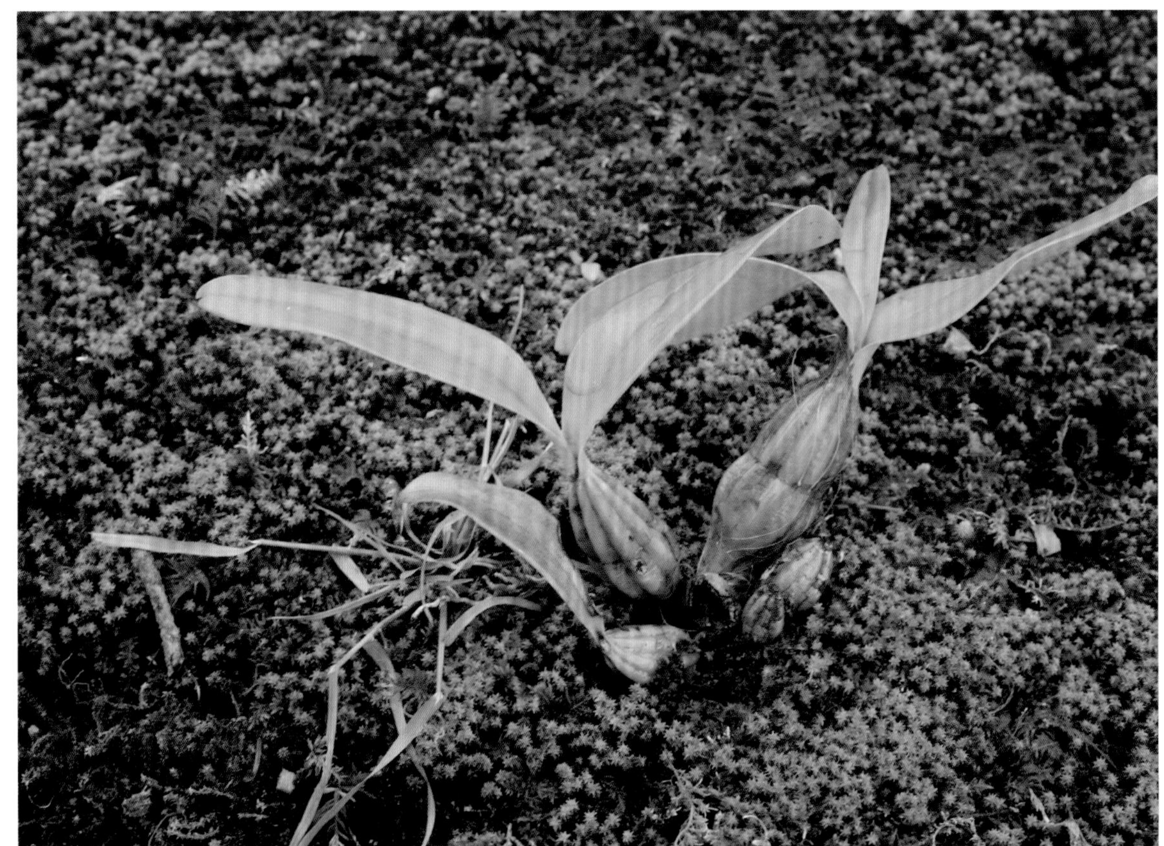

鼓槌石斛

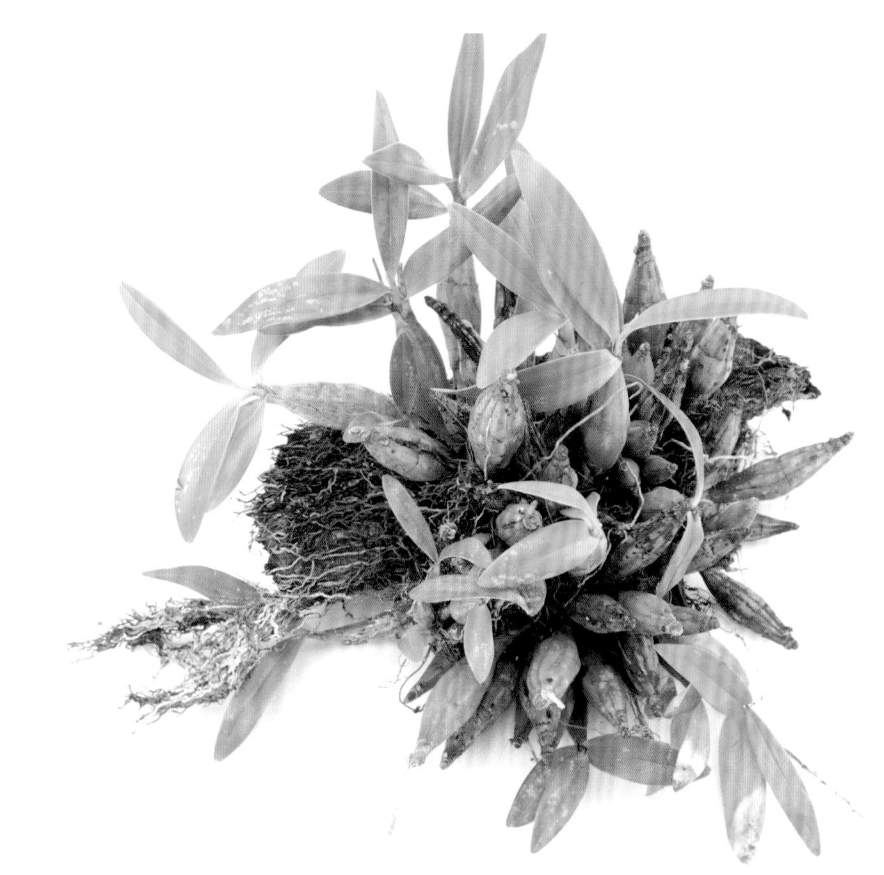

鼓槌石斛

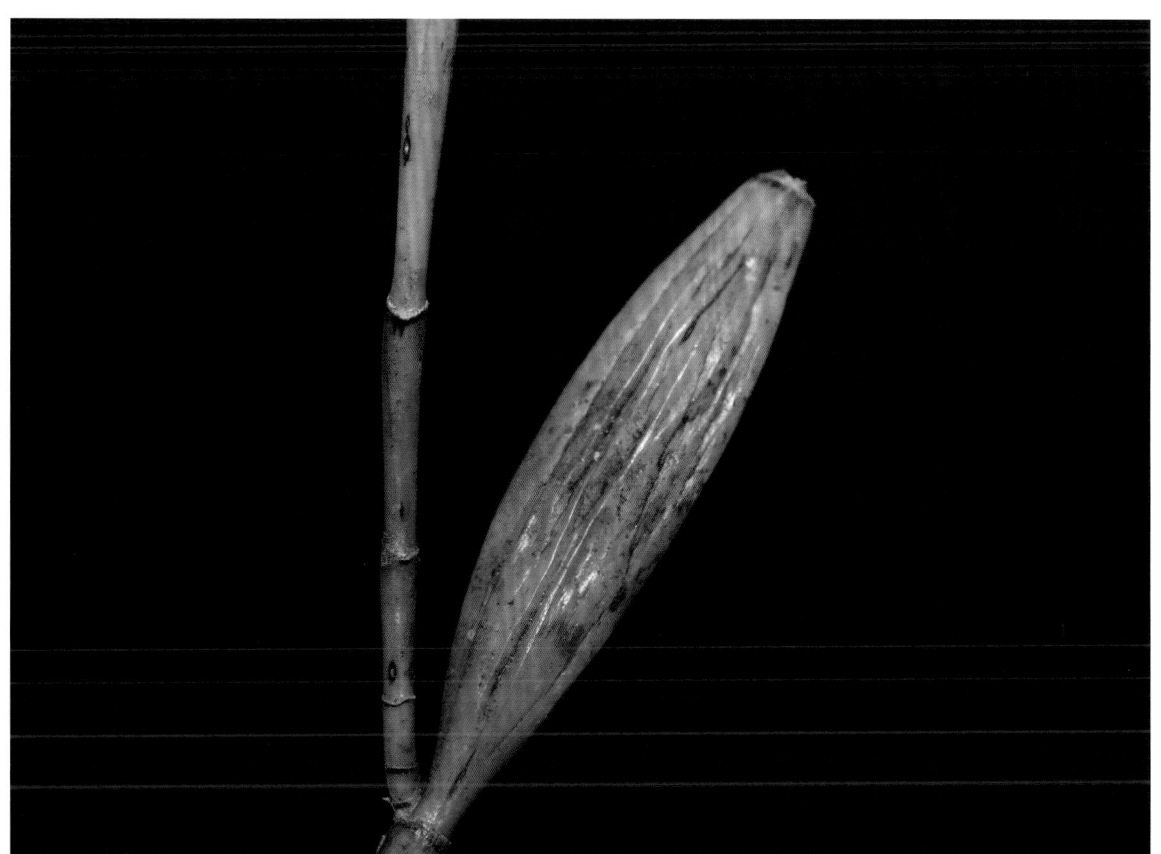

流苏石斛

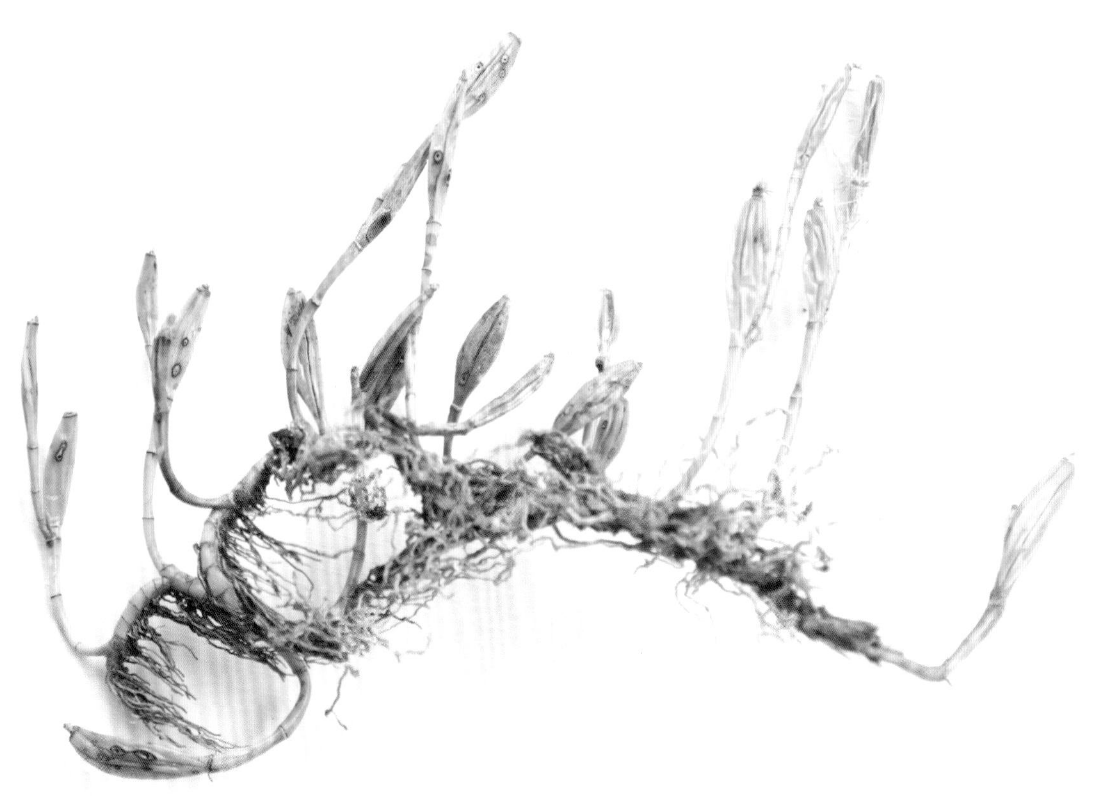

流苏石斛

采收加工

全年均可采收，鲜用者除去根及泥沙；干用者采收后，除去杂质，用开水略烫或烘软，再边搓边烘晒，至叶鞘搓净，干燥。

药材鉴别

本品茎扁圆柱形，长 25 ~ 40 cm，直径 0.4 ~ 0.8 cm，节明显，节间长 1.5 ~ 3 cm。表面金黄色或绿黄色，有光泽，具深纵沟及纵纹，节稍膨大，棕色，常残留灰褐色叶鞘。质轻而脆，断面较疏松。气微，味苦。

功效主治

生津养胃，滋阴清热，润肺益肾，明目强腰。主治热病伤津，口干烦渴，胃痛干呕，干咳虚热不退，阴伤目暗，腰膝软弱。

用法用量

内服：6 ~ 15 g，鲜品加倍，煎汤；或入丸、散服；或熬膏服。

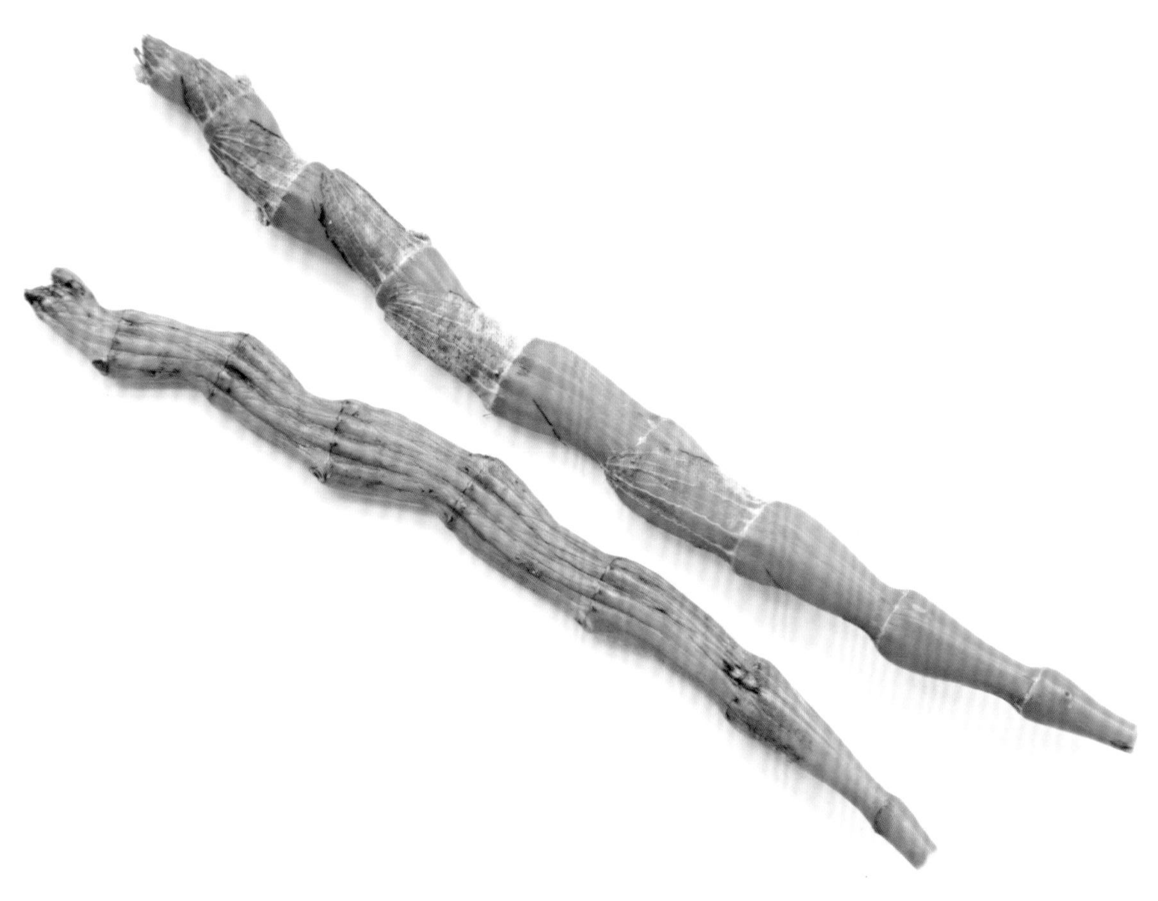

金钗石斛药材

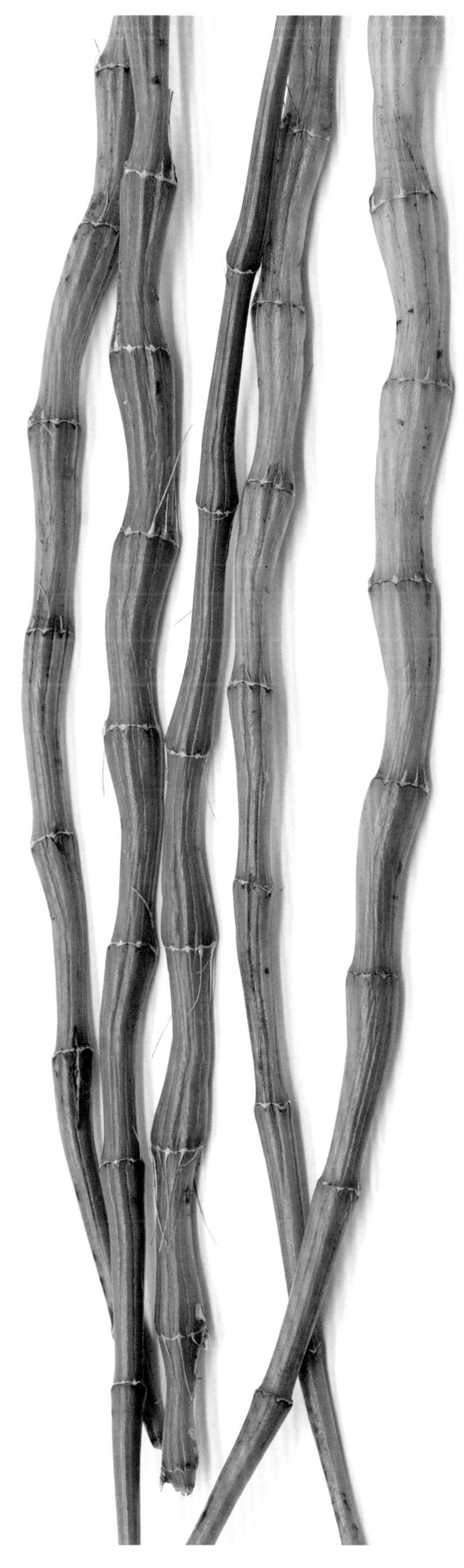

石斛药材

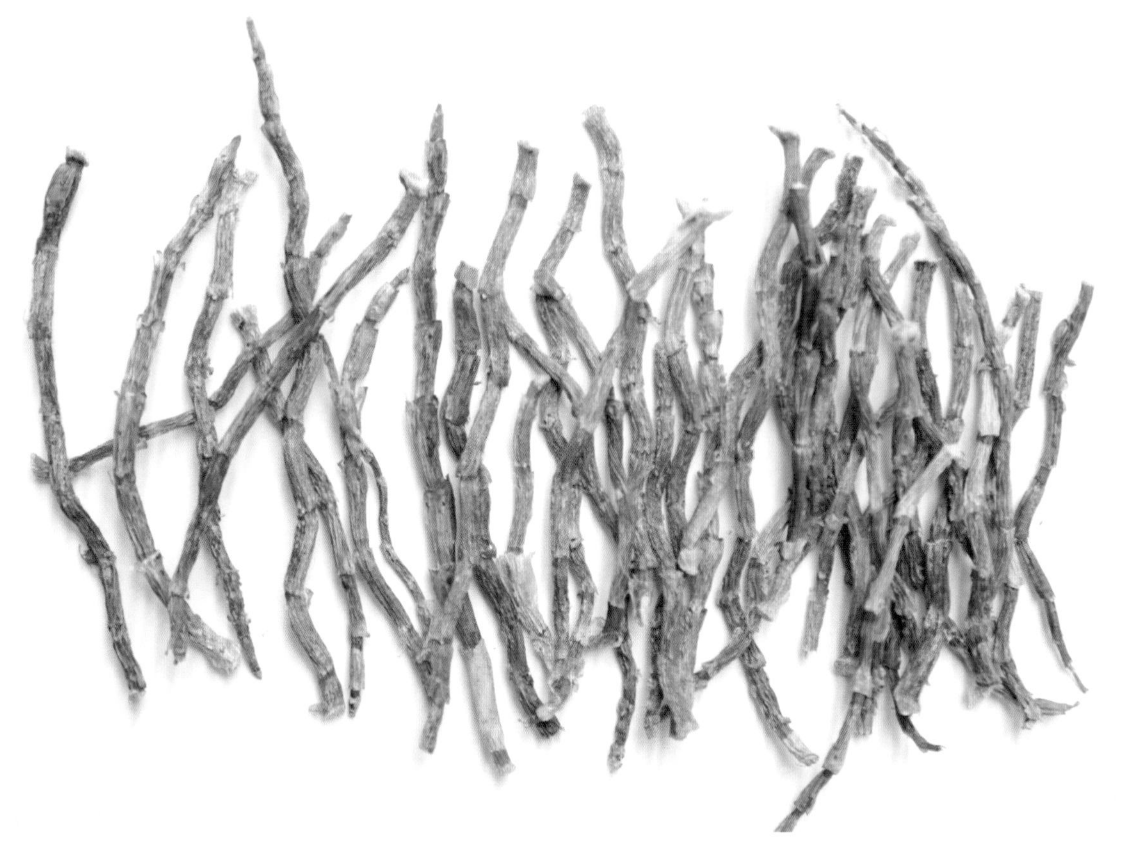

石斛药材

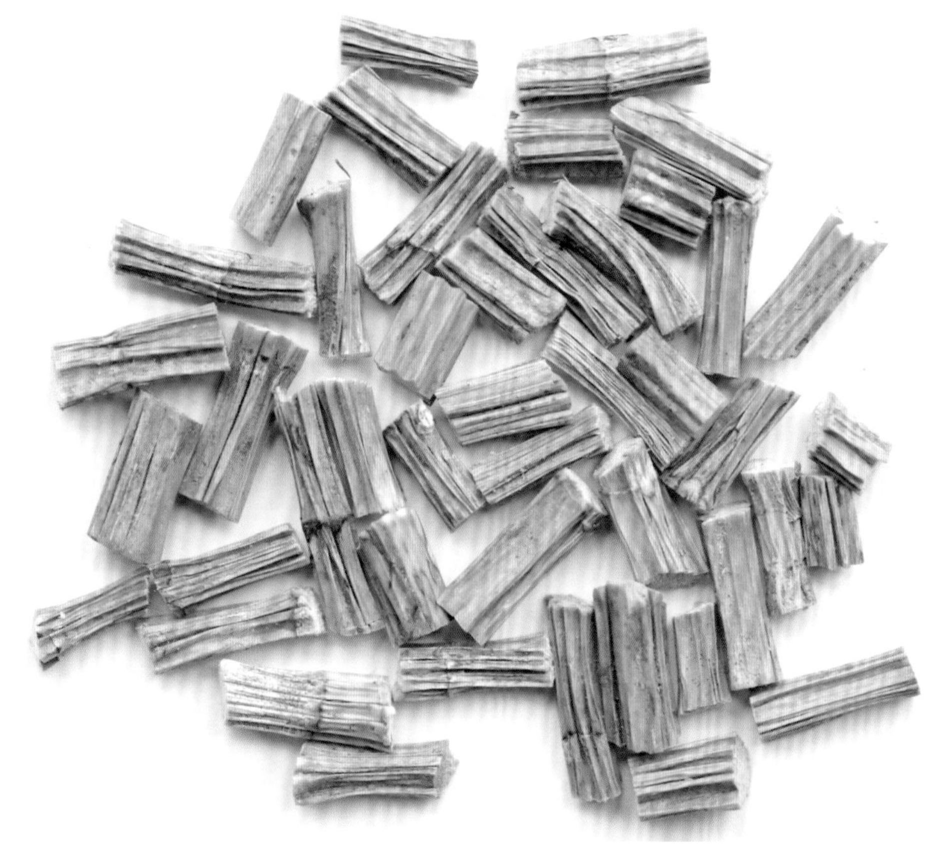

石斛饮片

民族药方

1．视物昏花，头晕耳鸣 石斛、菊花各 10 g，沙苑子、女贞子、山茱萸各 15 g，枸杞子 30 g。水煎服，每日 1 剂。

2．血压偏高，动脉硬化 石斛、泽泻、钩藤各 15 g，决明子 10 g，石决明 30 g。水煎服，每日 1 剂。

3．津伤口渴，咽干心烦 石斛、玉竹各 15 g，乌梅、沙参、生地黄各 10 g。水煎服，每日 1 剂。

4．步履无力，腰膝酸痛 石斛、牛膝、木瓜、桑寄生、杜仲各 15 g，枸杞子 30 g，菟丝子 10 g。水煎服，每日 1 剂。

5．咽干口燥，干咳痰稠 石斛、沙参、款冬花、天花粉各 15 g，百合 20 g。水煎服，每日 1 剂，代茶频饮。

6．口燥烦渴，肠燥便秘 石斛、麦冬、黄连各 10 g，生地黄、玄参各 15 g。水煎服，每日 1 剂。

7．虚烦惊悸，失眠多梦 石斛 15 g，远志、知母各 10 g，百合、丹参、茯苓各 20 g。水煎服，每日 1 剂。

8．阴虚盗汗，体倦乏力 石斛、山茱萸、五味子、麻黄根各 10 g。水煎服，每日 1 剂。

9．阴虚津亏，虚热不退 石斛 15 g，白薇、麦冬、青蒿、银柴胡各 12 g，石膏 30 g。水煎服，每日 1 剂。

10．慢性咽炎 石斛、射干各 10 g，连翘 15 g。水煎服，每日 2 次，连服 1 ~ 2 周。或单用石斛 10 g。泡茶饮。

11．呃逆 石斛、麦冬、谷芽各 10 g。沸水浸泡，代茶频饮，尤其适用于阴虚胃热型，连服 6 ~ 7 日，忌食辛辣油腻刺激的食物。

12．肝肾阴虚导致的目昏眼花 石斛、枸杞子、女贞子各 15 g，菊花 10 g。加清水 500 ml 煎至 300 ml，早、晚 2 次分服，每日 1 剂，连服 2 ~ 3 周。

13．白齿，固齿 鲜石斛、绿茶各适量。小火炖 5 分钟，每日代茶饮，连服 2 ~ 3 周。

14．阴虚盗汗 石斛（先水煎）、山茱萸、五味子各 10 g。水煎服，每日 1 剂，分 2 次服。

15．肝肾不足、阴血虚弱引起的步履无力、腰膝酸痛 石斛、牛膝、木瓜各 15 g，枸杞子 30 g，菟丝子 10 g。水煎服，每日 1 剂。

使用注意

虚而无火者忌用。

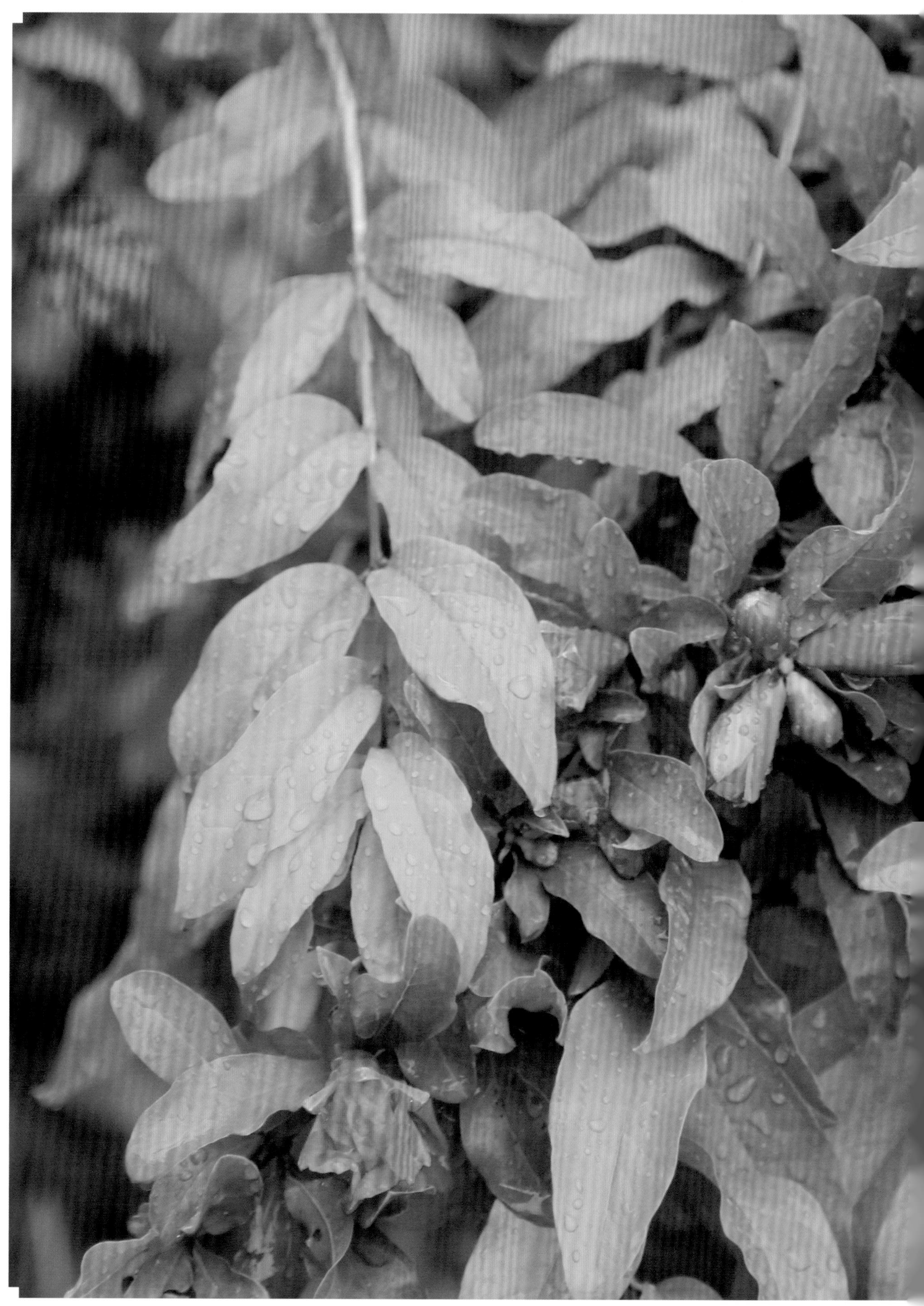

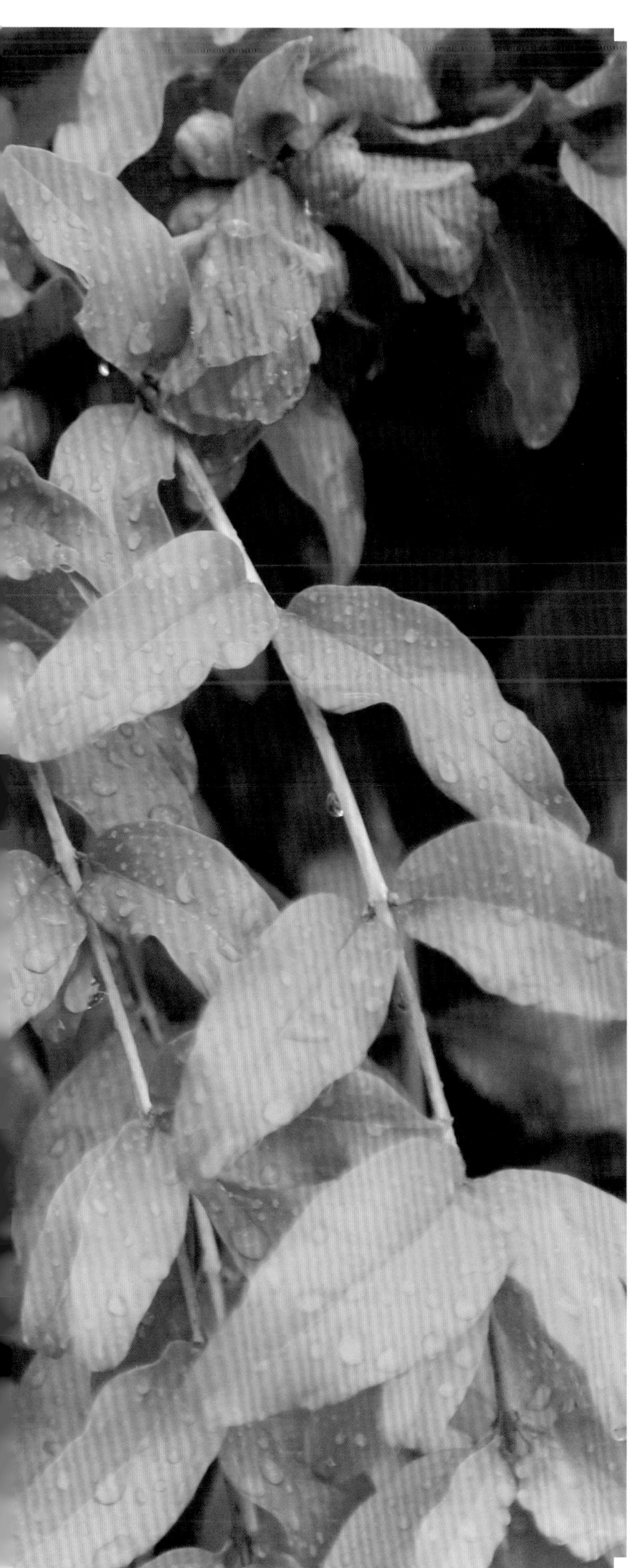

石榴皮

【壮药名】芒十楼。

【别　名】炒榴皮、榴皮炭。

【来　源】本品为石榴科植物石榴 *Punica granatum* L. 的干燥果皮。

【性味归经】味酸、涩，性温。归胃、大肠经。

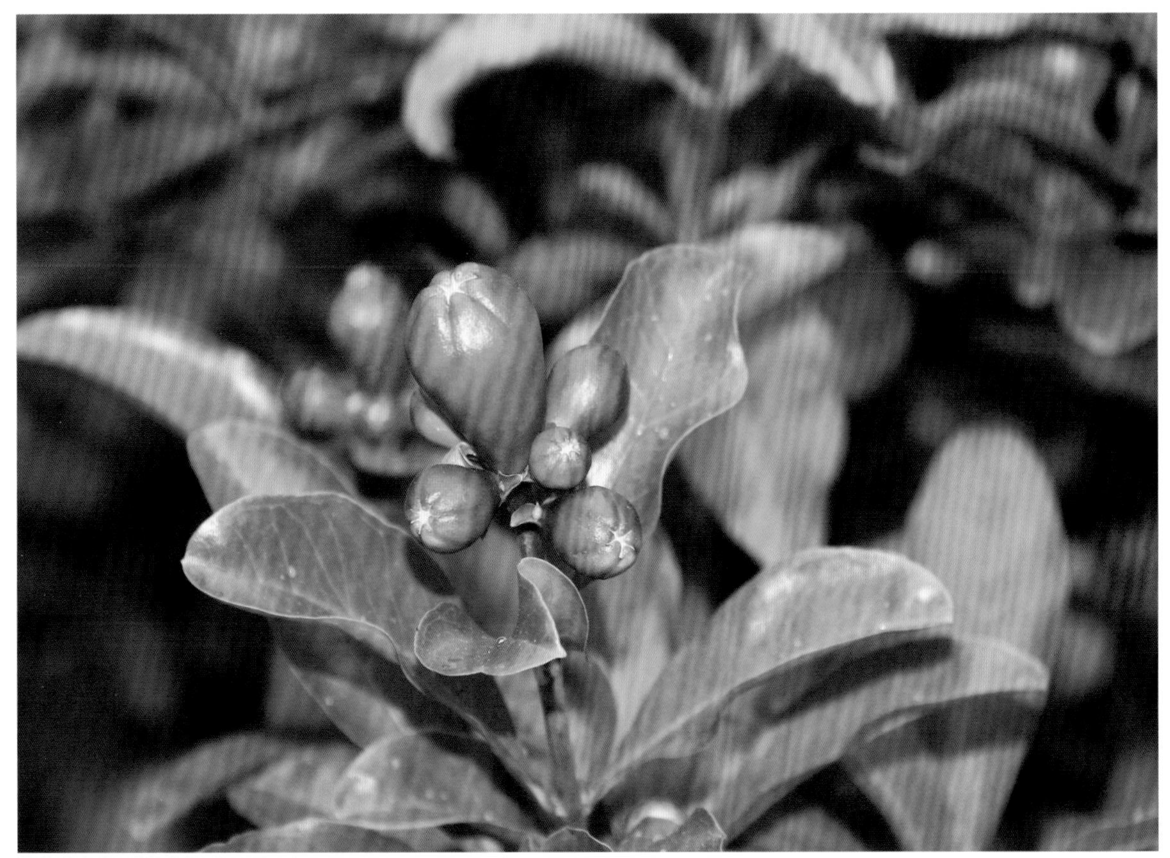

石榴

识别特征

落叶灌木或小乔木，树冠丛状自然圆头形，树高 5 ~ 7 m，一般 3 ~ 4 m，但矮生石榴高约 1 m 或更矮。树干呈灰褐色，上有瘤状突起，干多向左方扭转。叶对生或簇生，呈长披针形至长圆形，或椭圆状披针形，顶端尖，表面有光泽，背面中脉凸起。花两性，依子房发达与否，有钟状花和筒状花之别，前者子房发达善于受精结果，后者常凋落不实。子房下位，成熟后变成大型而多室、多子的浆果，每室内有多数籽粒；外种皮肉质，呈鲜红、淡红或白色，多汁，甜而带酸，即为可食用的部分；内种皮为角质，也有退化变软的，即软籽石榴。花期 5—6 月，果期 9—10 月。

生境分布

生长于高原山地、乡村的房舍前后。全国大部分地区均有栽培。

采收加工

秋季果实成熟后收集，洗净，晒干，生用或炒用。

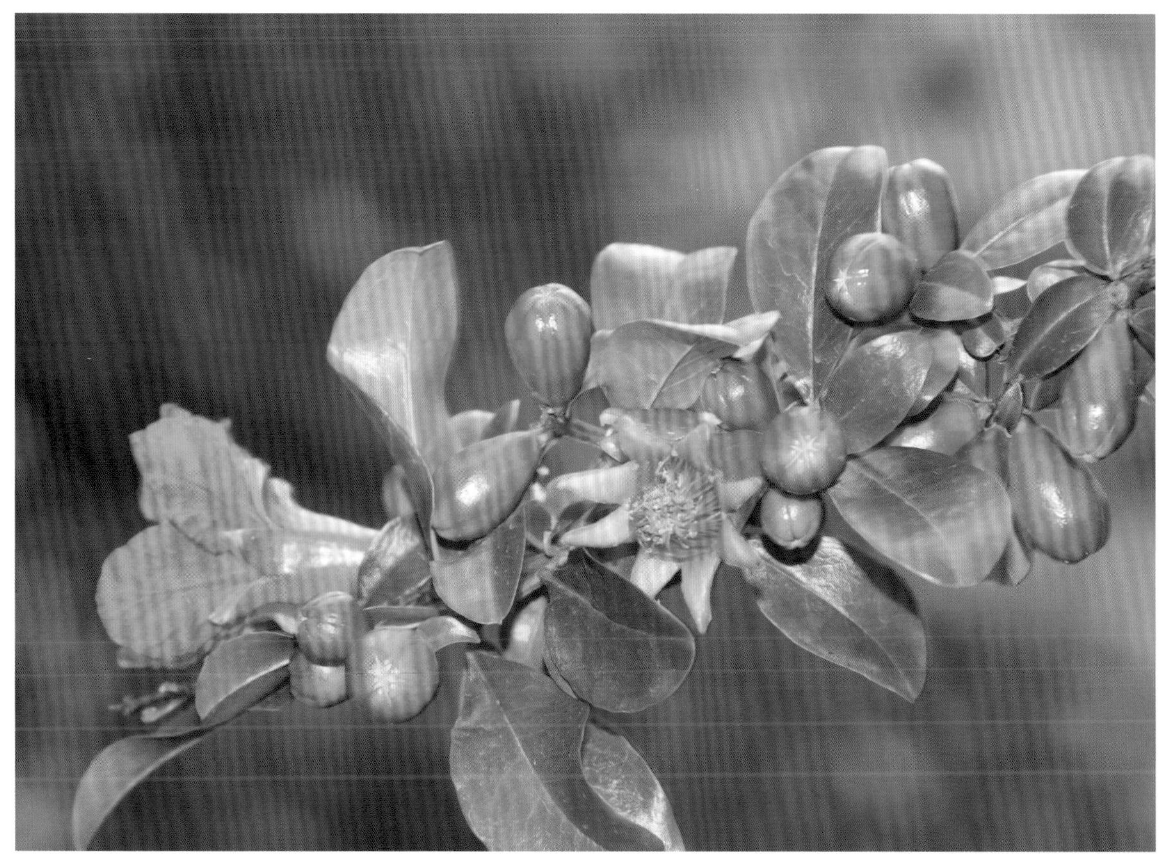

石榴

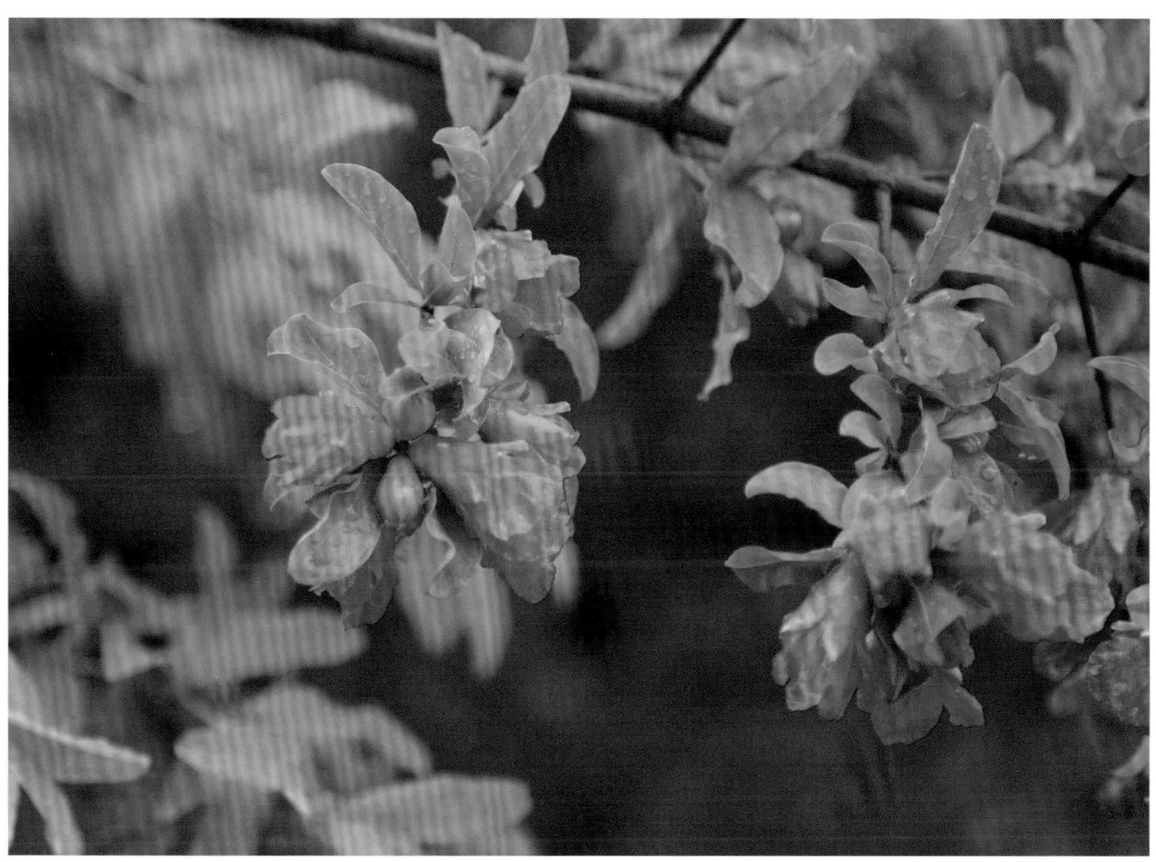

石榴

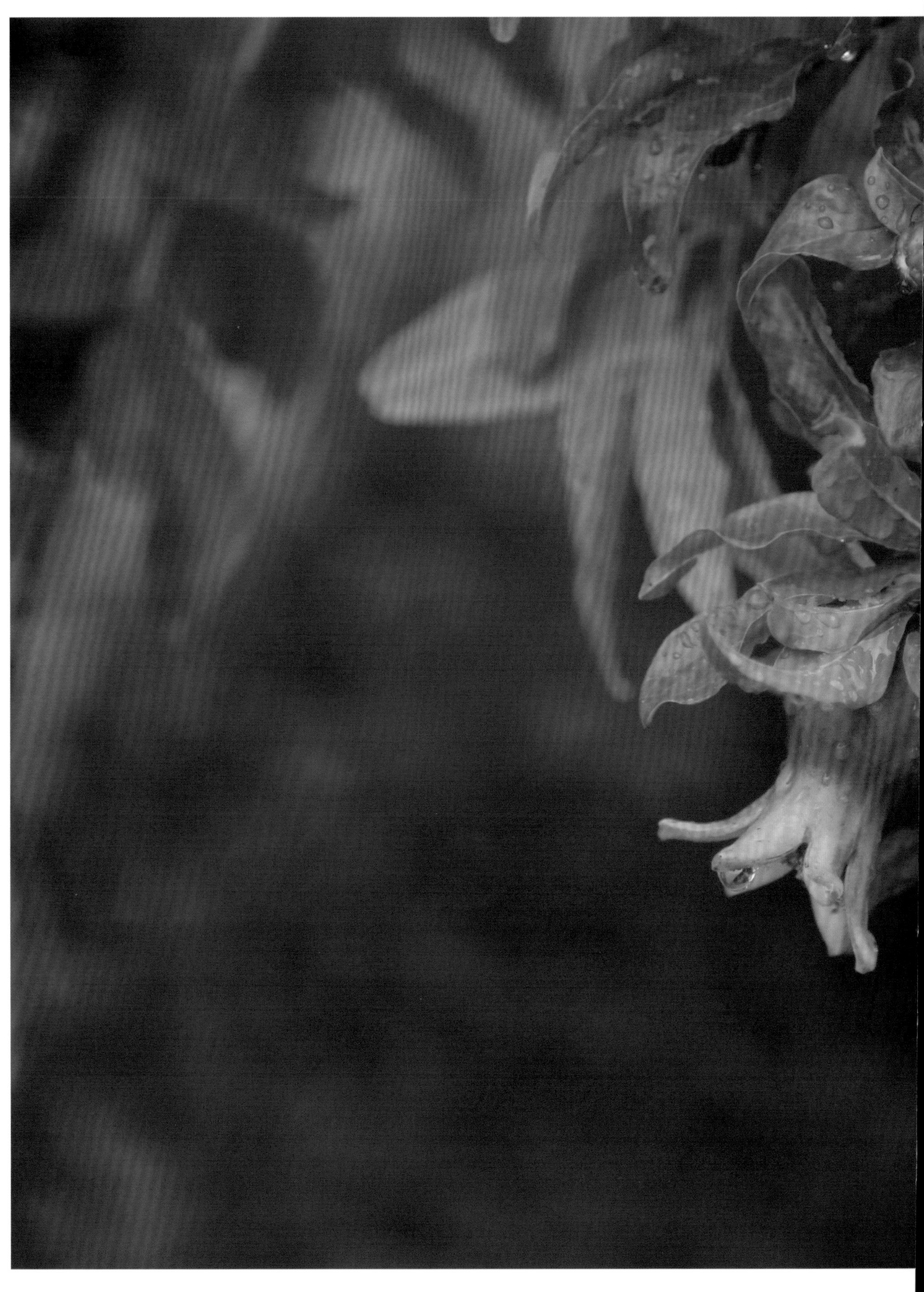

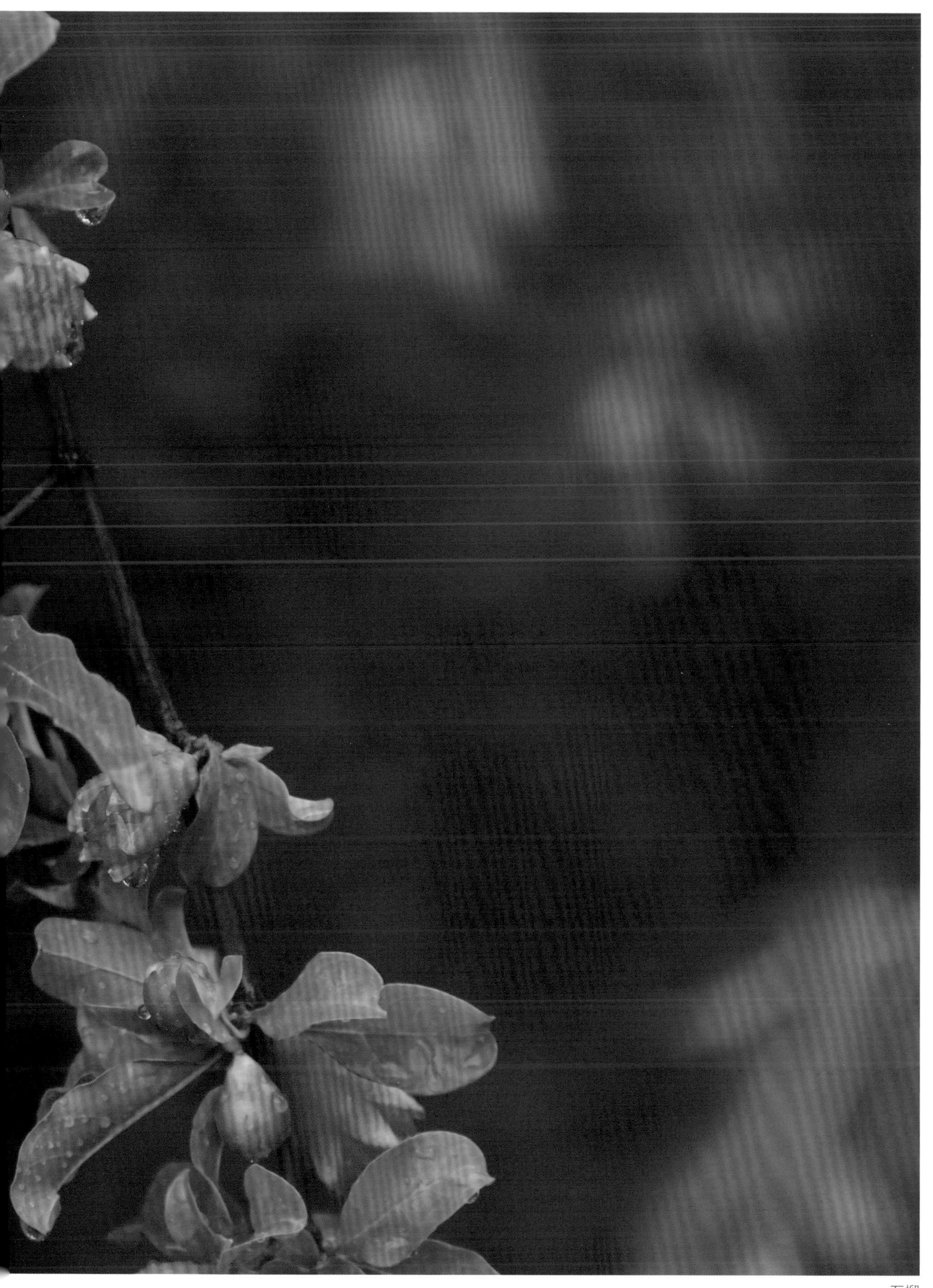

石榴

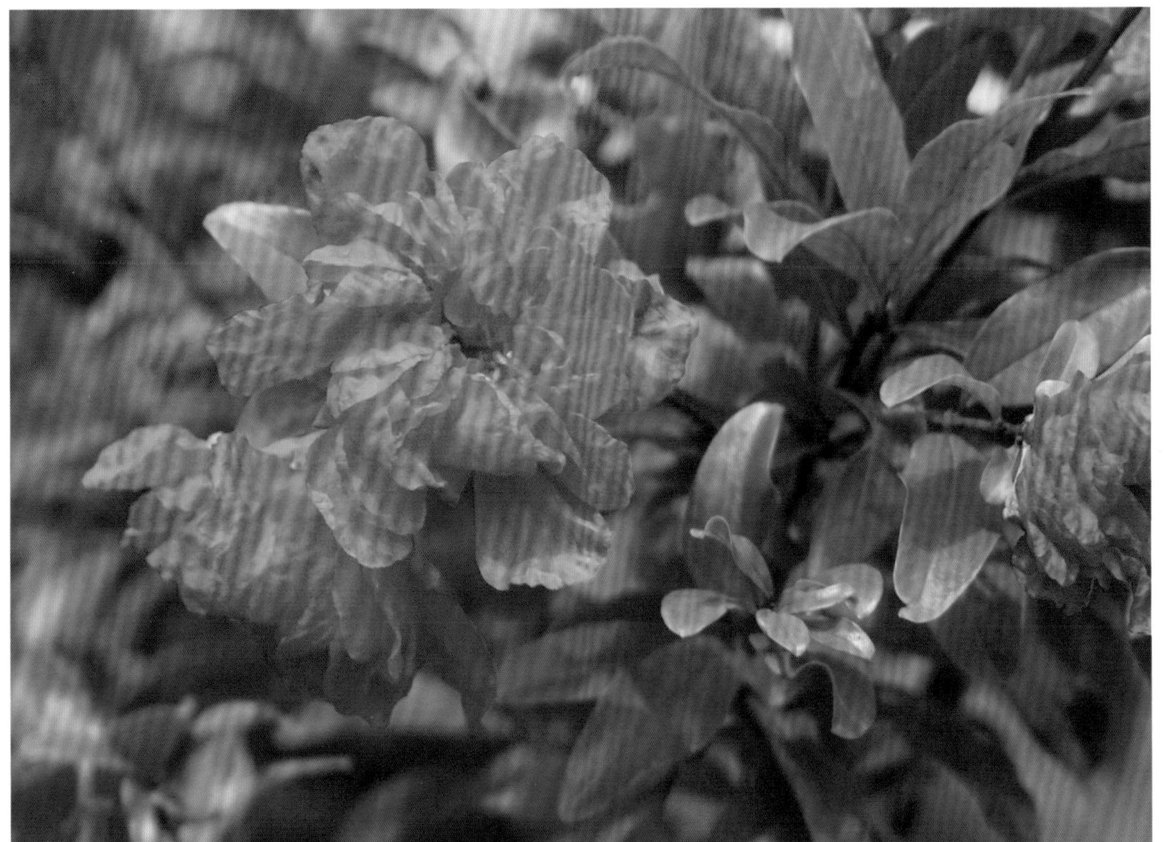

石榴

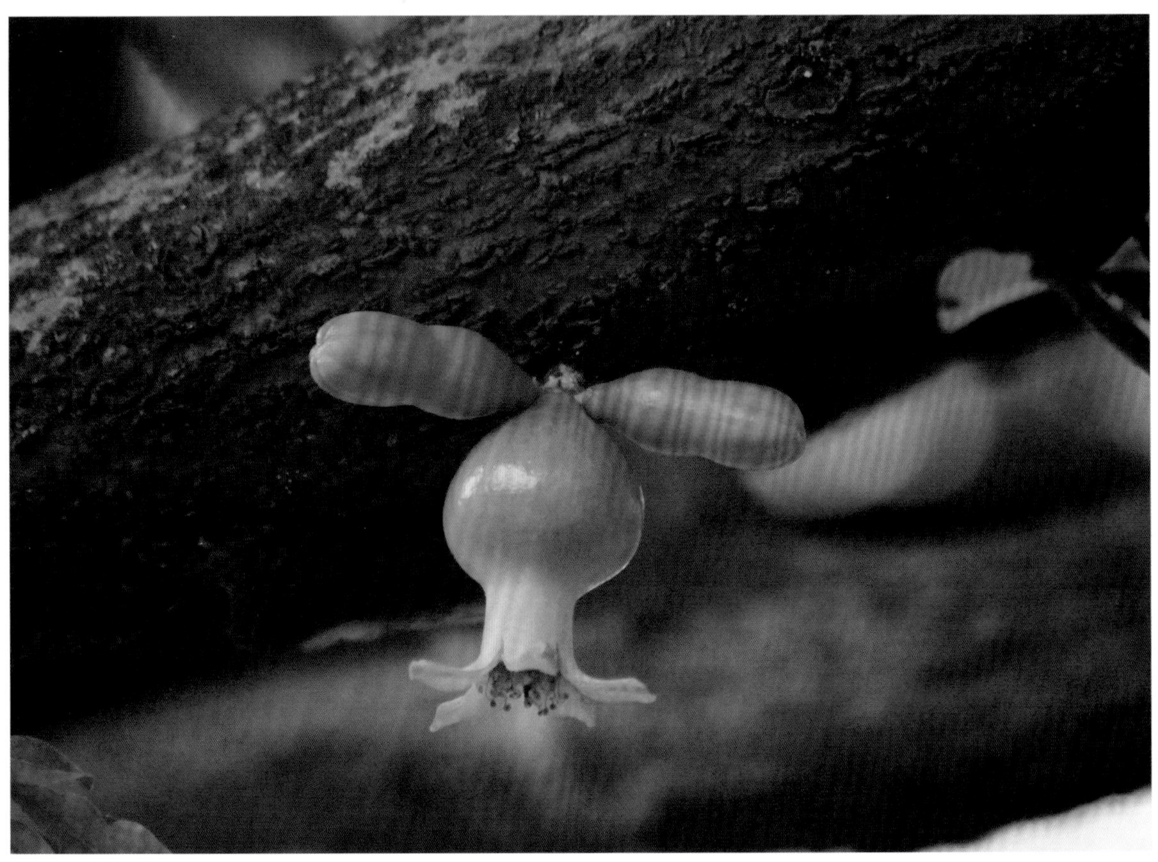

石榴

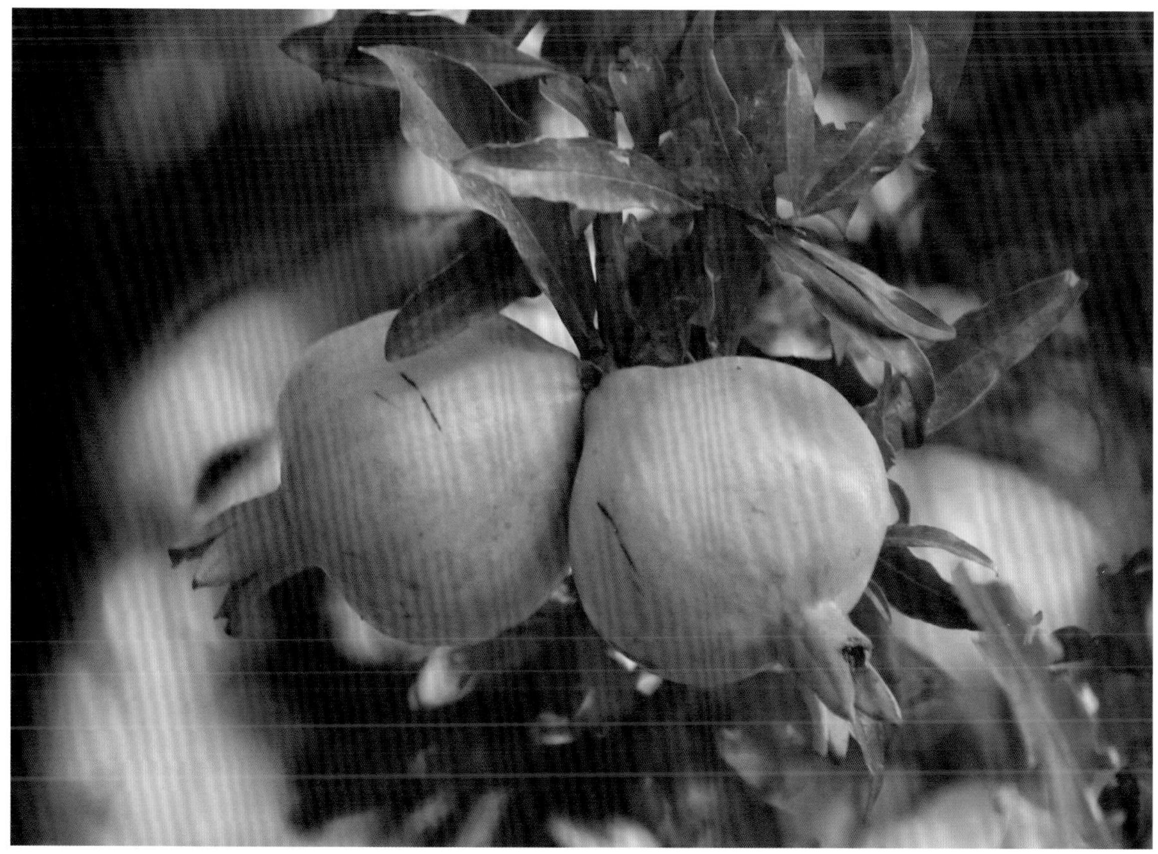

石榴

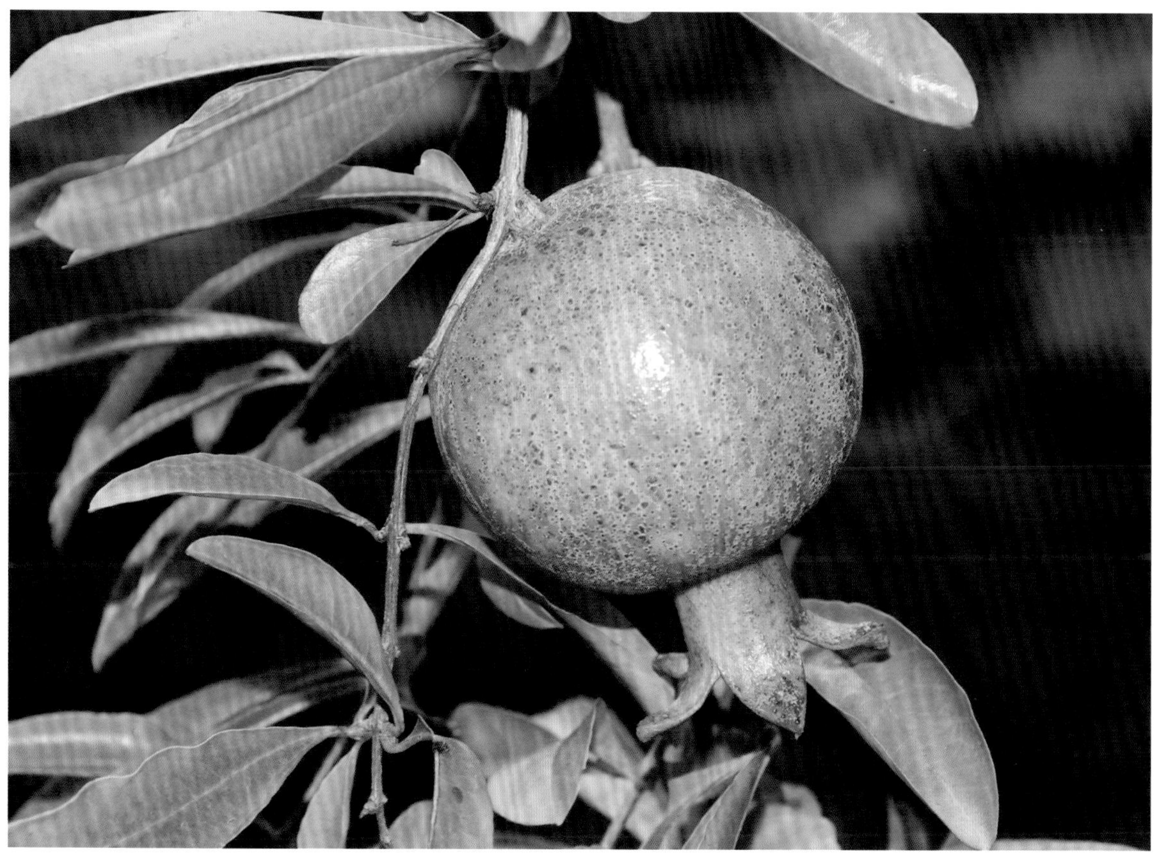

石榴

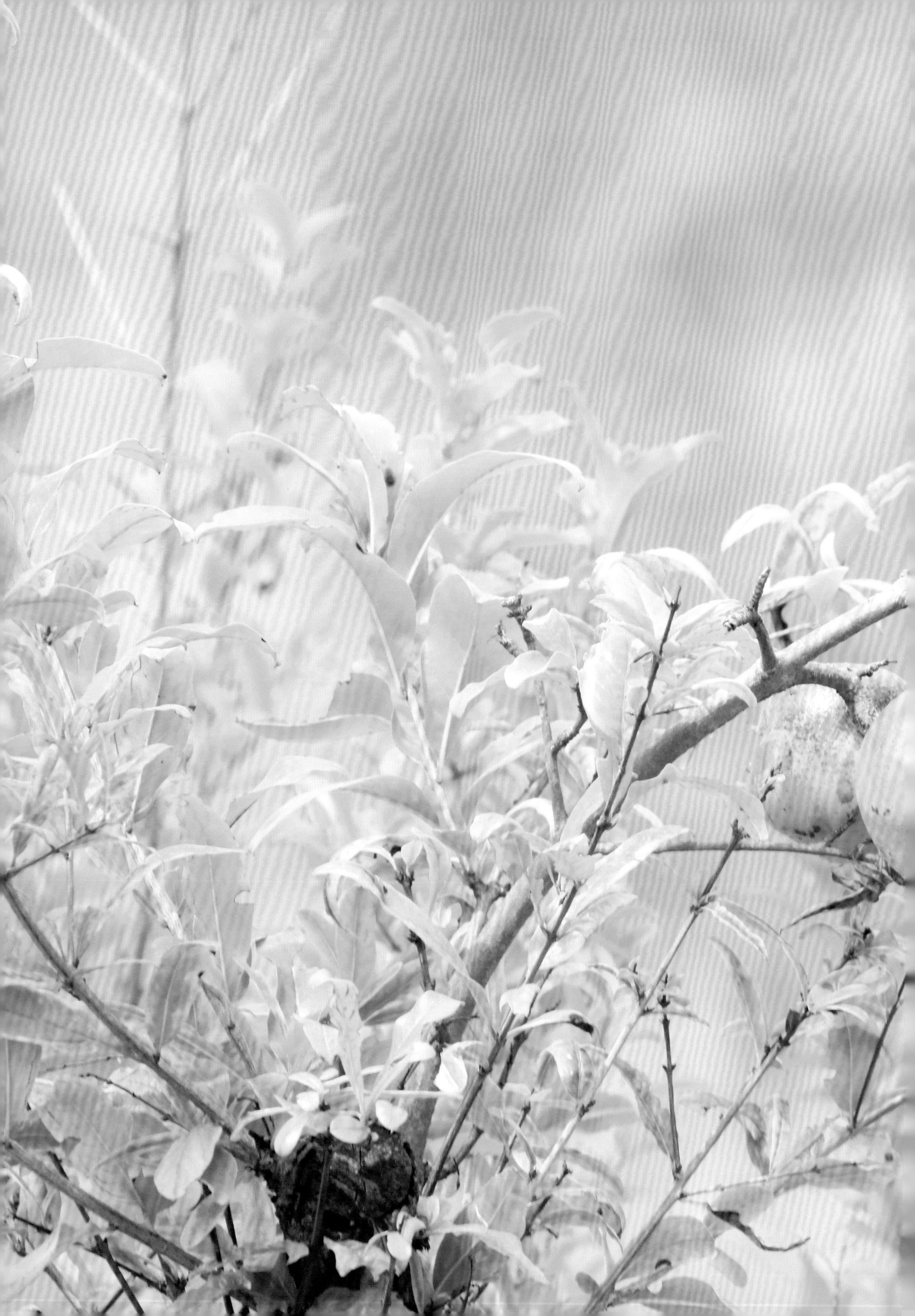

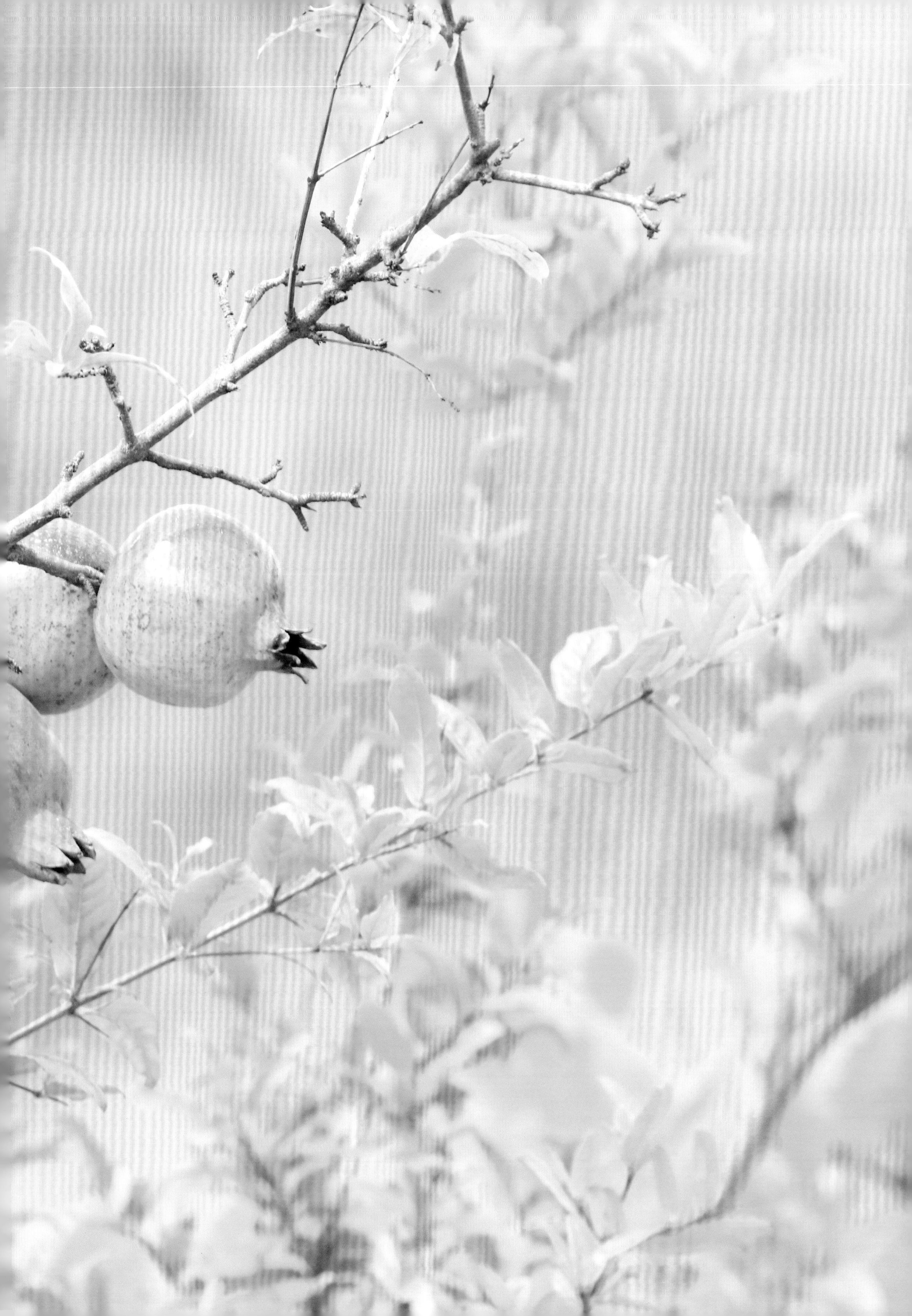

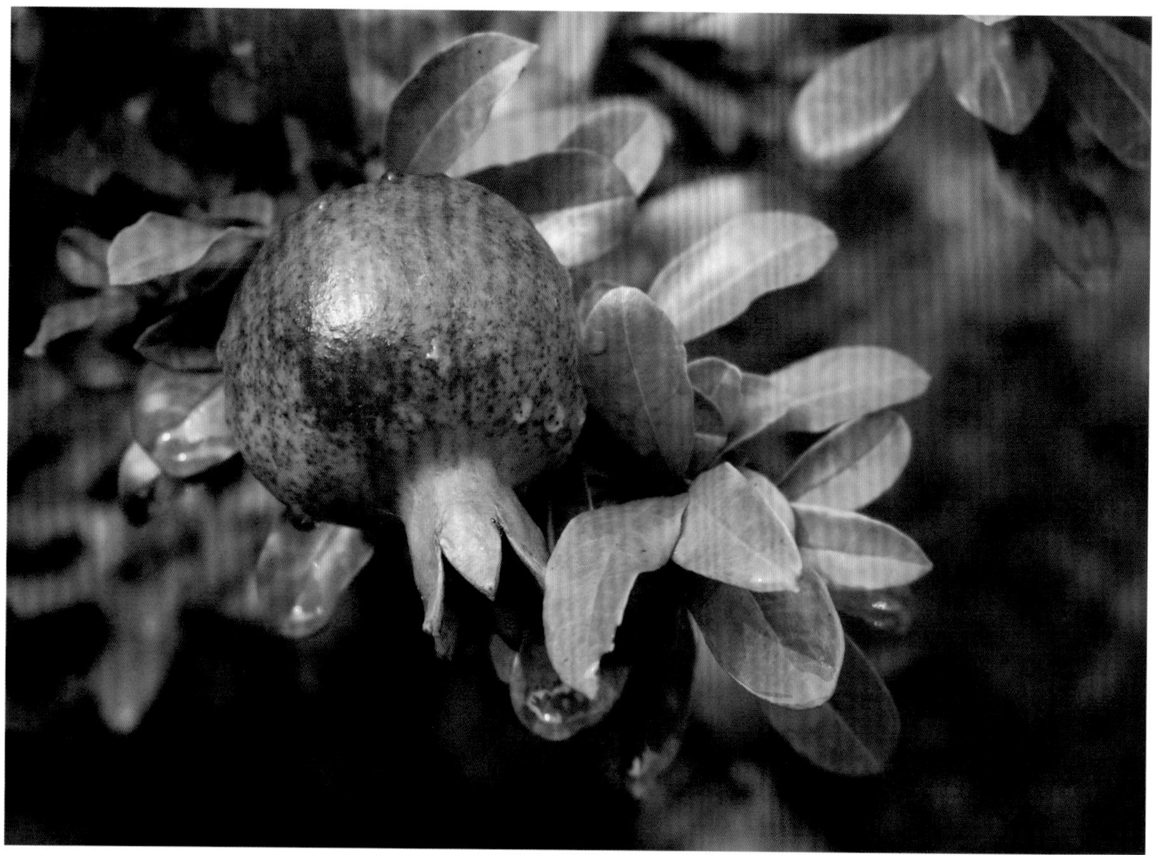

石榴

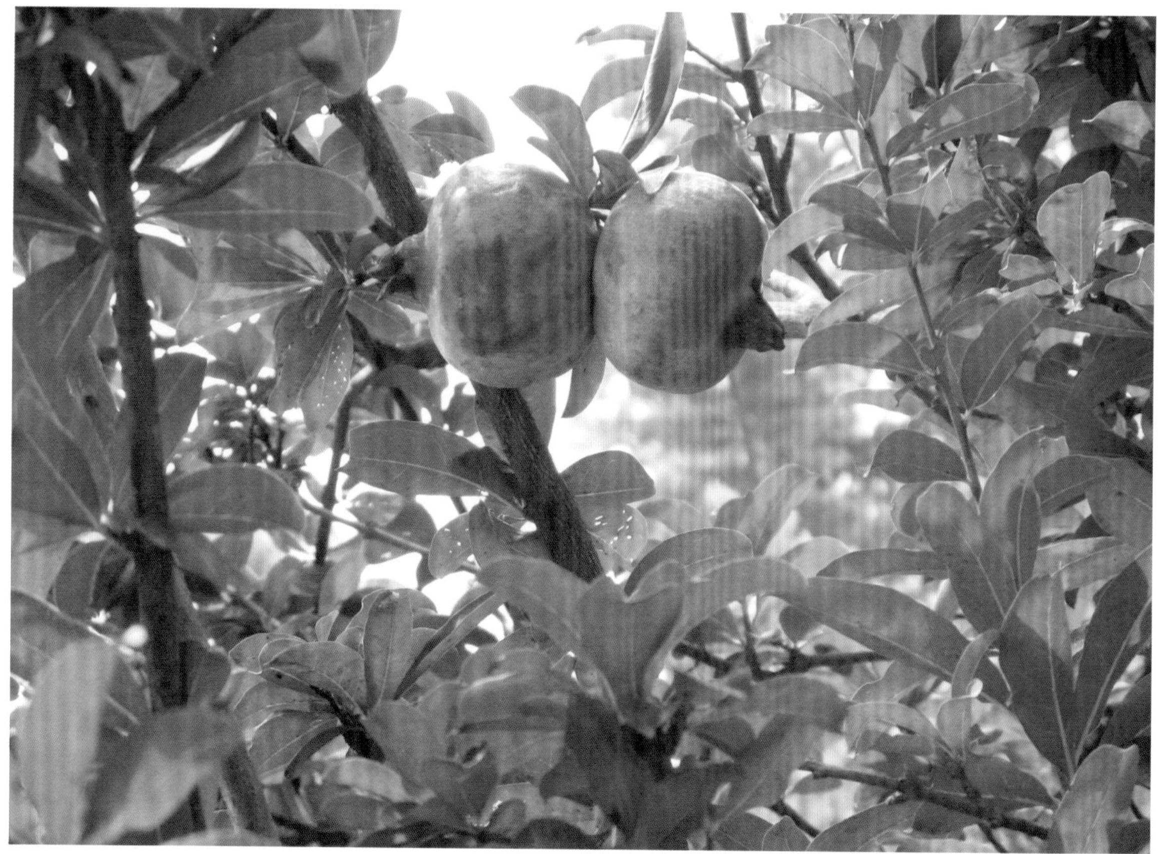

石榴

药材鉴别

本品为不规则的片状或瓢状，大小不一，厚 1.5 ~ 3.0 mm。外表面红棕色、棕黄色或暗棕色，略有光泽，粗糙，有多数疣状突起，有的有突起的筒状宿萼及粗短果梗痕。内面黄色或红棕色。有隆起呈网状的果蒂残痕。质硬而脆，断面黄色，略呈颗粒状。气微，味苦涩。以皮厚、色红棕、整洁者为佳。

功效主治

涩肠止泻，杀虫。主治久泻，久痢，便血，脱肛，滑精，崩漏，带下，虫积腹痛，疥癣。

药理作用

本品煎剂作用于寄生虫肌肉，使其持续收缩，故可驱杀虫体。抗菌实验证明，其煎剂也对金黄色葡萄球菌、溶血性链球菌、霍乱弧菌、志贺菌属、伤寒沙门菌、副伤寒沙门菌、变形杆菌、大肠埃希菌、铜绿假单胞菌及结核分枝杆菌有明显的抑制作用。对多数致病真菌也有抑制作用。

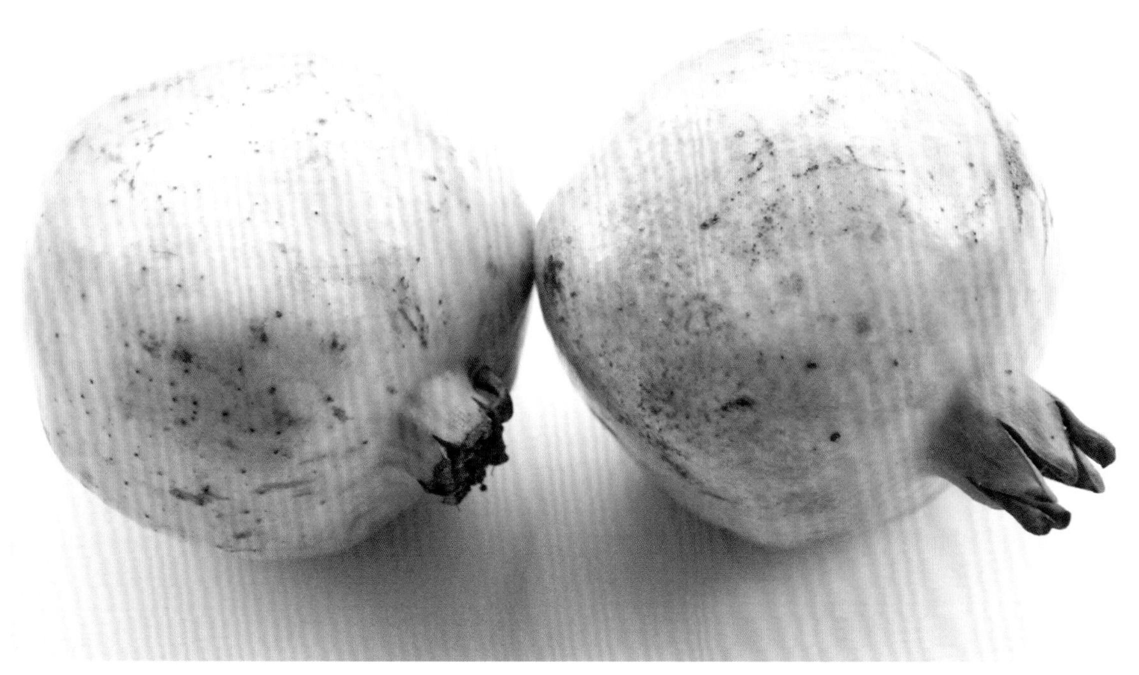

石榴果实

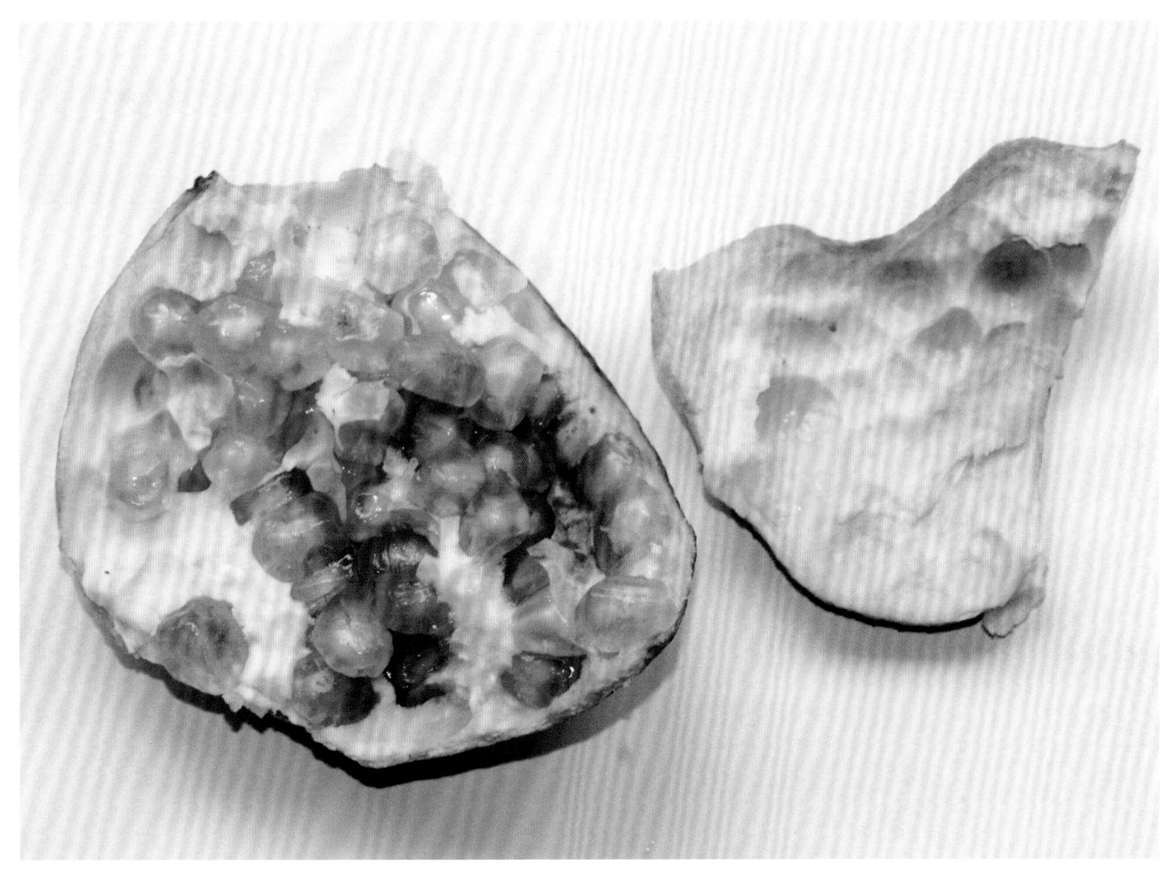

石榴药材

用法用量

内服：3 ~ 10 g，煎汤；止血多炒炭用。外用：适量，研末调敷或熏洗。

民族药方

1．消化不良 鲜石榴皮 50 g，鲜山药 30 g，鸡内金 10 g。捣烂为泥状，敷于神阙穴，纱布覆盖，胶布固定，24 小时换药 1 次。

2．黄水疮 石榴皮 10 g，黄柏、枯矾各 5 g。焙干研细末，混匀，以芝麻油调成糊状，均匀涂于患处，每日 1 次。

3．腹泻 石榴皮 30 g，赤石脂 20 g，肉豆蔻、麻黄各 10 g。研末混匀，以醋调成糊状，敷于肚脐，胶布固定，每日 1 次。

4．扭伤 石榴皮、大黄、红花、川芎、白及各等份。研细末调匀，外敷患处，每日 1 次。

5．烧烫伤 石榴皮、藕节炭各等份。共研细末，混匀，以芝麻油调成糊状，涂患处，每日 2 ~ 3 次。

6. 蛔虫病 石榴皮 25 g，苦楝皮 10 g。煎水后，加红糖饮服，每日 1 剂，每日 2 次，餐前服。

7. 痔疮 石榴皮、槐角（煅炭）各等份。研成细末混匀，水泛为丸，每次用温开水送服 6 g，每日 2 次。

8. 便血 石榴皮、地榆（煅炭存性）、三七粉各等份。共研细末，调匀，开水冲服，每次 9 g，每日 3 次。

9. 脱肛 石榴皮 30 g，五倍子 20 g，升麻 12 g，明矾 15 g。水煎熏洗患处，早、晚各 1 次，每次 20 分钟。

10. 中耳炎 石榴皮适量，冰片少许。石榴皮焙干研末，加冰片，用过氧化氢溶液清洗耳内脓液，用消毒棉签拭干后，将少许药粉吹入耳中，每日 1 次。

11. 牛皮癣 石榴皮、斑蝥、明矾各等份。研末混匀，以芝麻油调成糊状，敷于患处，每日 2 次。

12. 子宫脱垂 石榴皮、黄芪各 30 g，五倍子、白矾各 6 g。煎汤外洗，每次 30 分钟，早、晚各 1 次。

使用注意

泻痢初起者忌用。

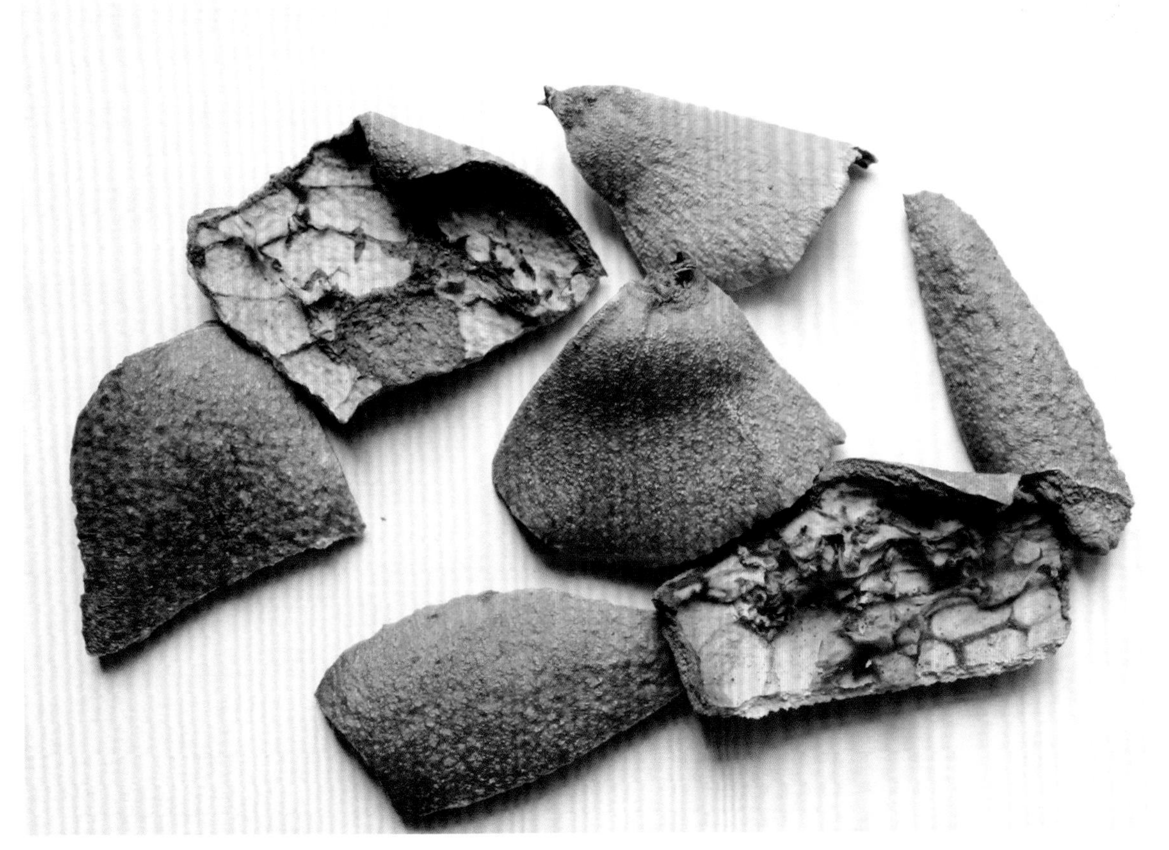

石榴饮片

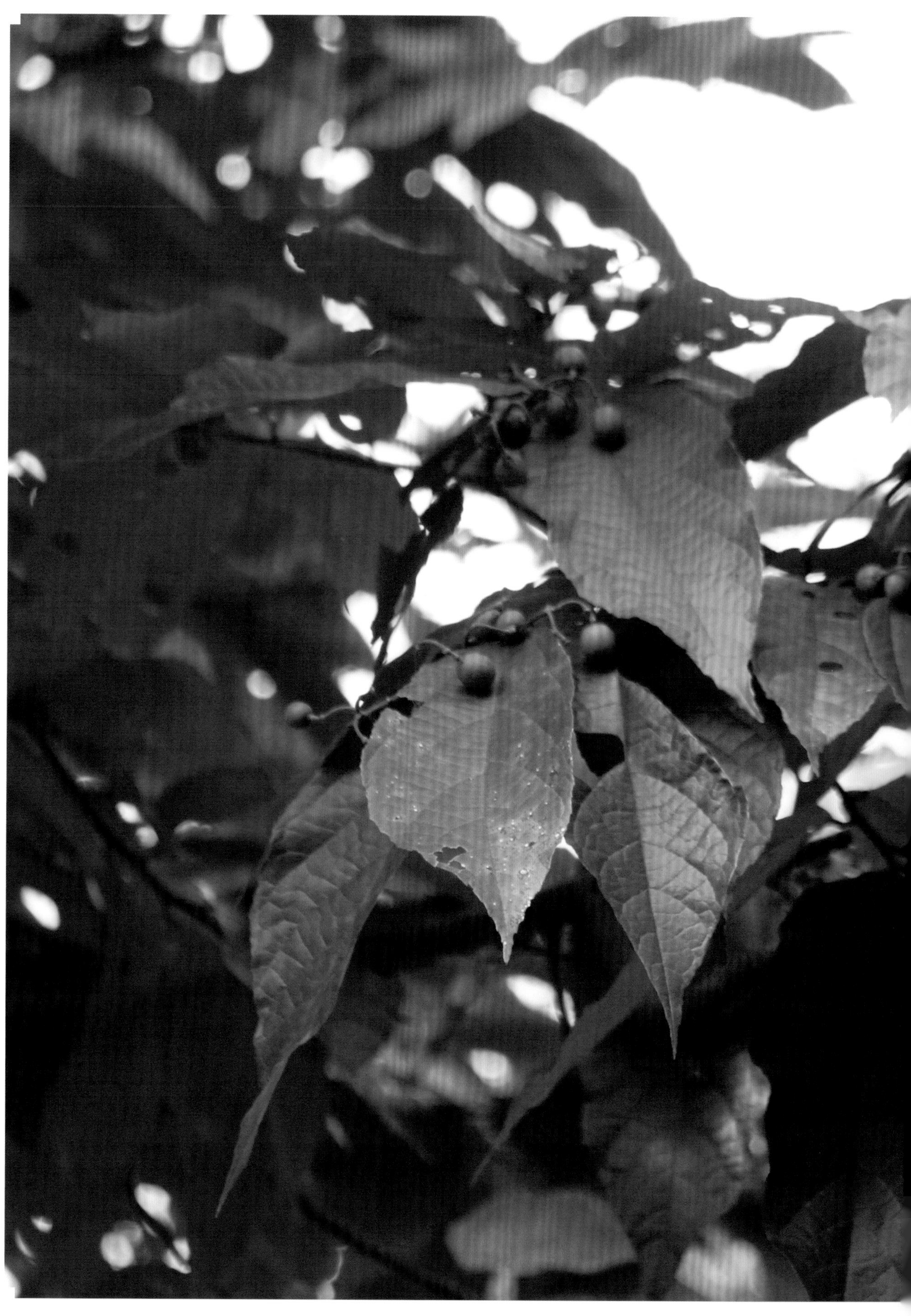

布渣叶

【壮药名】棵瓦芦。

【别　名】布包木、蓑衣子、烂布渣、破布叶、破布树、麻布叶、薢宝叶。

【来　源】本品为椴树科植物破布叶 *Microcos paniculata* L. 的干燥叶。

【性味归经】味淡酸，性平。归脾、胃经。

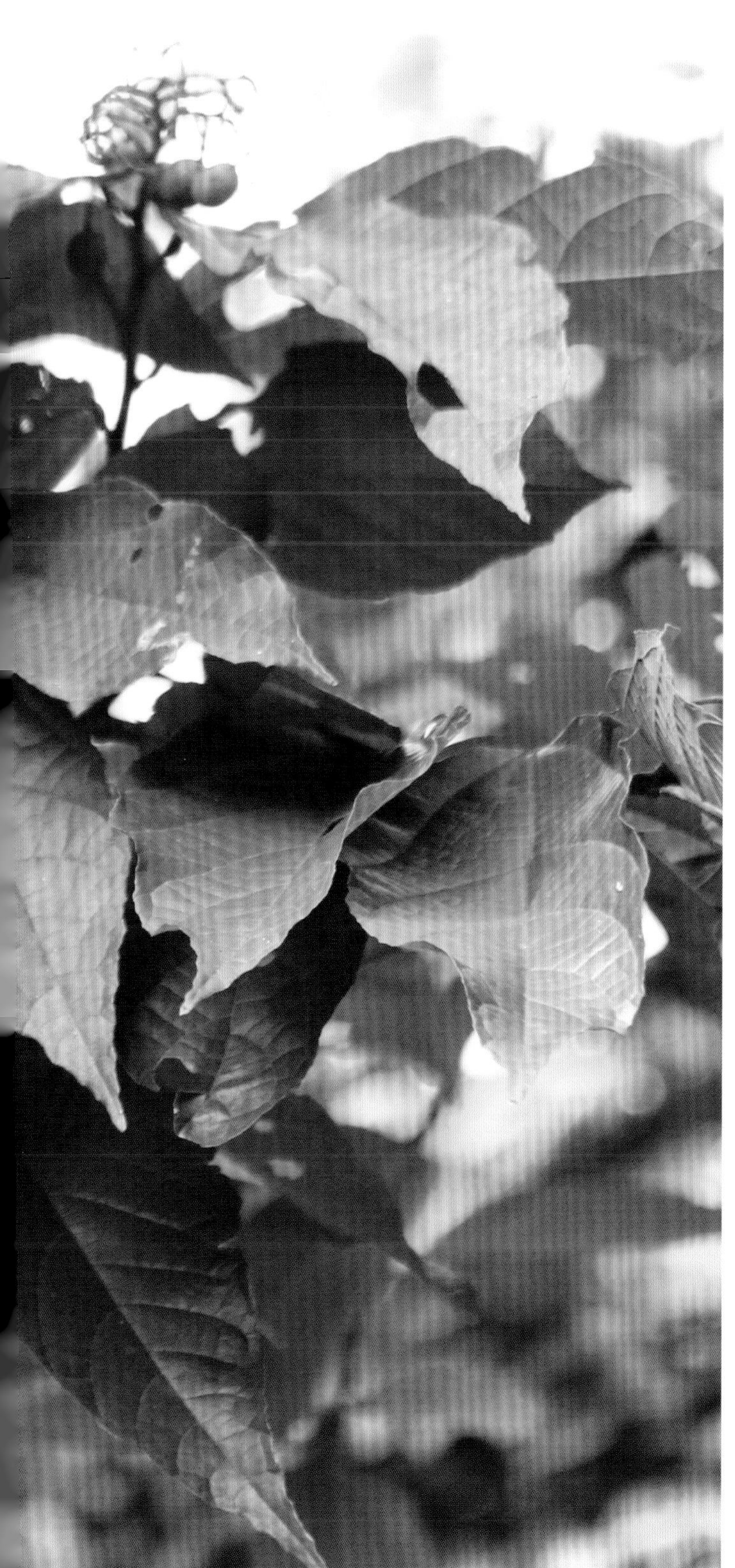

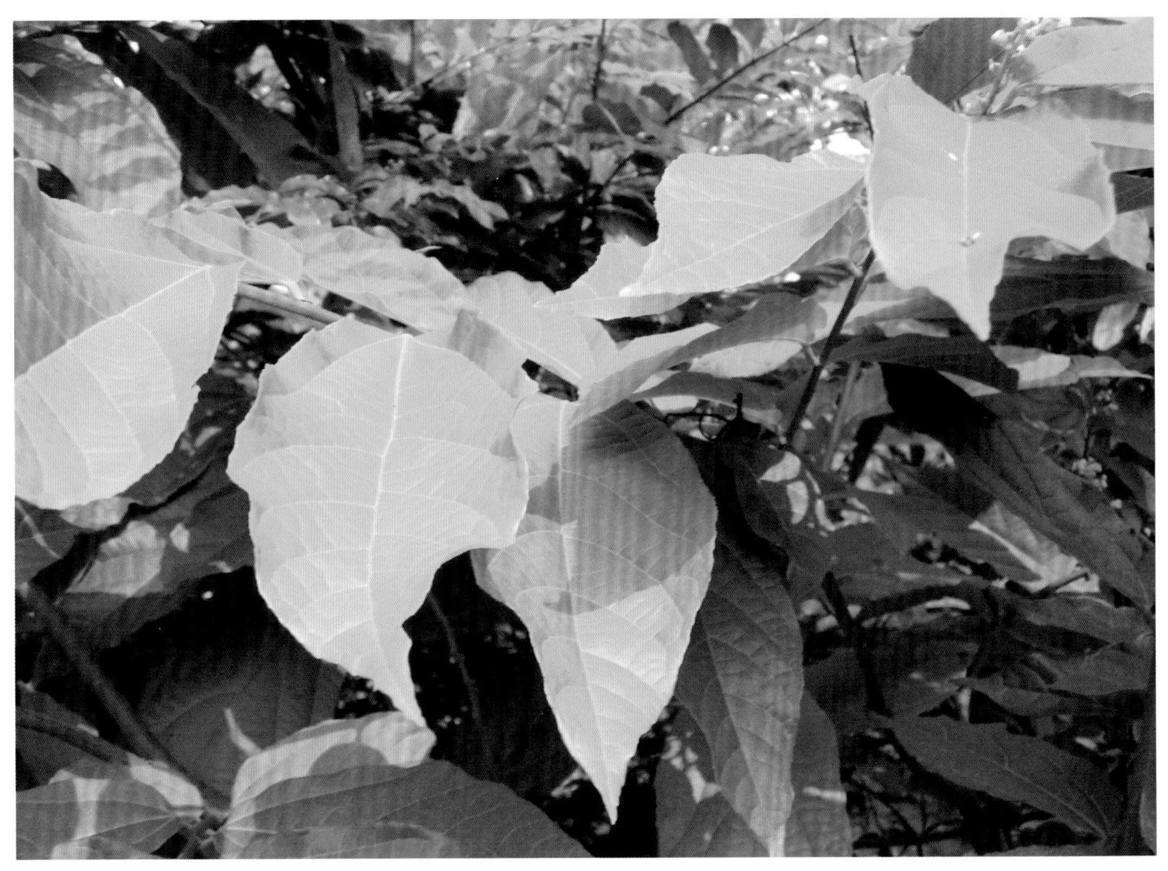

破布叶

识别特征

灌木或小乔木，高 3 ~ 10 m，树皮灰黑色。叶互生，纸质，具短柄；叶片卵形或卵状矩圆形，长 10 ~ 15 cm，宽 4 ~ 8 cm，先端渐尖，基部浑圆，边缘有不明显锯齿，秃净或叶柄及主脉上被星状柔毛；托叶对生，线状披针形。圆锥花序顶生或生于上部叶腋内，被星状柔毛；花 2 ~ 3 朵聚生于苞片内；萼片 5 枚，矩圆形，长约 5 mm，被星状柔毛；花瓣 5 枚，黄色，矩圆形，长为萼之 1/3 ~ 1/2；雄蕊多数；子房 3 室，花柱锥形。核果近倒卵形，直径约 7 mm，秃净，全缘；核有毛。花期 7—9 月，果期 10—12 月。

生境分布

生长于海拔 300 ~ 1000 m 的路边灌木丛中。分布于广东、云南、广西等省区。

采收加工

夏、秋二季采叶，晒干备用。

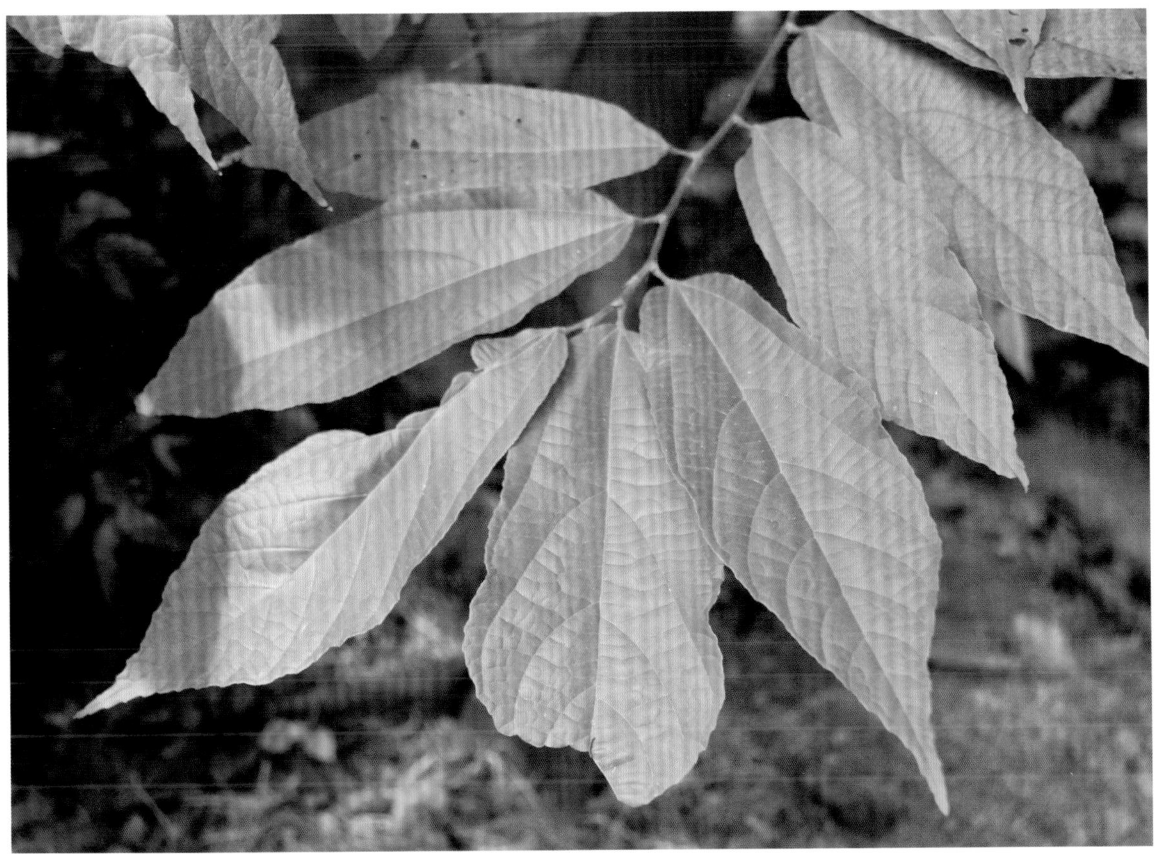

破布叶

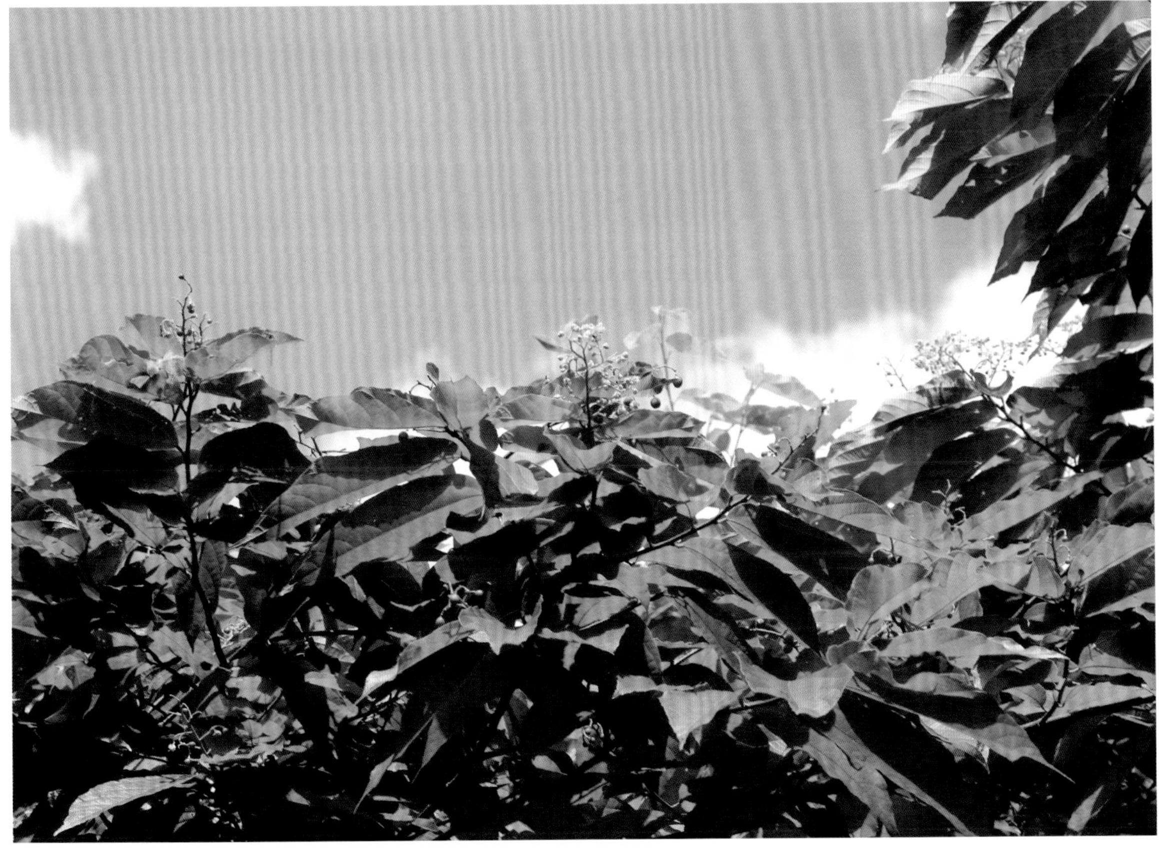

破布叶

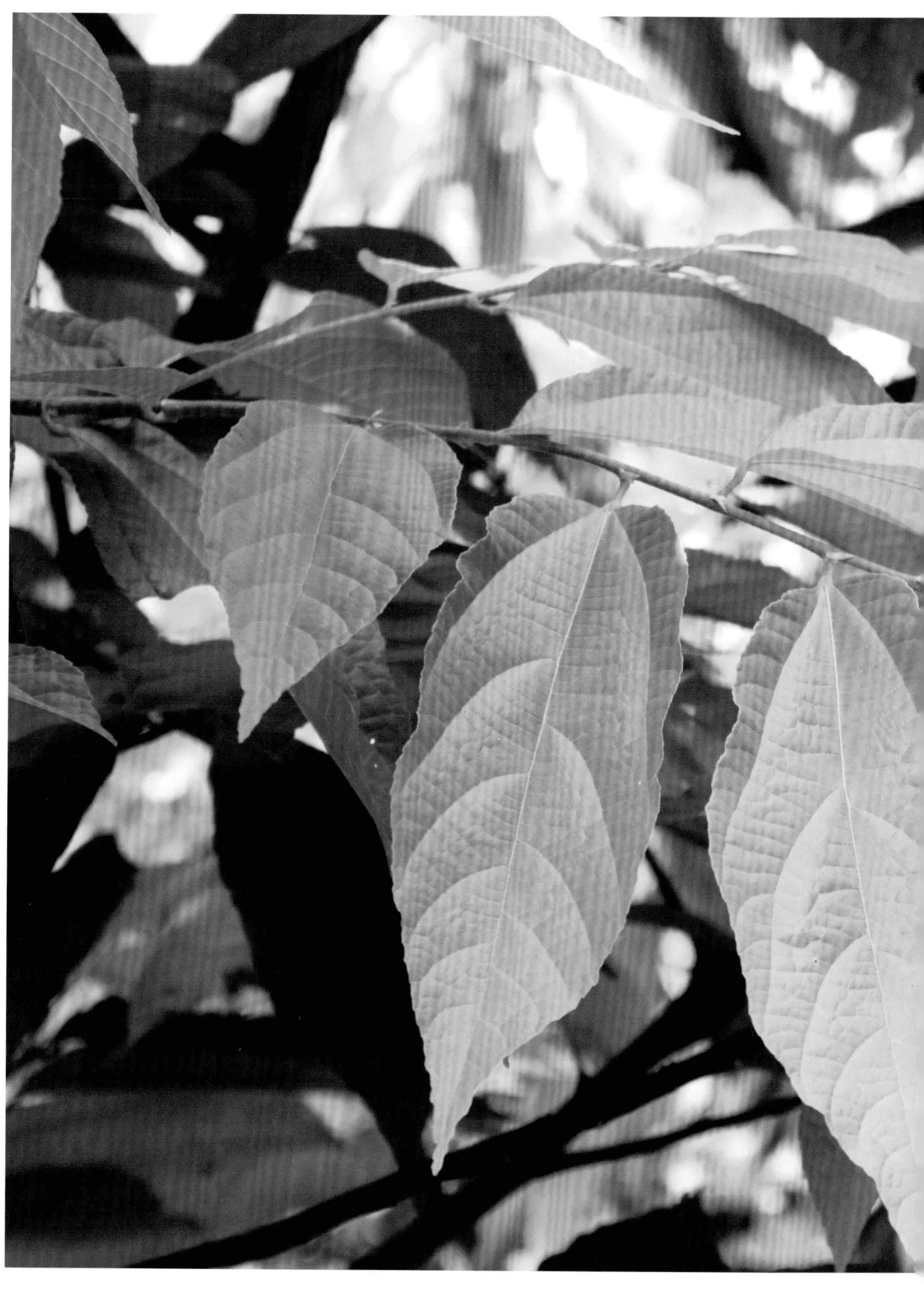

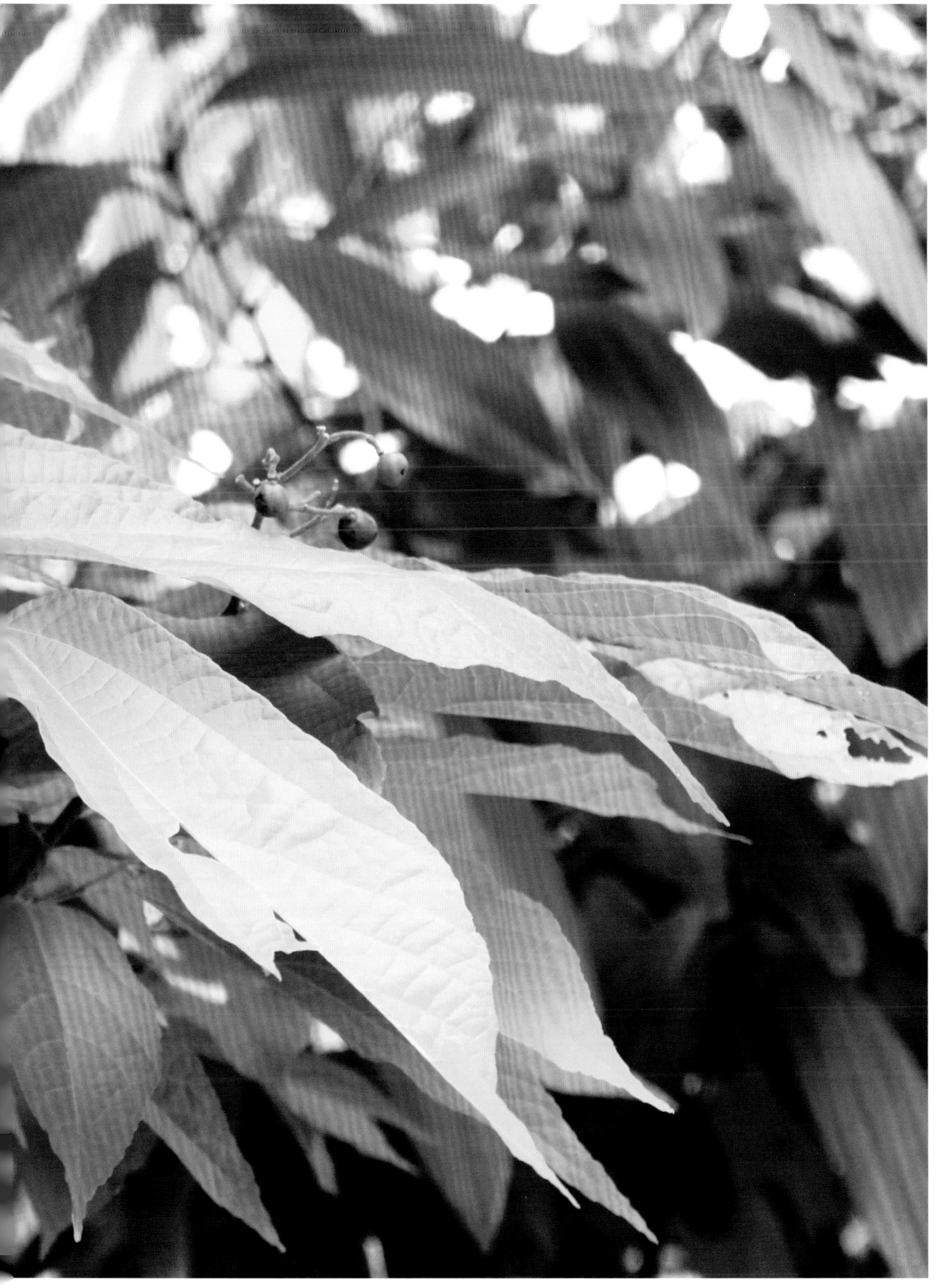

破布叶

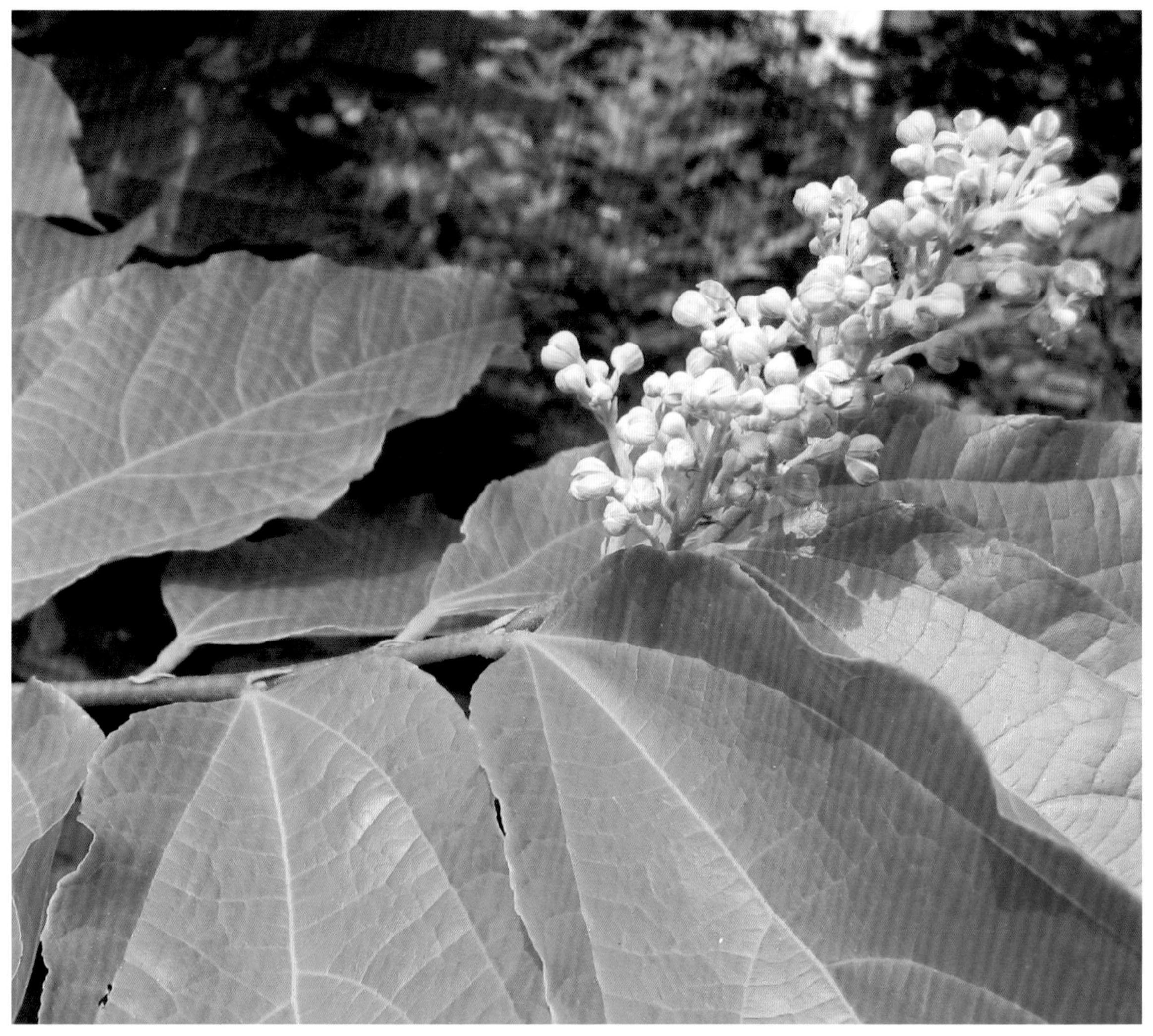

破布叶

药材鉴别

本品叶多皱缩、破碎。完整者展平后呈卵状长圆形或卵形，长 8 ~ 18 cm，宽 4 ~ 8 cm，黄绿色或黄棕色，先端渐尖，基部钝圆，边缘具细齿。基出脉 3 条，叶柄长 7 ~ 12 mm，叶脉及叶柄有茸毛。气微，味淡、微涩。

功效主治

清火，凉血止血，降逆止呕，涩肠止泻。主治尿血，便血，痔疮肿痛出血，腹痛，上吐下泻，中暑。

用法用量

内服：10 ~ 15 g，煎汤。

民族药方

1．尿血，便血，痔疮肿痛出血 布渣叶 20 g，毛瓣无患子根 15 g，白茅根 30 g。水煎服。

2．腹痛，上吐下泻 布渣叶、臭茉莉根各 15 g。水煎服。

3．中暑 布渣叶 10 g。水煎服。

4．感冒，消化不良，腹胀 布渣叶 15 ~ 30 g。水煎服。

5．黄疸 布渣叶 60 g，猪血 120 g。水煎服，每日 1 次，连服 6 日。

6．蜈蚣咬伤 布渣叶 15 ~ 30 g。水煎服。

7．湿疹，尿道炎，肠胃炎，小便不通畅 布渣叶 20 g，木棉花 40 g，桑叶 15 g，冰糖适量。清水 4 碗煲至将好，加入冰糖稍煮片刻，去渣饮汤。

使用注意

孕妇禁用。

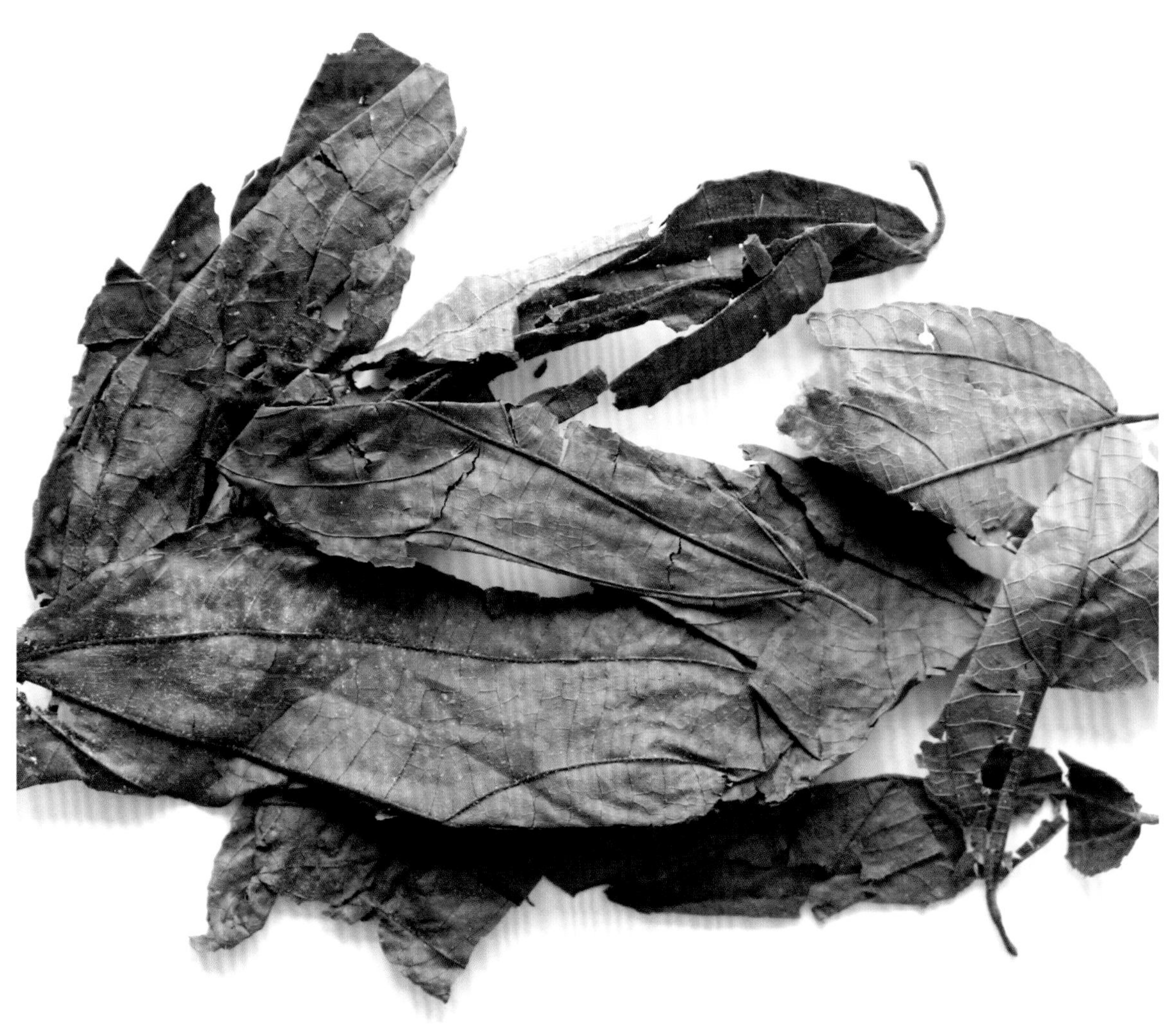

布渣叶饮片

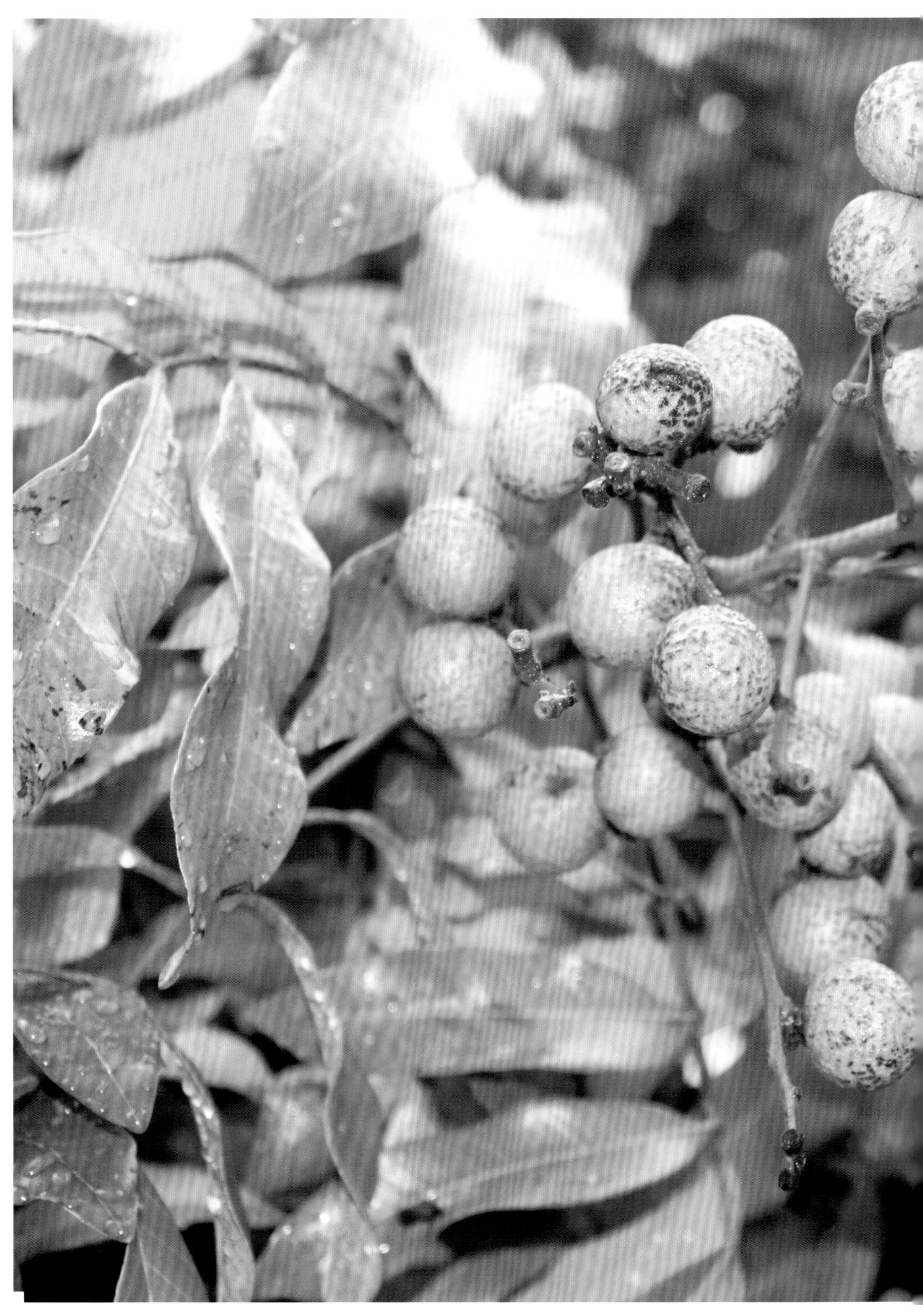

龙眼肉

【壮药名】诺芒俺。

【别　名】比目、益智、龙眼、蜜脾、龙眼干、桂圆肉。

【来　源】本品为无患子科植物龙眼 *Dimocarpus longan* Lour. 的假种皮。

【性味归经】味甘，性温。归心、脾经。

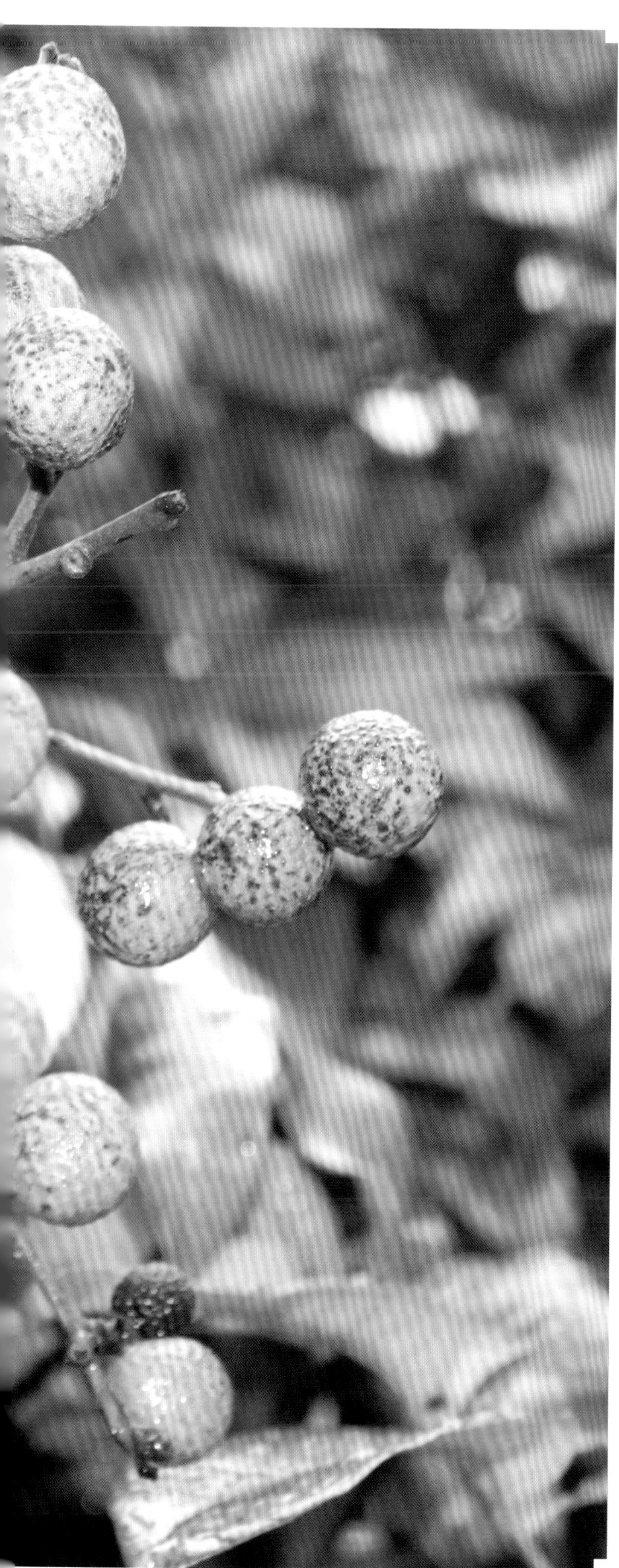

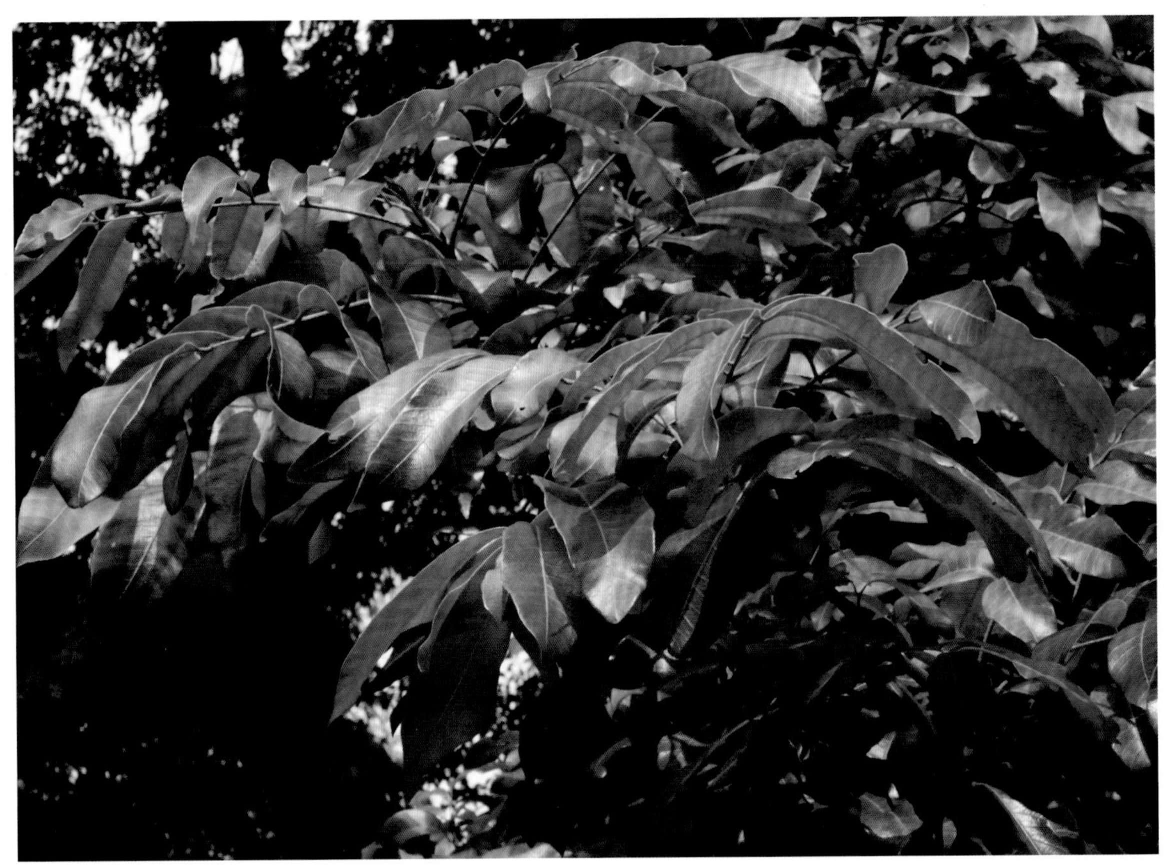

龙眼

识别特征

常绿乔木，高达 10 m 以上。幼枝被锈色柔毛。双数羽状复叶，互生，长 15 ~ 20 cm；小叶 2 ~ 5 对，通常互生，革质，椭圆形至卵状披针形，长 6 ~ 15 cm。先端短尖或钝，基部偏斜，全缘或波浪形，暗绿色，嫩时褐色，下面通常粉绿色。花两性，或单性花与两性花共存；为顶生或腋生的圆锥花序；花小，黄白色，直径 4 ~ 5 mm，被锈色星状小柔毛；花萼 5 深裂，裂片卵形；花瓣 5，匙形，内面有毛；雄蕊 8；子房 2 ~ 3 室，柱头 2 裂。核果球形，直径 1.5 ~ 2 cm，外皮黄褐色，粗糙，假种皮白色肉质，内有黑褐色种子 1 颗。花期 3—4 月，果期 7—9 月。

生境分布

生长于低山丘陵台地半常绿季雨林。分布于广东、福建、台湾、广西等省区。

采收加工

夏、秋二季果实成熟时采摘，烘干或晒干，除去壳、核，晒至干爽不黏，贮存备用。

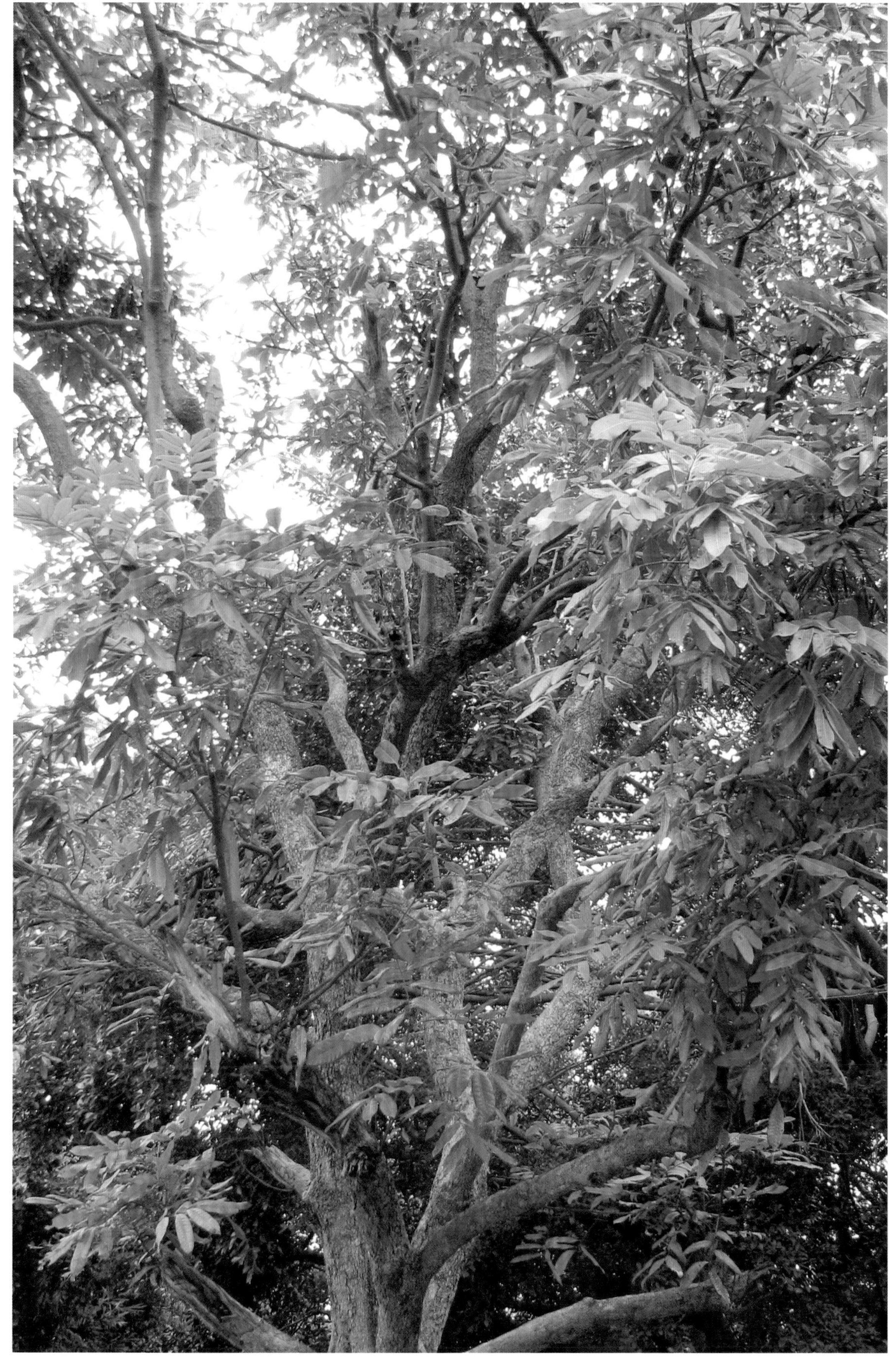

龙眼

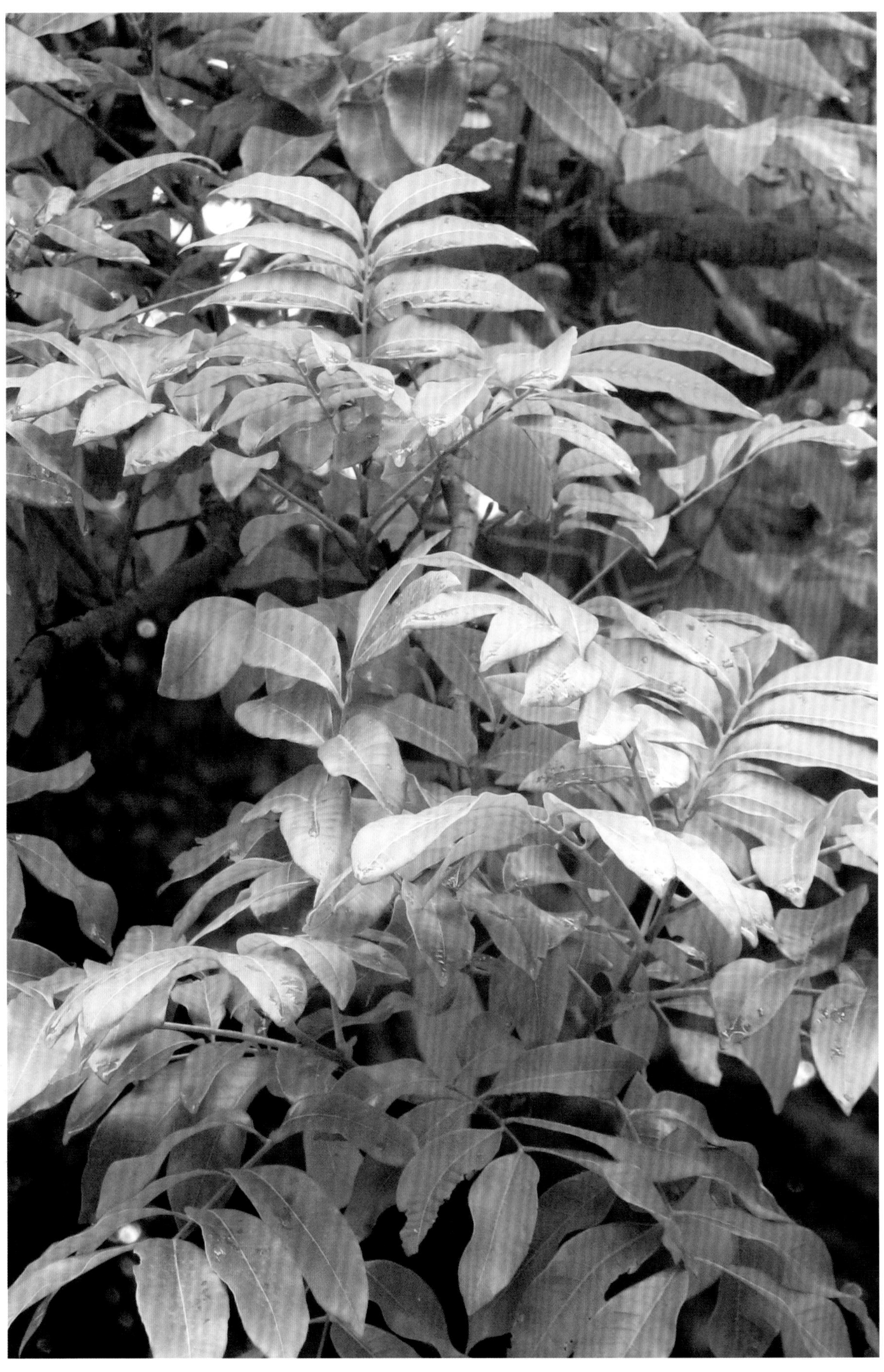

龙眼

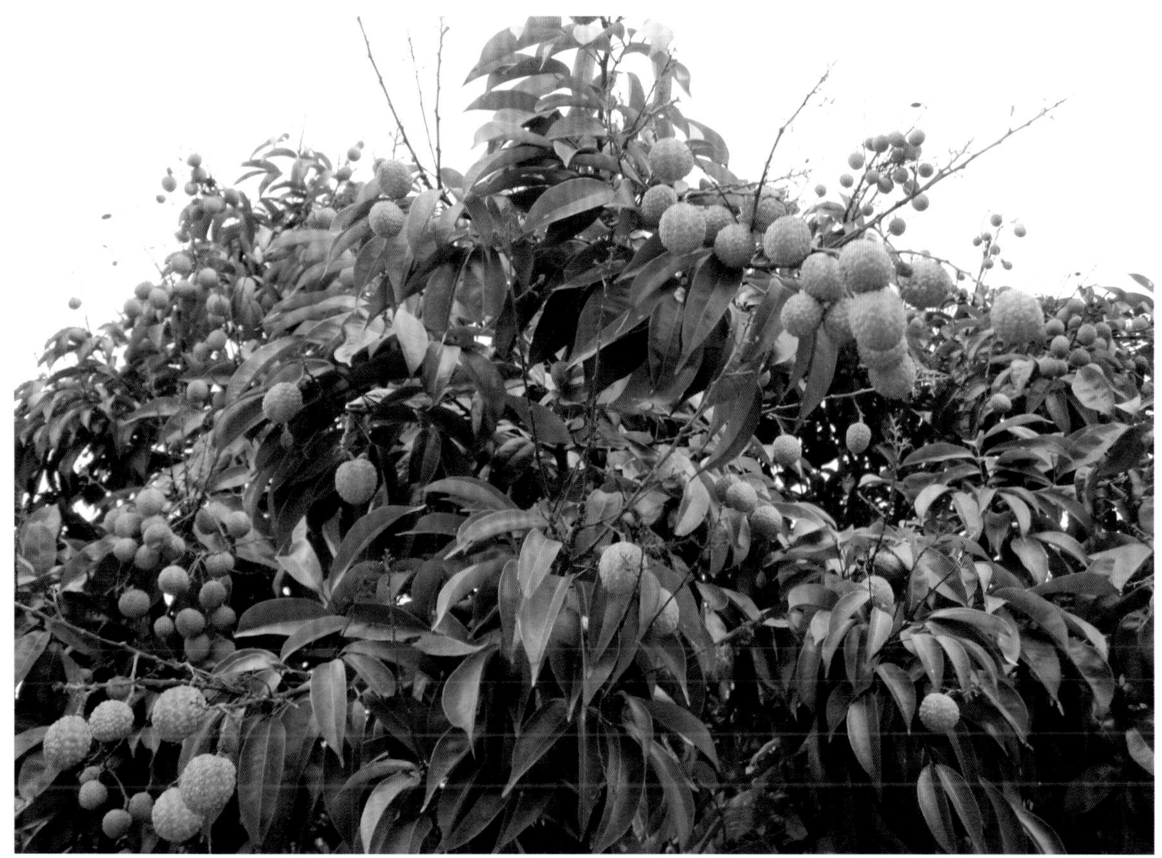

龙眼

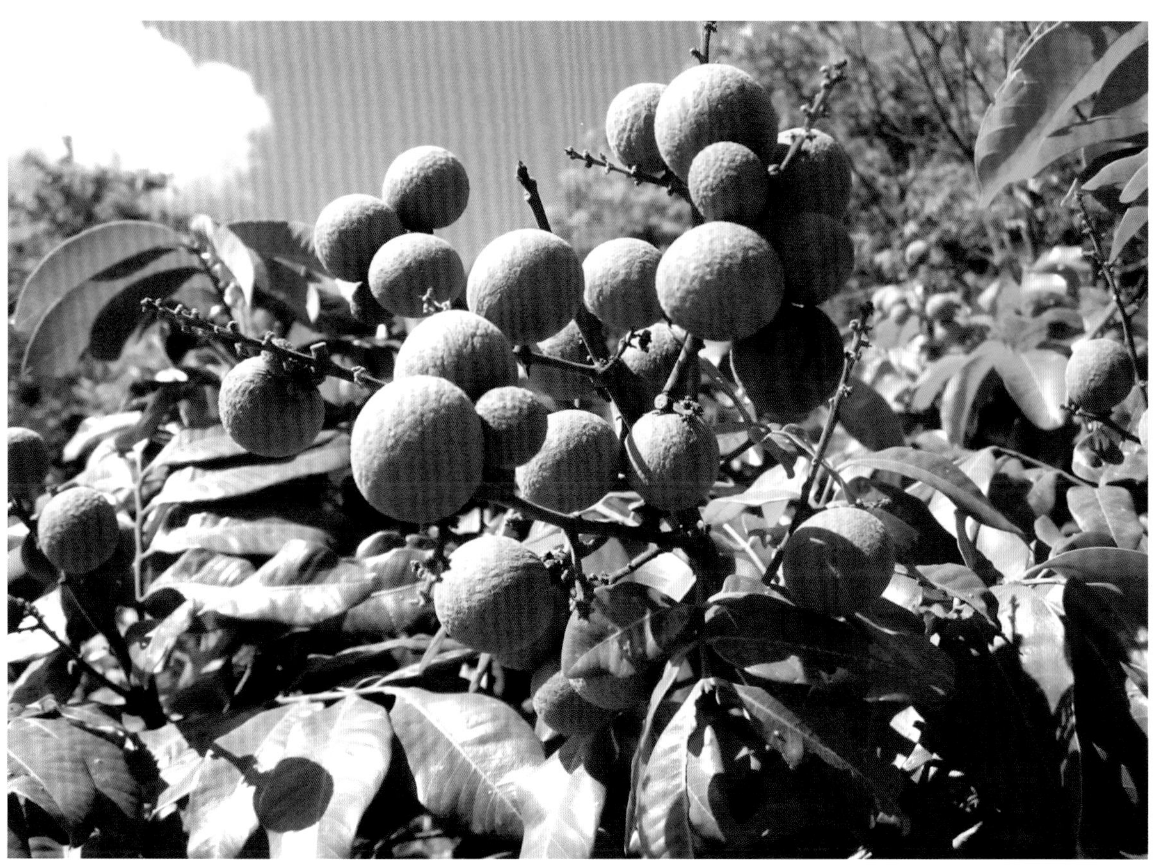

龙眼

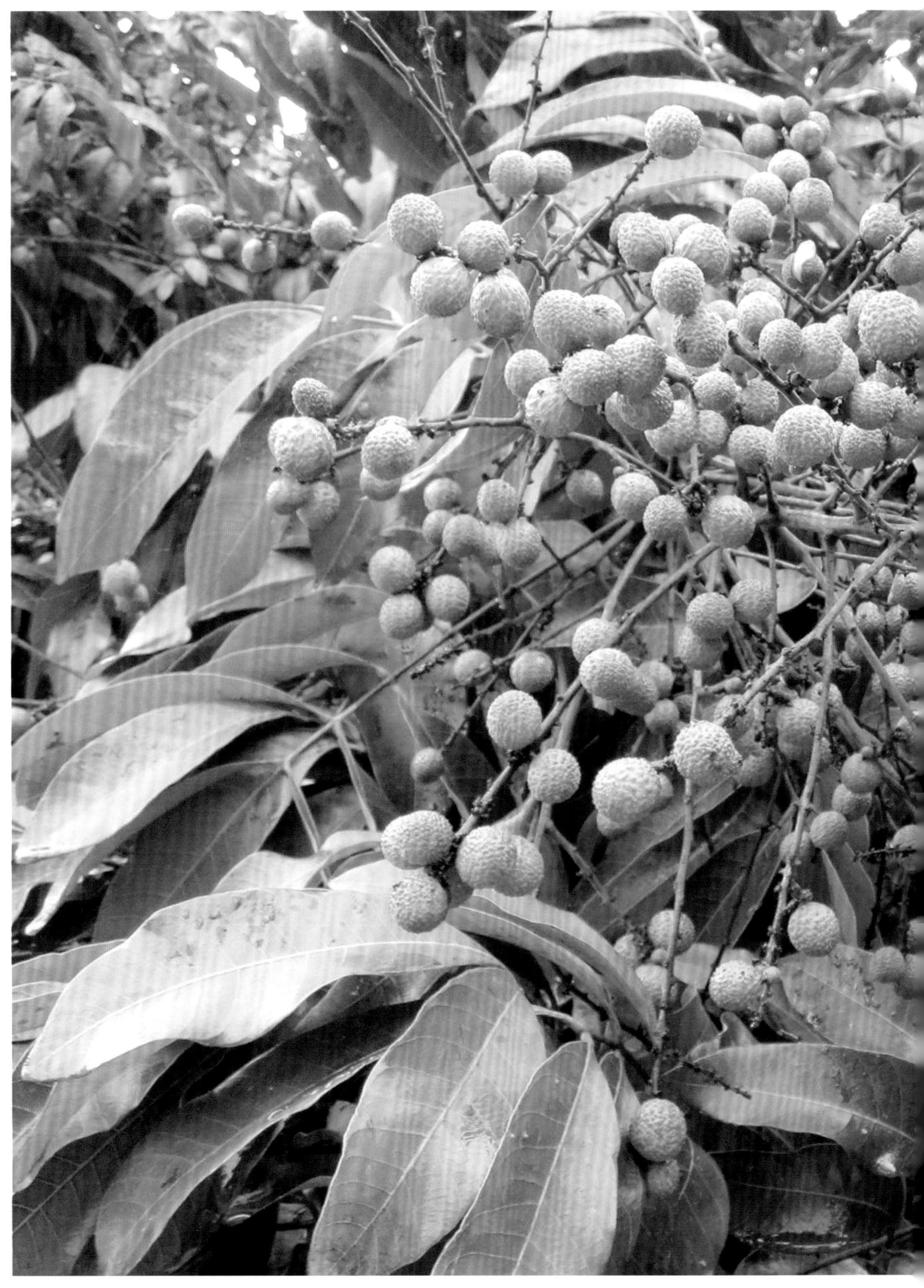

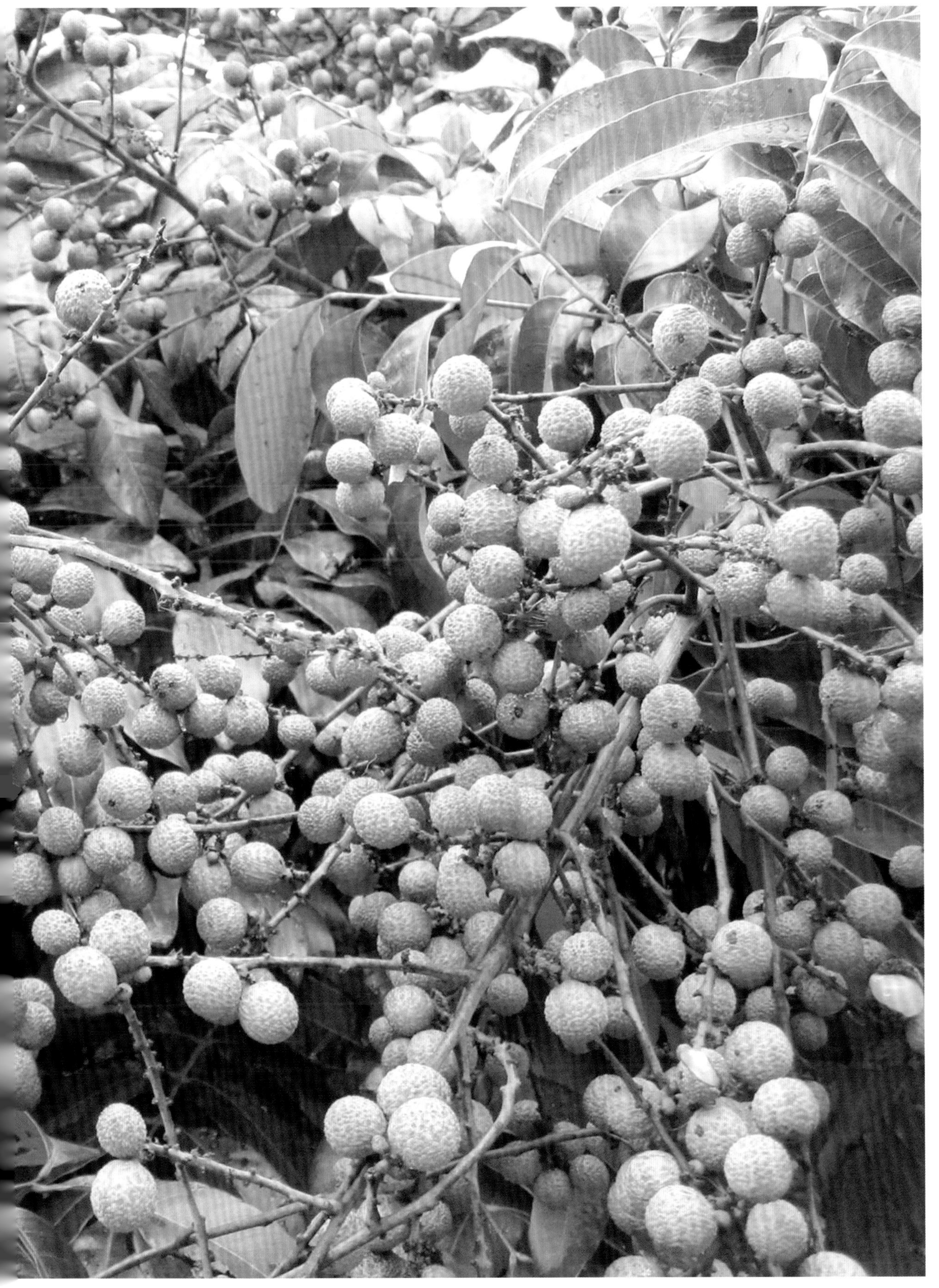

龙眼

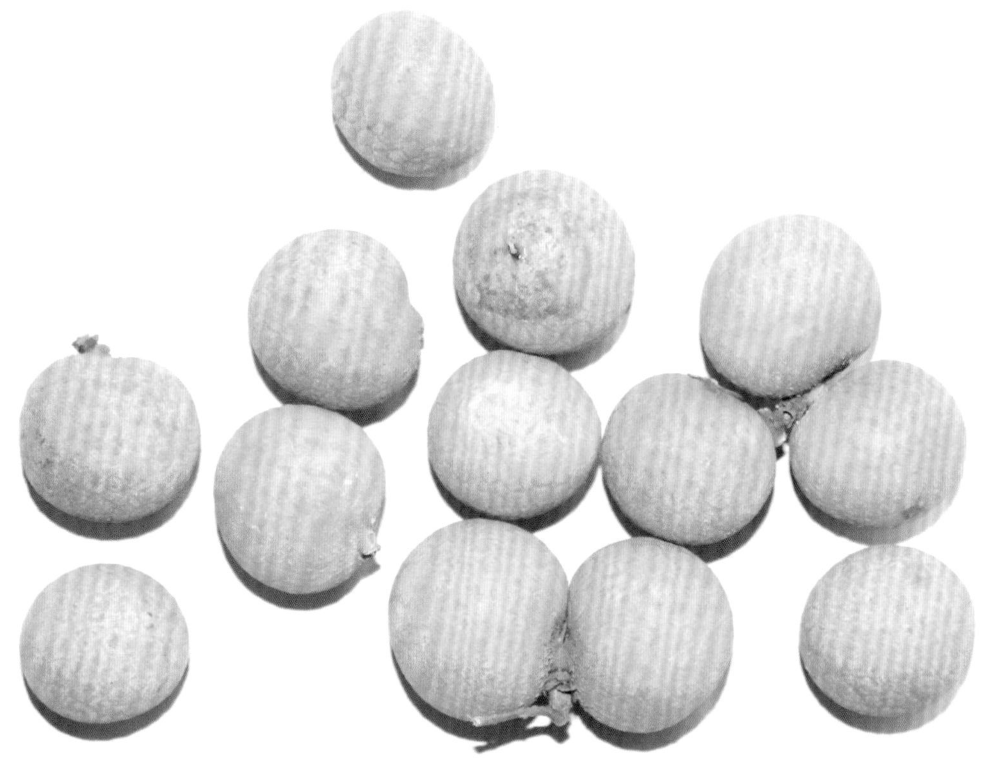

龙眼药材

药材鉴别

本品为不规则块片，常黏结成团，长 1 ~ 1.5 cm，宽 1 ~ 3.85 cm，厚约 1 mm。黄棕色至棕色，半透明。外表面（近果皮的一面）皱缩不平；内表面（黏附种子的一面）光亮，有细纵皱纹。质柔润，有黏性。气微香，味甚甜。以片大而厚、色黄棕、半透明、甜味浓者为佳。

功效主治

补益心脾，养血安神。主治思虑伤脾，头昏，失眠，心悸怔忡，病后或产后体虚及由于脾虚所致的下血失血症。

药理作用

龙眼肉和蛤蚧提取液可促进生长，增强体质。可明显延长小鼠常压耐缺氧存活时间，减少低温下的死亡率。

用法用量

内服：9 ~ 15 g，大剂量 30 ~ 60 g，煎汤。

民族药方

1．心悸怔忡 龙眼肉 30 g。每日嚼食。

2．贫血体弱，心悸失眠，精神不振 龙眼肉 10 g，莲子 15 g，糯米 60 g。煮粥服，每日早、晚分食。

3．失眠，心悸 龙眼肉、炒酸枣仁各 10 g，芡实 12 g。煎汤睡前饮。

4．妇女崩漏，贫血，血小板减少 龙眼肉 15 ~ 30 g，大枣 15 g。加水适量，同蒸熟食用。

5．产后浮肿 龙眼肉、大枣、生姜各适量。水煎服。

6．月经不调，产后虚弱 龙眼肉、鸡蛋各适量。蒸熟食用。

7．脾虚泄泻 龙眼肉 14 枚，生姜 3 片。水煎服。

8．贫血，心悸怔忡，自汗盗汗，神经衰弱 龙眼肉 15 g，莲子、芡实各 20 g。同煮汤食用。

使用注意

患有外感实邪，痰饮胀满者禁用。

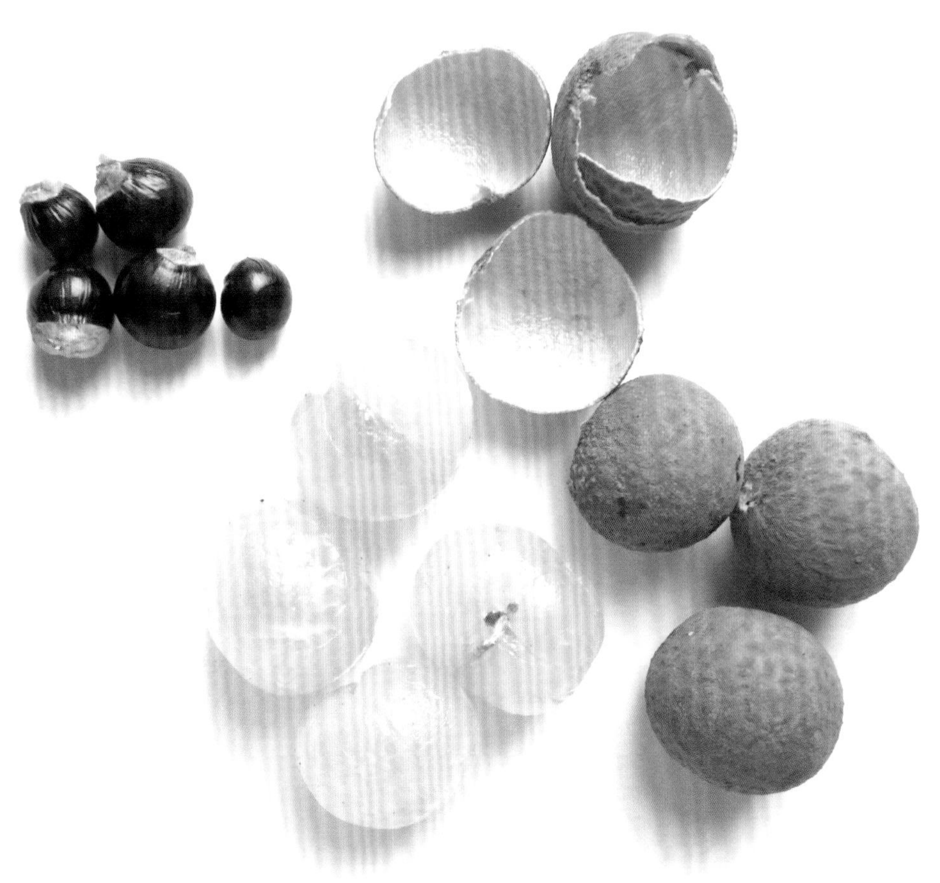

龙眼药材

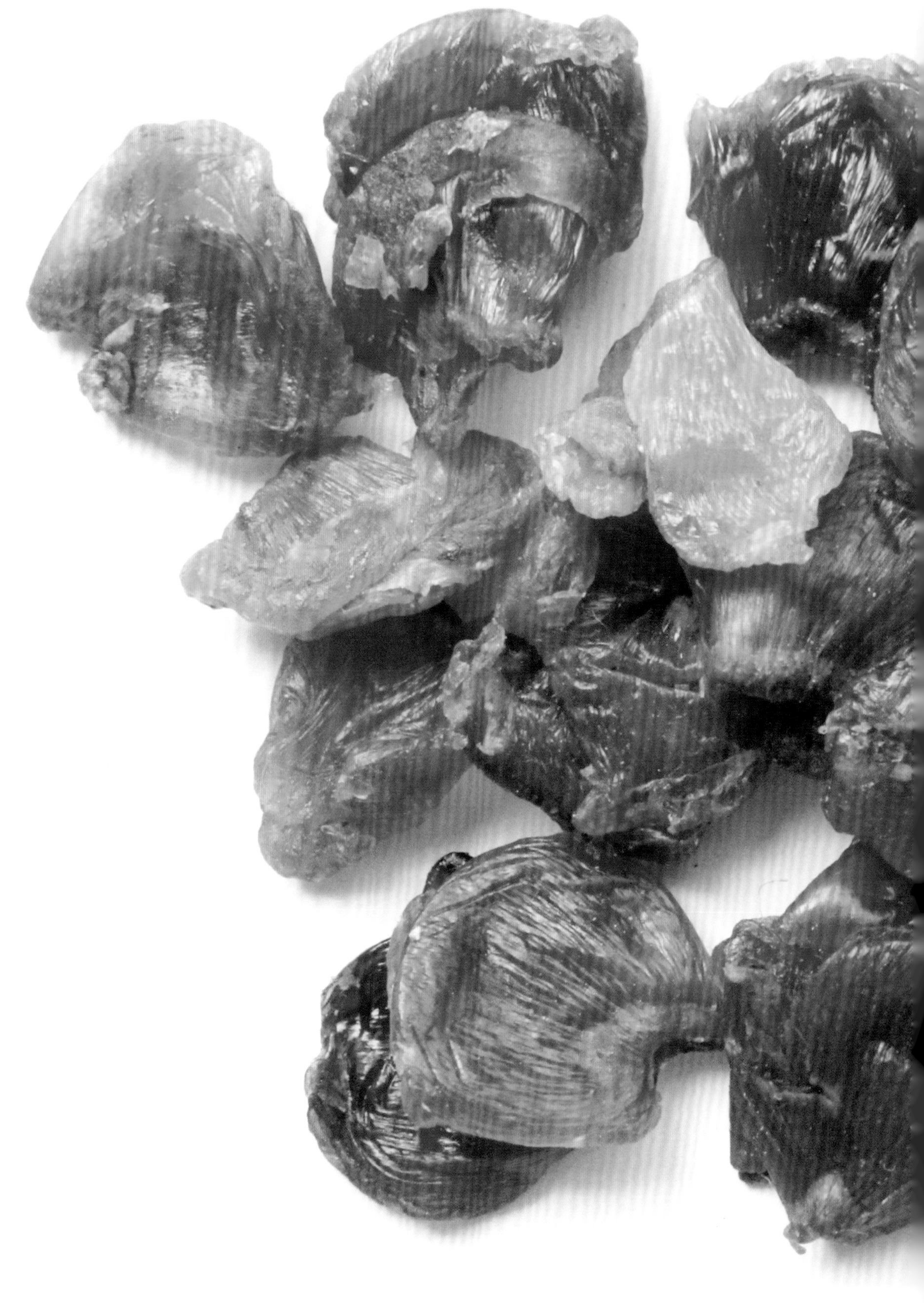

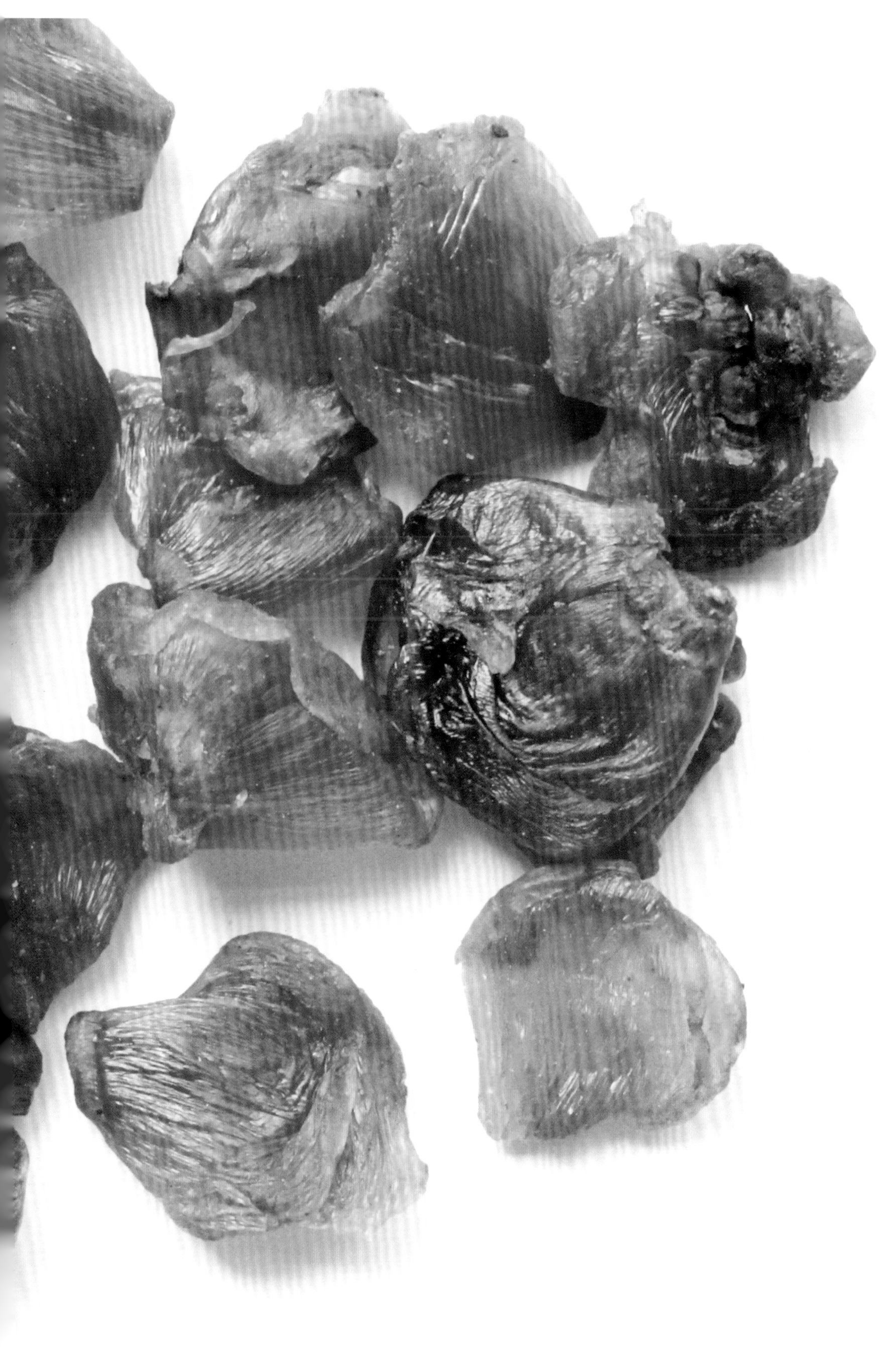

龙眼肉药材

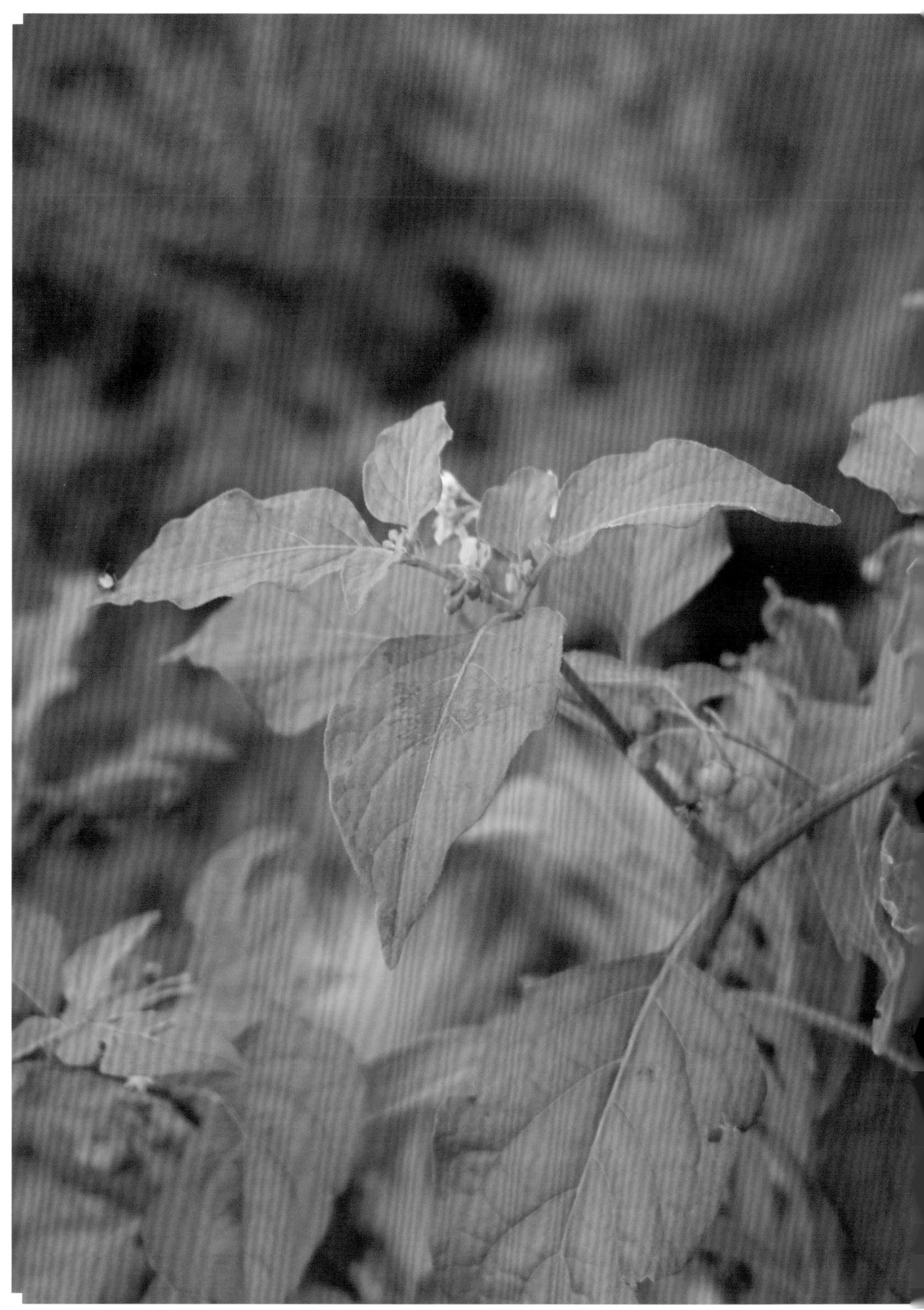

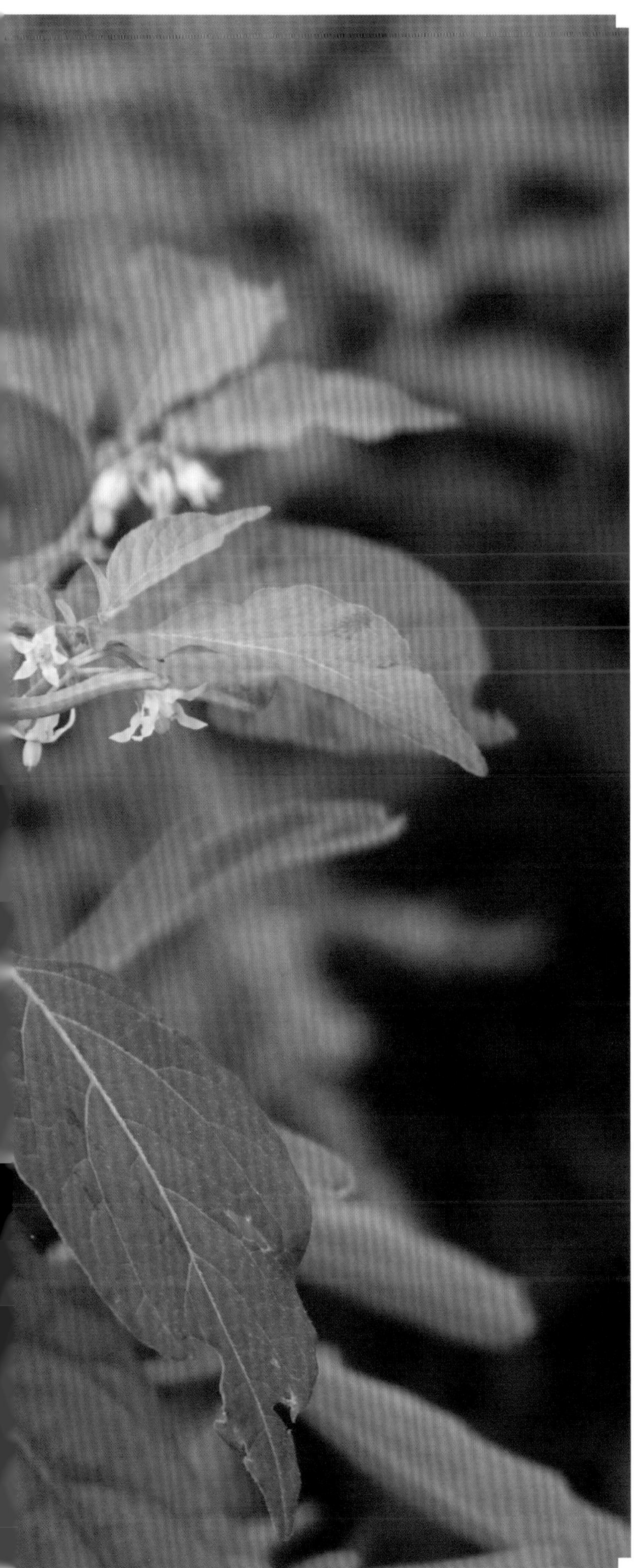

龙葵

【壮药名】碰耳甩。

【别　名】苦葵、山海椒、野辣椒、天茄子、黑天天、黑茄子、野葡萄。

【来　源】本品为茄科植物龙葵 *Solanum nigrum* L. 的全草。

【性味归经】味苦，性寒。有小毒。归肝、肺、肾、胃、膀胱经。

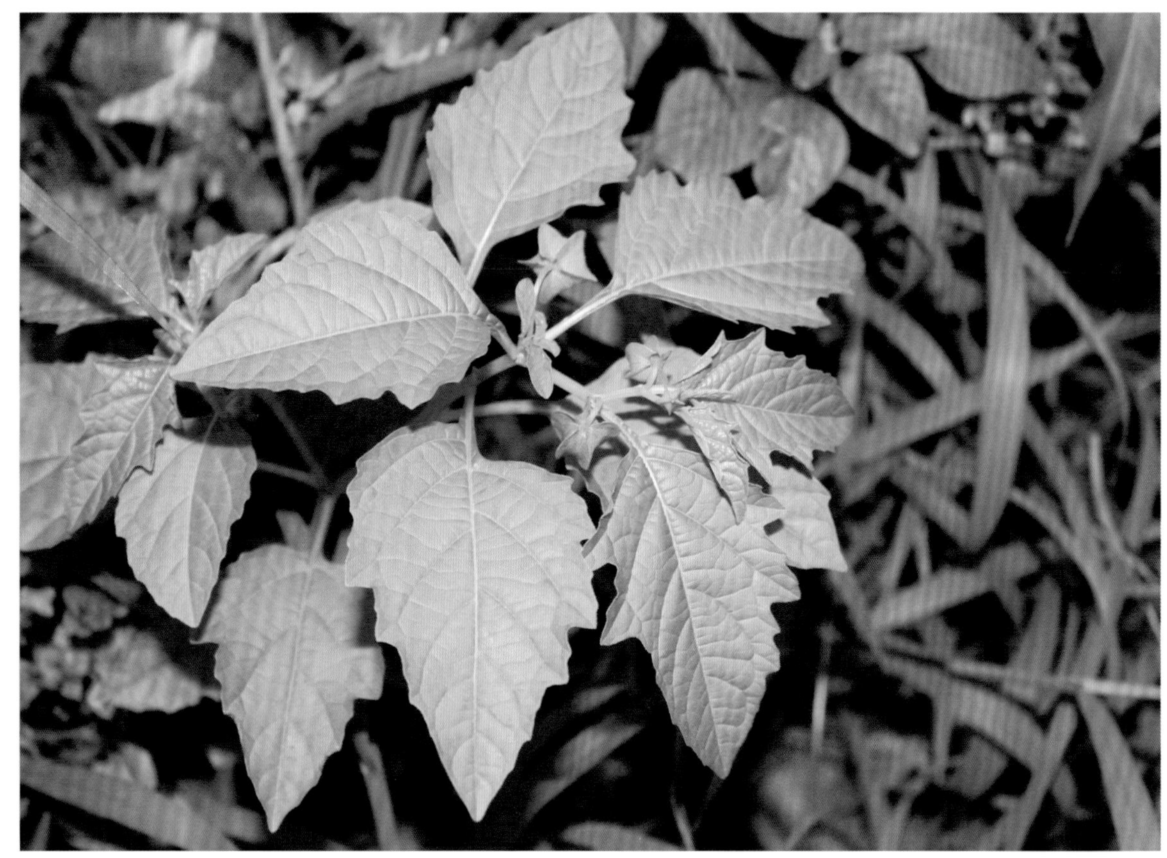

龙葵

识别特征

一年生草本植物，高25 ~ 100 cm。茎直立，有棱角或不明显，近无毛或稀被细毛。叶互生；叶柄长1 ~ 2 cm；叶片卵形，先端短尖，基部楔形或宽楔形并下延至叶柄，通常长2.5 ~ 10.0 cm，宽2.5 ~ 5.5 cm，全缘或具不规则波状粗锯齿，光滑或两面均被稀疏短柔毛。蝎尾状聚伞花序腋外生，由3 ~ 10朵花组成；花梗长1.0 ~ 2.5 cm；花萼小，浅杯状，外疏被细毛5浅裂；花白色，萼筒形，5深裂，裂片卵圆形，长约2 mm；雄蕊5，着生花冠筒口，花丝分离，花药黄色，顶孔向内；雌蕊1，球形，子房2室，花柱下半部密生白色柔毛，柱头圆形。浆果球形，有光泽，直径约8 mm，成熟时黑色；种子多数扁圆形。花、果期9—10月。

生境分布

生长于田边、路旁或荒地。全国各地均有分布。

采收加工

夏、秋二季采收，鲜用或晒干。

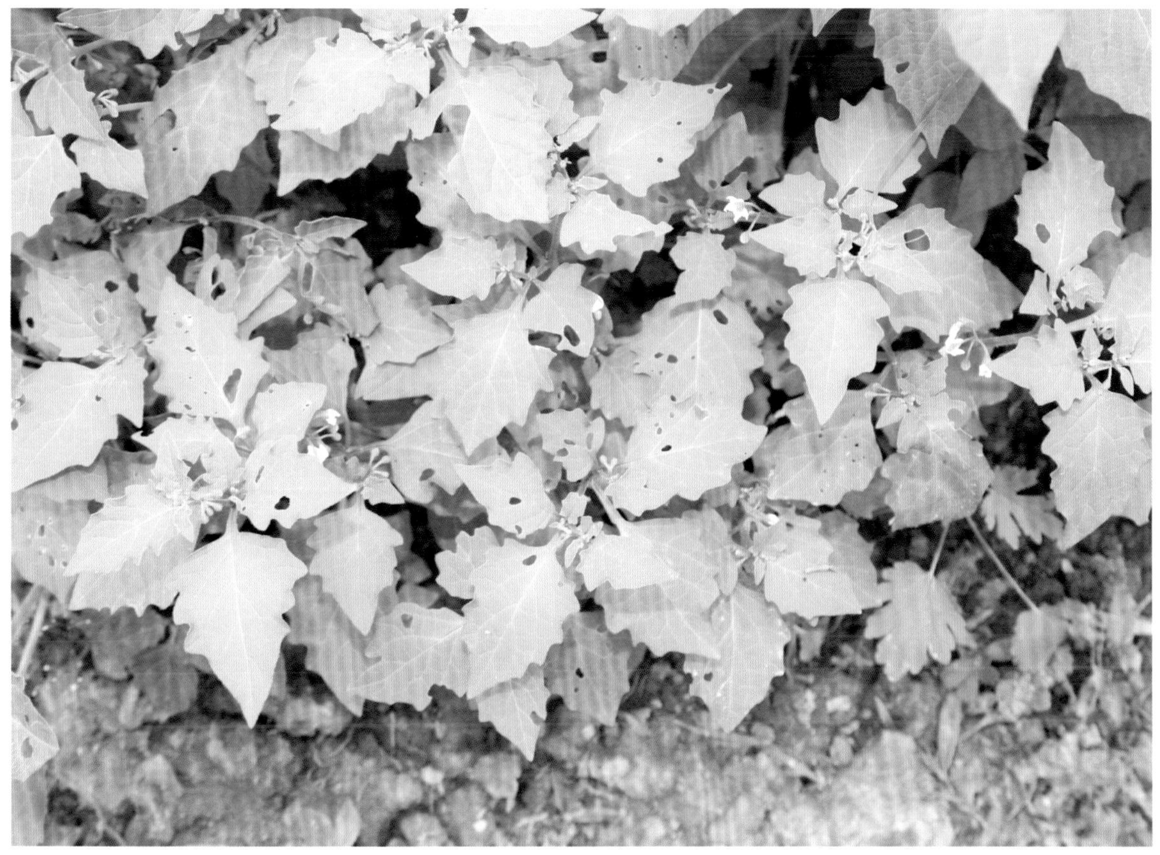

龙葵

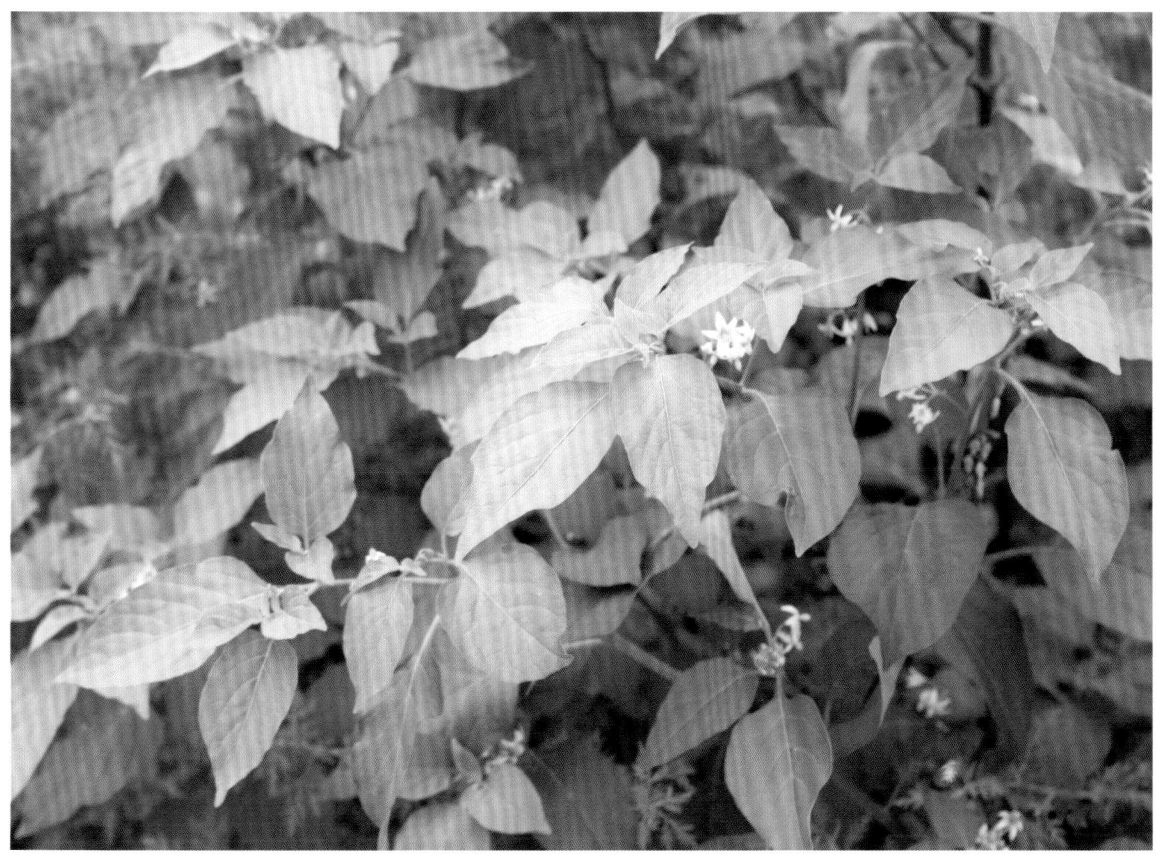

龙葵

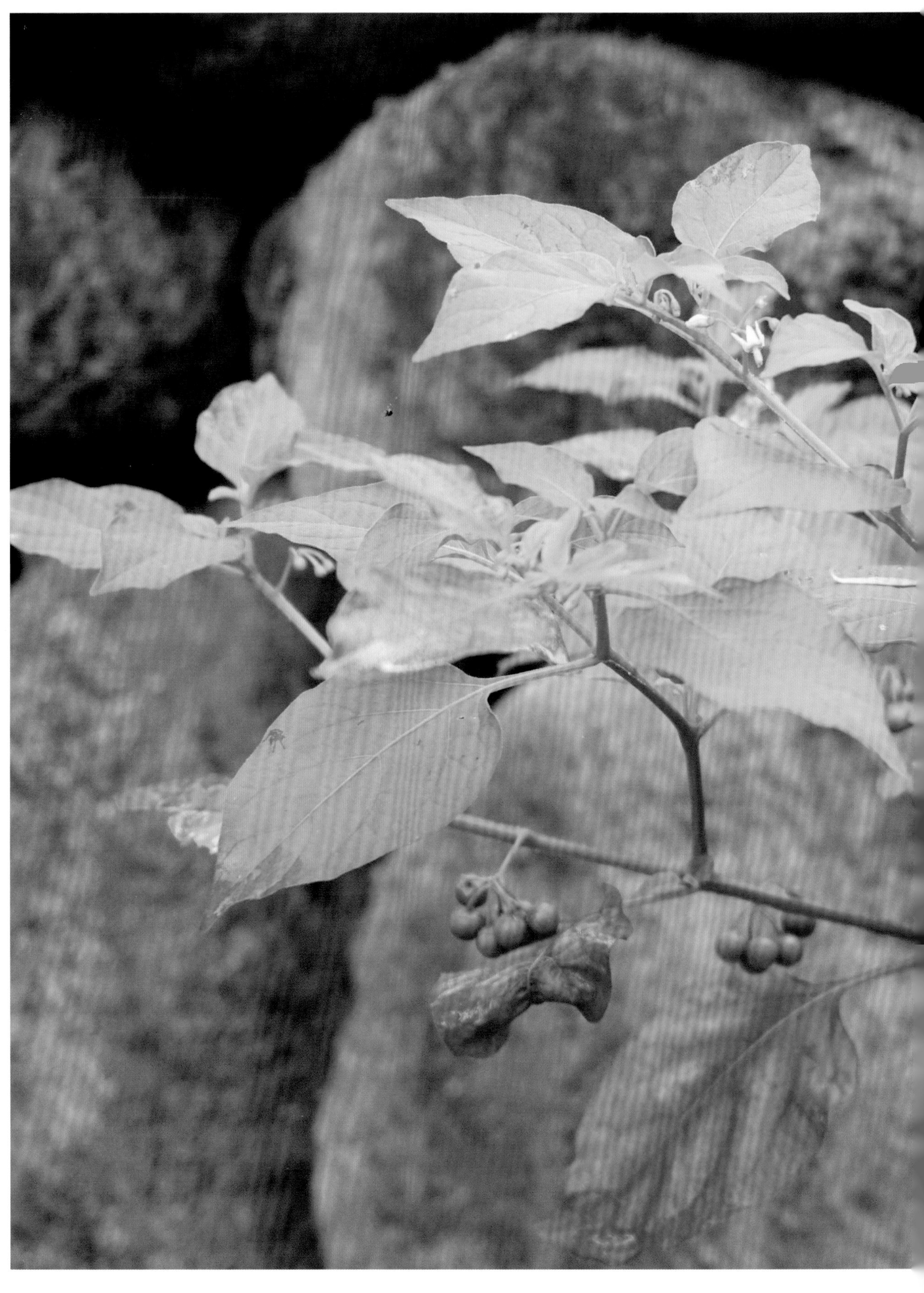

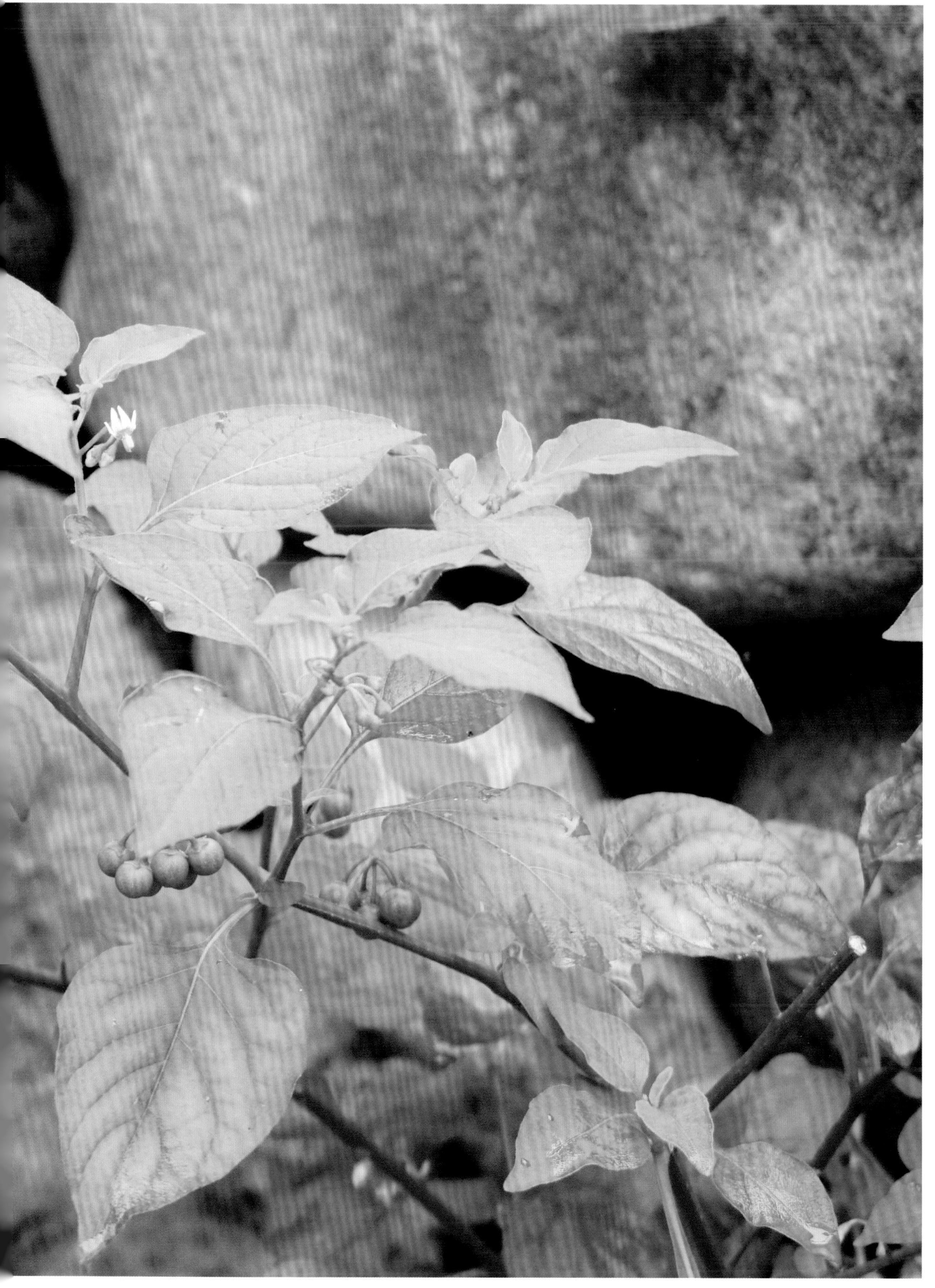

龙葵

龙葵

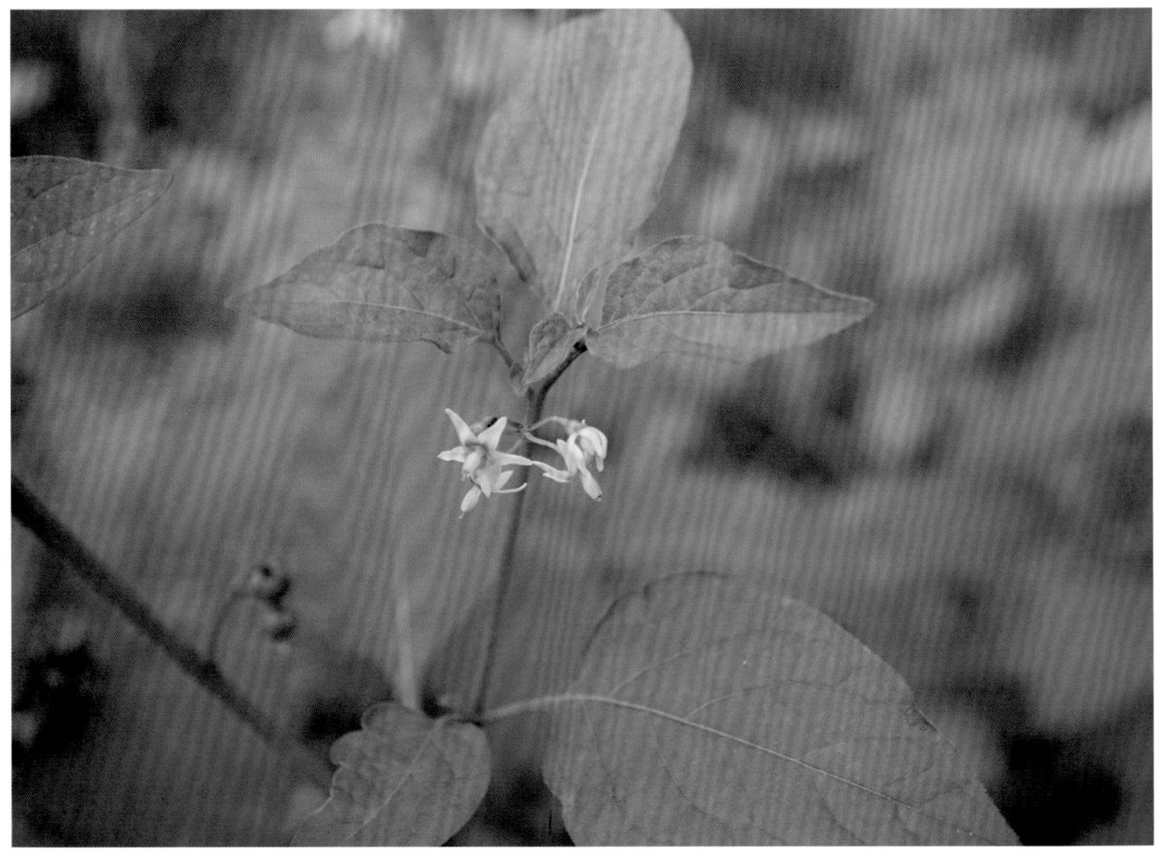

龙葵

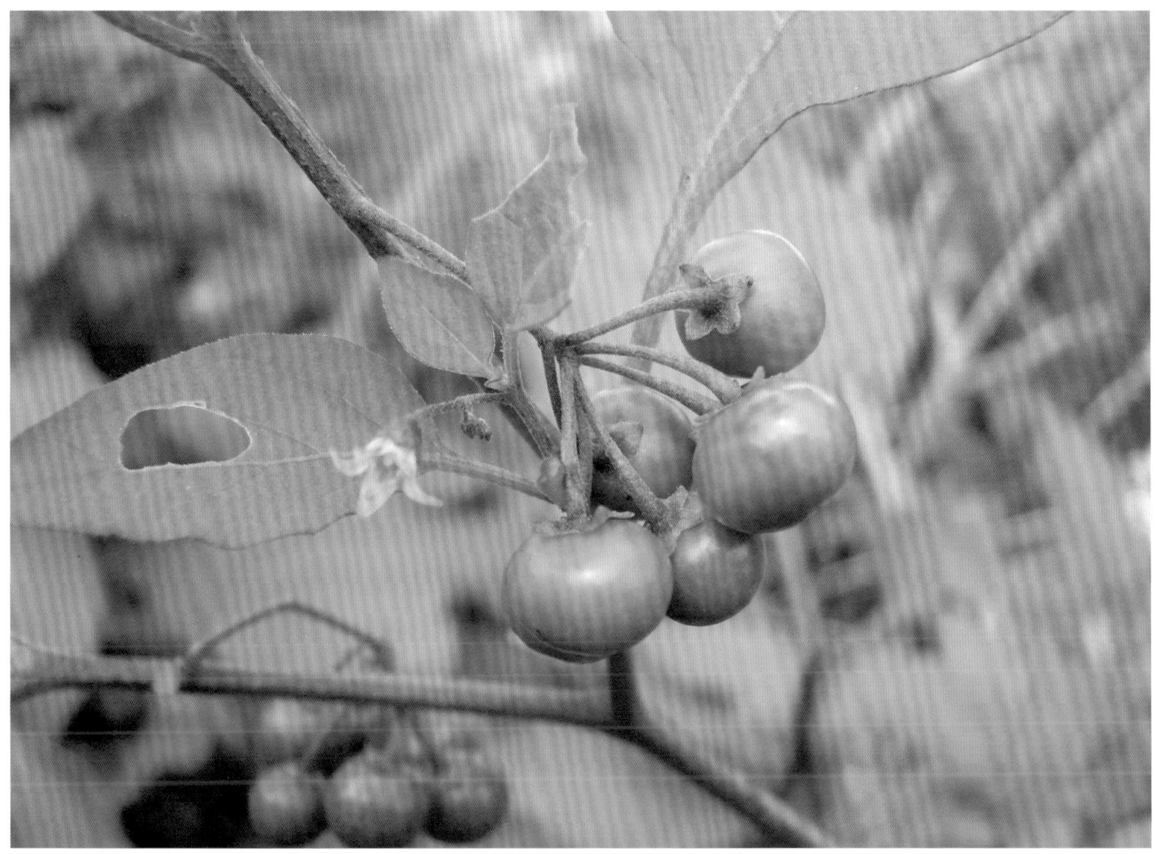

龙葵

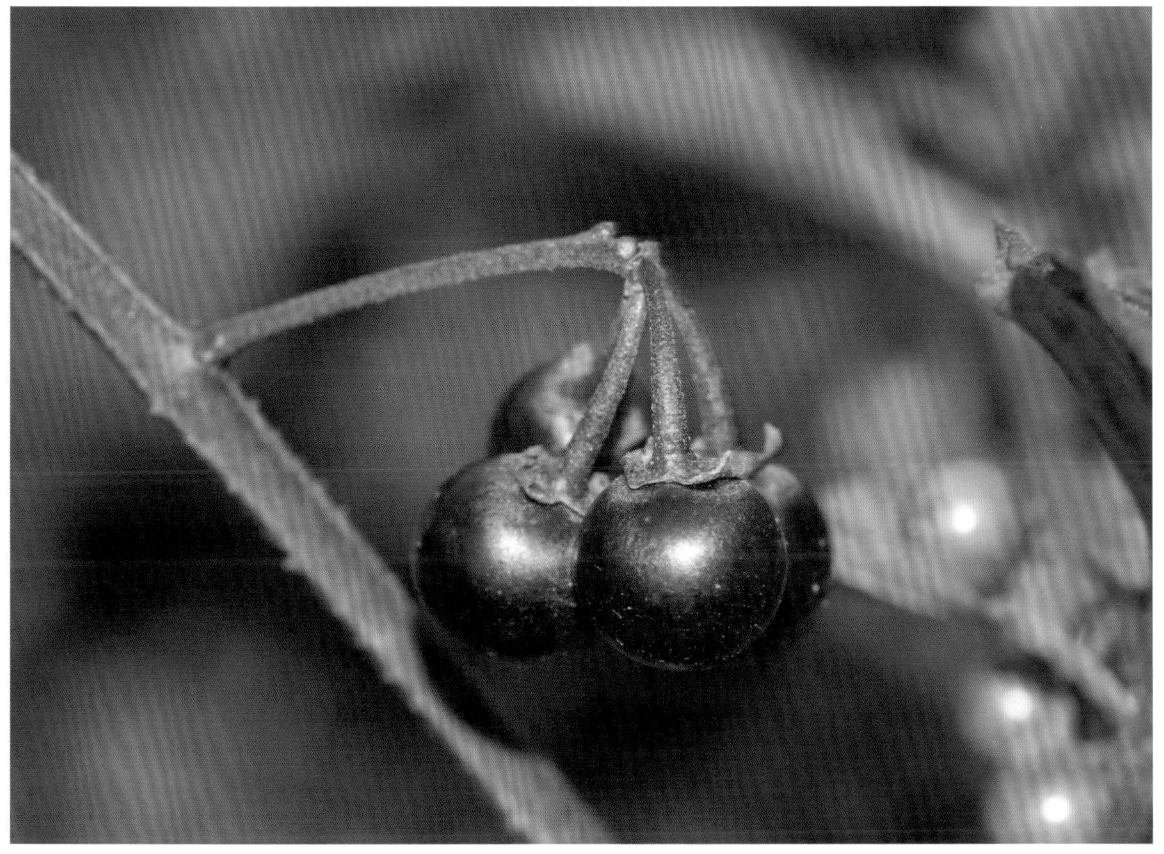

龙葵

药材鉴别

本品茎呈圆柱形，多分枝，长 30 ~ 70 cm，直径 2 ~ 10 cm，表面黄绿色，具纵皱纹。质硬而脆，断面黄白色，中空。叶皱缩或破碎，完整者呈卵形或椭圆形，长 2 ~ 5 cm，宽 2 ~ 6 cm，先端锐尖或钝，全缘或有不规则波状锯齿，暗绿色，两面光滑或疏被短柔毛。聚伞花序蝎尾状，花多脱落，花萼棕褐色，花冠棕黄色。浆果球形，黑色或绿色，皱缩。种子多数，棕色。气微，味淡。以茎叶色绿、带果者为佳。

功效主治

清热解毒，活血消肿。主治感冒发热，牙痛，慢性支气管炎，痢疾，泌尿系感染，乳腺炎，白带，癌症；外用治痈疖疔疮，天疱疮，蛇咬伤。

用法用量

内服：15 ~ 30 g，煎汤。外用：适量，捣烂外敷或煎水洗。

民族药方

1．痢疾　龙葵叶 24 ~ 30 g（鲜者用加倍量），白糖 30 g。水煎服。

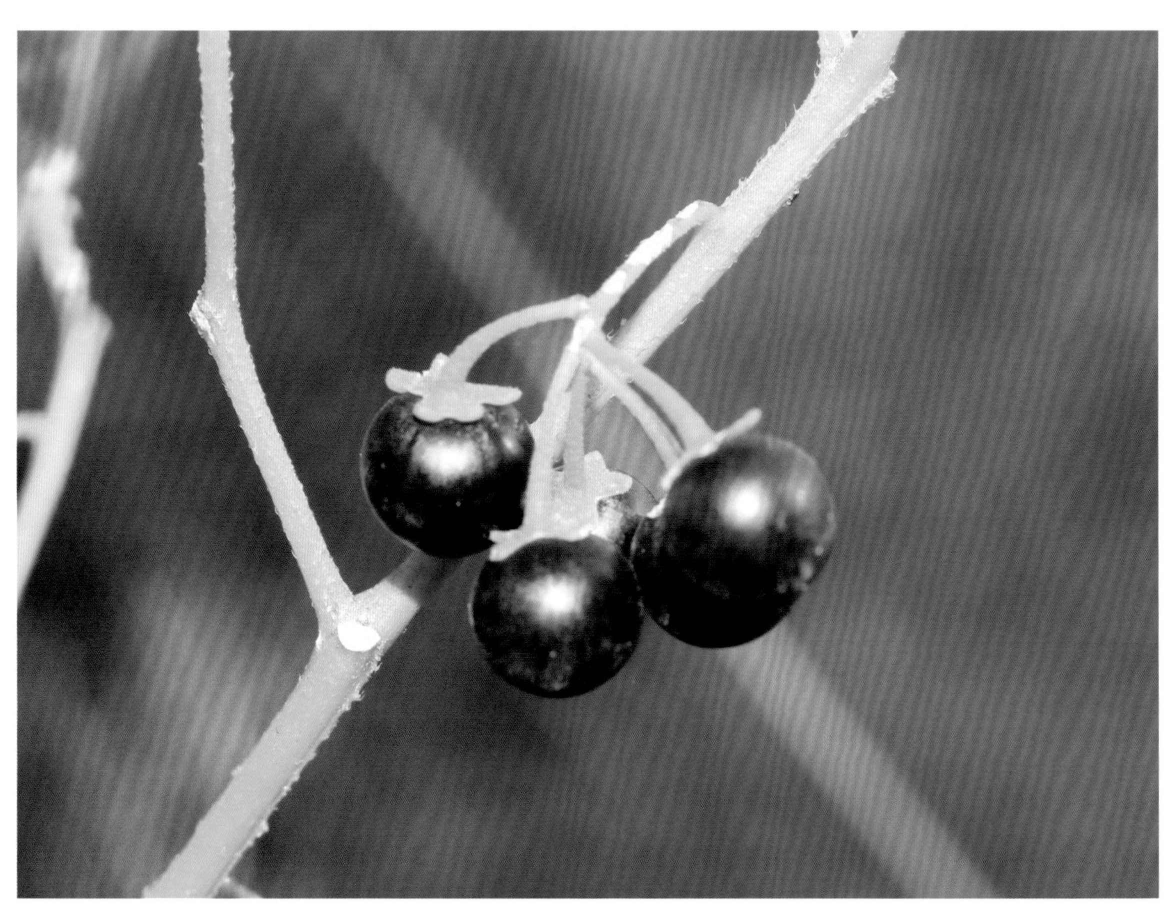

龙葵

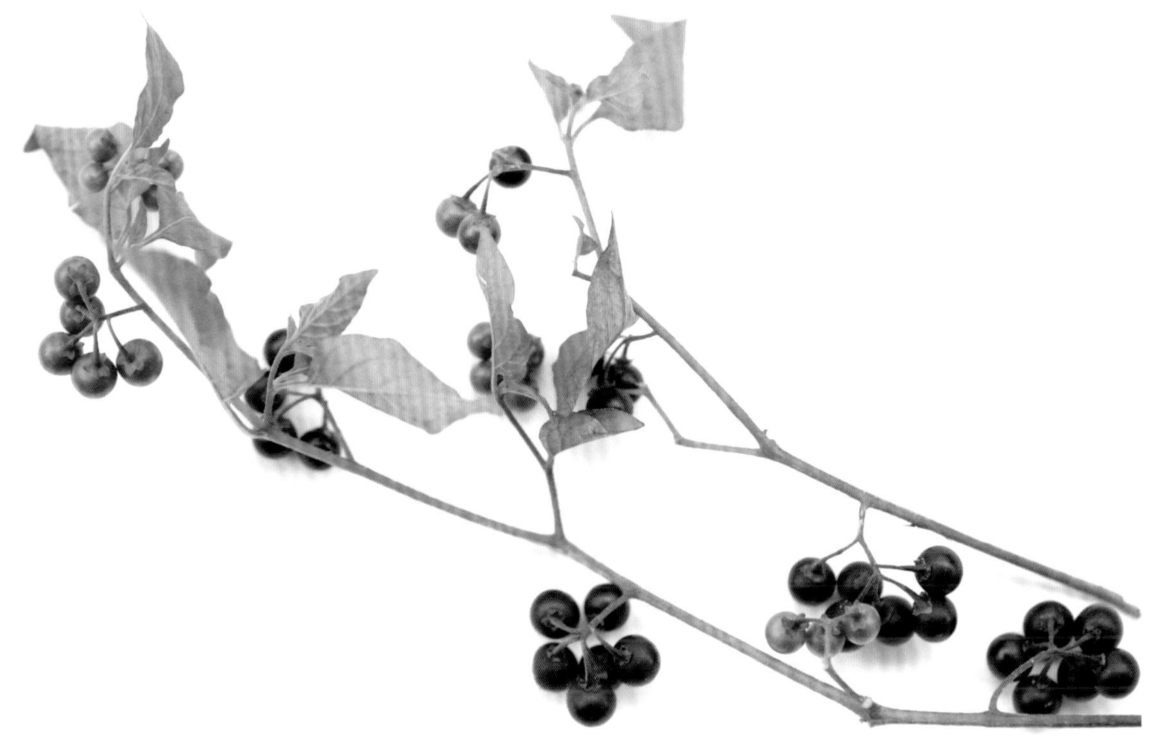

龙葵药材

2．恶疮，痈肿　龙葵全草适量。捣烂敷。

3．急性肾炎，浮肿，小便少　鲜龙葵、鲜芫花各 15 g，木通 10 g。水煎服。

4．毒蛇咬伤　龙葵、六月雪鲜叶各 30 g。捣烂取汁内服，药渣外敷，连用 2 日。

5．跌打扭筋肿痛　鲜龙葵叶 1 握，连须葱白 7 棵。切碎，加酒酿糟适量，同捣烂敷患处，每日换 1 ~ 2 次。

6．血崩不止　龙葵 30 g，多茎景天 15 g。水煎服。

7．癌症胸腔积液、腹水　鲜龙葵 500 g（或干品 120 g）。水煎服，每日 1 剂。

8．癌症　鲜龙葵全草 60 g（干品 30 g），鲜半枝莲 120 g（干品 60 g），紫草 15 g。水煎服，每日 2 次。

9．慢性气管炎　龙葵 30 g，桔梗 9 g，甘草 6 g。为 1 日量，制成糖衣片，每日 3 次，10 日为 1 个疗程，每个疗程间隔 5 ~ 7 日。

使用注意

脾胃虚弱者勿服。

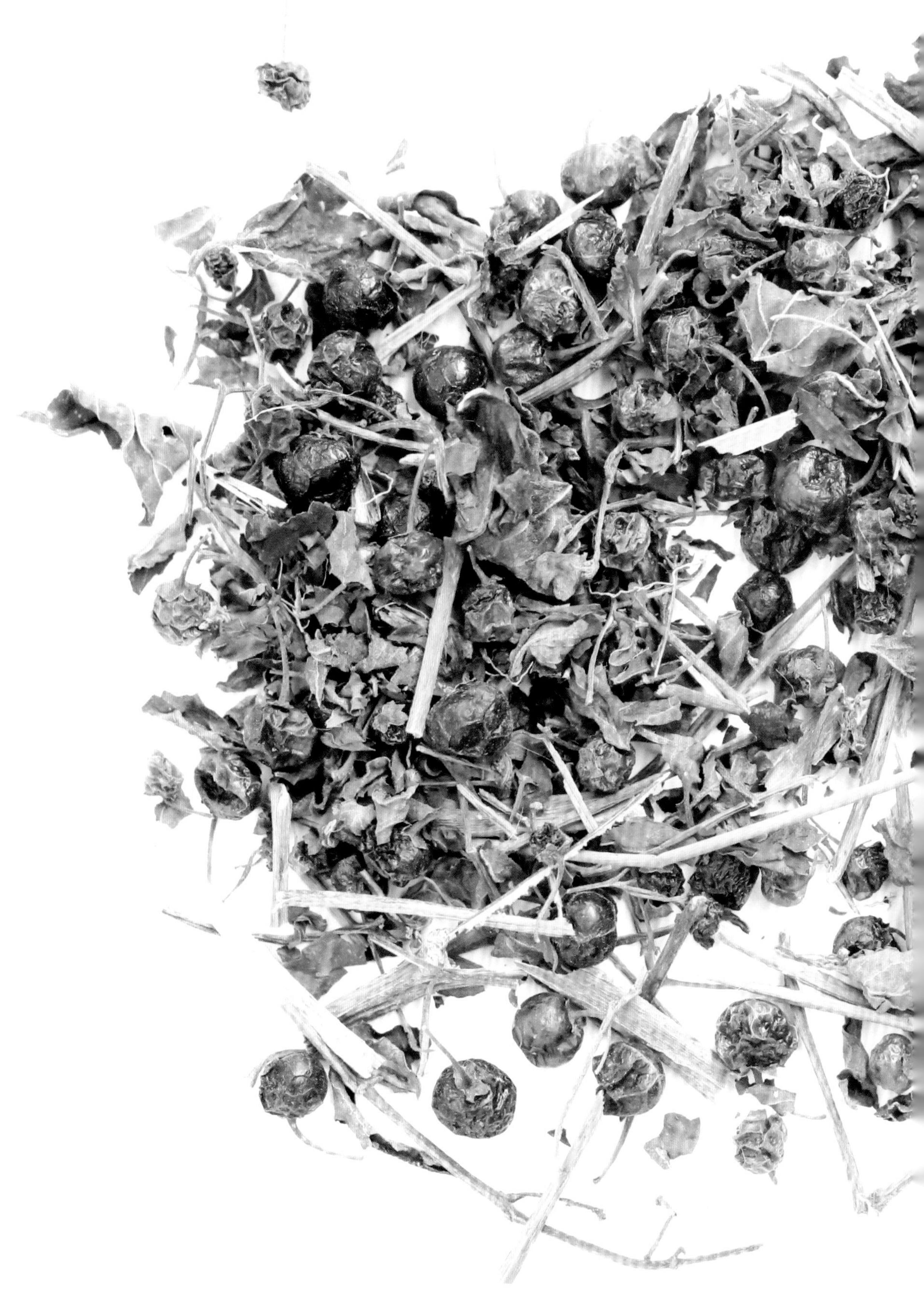

龙葵

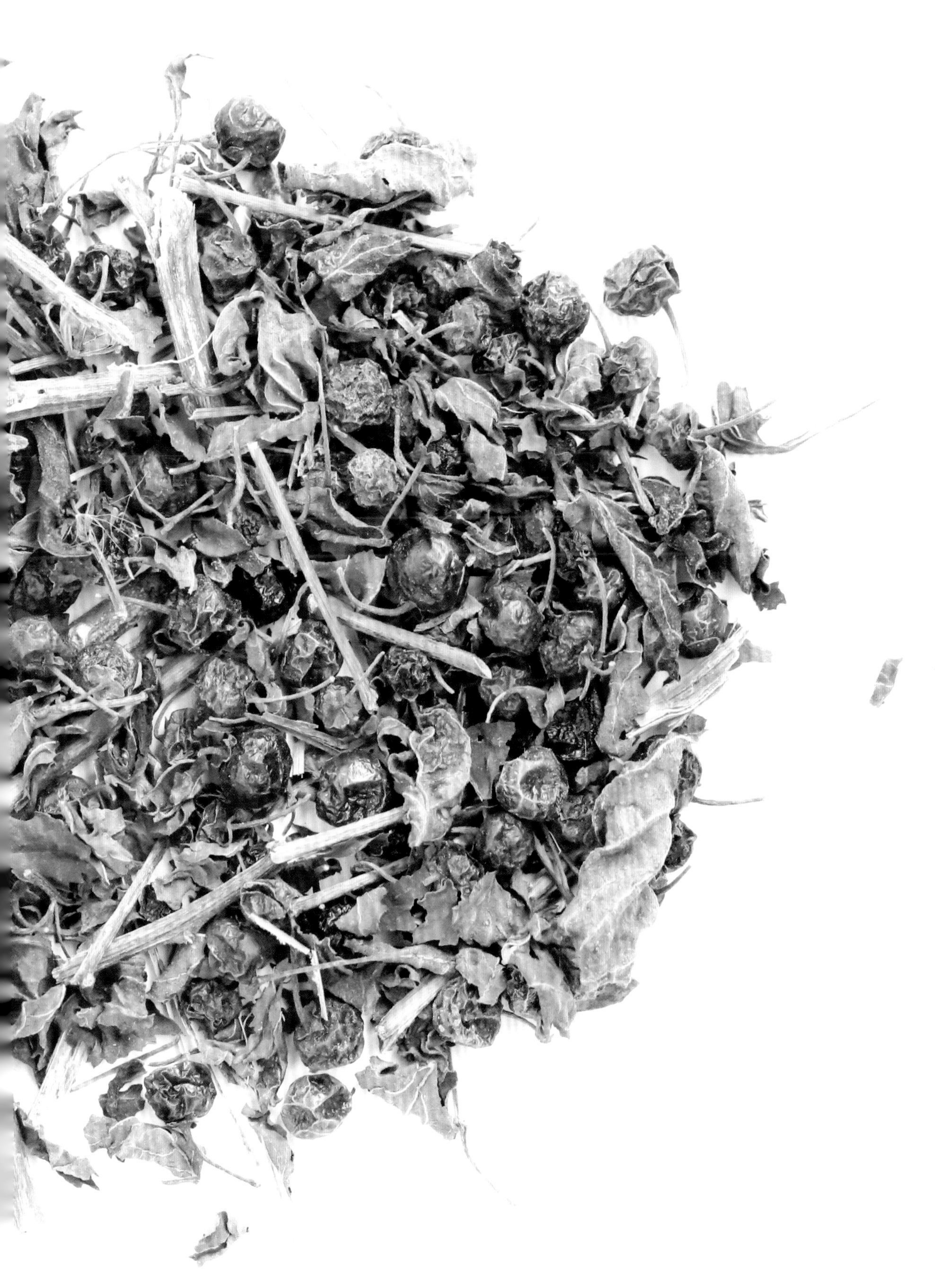

龙葵饮片

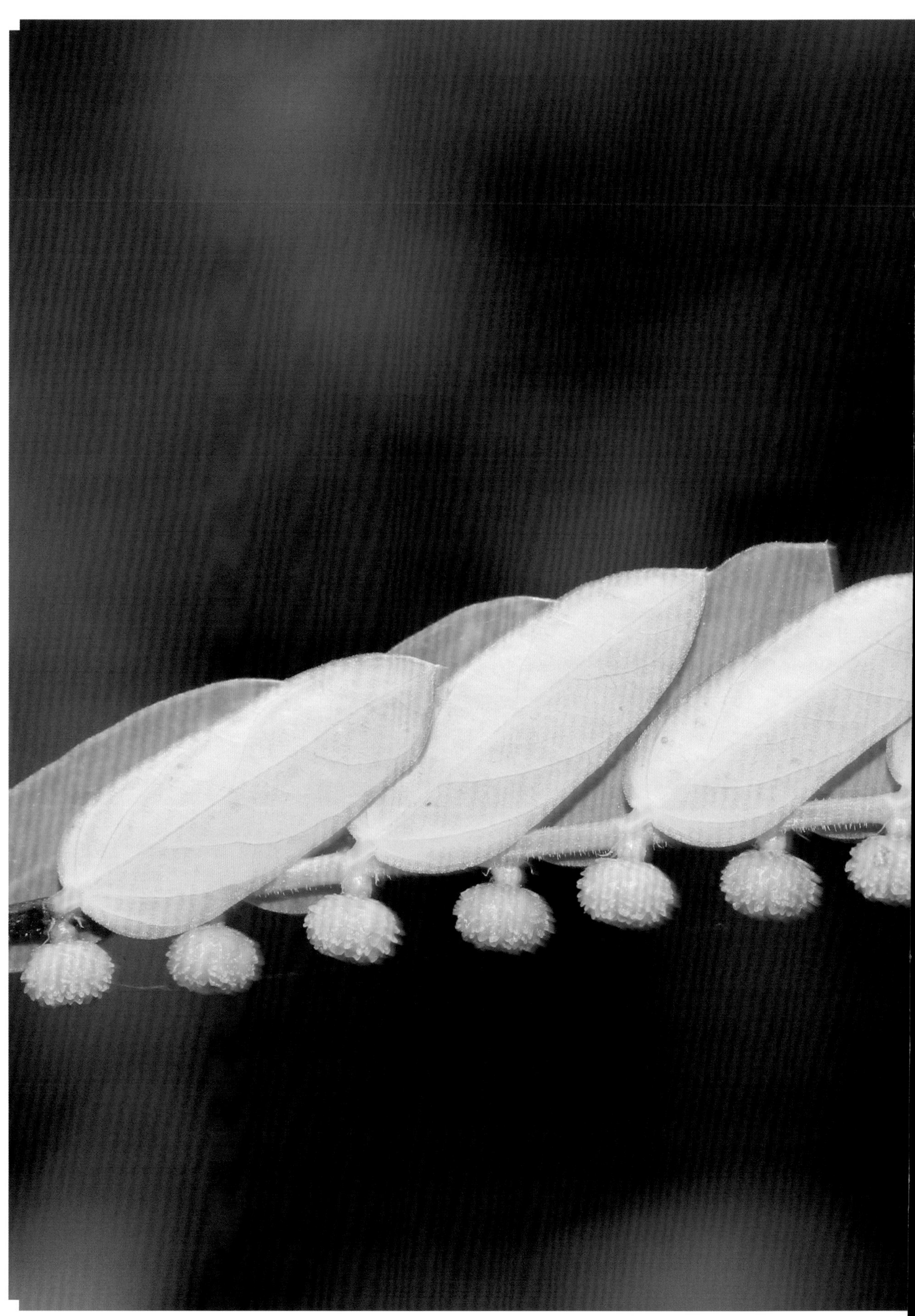

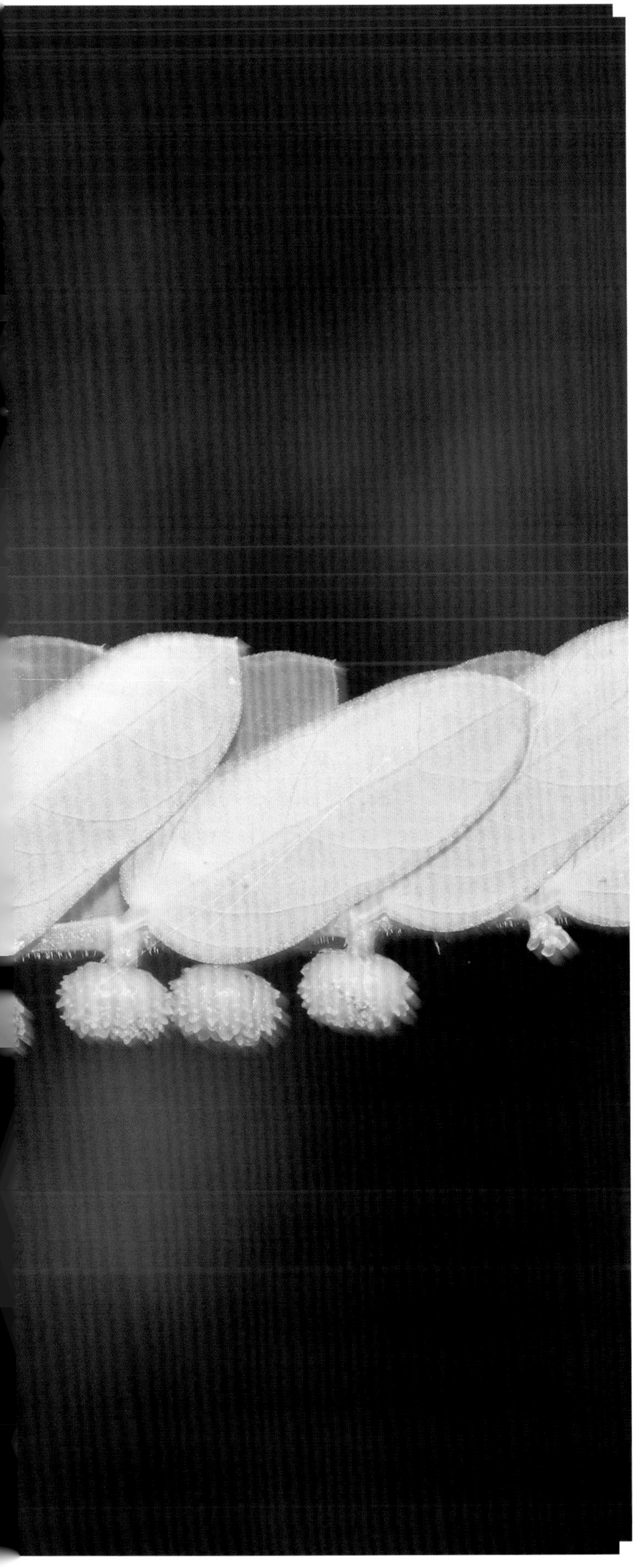

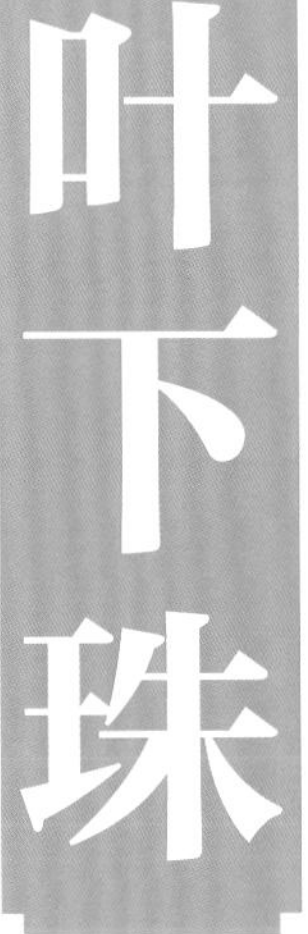

叶下珠

【壮药名】涯关斗。

【别　名】珍珠草、叶后珠、夜合草、叶下珍珠、十字珍珠草、夜合珍珠。

【来　源】本品为大戟科植物叶下珠 *Phyllanthus urinaria* L. 的全草。

【性味归经】味甘，性凉。归肝、脾、肾经。

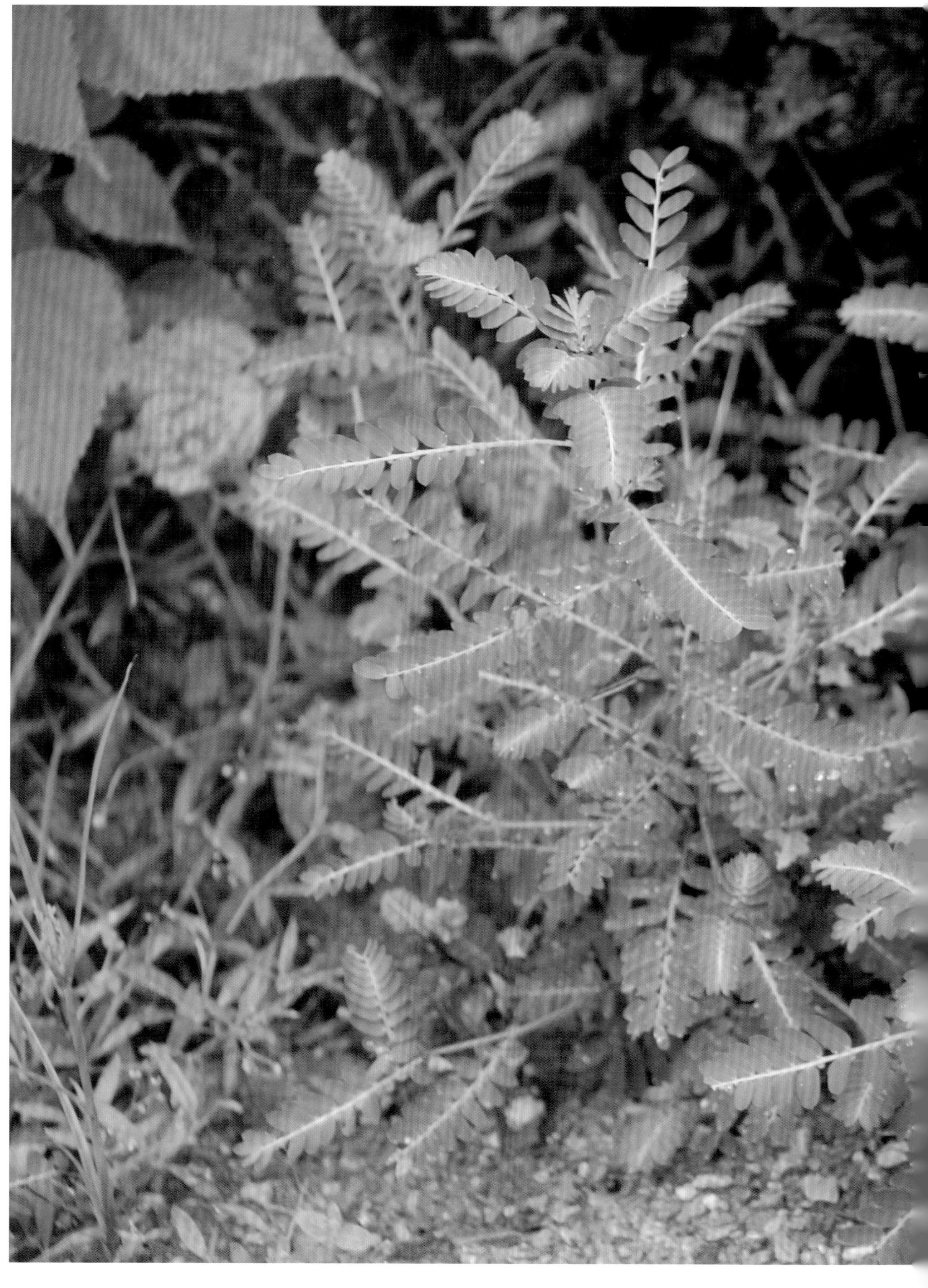

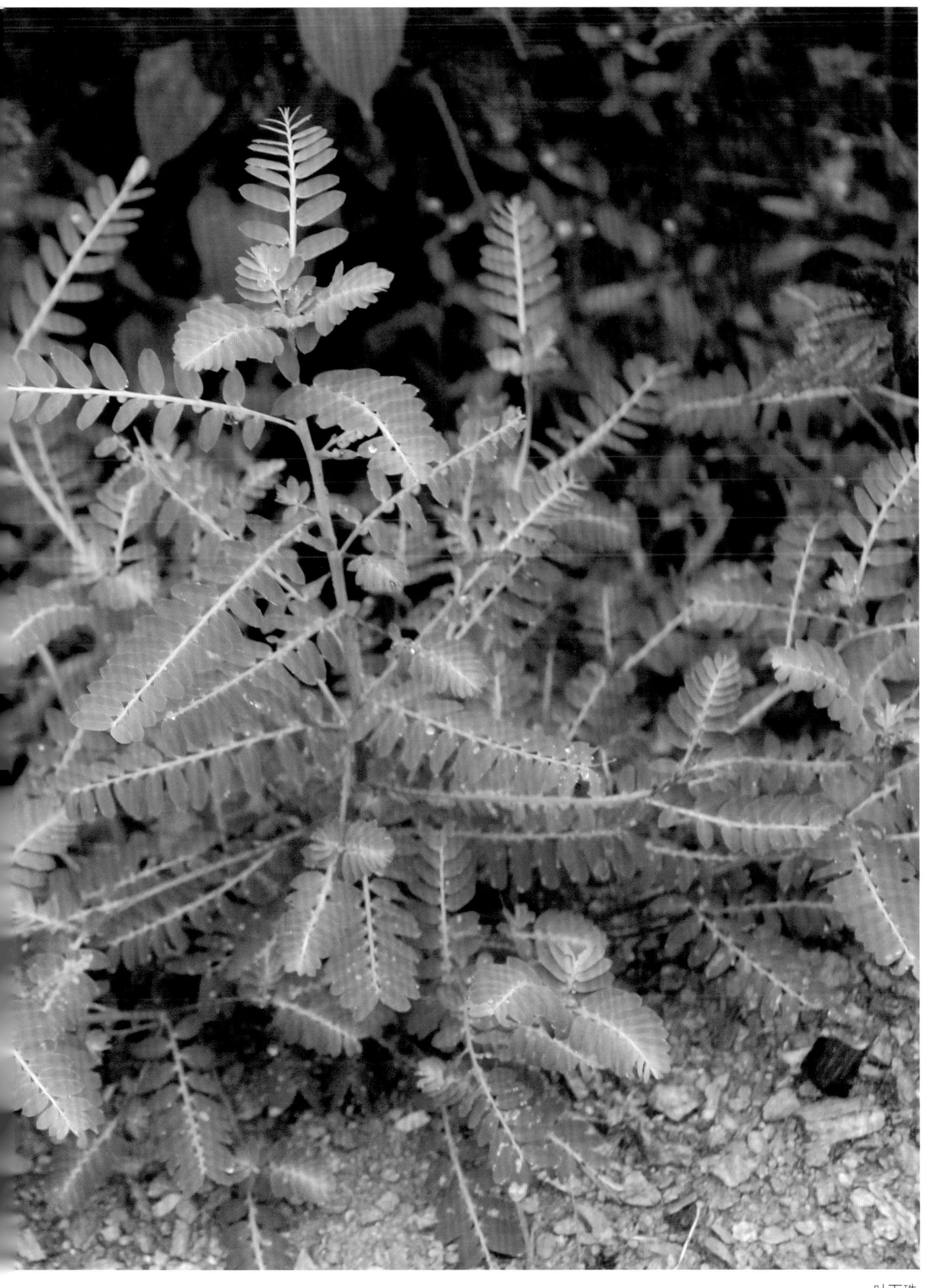

叶下珠

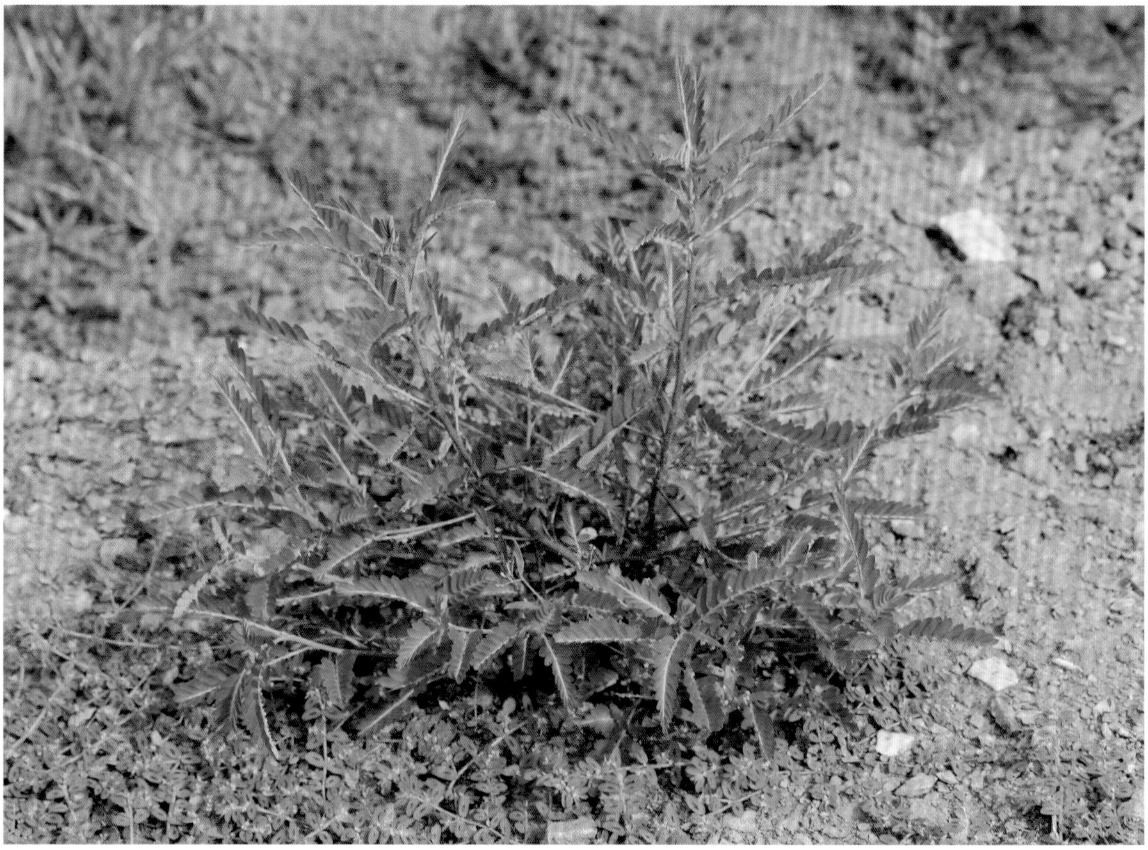

叶下珠

识别特征

一年生小草本，高 10 ~ 40 cm。茎直立，分枝，通常带赤红色。单叶互生，呈 2 列，极似羽状复叶，具短柄或近于无柄；叶片长椭圆形，长 5 ~ 18 mm，宽 2 ~ 6 mm，先端斜尖或钝或有小凸尖，基部圆形或稍偏斜，全缘，仅下面近边缘处有毛。花单性，雌雄同株，无花瓣；雄花 2 ~ 3 朵，簇生于叶腋，萼片 6，雄蕊、花盘腺体 6，分离，与萼片互生，无退化子房；雌花单生于叶腋。蒴果扁球形，无果柄，直径约 3 mm，红棕色，表面有小凸刺或小瘤体。种子三角状卵形，淡褐色，有横纹。花期 6—8 月，果期 9—10 月。

生境分布

生长于海拔 100 ~ 1900 m 的田边草丛、旷地、山坡路旁。分布于江苏、浙江、江西、福建、湖南、广东、广西、云南等省区。

采收加工

夏、秋二季采收全草，拣去杂质，晒干或鲜用。

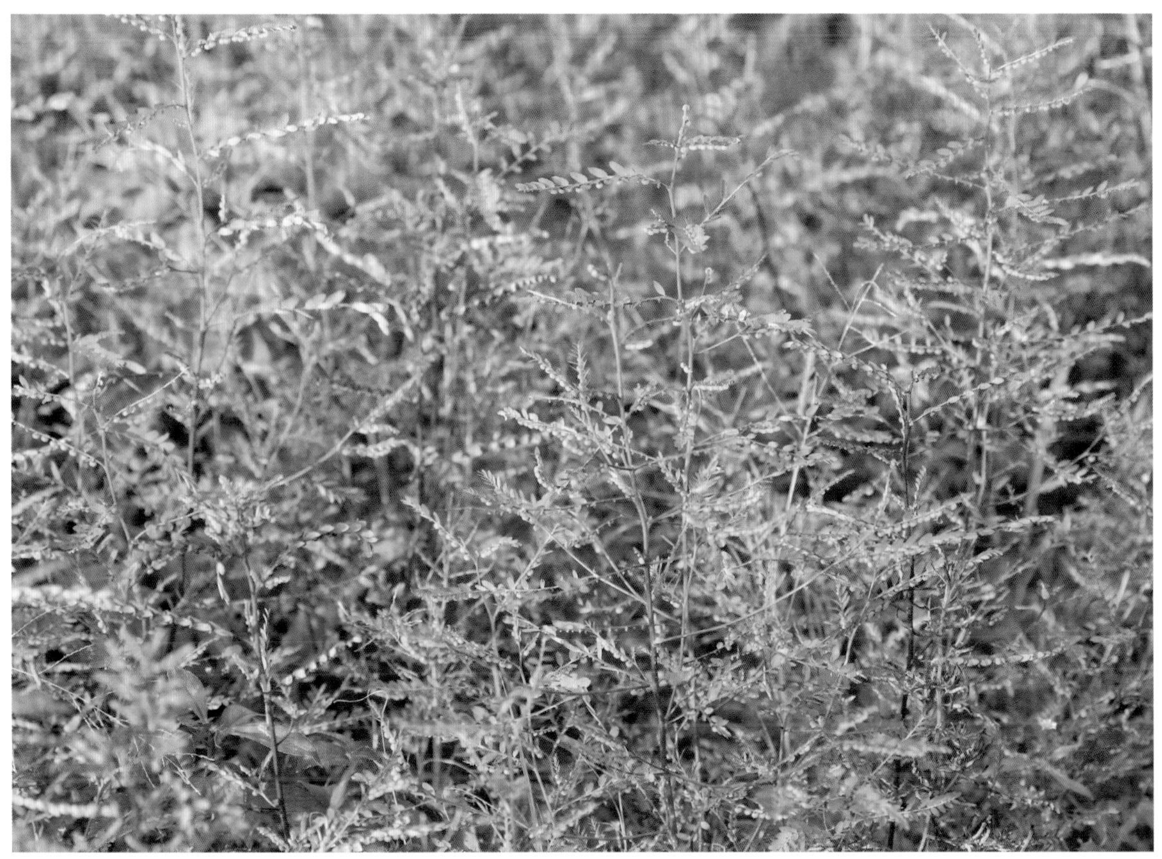

叶下珠

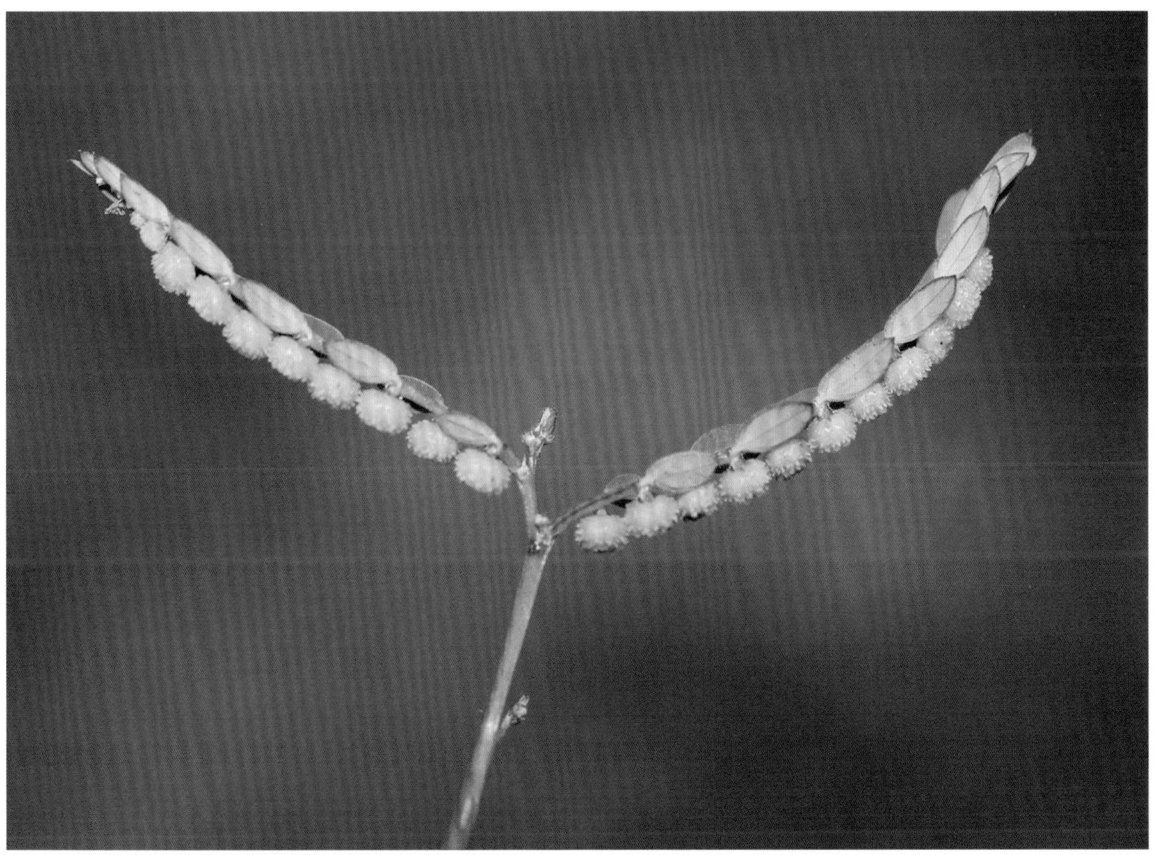

叶下珠

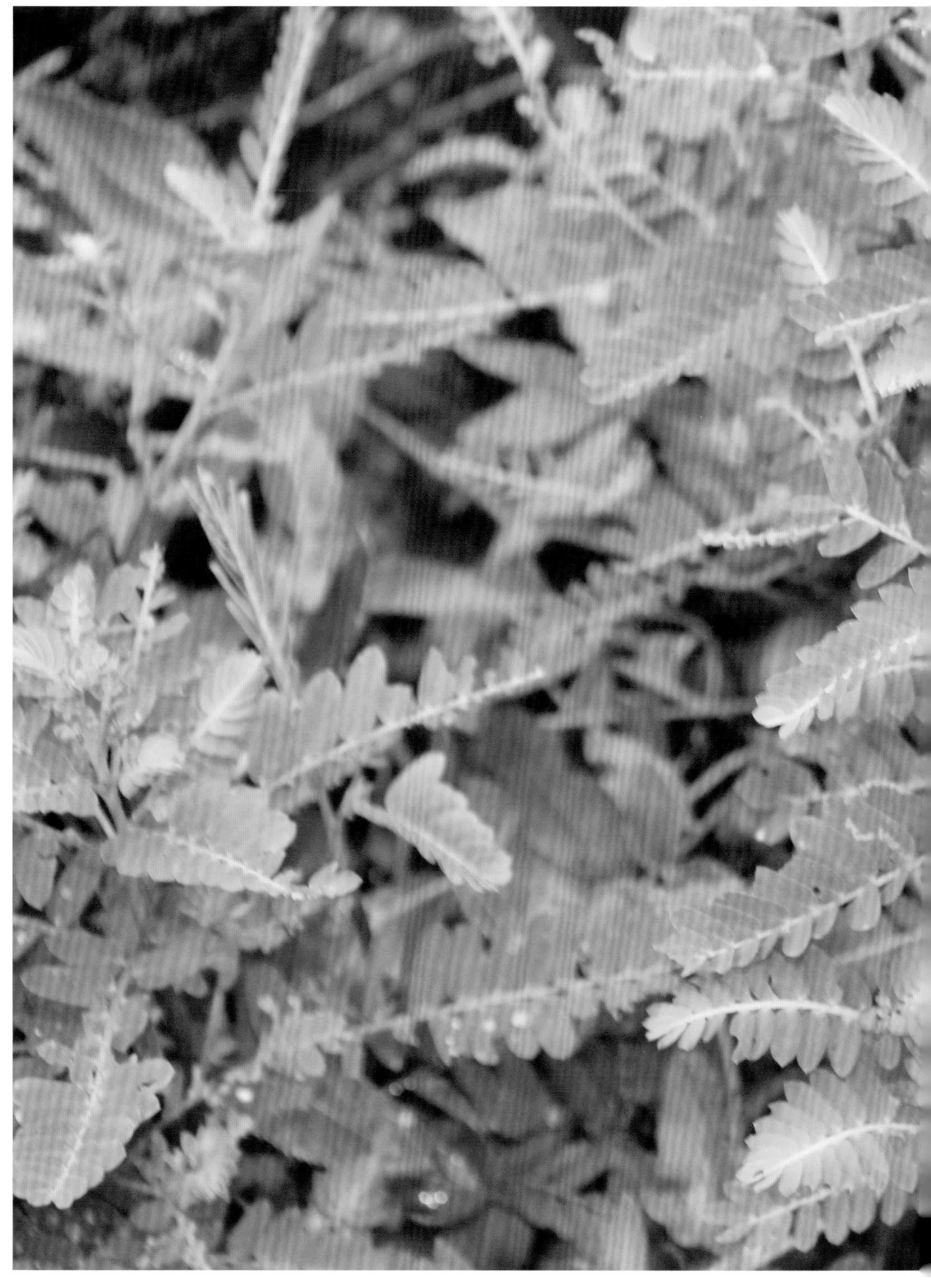

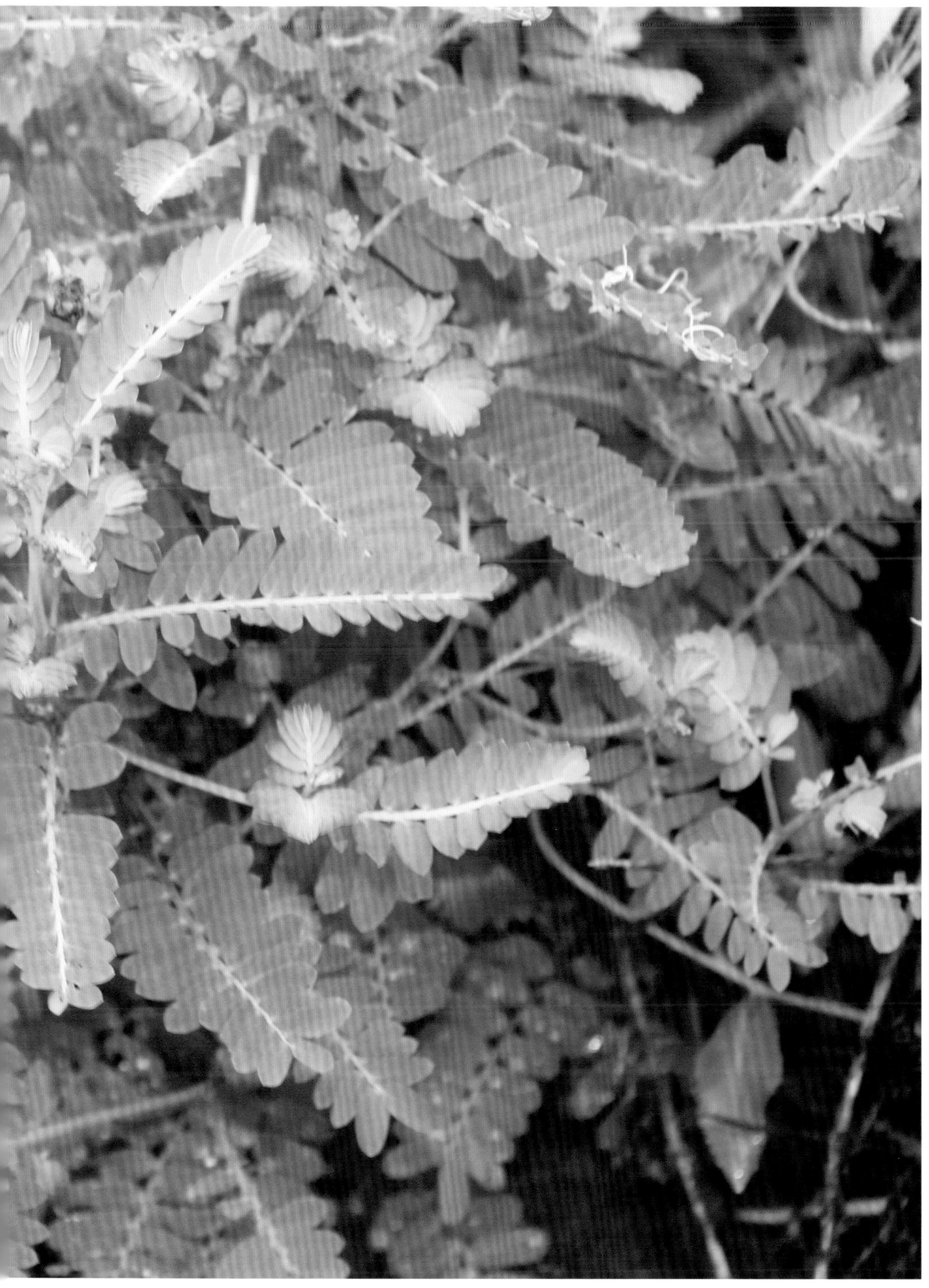

叶下珠

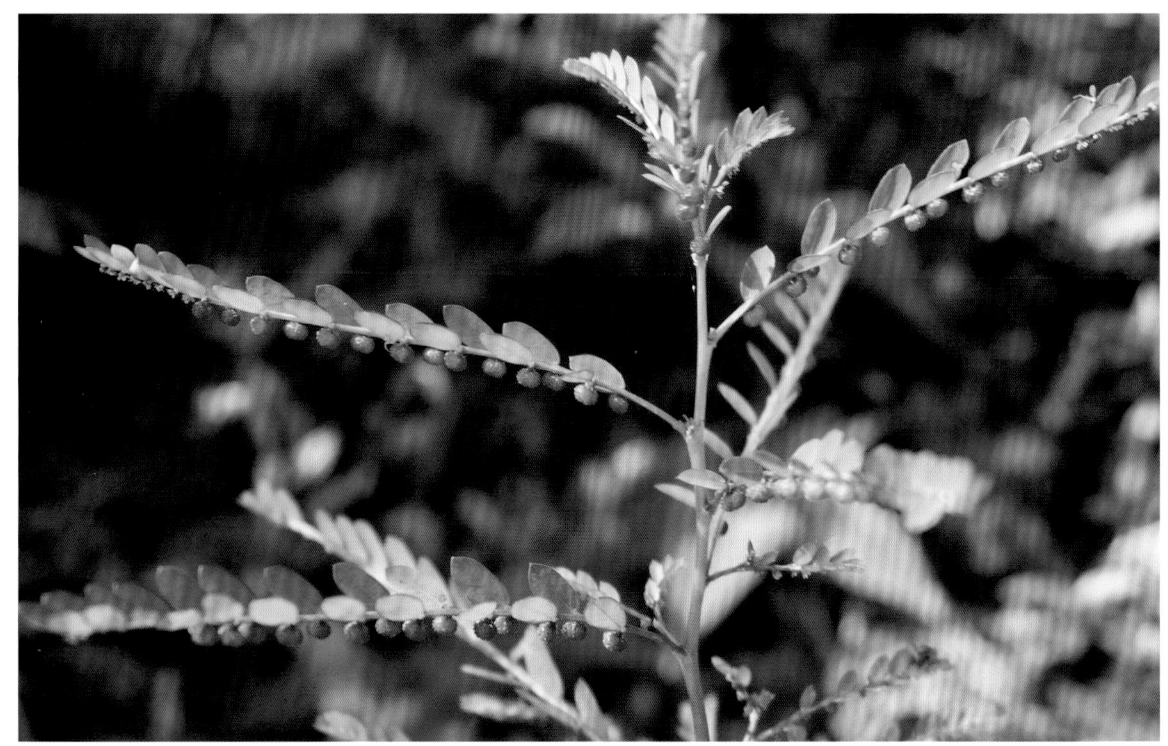

叶下珠

药材鉴别

本品长短不一，根茎外表浅棕色，主根不发达，须根多数，浅灰棕色。茎粗 2 ~ 3 mm，老茎基部灰褐色。茎枝有纵皱，灰棕色、灰褐色或棕红色，质脆易断，断面中空。分枝有纵皱及不甚明显的膜翅状脊线。叶片薄而小，长椭圆形，尖端有短突尖，基部圆形或偏斜，边缘有白色短毛，灰绿色，皱缩，易脱落。花细小，腋生于叶背下，多已干缩。有的带有三棱状扁球形黄棕色果实，其表面有鳞状凸起，常 6 纵裂。气微香，味微苦。

功效主治

清火解毒，利尿排石，凉血止血，涩肠止泻。主治小便热涩疼痛，尿路结石，外伤出血，腹痛腹泻，赤白下痢。

用法用量

内服：10 ~ 15 g，煎汤。外用：鲜品适量，捣烂敷。

民族药方

1．小便热涩疼痛，尿路结石　珍珠草 15 g，野芦谷根 20 g。水煎服。

2．外伤出血　珍珠草鲜品适量。捣烂外敷患处。

3．腹痛腹泻，赤白下痢　珍珠草 15 g。水煎服。

4．黄疸　鲜叶下珠、鲜半边莲各 60 g，鲜马鞭草 90 g。水煎服。

5．赤白痢疾 叶下珠 30 ~ 60 g。煎水加红糖冲蜜服。或加马齿苋 30 g。水煎服。或叶下珠、老鹳草各 20 g。煎水加红糖服。

6．细菌性痢疾，膀胱炎 鲜叶下珠 30 g，金银花叶、红糖各 20 g。水煎服。或叶下珠适量。洗净，加冷开水适量，绞汁加红糖，每日 1 剂，分 2 ~ 3 次服，连服 3 ~ 5 日。

7．伤暑发热 叶下珠 30 克，煎水加蜜服。

8．目赤肿痛，夜盲，眼花眼朦 叶下珠 30 ~ 60 g，炖猪肝或鸭肝 120 g。饮汤食肝。

9．肾盂肾炎急性期或慢性急发 鲜叶下珠 40 g，白花蛇舌草 30 g，车前草 20 g。水煎服，每日 1 剂，分 3 次服，连服 2 ~ 5 日。

10．小儿疳积 鲜叶下珠根、鲜老鼠耳根各 15 g。炖服。或叶下珠适量。煮猪肝或鸡肝食。

11．小儿疳积引起的结膜炎、夜盲 叶下珠 15 g，猪肝 50 g。蒸熟饮汤食肝。

12．小儿疳积、久热不退 鲜叶下珠40 g，猪肝或瘦猪肉适量。加水蒸煮，饮汤食肝。

13．单纯性消化不良 叶下珠 15 g。水煎服。

14．急性黄疸性肝炎 鲜叶下珠、六月雪、茵陈各 30 g。每日 1 剂，水煎分 2 次服。

15．竹叶青蛇咬伤 鲜叶下珠适量。洗净，绞汁，用米酒适量或米汤冲服，渣贴患处。

使用注意

孕妇、哺乳期妇女、年老体弱者及脾虚便溏者慎用。

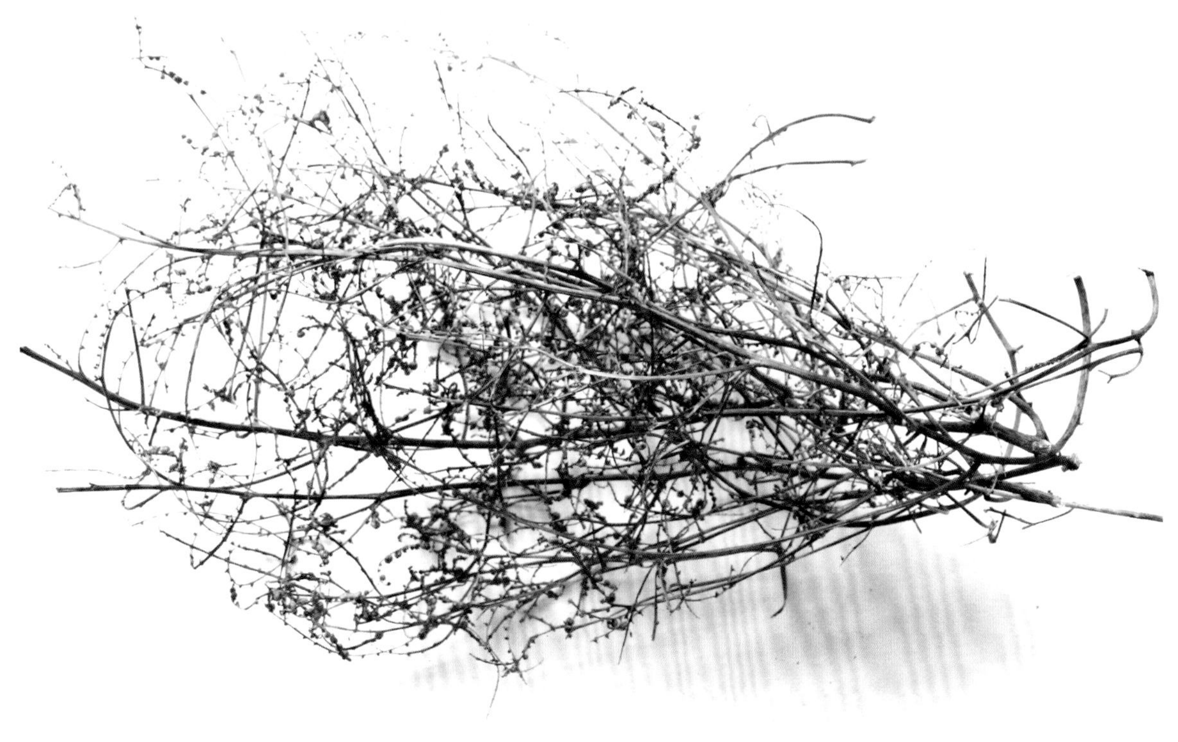

叶下珠药材

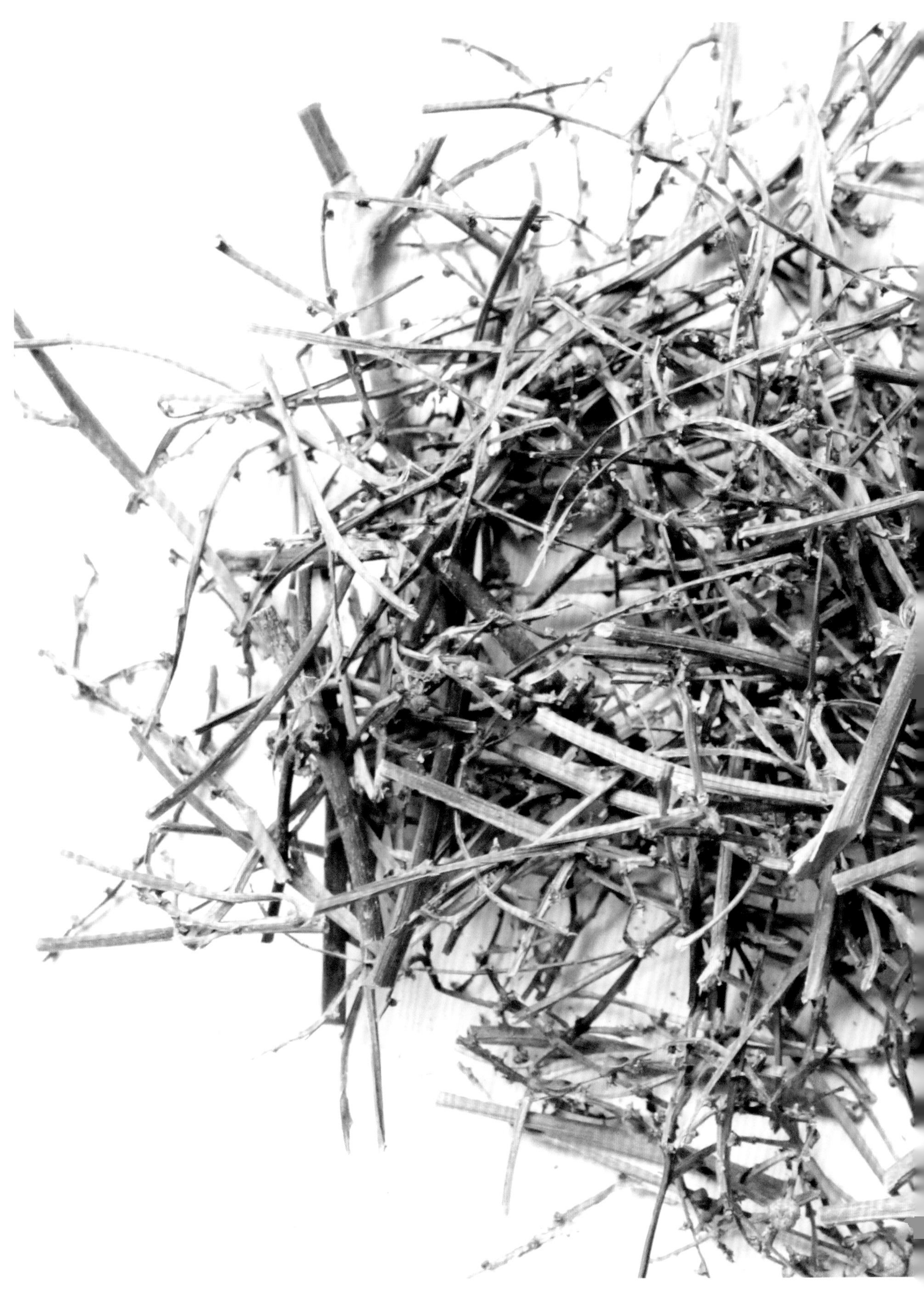

叶下珠

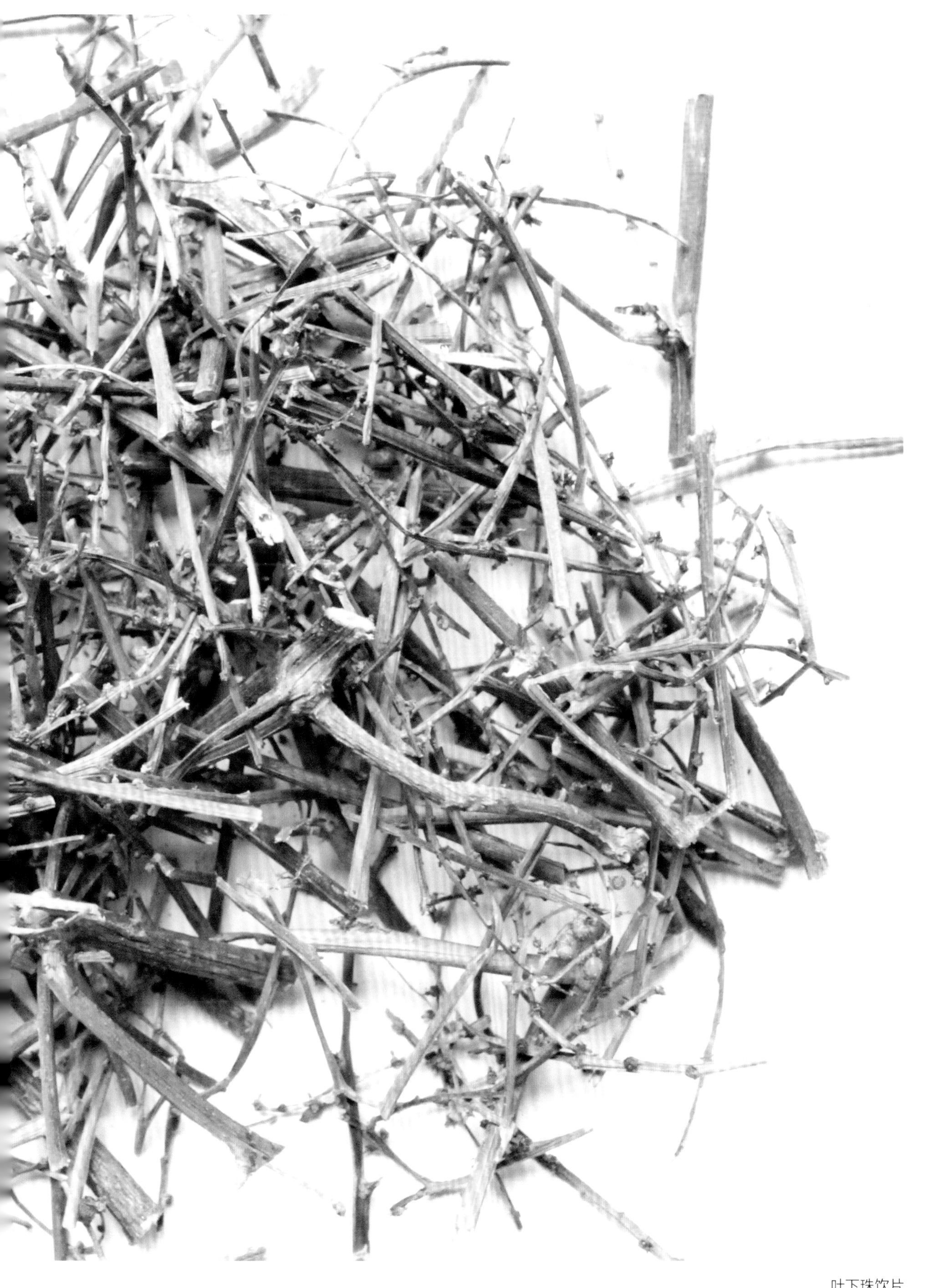

叶下珠饮片

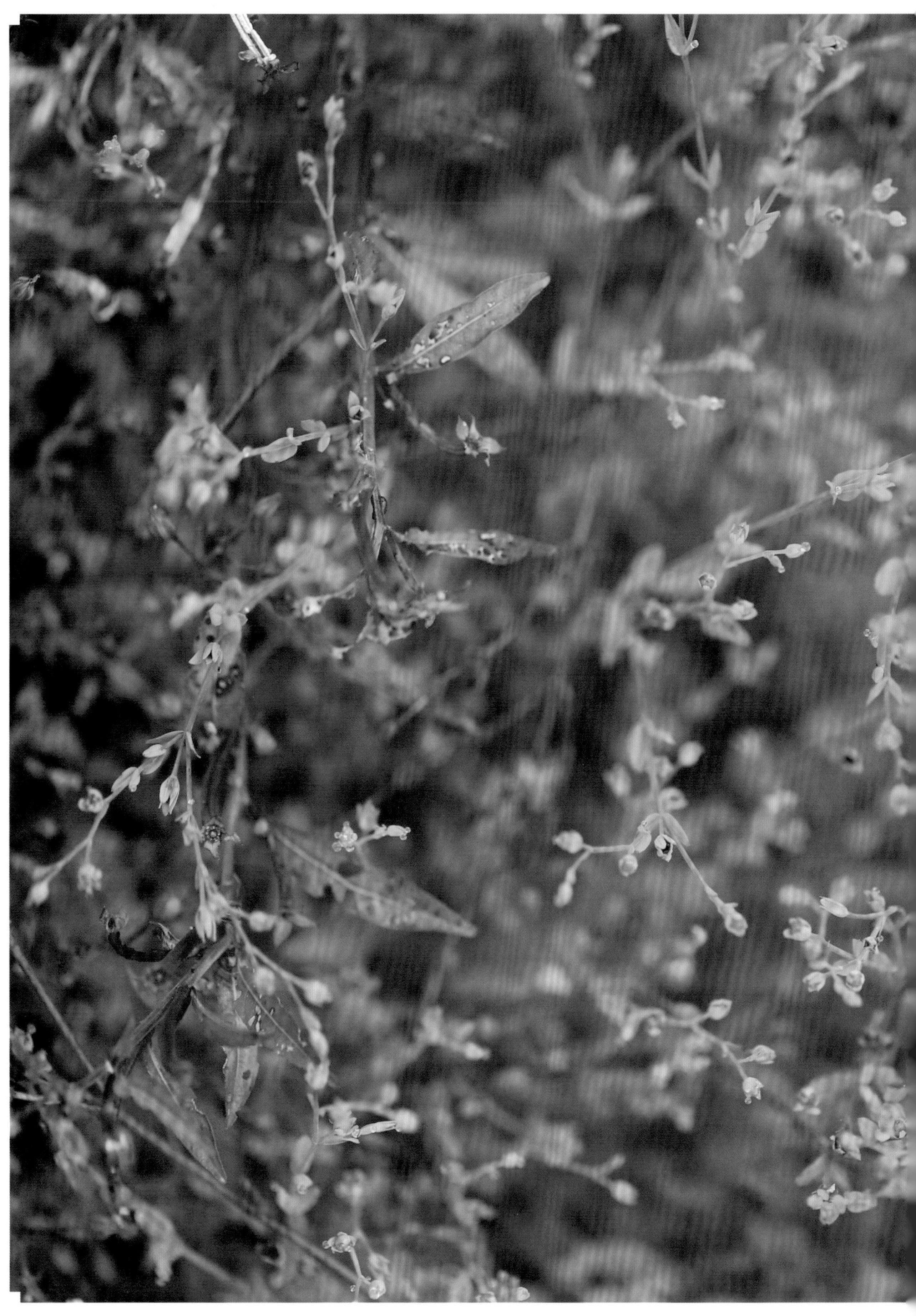

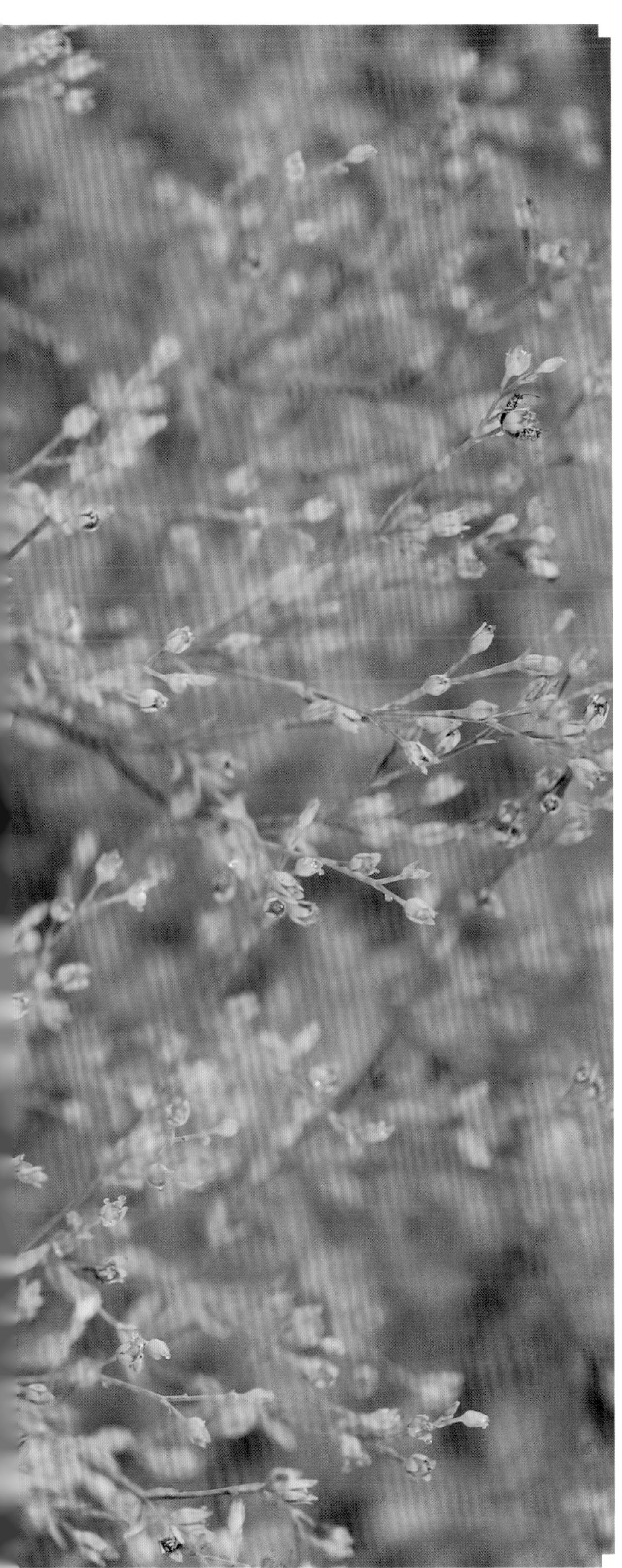

田基黄

【壮药名】涯话耳。

【别　名】地耳草、合掌草、金锁匙、细叶黄、耳挖草、小田基黄。

【来　源】本品为藤黄科植物地耳草 *Hypericum japonicum* Thunb. ex Murray 的全草。

【性味归经】味苦，性寒。归肺、肝、胃经。

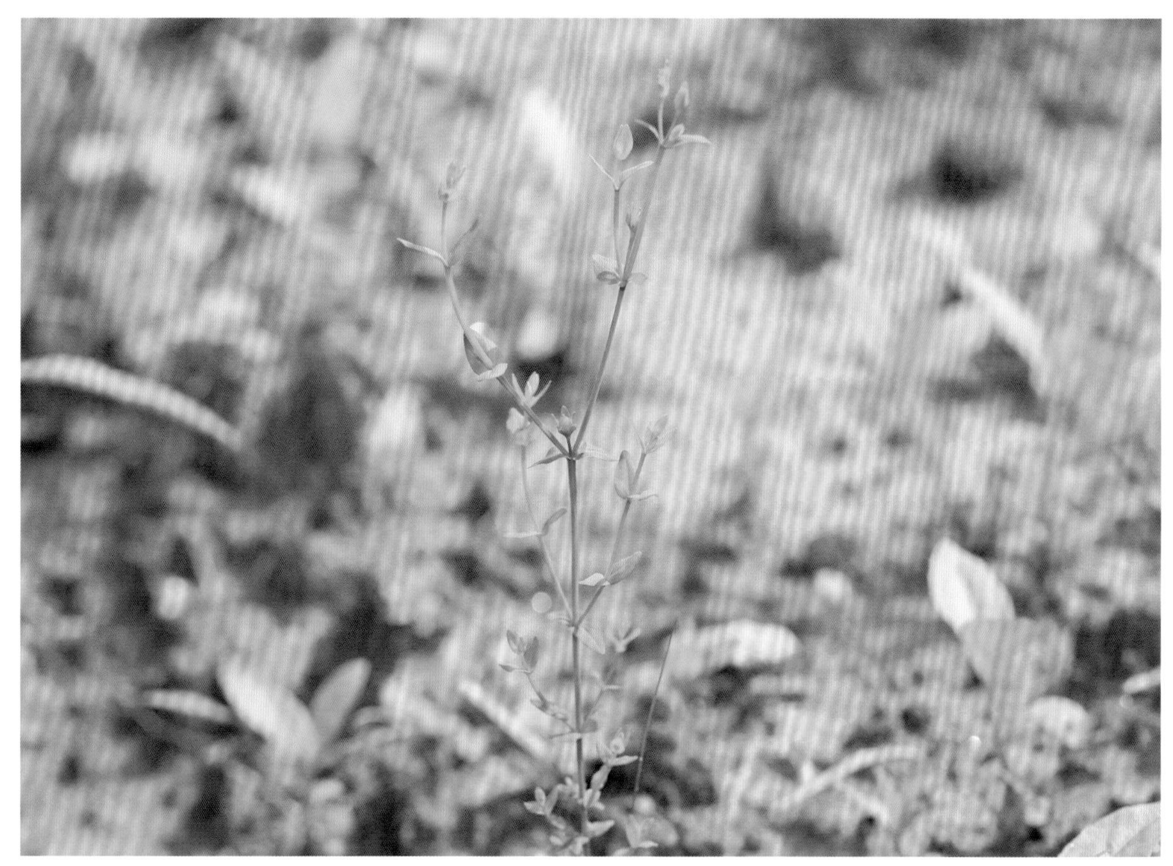

地耳草

识别特征

一年生草本植物，高 5 ~ 40 cm；茎直立，有 4 棱。单叶对生，无柄，基部抱茎，叶片卵形，长 15 mm，宽 1.5 ~ 8.0 mm，先端钝尖至圆形，基部心形或截形，全缘，叶面散布透明腺点。聚伞花序顶生，疏散；苞片和小苞片披针形，长 1 ~ 4 mm；花直径 4 ~ 8 mm，萼片 5，狭长圆形或披针形，长 3 ~ 5 mm，宽 0.5 ~ 2.0 mm，具透明腺线及腺点；花瓣 5，椭圆形或长圆形，约与萼片等长，黄色；雄蕊多数，不成束；子房卵球形至椭球形，1 室，花柱 3，自基部离生，蒴果短圆柱形，长约 4 mm，宽约 2 mm；种子圆柱形，淡黄色。花期 5—6 月，果期 9—10 月。

生境分布

生长于山野、平原、路旁或阳光充足及较潮湿的地方。分布于河南、江苏、安徽、浙江、江西、福建、湖南、湖北、广东、四川、云南、贵州、广西等省区。

采收加工

春、夏二季采收，鲜用或晒干。

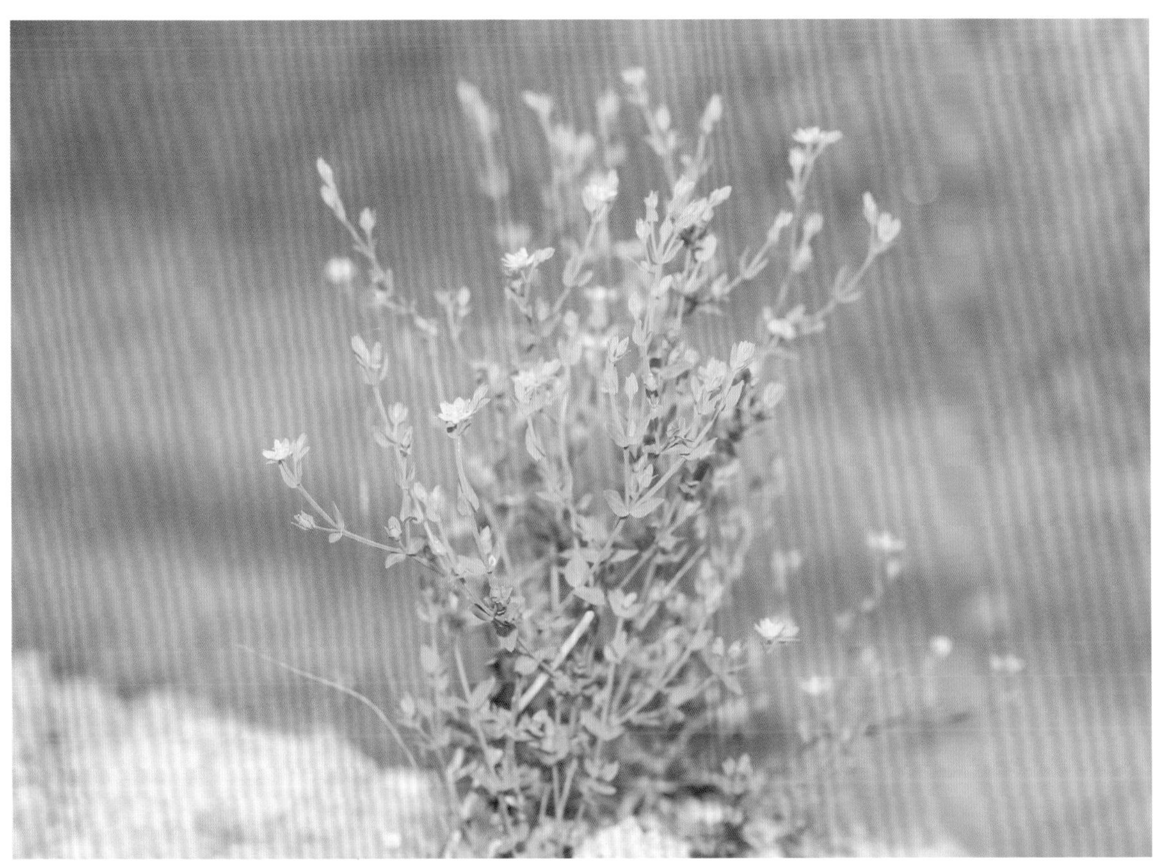

地耳草

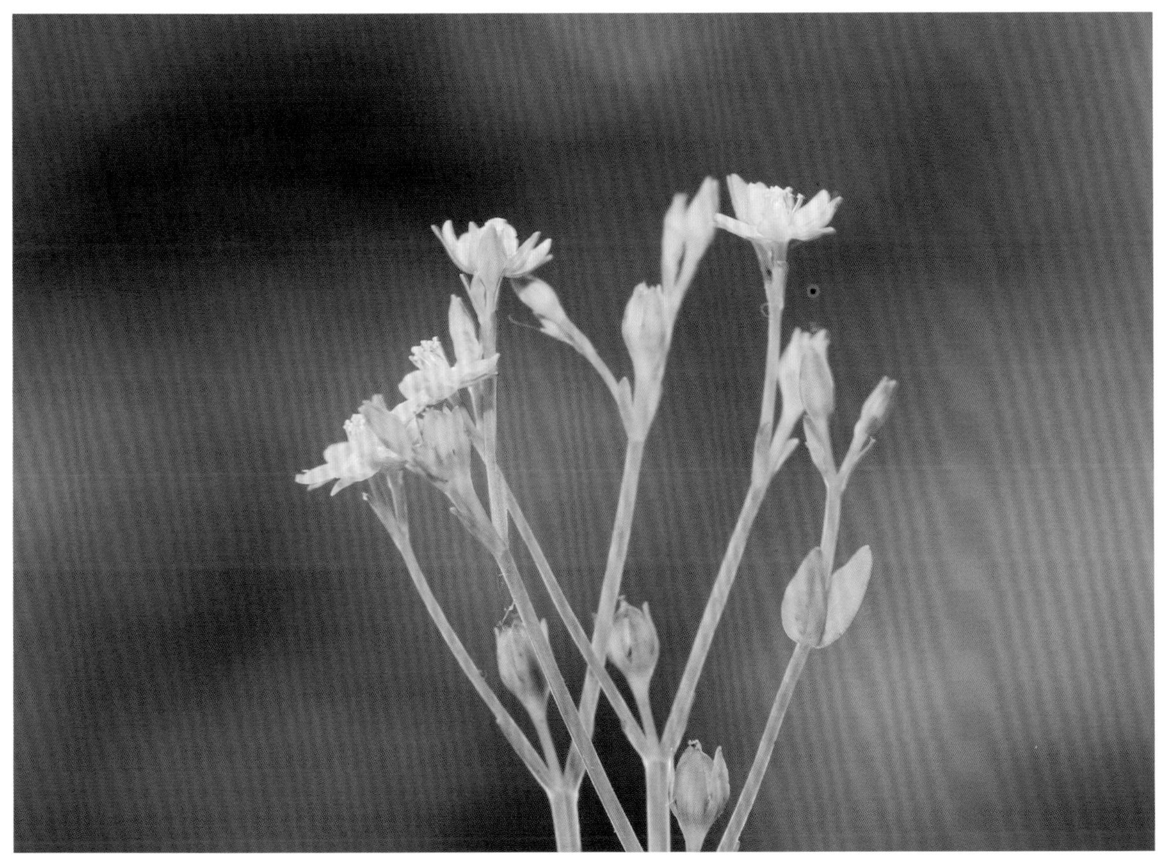

地耳草

药材鉴别

全草长 10 ~ 40 cm。根须状，黄褐色。茎单一或基部分枝，光滑，具 4 棱，表面黄棕色或黄绿色。质脆，易折断，断面中空。叶对生，无柄；完整叶片呈卵形或卵圆形，全缘，具细小透明腺点，基出脉 3 ~ 5 条。聚伞花序顶生，花小，橙黄色。味微苦。以色黄绿、带花者为佳。

功效主治

清热解毒，利湿消肿，散瘀止痛，活血。主治湿热黄疸，泄泻，痢疾，肠痈，痈疖肿毒，乳蛾，口疮，目赤肿痛，跌打损伤。

用法用量

内服：10 ~ 30 g，鲜品 30 ~ 60 g，煎汤。外用：适量，捣烂外敷，或煎水洗。

民族药方

1．乳腺炎　鲜田基黄适量。捣烂敷患处。

2．无名肿毒　田基黄适量。捣烂加酒敷患处。

3．湿热泄泻　田基黄 30 g。水煎服。

4．痢疾　生田基黄 60 g。煎水加红糖服。

5．疔疮，一切阳性肿毒　鲜田基黄适量。加盐数粒同捣烂，敷患处。

6．喉蛾　鲜田基黄（如鸡蛋大一团）适量。放在瓷碗内，加好烧酒 90 ml，同擂极烂，绞取药汁，分 3 次口含，每次含 10 ~ 20 分钟吐出。

7．黄疸，水肿，小便不利　田基黄、白茅根各 30 g。煎水，分 2 次加白糖调服。

8．盲肠炎　田基黄 240 g。加双料酒适量，捣烂煎水，每日分 5 次服，渣再和入米酒少许，外敷患处。

9．急性中耳炎　田基黄适量。捣烂绞汁，和酒少许滴耳。

10．毒蛇咬伤　①田基黄适量。浸烧酒搽。②鲜田基黄 30 ~ 60 g。捣烂绞汁，加甜酒 30 ml 调服，服后盖被入睡，以便出微汗。毒重者每日服 2 次，并用捣烂的鲜田基黄敷于伤口周围。

使用注意

脾胃虚寒者、孕妇、经期女性禁用。

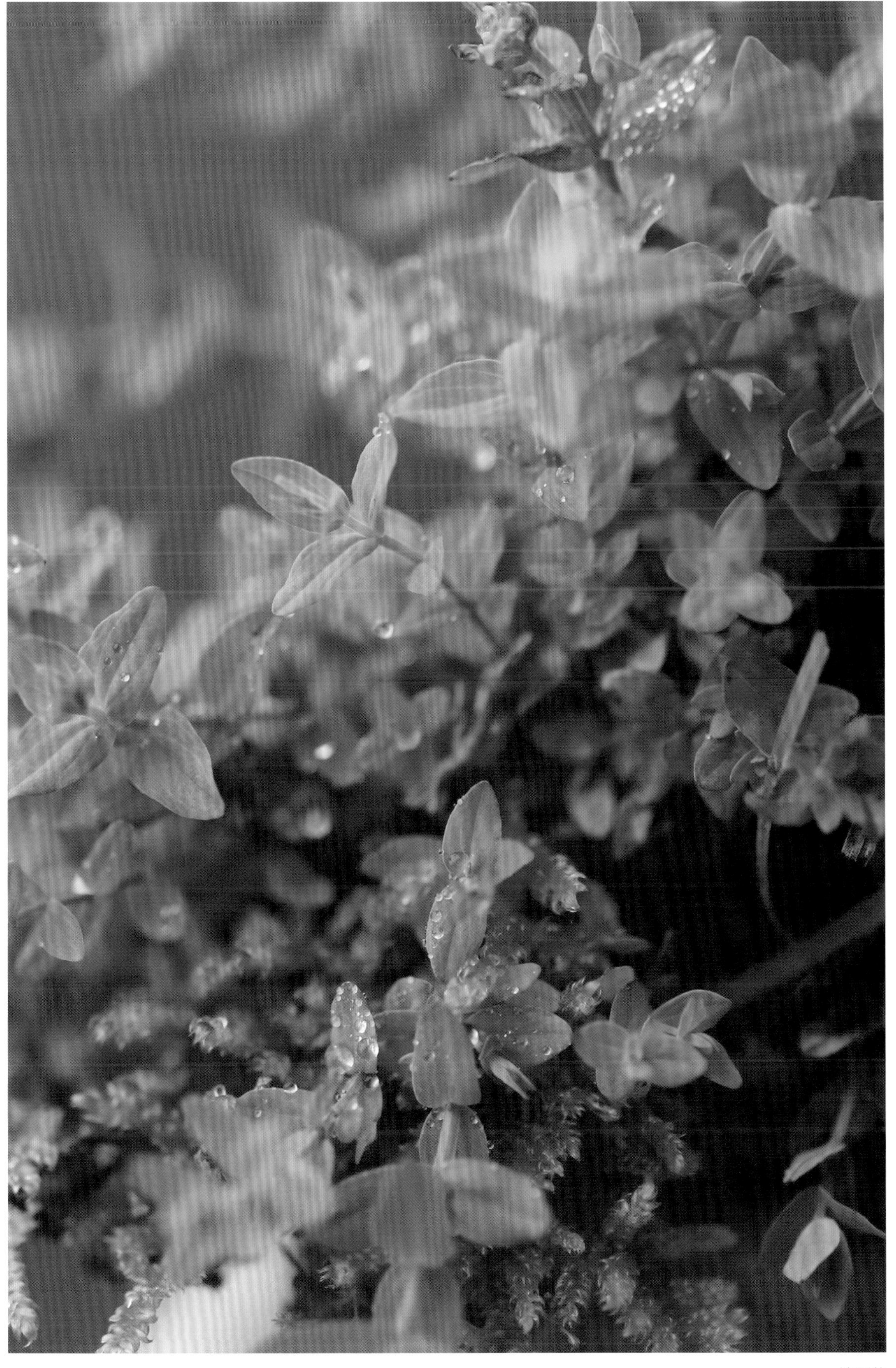

地耳草

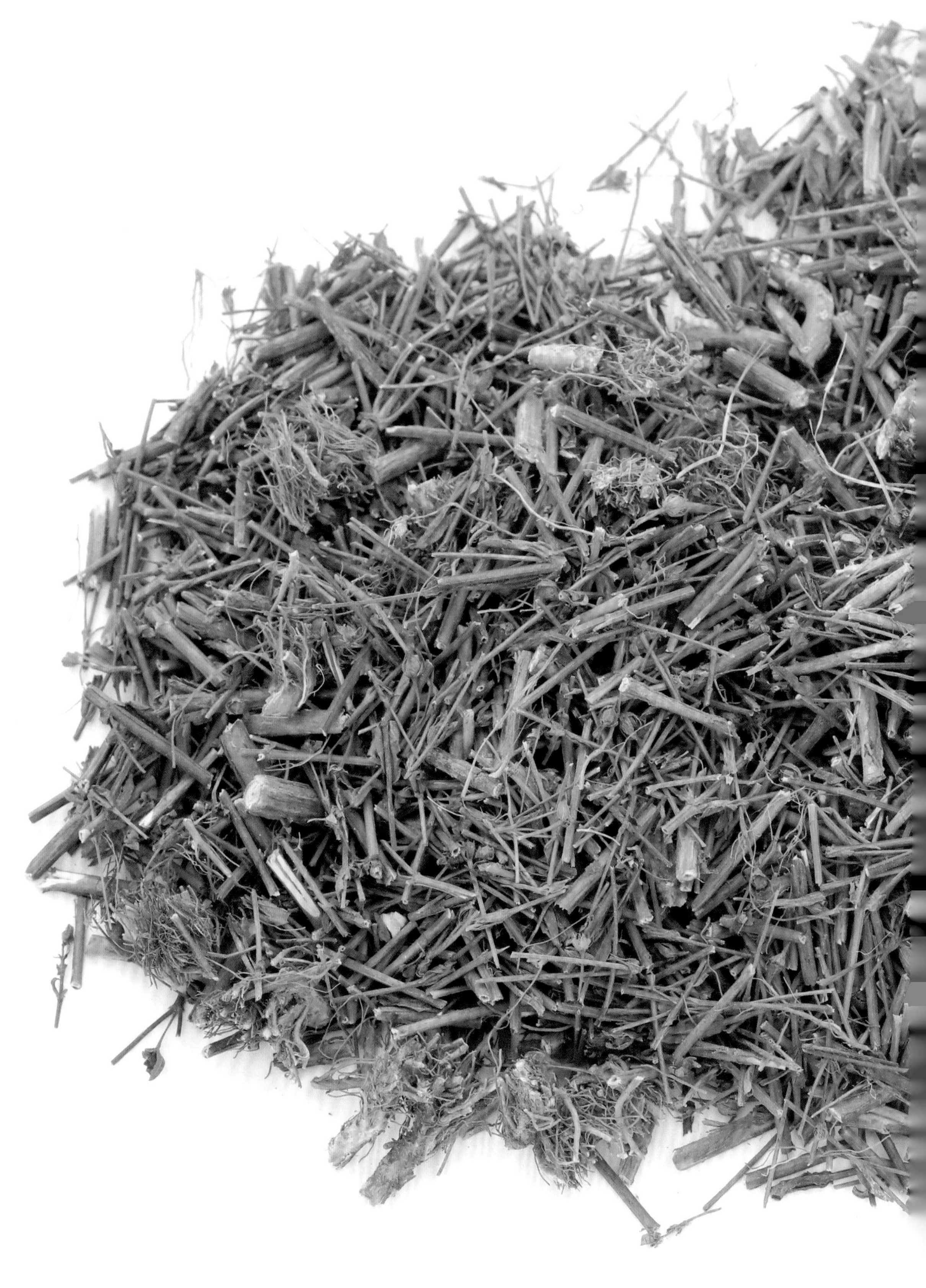

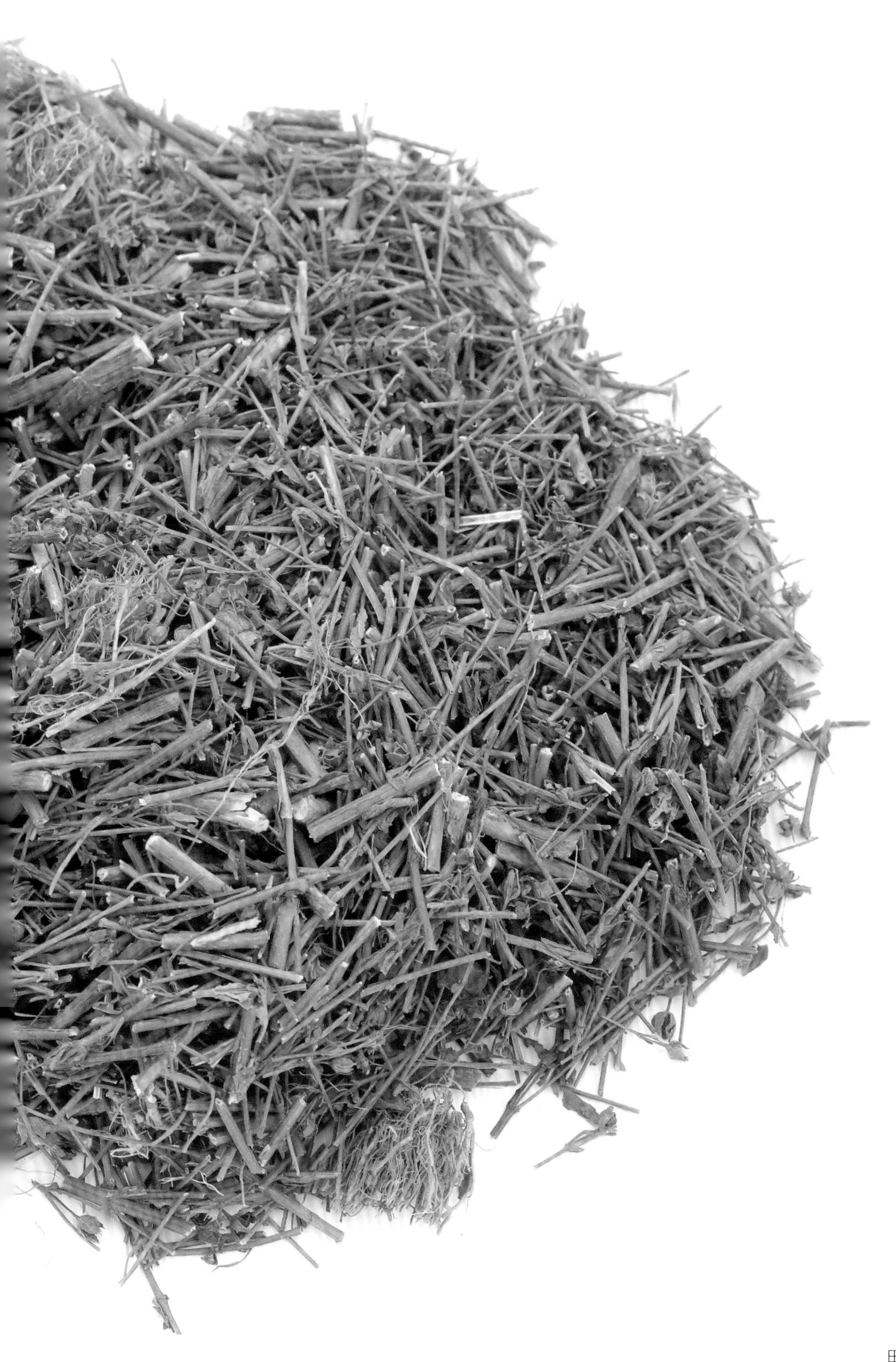

田基黄饮片

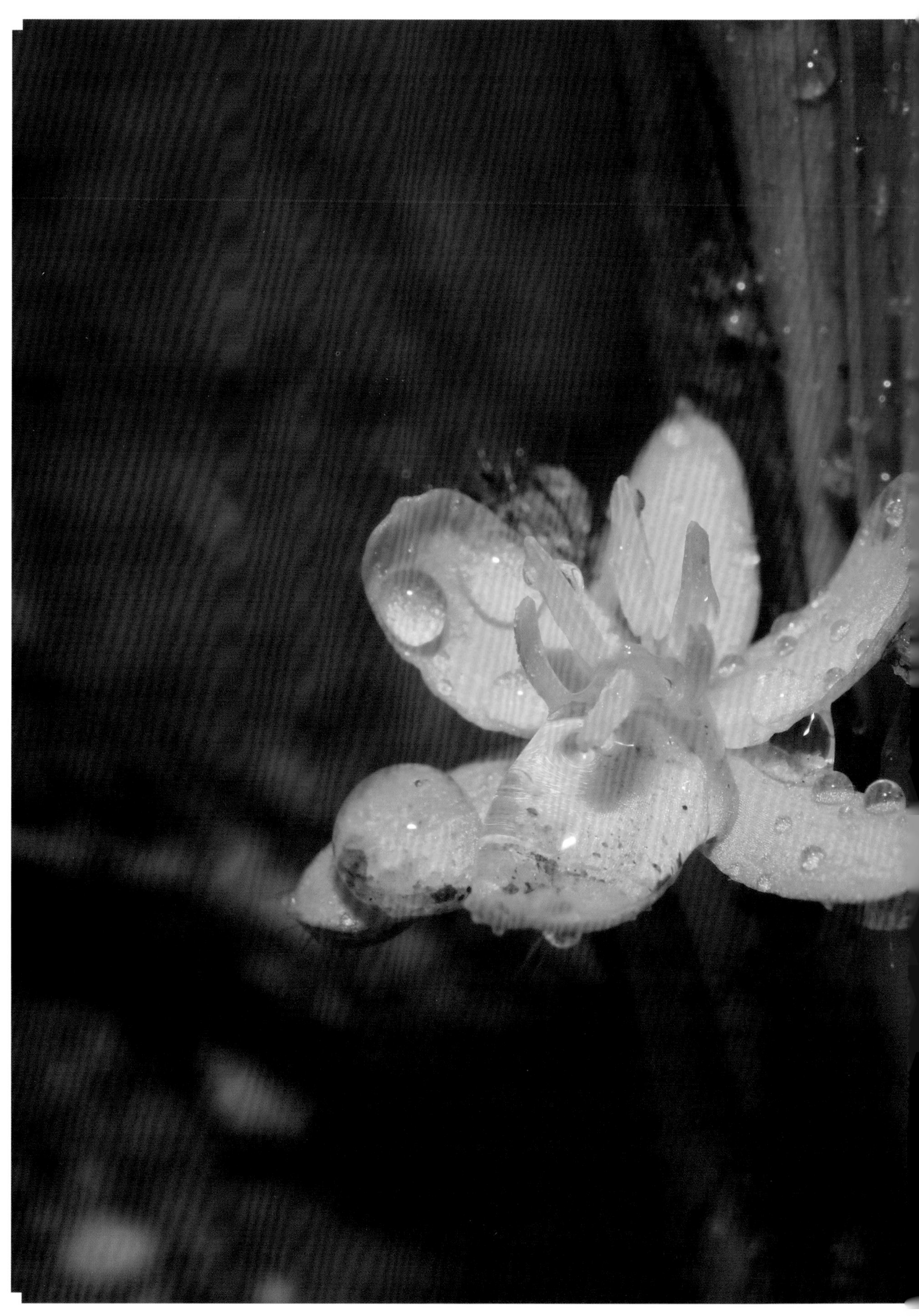

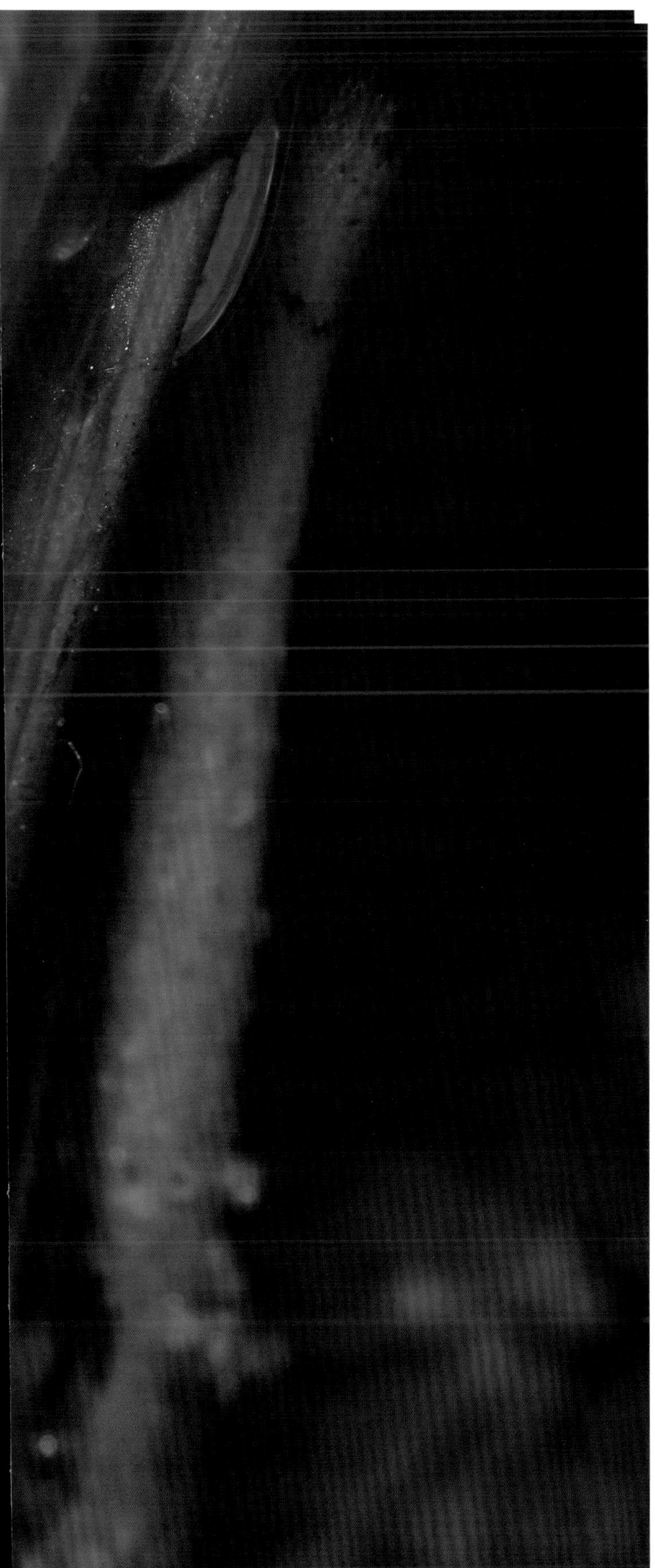

仙茅

【壮药名】哈仙。

【别　名】地棕、山棕、番龙草、千年棕、独脚丝茅。

【来　源】本品为石蒜科植物仙茅 *Curculigo orchioides* Gaertn. 的干燥根茎。

【性味归经】味辛，性热。归肾、肝、脾经。

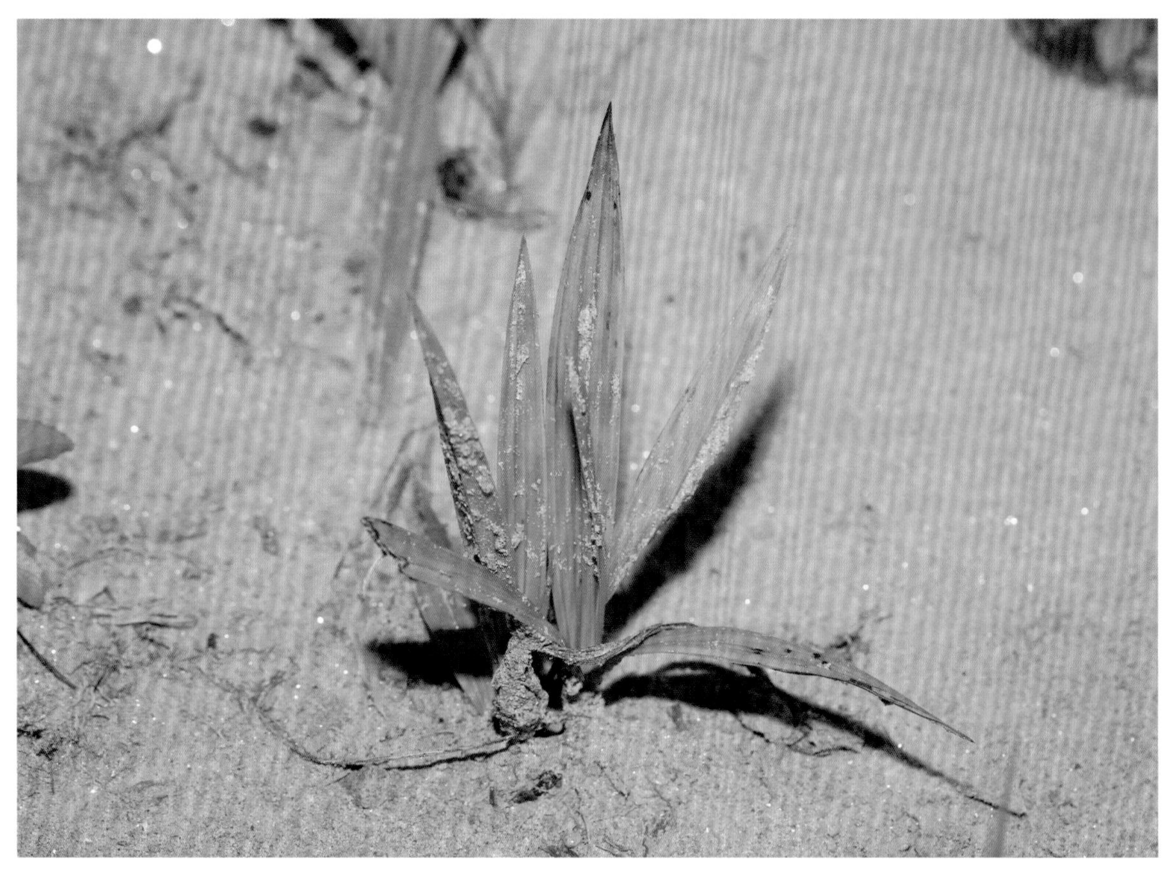

仙茅

识别特征

多年生草本植物，高 10 ~ 40 cm。根茎近圆柱状，向下直生，粗厚，直径约 1 cm，长可达 30 cm，外皮褐色；须根常丛生，肉质，长可达 6 cm，具环状横纹。地上茎不明显。叶基生，3 枚，披针形或线状披针形，长 10 ~ 30 cm，宽 0.5 ~ 1.5 cm，顶端长渐尖，基部渐狭成短柄或近无柄，叶脉明显。两面疏生柔毛或无毛。花葶极短，大部分隐藏于叶鞘内；总状花序多呈伞房状，通常有 4 朵花；苞片披针形，膜质，具缘毛；花黄色，花被筒线状，上部 6 裂，裂片长圆状披针形；雄蕊 6 枚，子房下位，被长柔毛，花柱细长，柱头棒状，3 裂。浆果长矩圆形，长 1.2 ~ 1.5 cm，宽约 6 mm，顶端有长喙。种子亮黑色，有喙，表面有波状沟纹。花、果期 6—9 月。

生境分布

生长于海拔 1600 m 以下的林下草地、灌丛或荒坡上。分布于江苏、浙江、福建、台湾、广东、广西、湖南、湖北、四川、云南、贵州等省区。

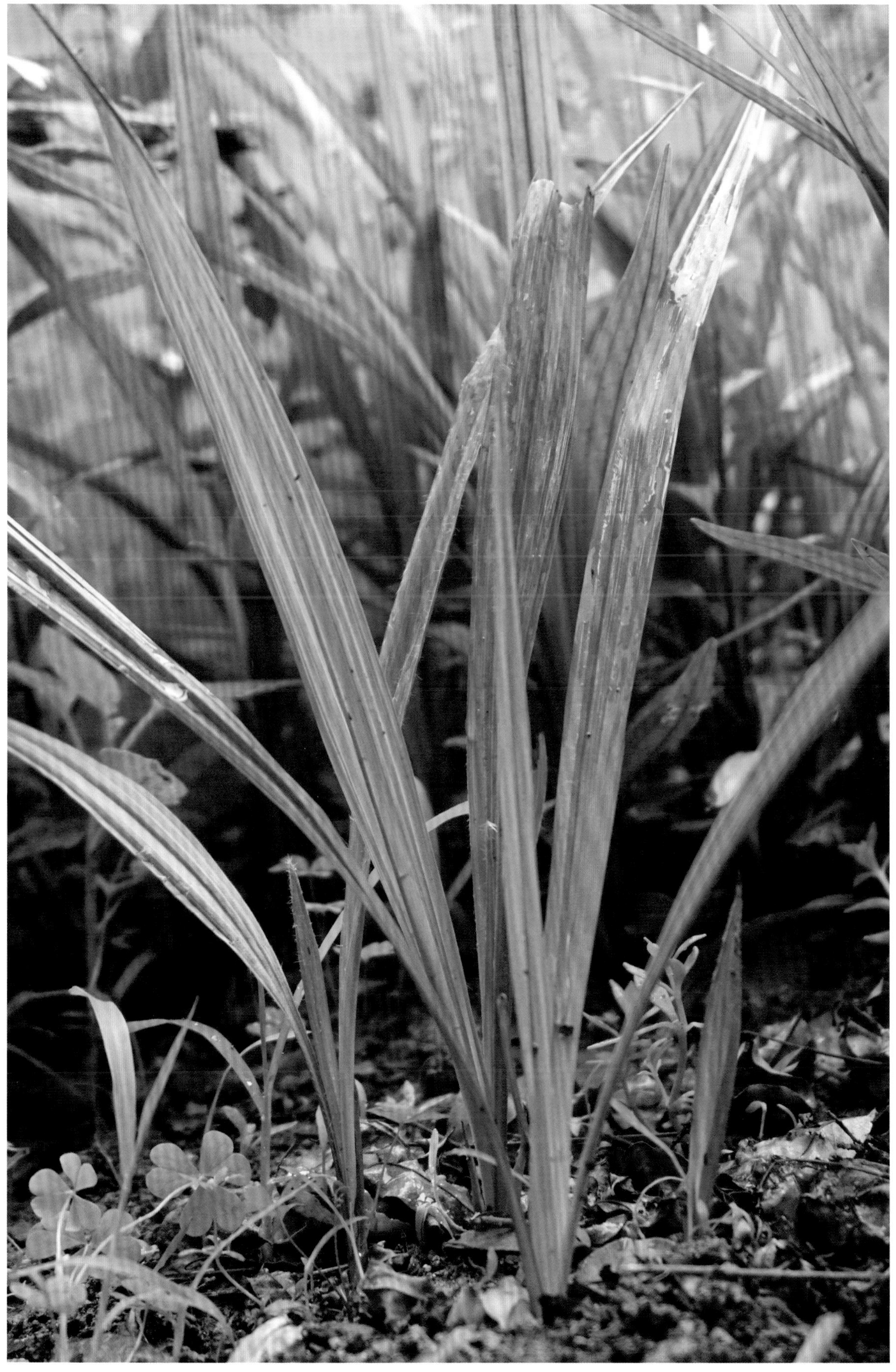

仙茅

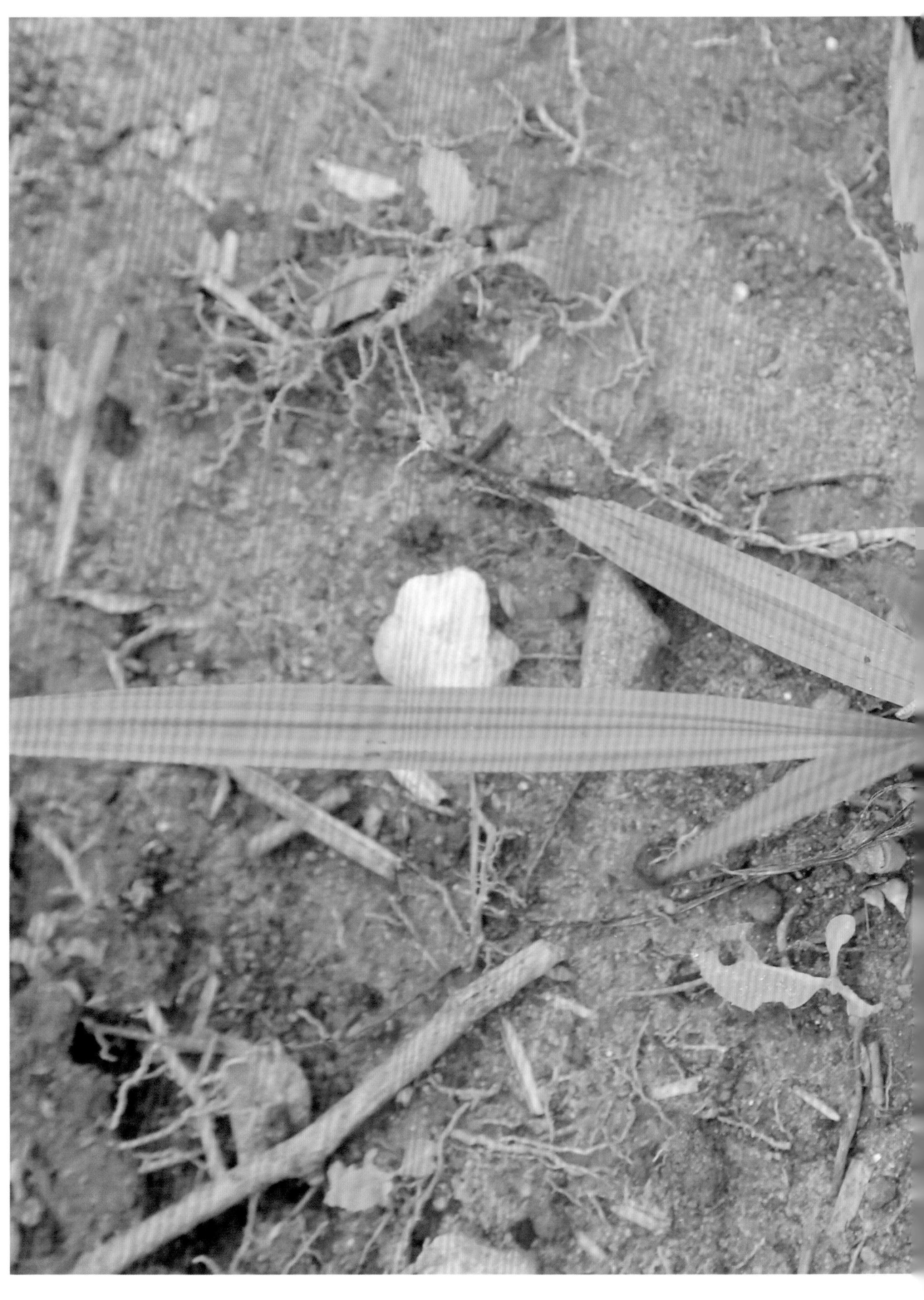

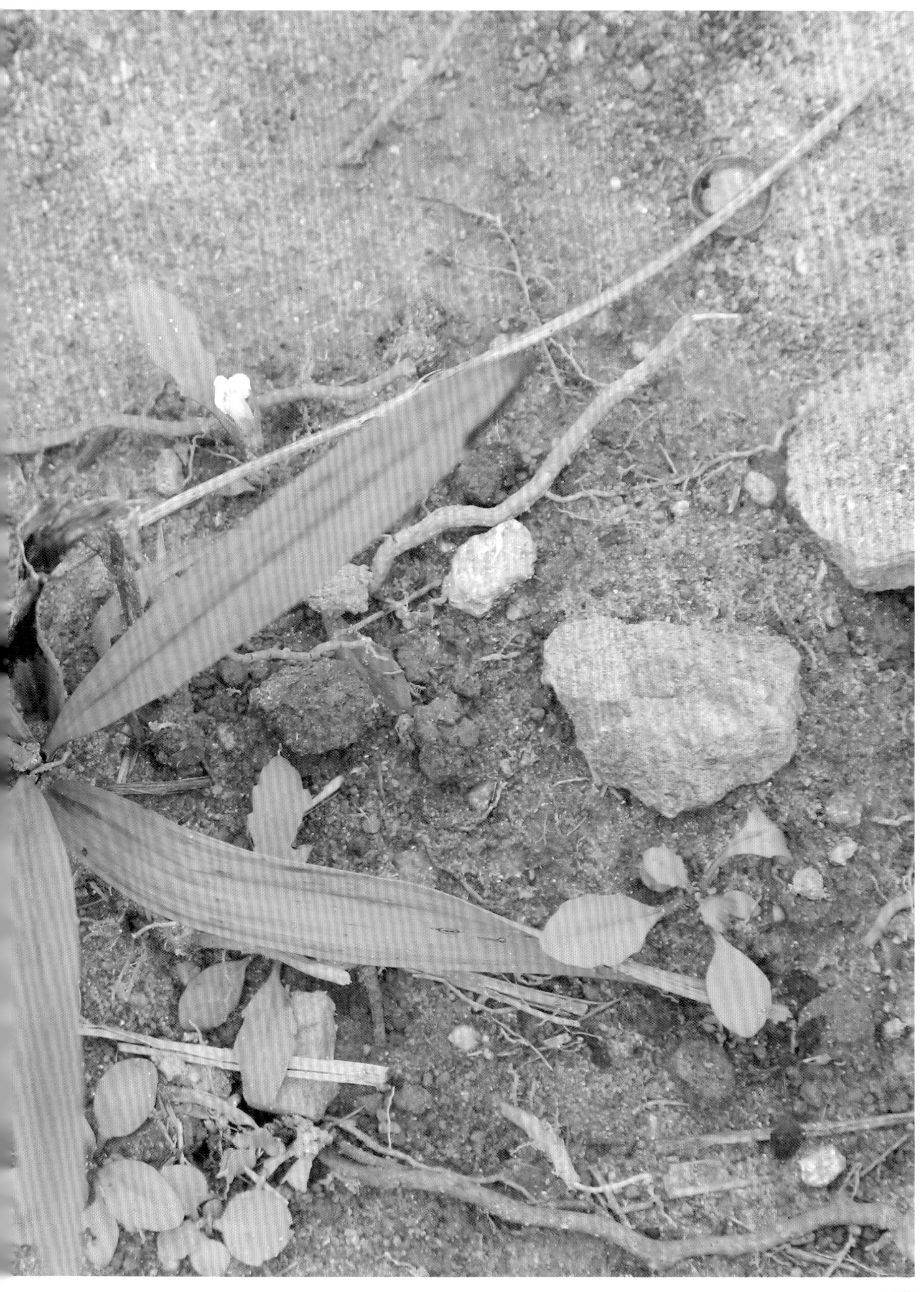

仙茅

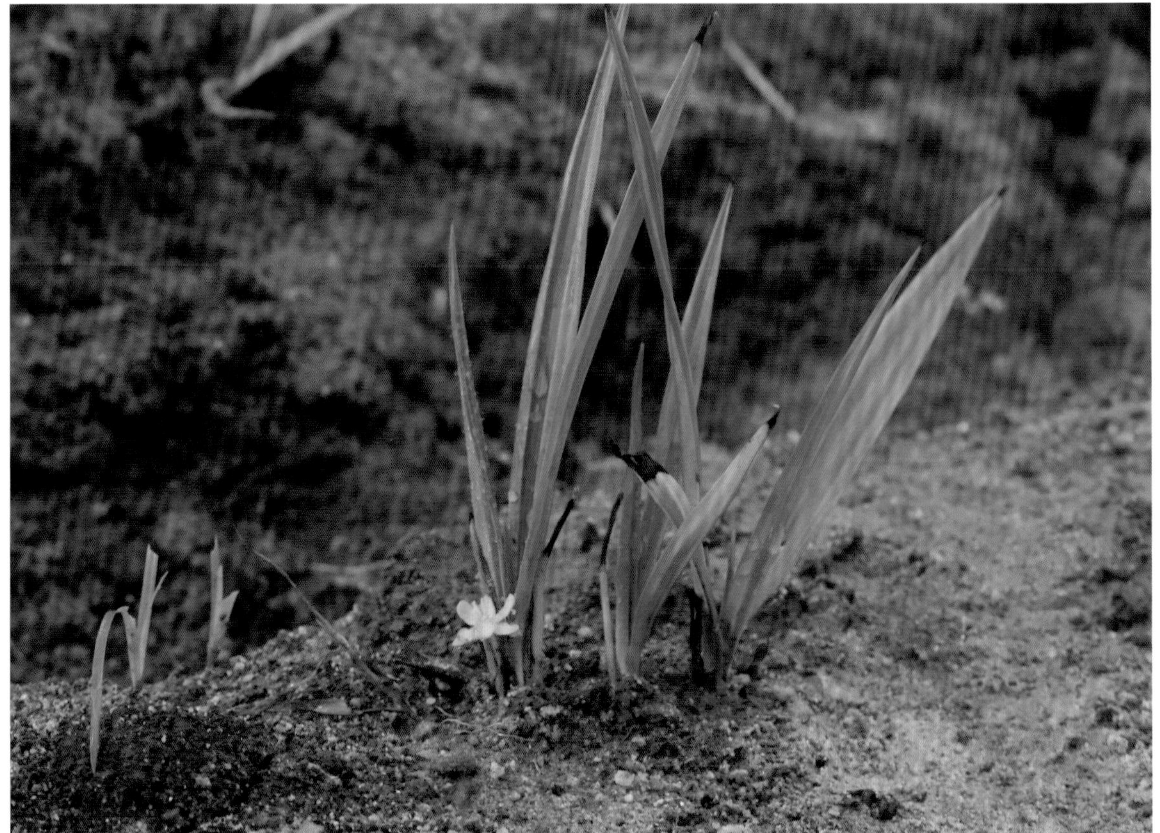

仙茅

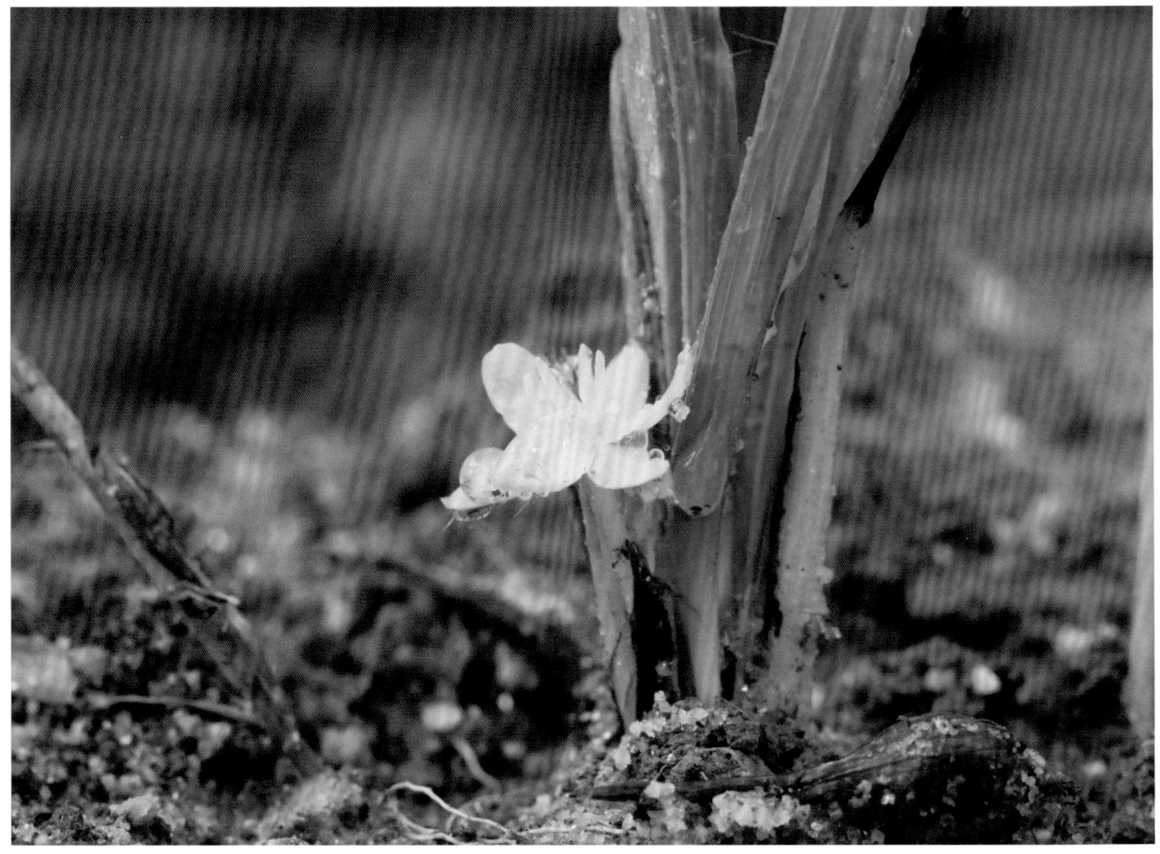

仙茅

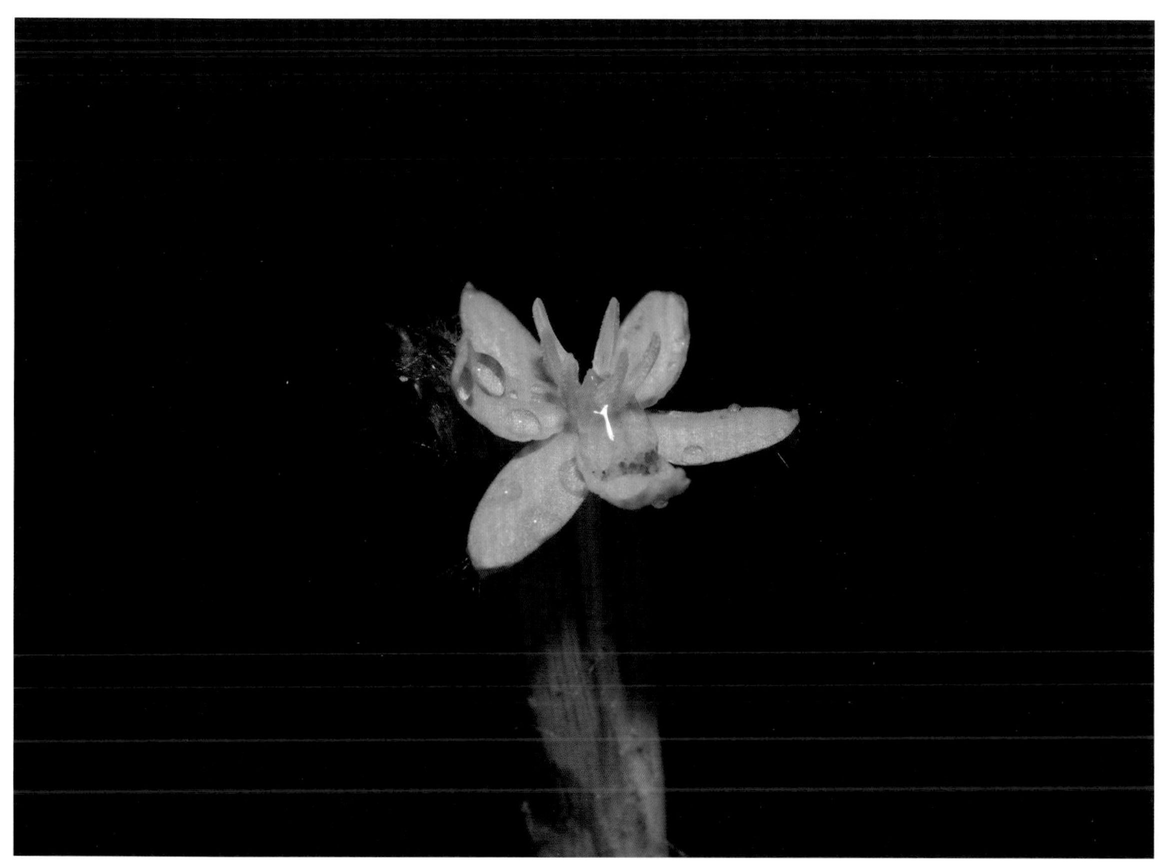

仙茅

采收加工

野生品夏、秋二季采收；栽培品于移栽后 2 年，10 月倒苗后挖根茎，去除残叶、须根，鲜用或晒干。

药材鉴别

本品根茎呈圆柱形，略弯曲，长 3 ~ 10 cm，直径 0.4 ~ 0.8 cm。表面黑褐色或棕褐色，粗糙，有纵横皱纹及细孔状的须根痕。质硬而脆，易折断，断面不平坦，淡褐色或棕褐色，近中心处颜色较深。气微香，味微苦、辛。以条粗壮、表面黑褐色者为佳。

功效主治

温肾阳，强筋骨，祛寒湿。主治阳痿精冷，筋骨痿软，腰膝酸冷，崩漏，阳虚冷泻，脘腹冷痛，痈疽，瘰疬，更年期综合征。

用法用量

内服：3 ~ 10 g，煎汤；或入丸、散服。外用：适量，捣烂外敷。

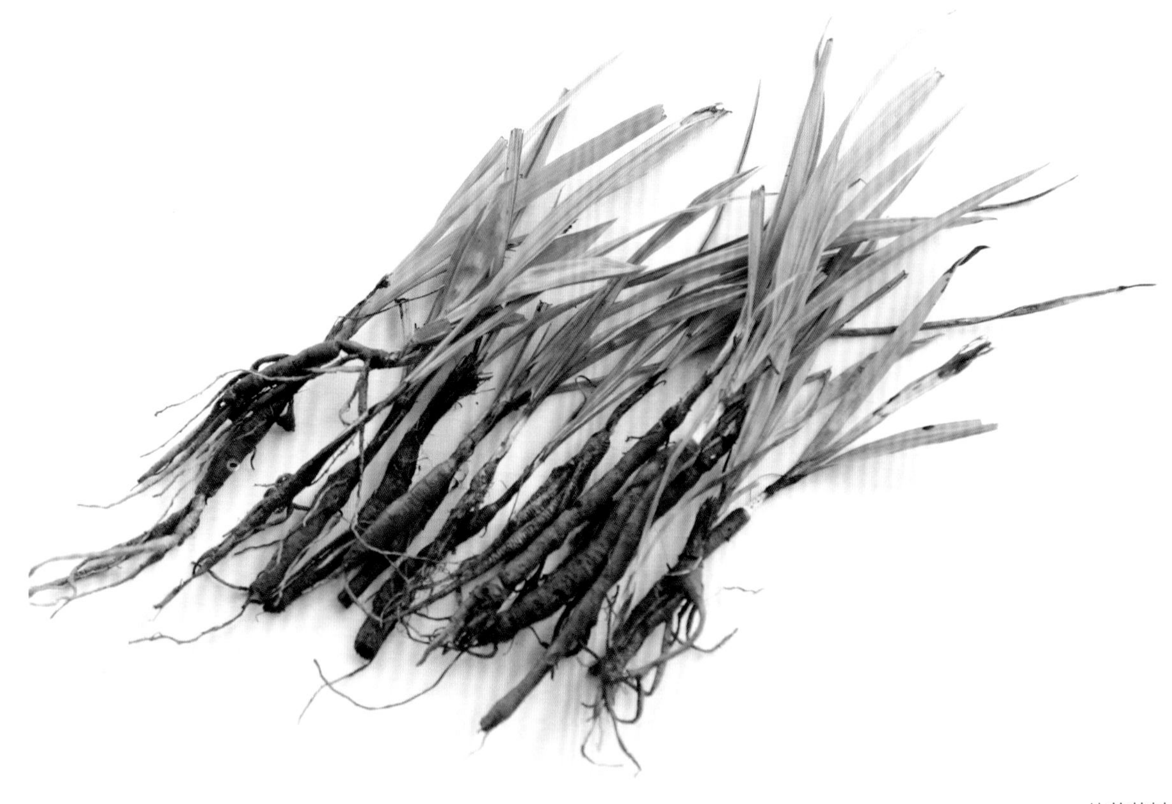

仙茅药材

民族药方

1．肾虚腰痛　仙茅、巴戟天各 10 g，金樱子 30 g，墨旱莲 15 g。水煎服。

2．腰痛，下肢冷痹　仙茅 30 g。研细末，酒调服，每次 3 g。

3．老人小便不禁　仙茅 6 g，金樱子 30 g，桑螵蛸、枸杞子各 15 g。水煎服，每日 1 剂。

4．阳痿　仙茅 6 g，淫羊藿、枸杞子各 15 g，菟丝子 30 g。水煎服，每日 1 剂，每日 1 次，连服 10 日。

5．产后虚咳　仙茅 10 g，猪肺 250 g。将猪肺切碎，与仙茅同蒸服食。

6．滑精，白浊　仙茅 10 g，莲子心 6 g。水煎服，每日 1 剂。

7．风湿性关节炎　仙茅 10 g，薏苡仁 30 g，木瓜、桂枝、当归各 15 g。共煎汁，冲鸡蛋吃。患处冷敷。

8．风冷牙痛　仙茅 10 g，鸡蛋 2 个。共煮服。

使用注意

阴虚火旺者禁服。

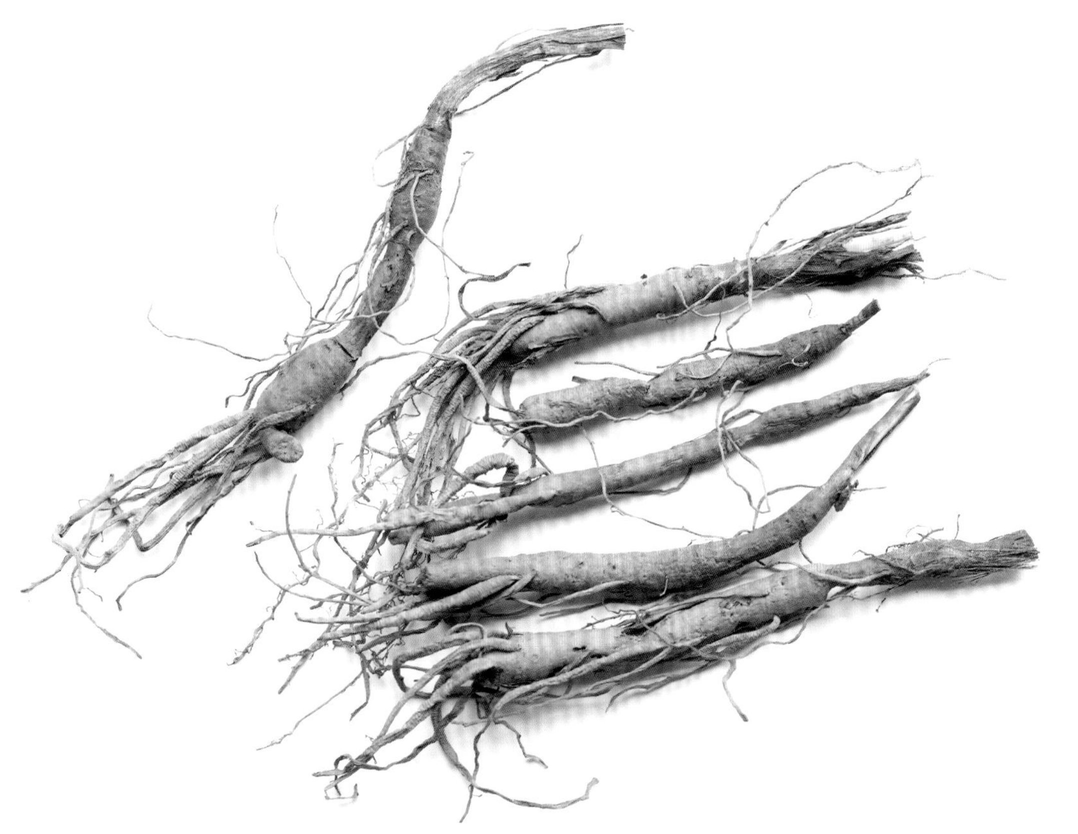

仙茅药材

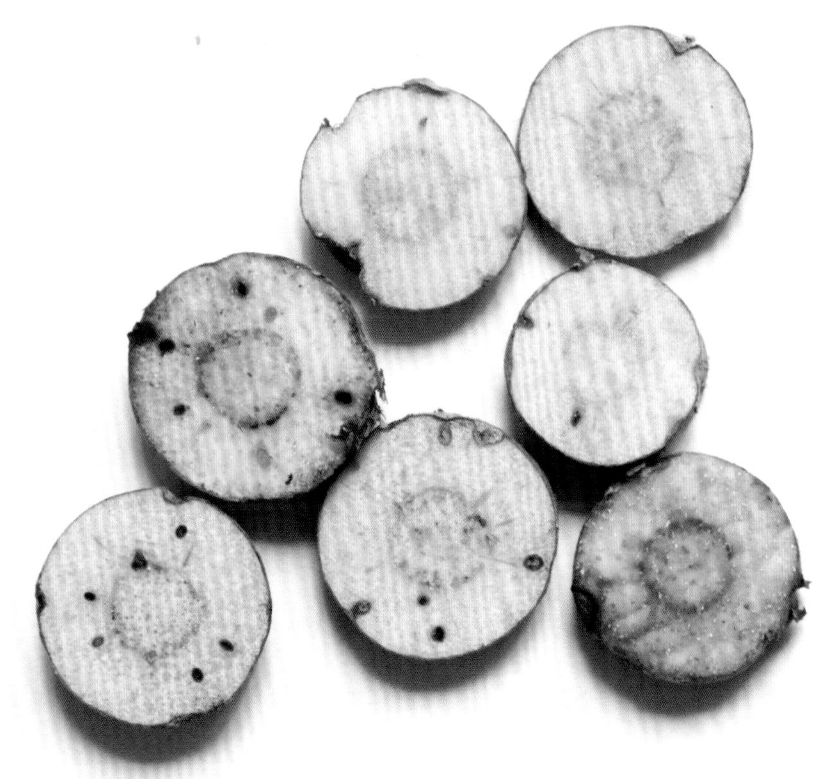

仙茅药材

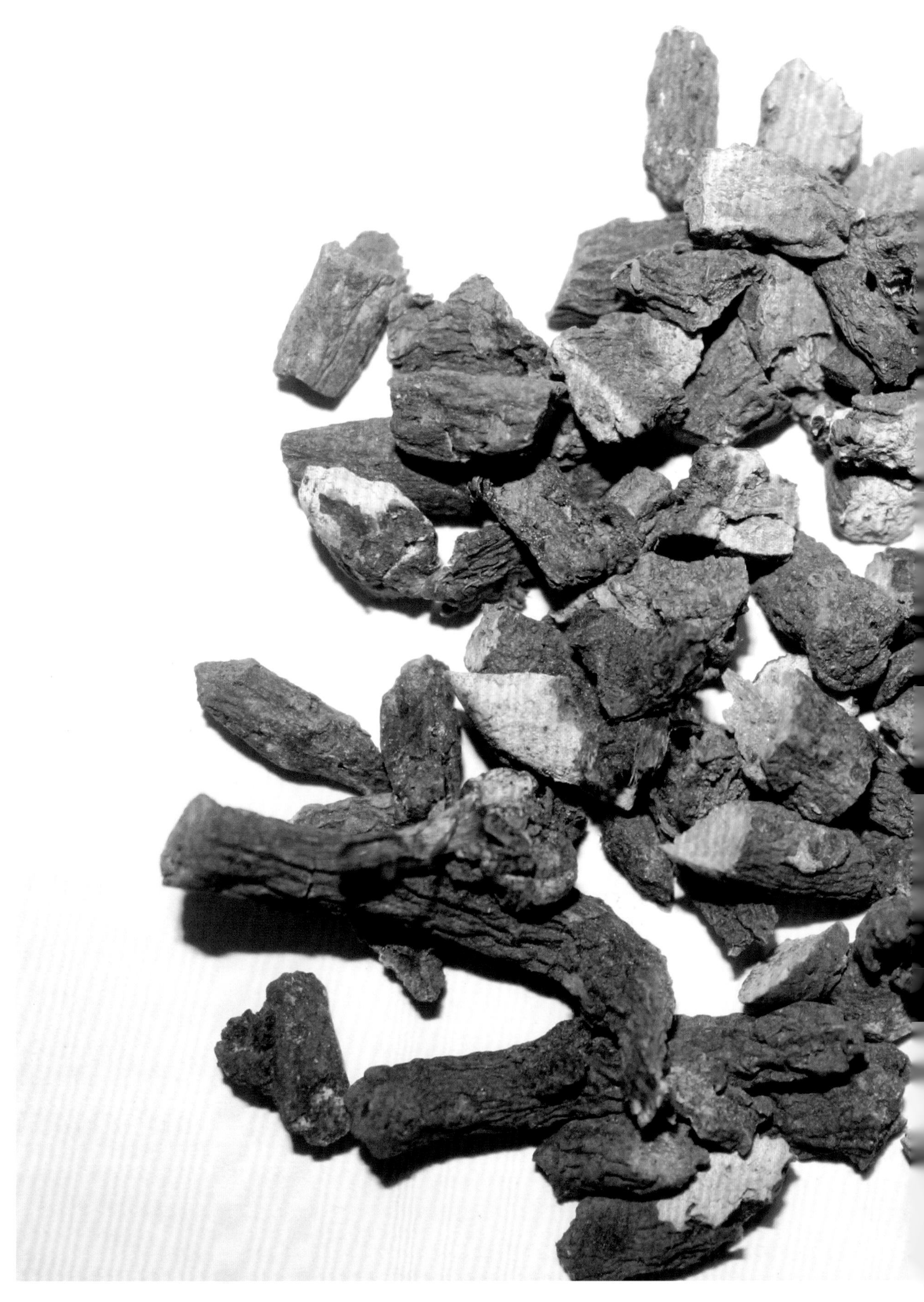

仙茅

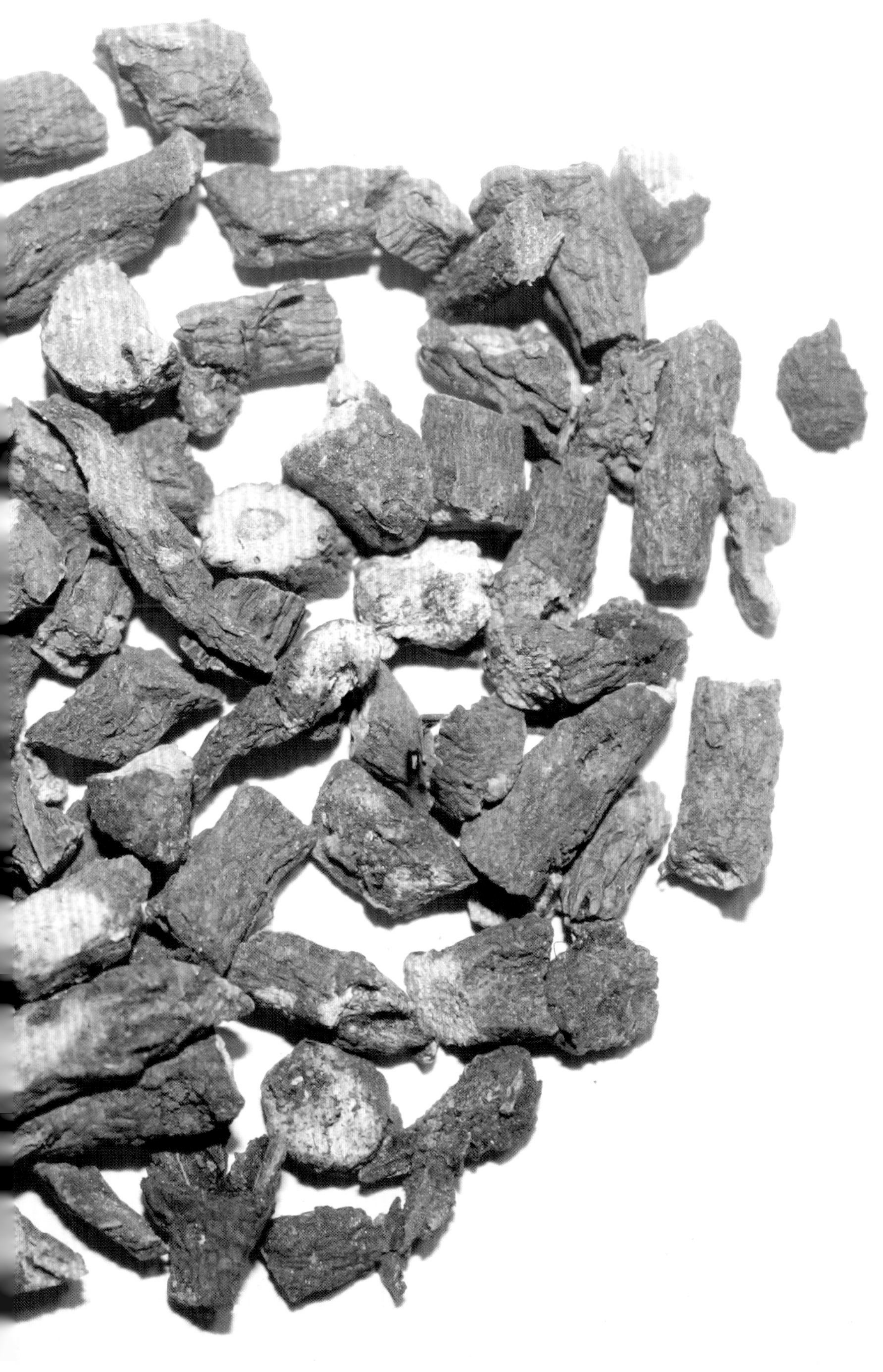

仙茅饮片

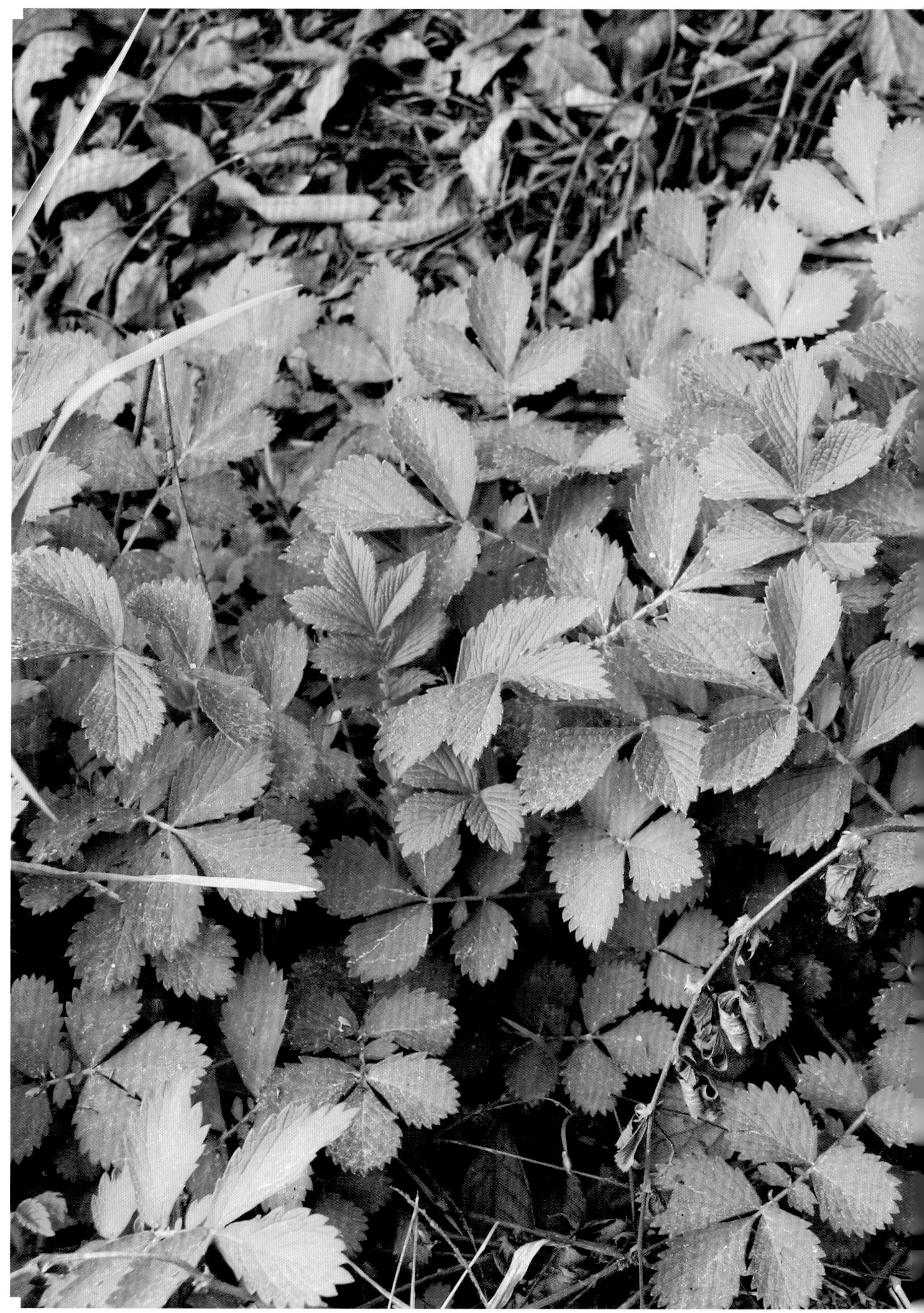

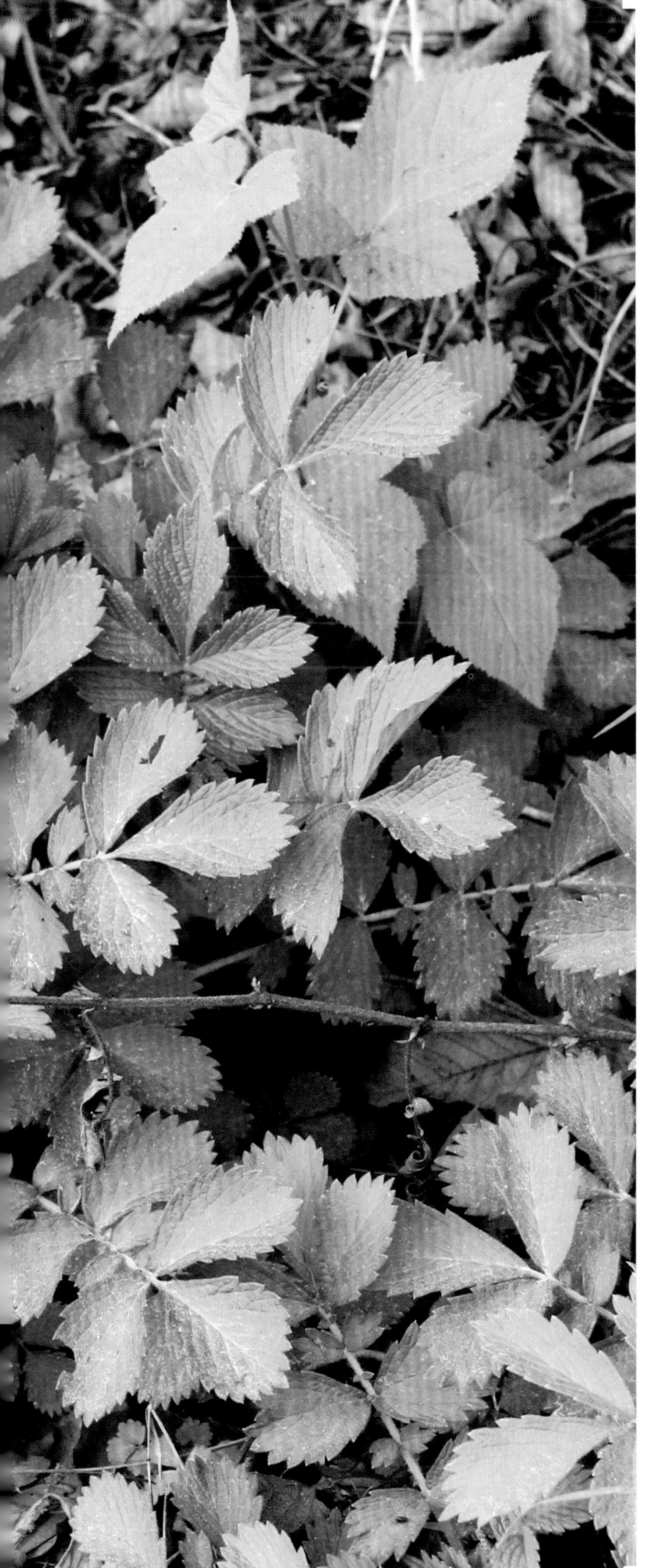

仙鹤草

【壮药名】牙猜骂。

【别　名】老鹤嘴、毛脚茵、龙芽草、狼牙草、黄龙尾、金顶龙牙。

【来　源】本品为蔷薇科植物龙芽草 *Agrimonia pilosa* Ledeb. 的干燥全草。

【性味归经】味苦、涩，性寒。归心、肺、肝、脾经。

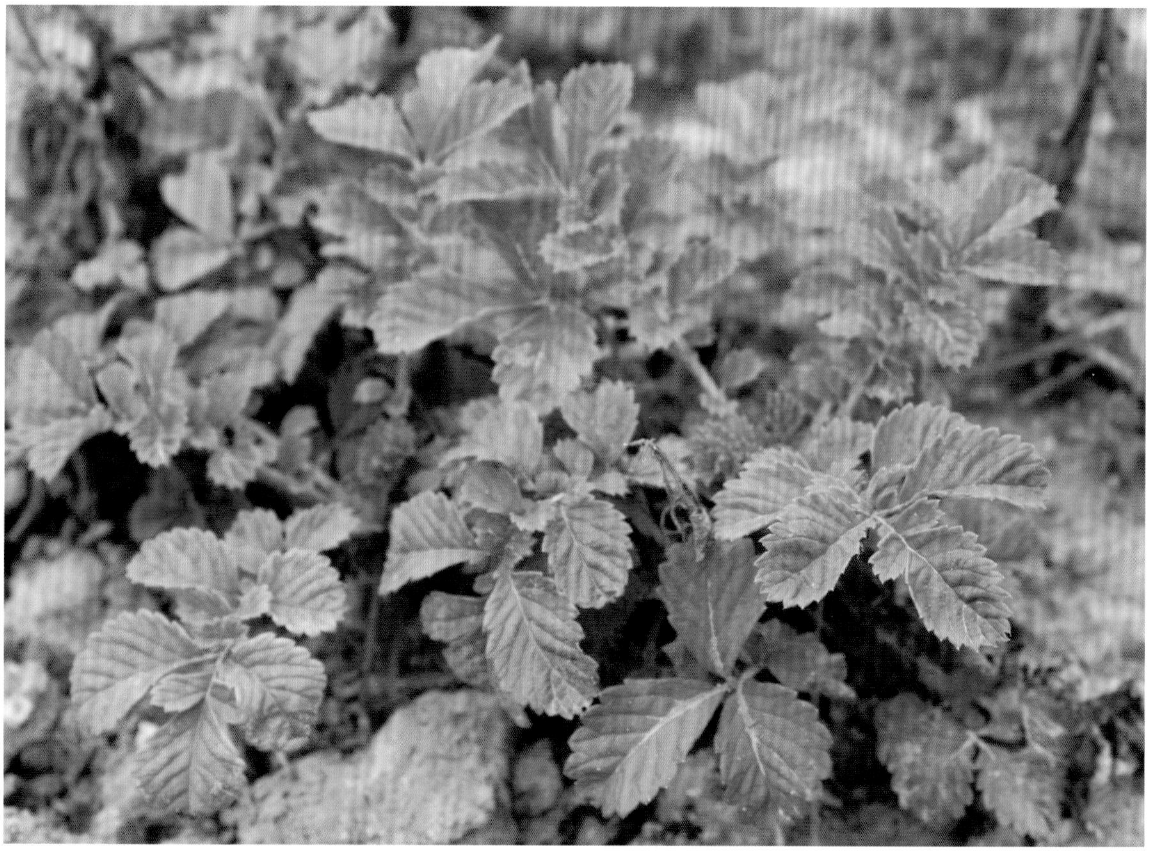

仙鹤草

识别特征

多年生草本植物，高 30 ~ 150 cm，全株被毛。单数羽状复叶，互生，小叶 3 ~ 4 对，无柄或有短柄，倒卵形，倒卵披针形至倒卵椭圆形，长 1.5 ~ 5 cm，宽 1 ~ 2.5 cm，先端急尖或圆钝，基部楔形至宽楔形，边缘有锯齿，上面被稀疏柔毛，下面脉上伏生柔毛，腺点明显；托叶近卵形或卵状披针形，边缘有锯齿或裂片，茎下部托叶常全缘。总状花序顶生，花序轴被毛，花梗长 1 ~ 5 mm；花直径 6 ~ 9 mm。萼片 5，花瓣 5，长圆形，黄色；雄蕊 5 ~ 15 枚；花柱 2，丝状，柱头头状。瘦果倒圆锥形，被疏柔毛，具宿存萼片。花、果期 5—12 月。

生境分布

生长于山野草坡、路旁、灌木丛、林缘及疏林下。全国各地均有分布。

采收加工

栽种当年或第 2 年开花前枝叶茂盛时采收，割取全草，切段，晒干或鲜用。

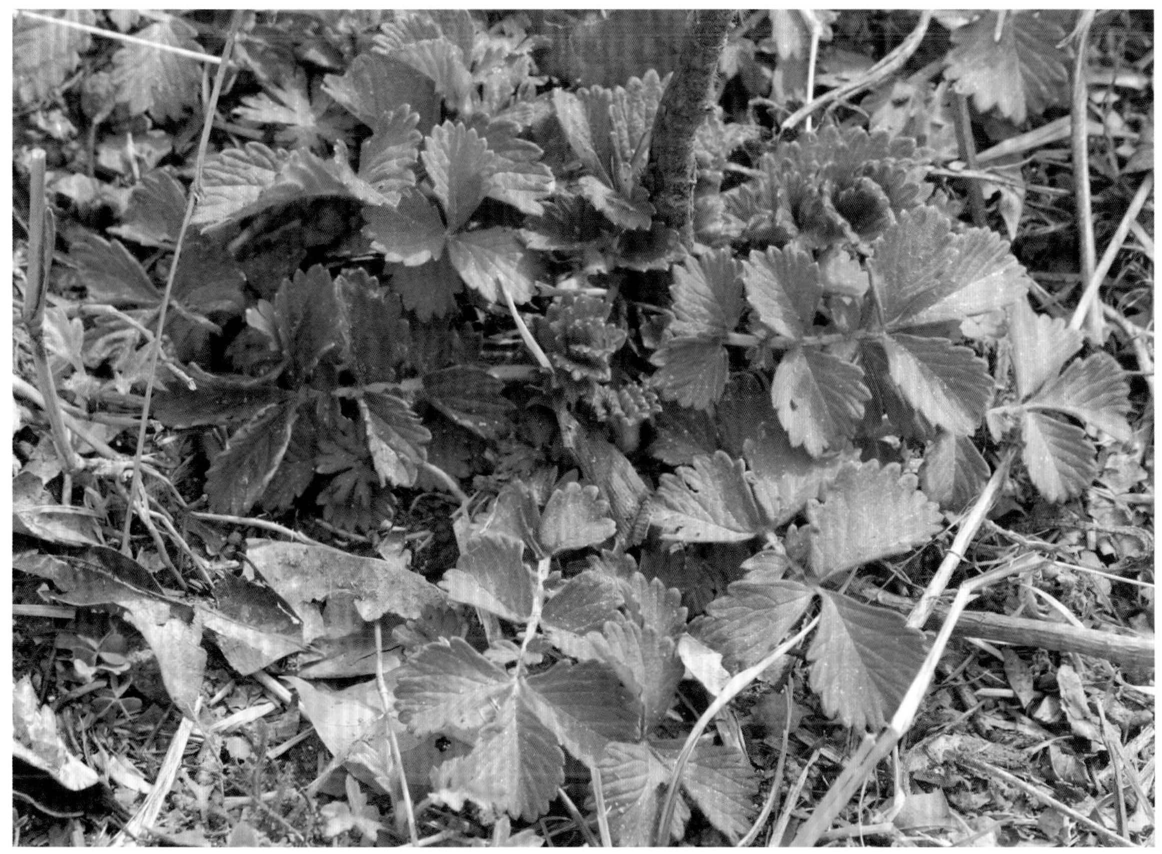

仙鹤草

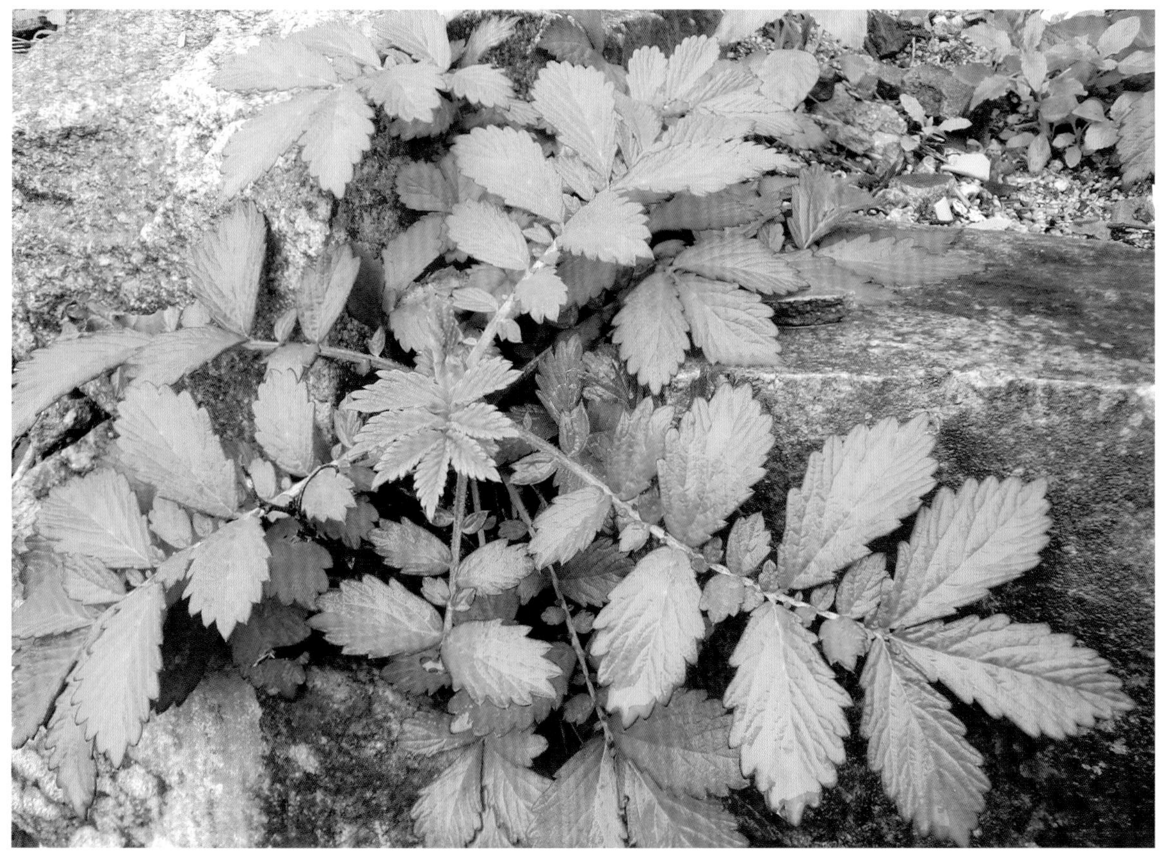

仙鹤草

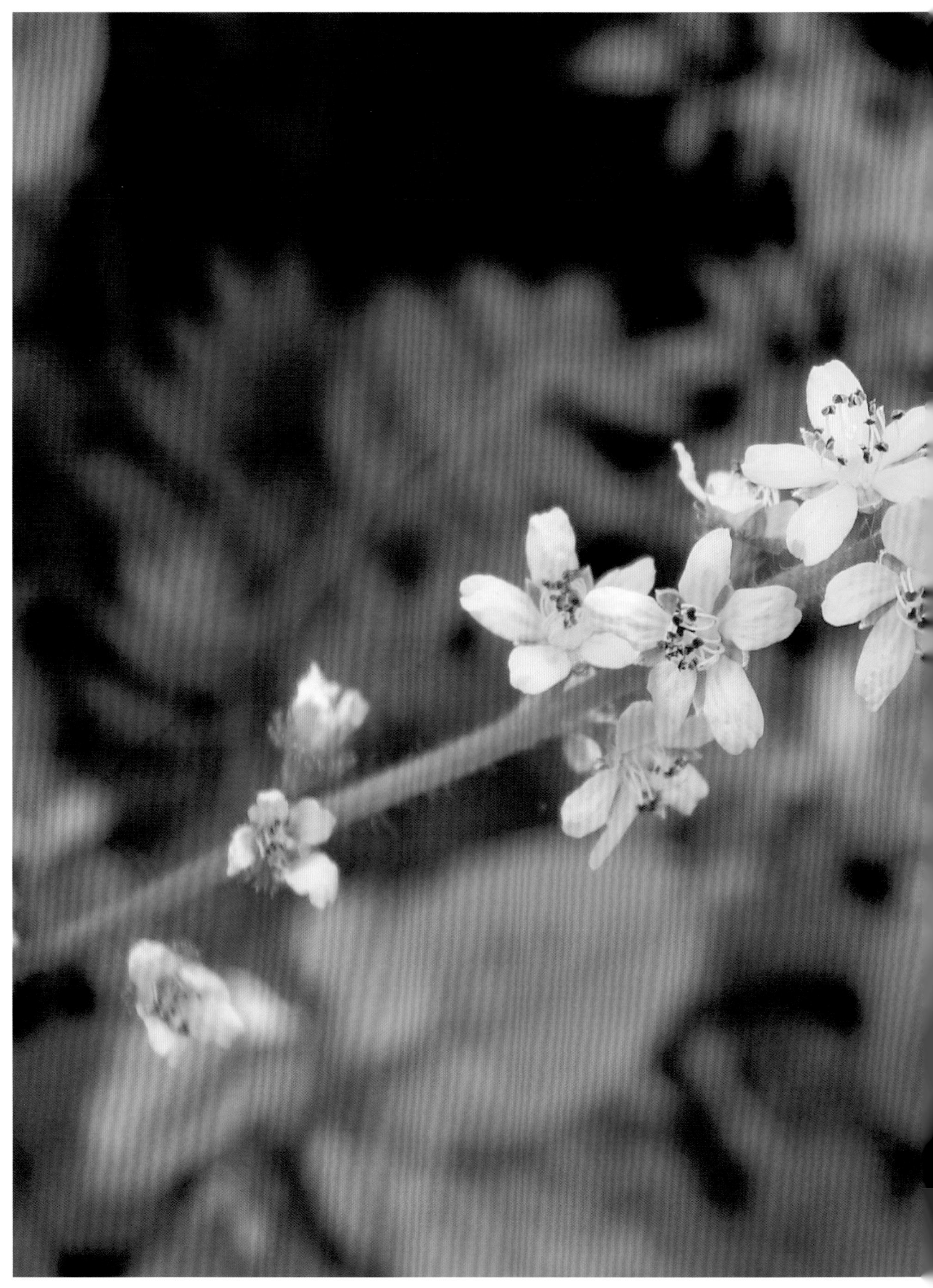

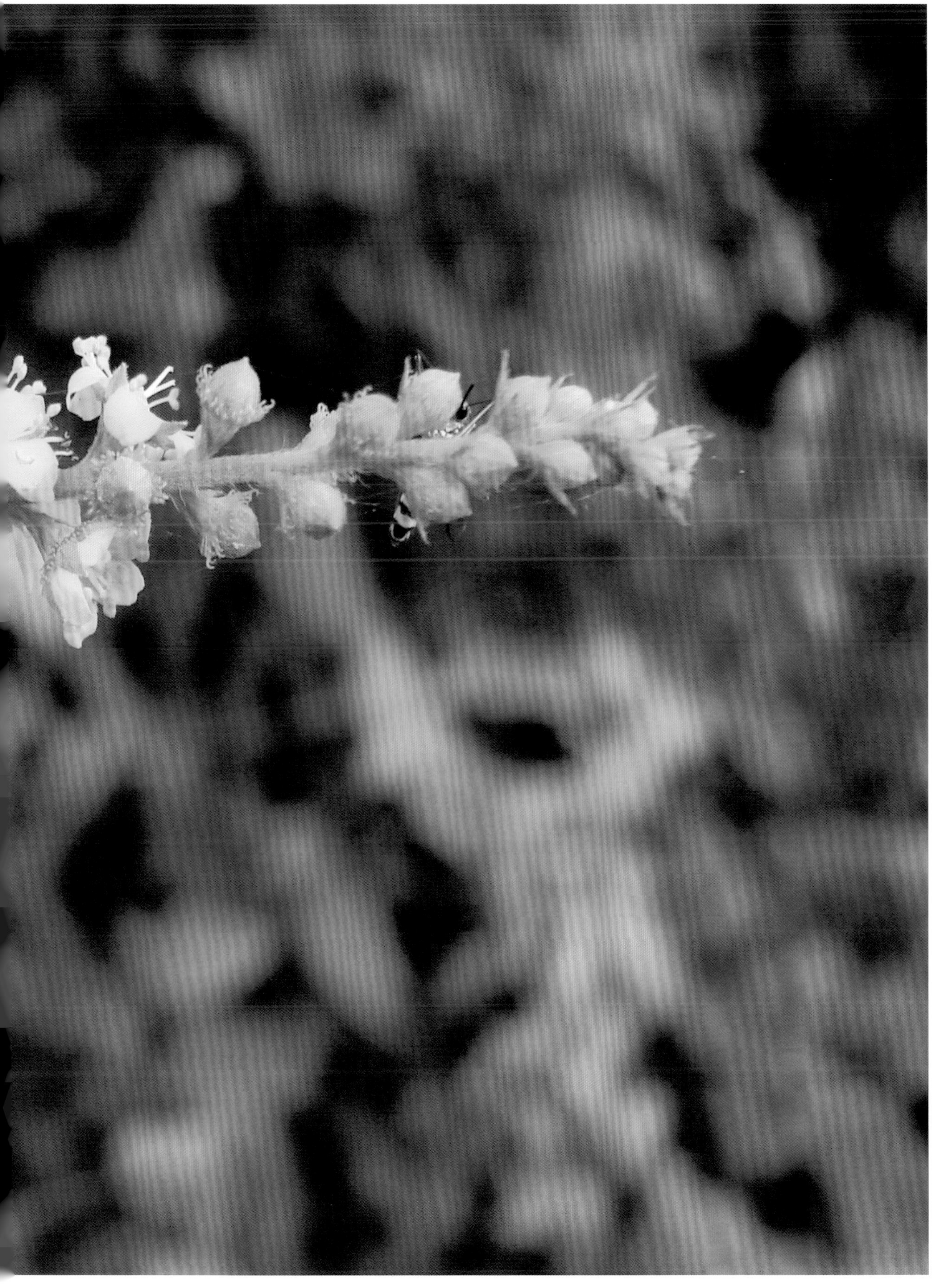

仙鹤草

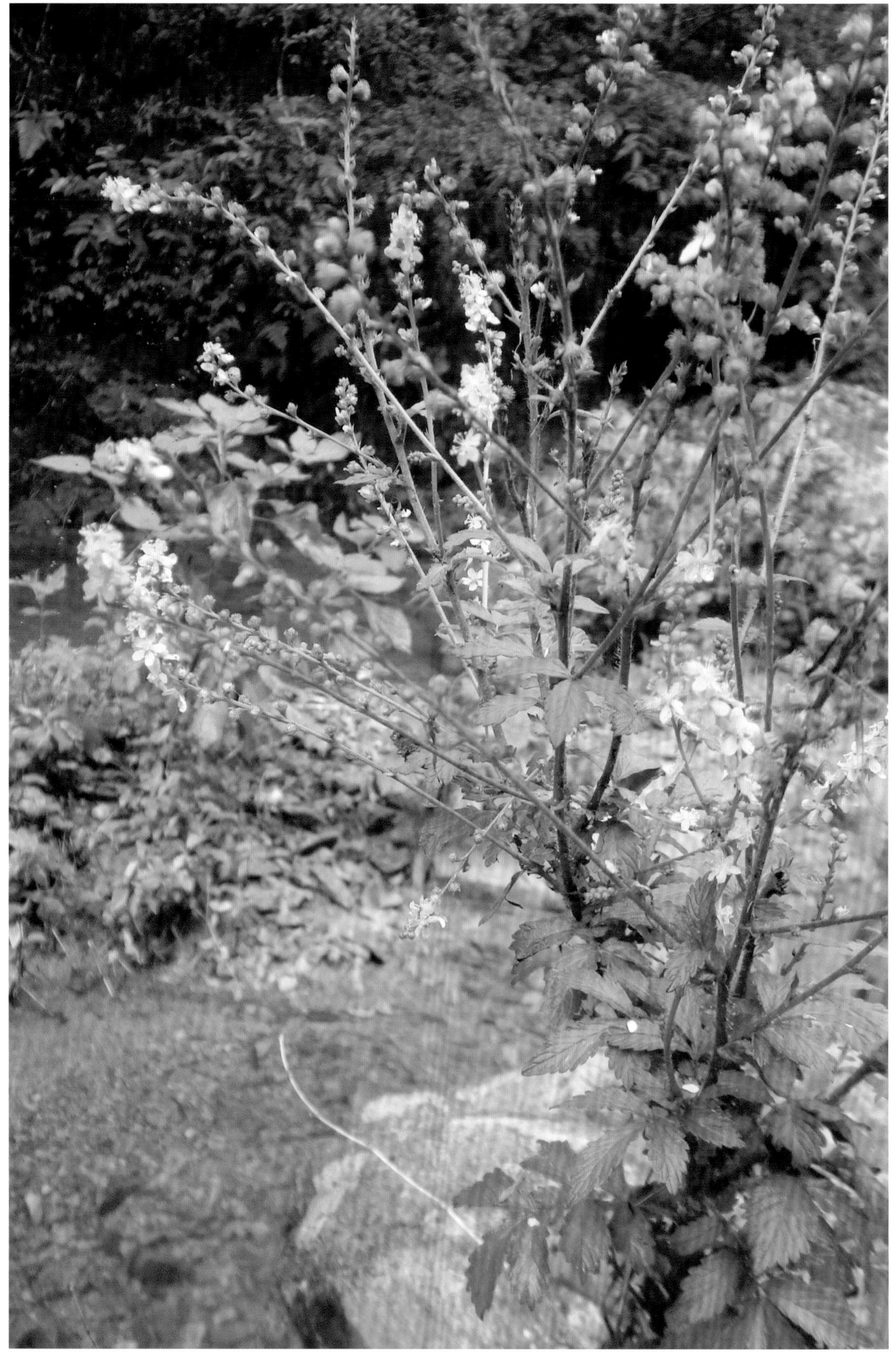

仙鹤草

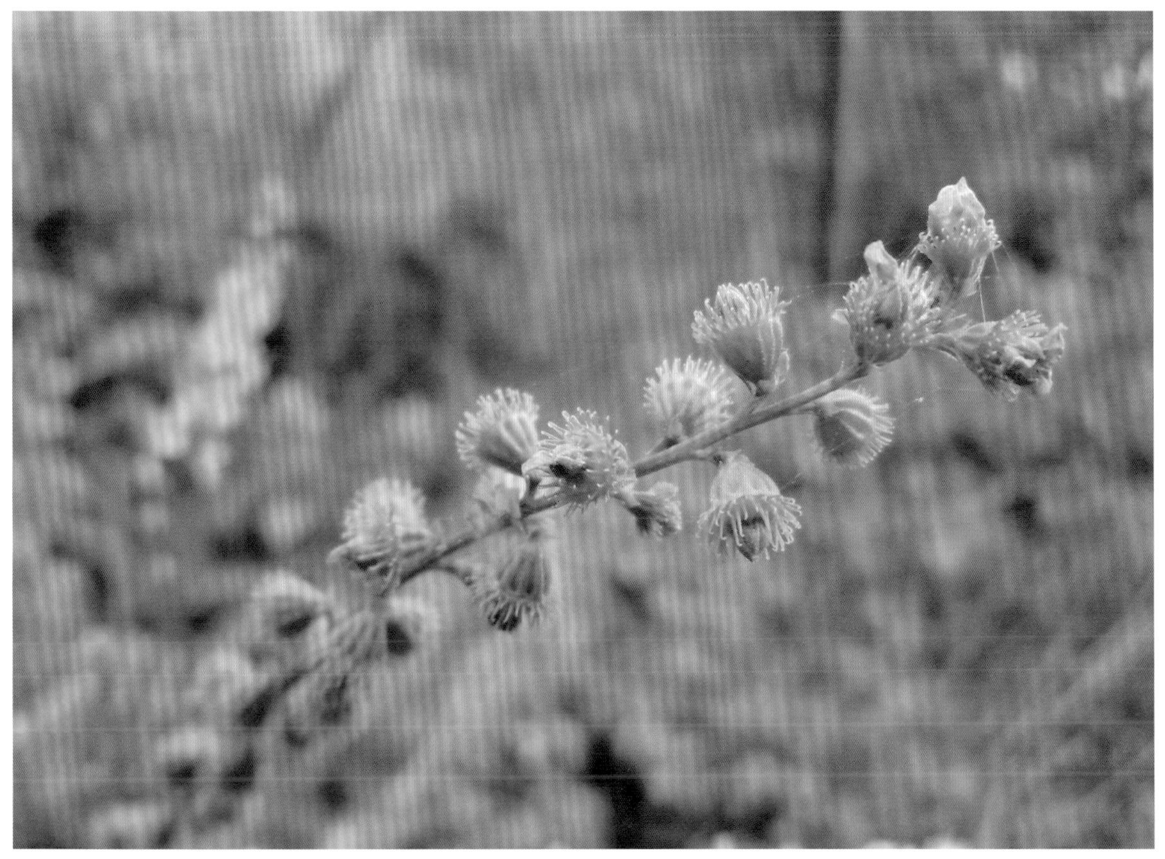

仙鹤草

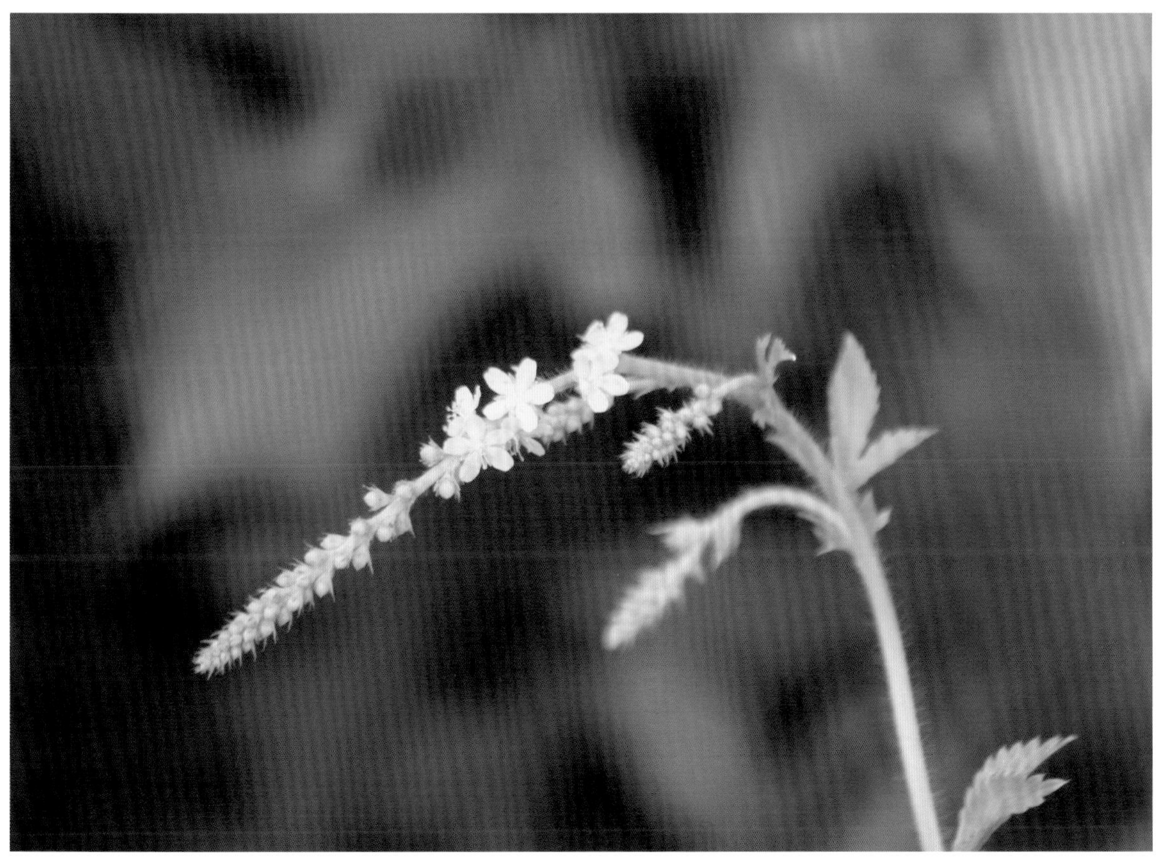

仙鹤草

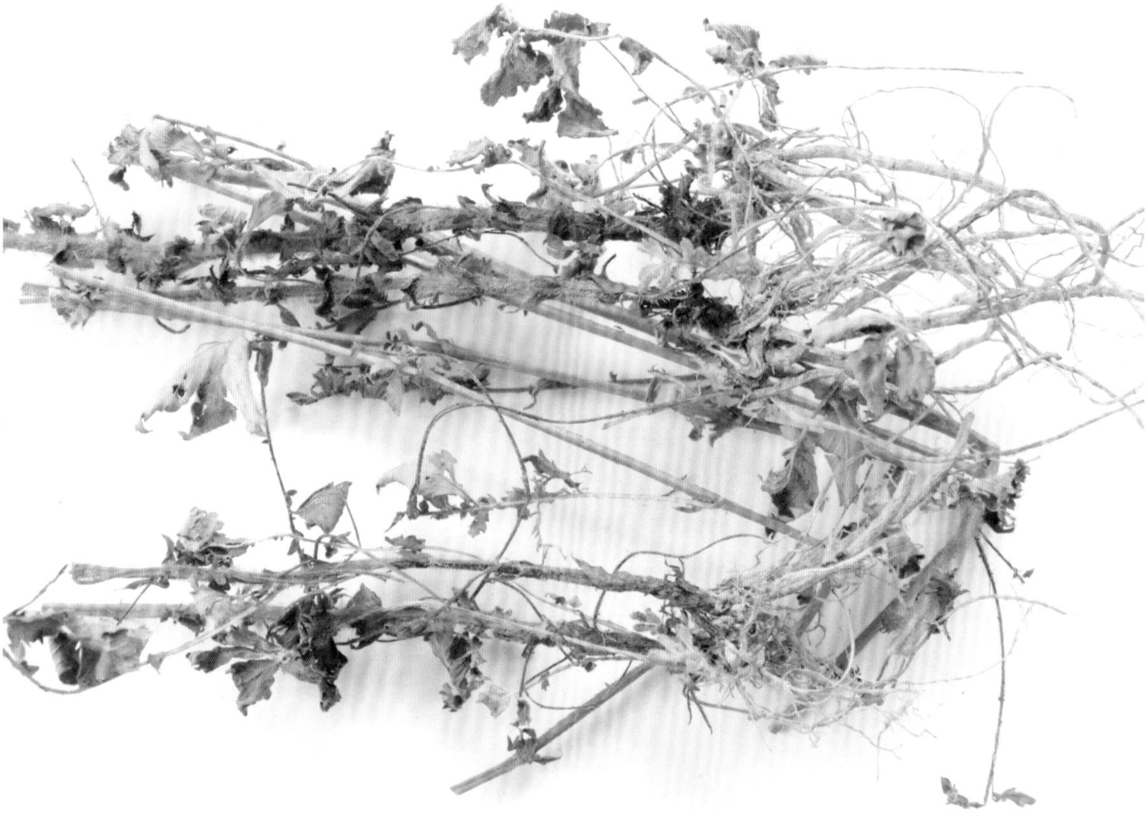

仙鹤草药材

药材鉴别

全体被白色柔毛，长 50 ~ 100 cm，茎下部圆柱形，直径 0.4 ~ 0.6 cm，红棕色，上部方柱形，四面略凹陷，绿褐色，有纵沟及棱线，有节；体轻，质硬，易折断，断面中空。单数羽状复叶互生，暗绿色，皱缩蜷曲；质脆，易碎；叶片大小不等，相间生于叶轴上，顶端小叶较大，完整小叶片展平后呈卵形或长椭圆形，先端尖，基部楔形，边缘有锯齿；托叶 2，抱茎，斜卵形。总状花序细长，花萼下部呈筒状，萼筒上部有钩刺，先端 5 裂，花瓣黄色。气微，味微苦。

功效主治

收敛止血，止泻，杀虫。主治咯血，吐血，衄血，尿血，便血，腹泻，痢疾，滴虫性阴道炎。

用法用量

内服：10 ~ 30 g，煎汤。外用：适量，捣烂外敷。

民族药方

1. 咯血，吐血 ①仙鹤草 15 g，白茅根 50 g，地骨皮 10 g。水煎服。②仙鹤草 50 g，仙桃草 15 g，委陵菜根 25 g。水煎服。

2. 腹泻 ①仙鹤草 15 g。水煎服。②仙鹤草 30 g，苦参、海金沙各 10 g，红糖 5 g。水煎服。

3. 疟疾每日发作，胸腹饱胀 仙鹤草 9 g。研成细末，于疟发前烧酒吞服，连用 3 剂。

4. 小儿食积 仙鹤草（去根及茎上的粗皮）15 ~ 20 g，猪肝 120 g。同煮至肝熟，去渣，饮汤食肝。

5. 外伤出血 鲜仙鹤草适量。捣烂外敷。

6. 梅尼埃病 仙鹤草 60 g。加水 500 ml 煎至 300 ml，每次 100 ml，每日 3 次，连服 3 ~ 5 日。

7. 糖尿病 仙鹤草 60 g。水煎服。

8. 滴虫性阴道炎 鲜仙鹤草茎叶适量。煎煮成 200% 浓缩液，用时洗净阴道，将浓缩液涂于阴道壁上，再塞以饱蘸药液的带线大棉球，3 ~ 4 小时后取出。每日 1 次，7 日为 1 个疗程。

使用注意

禁止饮酒，非出血不止者禁用。

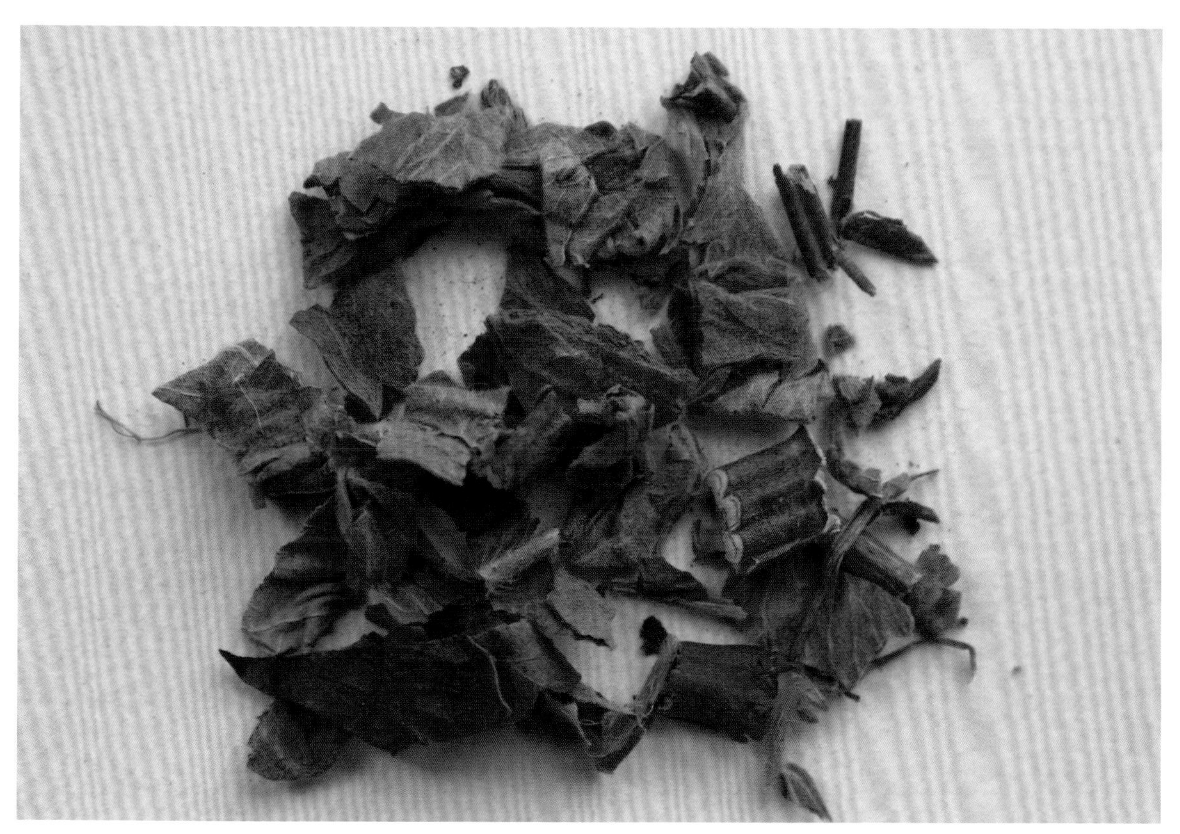

仙鹤草饮片

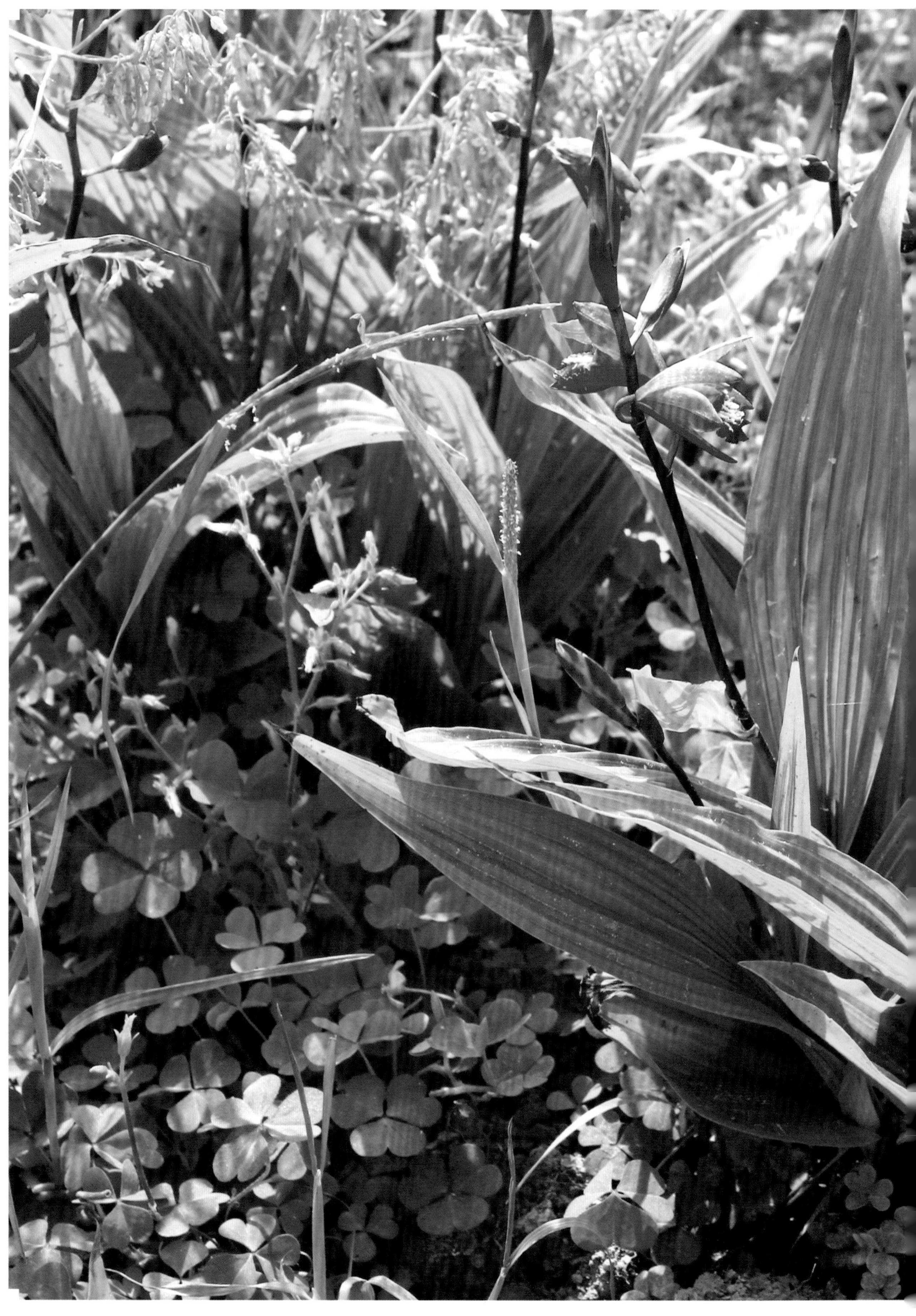

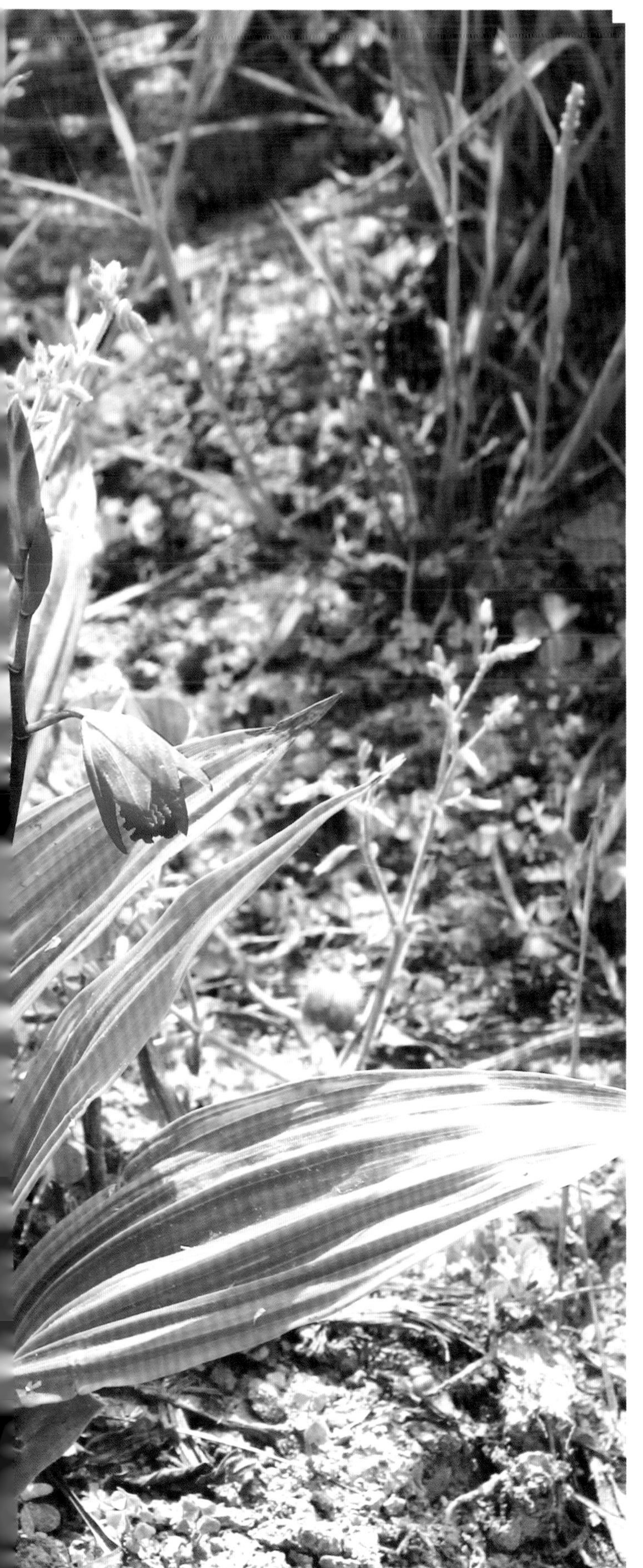

白及

【壮药名】白及。

【别　名】白芨、地螺丝、连及草、冰球子、羊角七、千年棕、白鸡儿、利知子。

【来　源】本品为兰科植物白及 *Bletilla striata*（Thunb.）Reichb. f. 的干燥块茎。

【性味归经】味苦、甘、涩，性寒。归肺、胃、肝经。

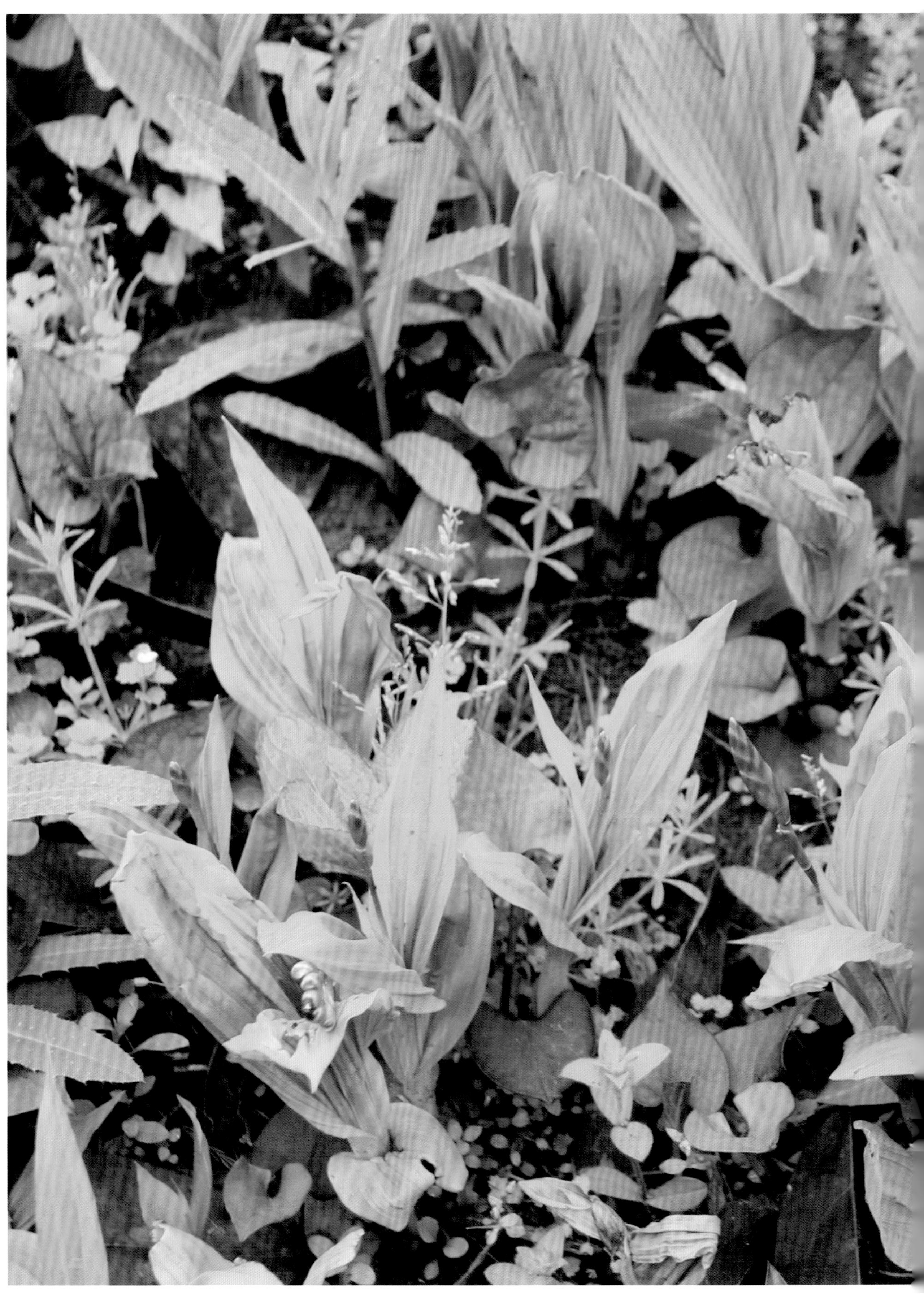

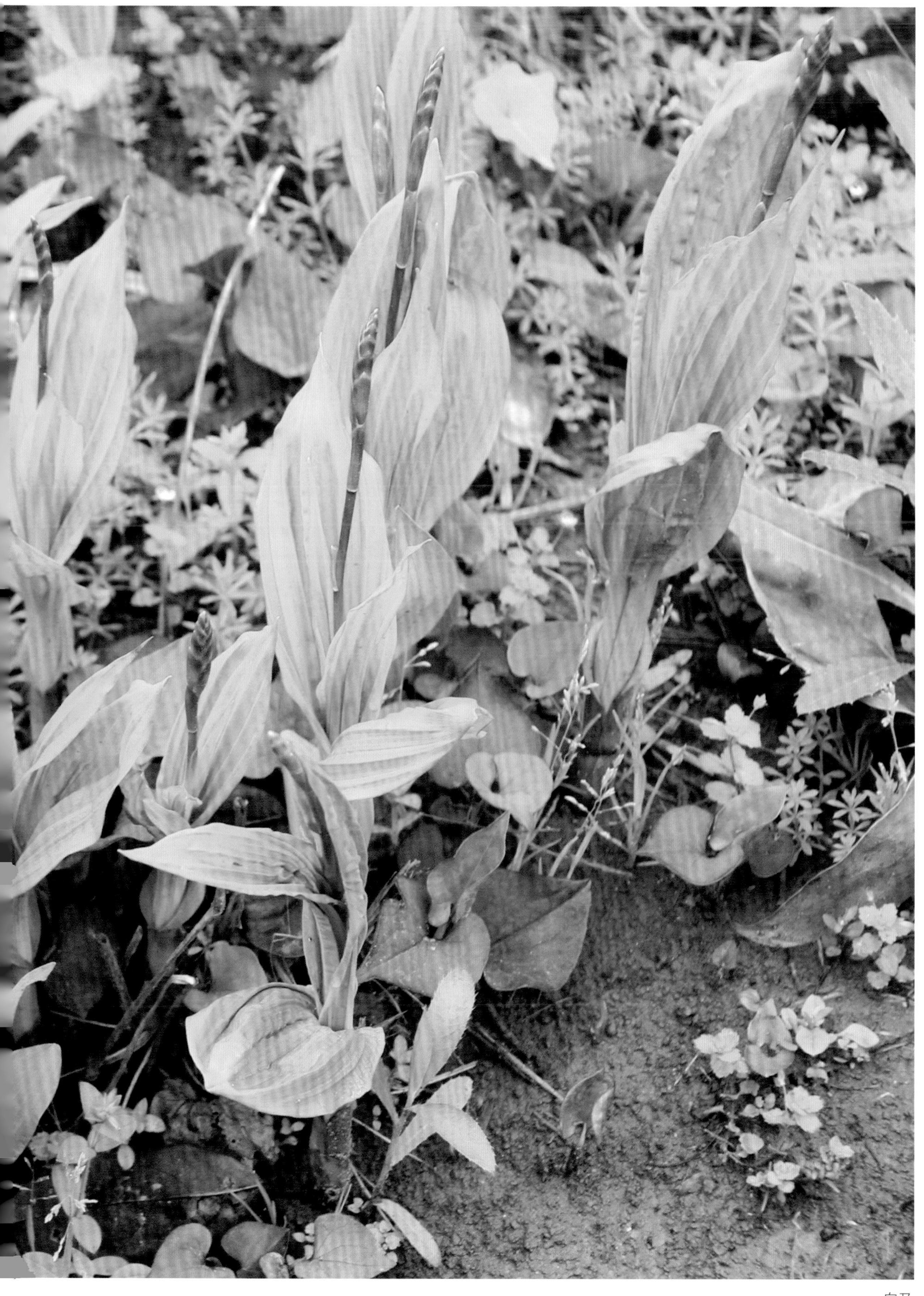

白及

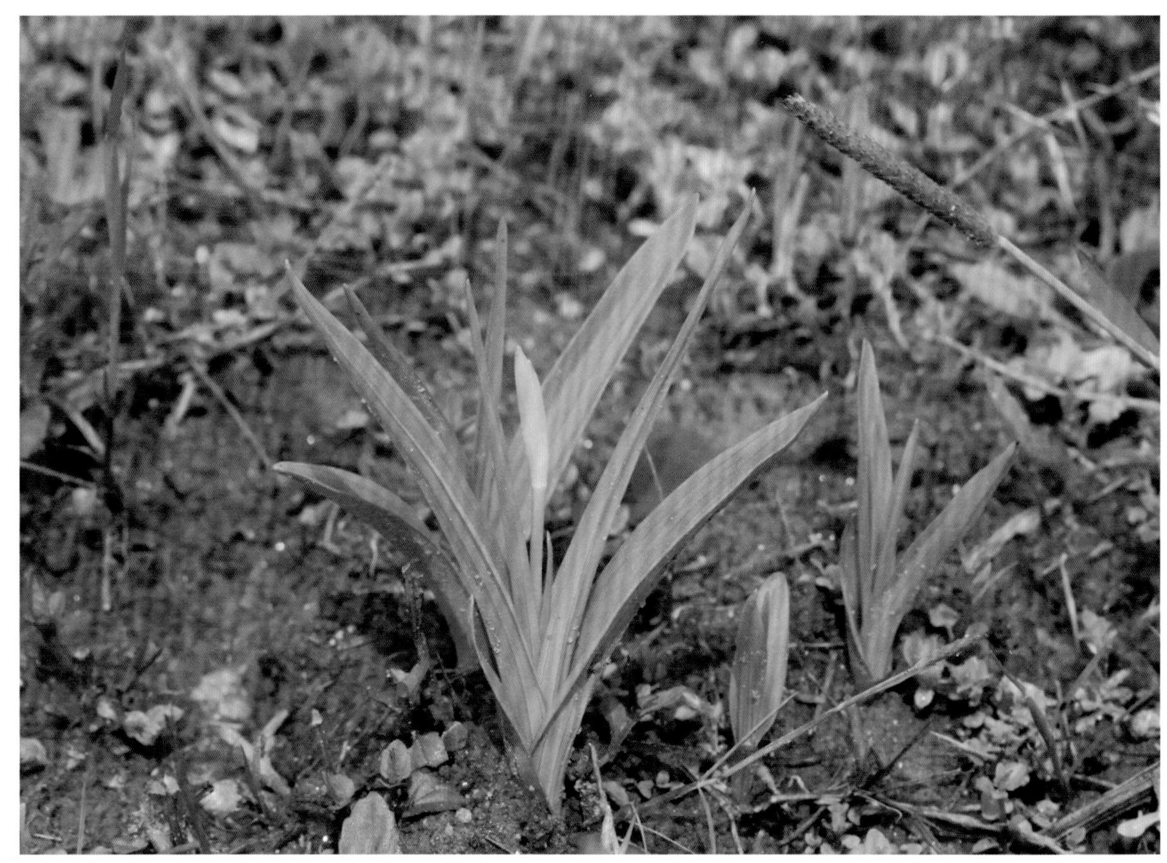

白及

识别特征

多年生草本，高 30 ~ 70 cm，块茎肥厚肉质，为连接的三角状卵形厚块，略扁平，黄白色；须根灰白色，纤细。叶 3 ~ 5 片，披针形或广披针形，长 15 ~ 30 cm，宽 2 ~ 6 cm，先端渐尖，基部下延成长鞘状，全缘。总状花序顶生，花 3 ~ 8 朵，疏生；苞片披针形，长 1.5 ~ 2.5 cm；花淡紫红色或黄白色，花被片狭椭圆形，先端尖，唇瓣倒卵形，内面有 5 条隆起的纵线，上部 3 裂，中央裂片矩圆形；雄蕊与雌蕊结合为蕊柱，两侧有狭翅，柱头顶端着生 1 雄蕊，花粉块 4 对，扁而长，蜡质；子房下位，圆柱状，扭曲。蒴果圆柱形，长 3.5 cm，直径 1 cm，两端稍尖狭，具 6 纵肋，顶端常具花瓣枯萎后留下的痕迹。花期 4—5 月，果期 7—9 月。

生境分布

生长于山野川谷较潮湿处。分布于河南、陕西、甘肃、山东、安徽、江苏、浙江、福建、广东、江西、湖南、湖北、四川、贵州、云南、广西等省区。

采收加工

夏、秋二季采挖，除去残茎及须根，洗净，置沸水中煮至无白心，除去外皮，晒干。

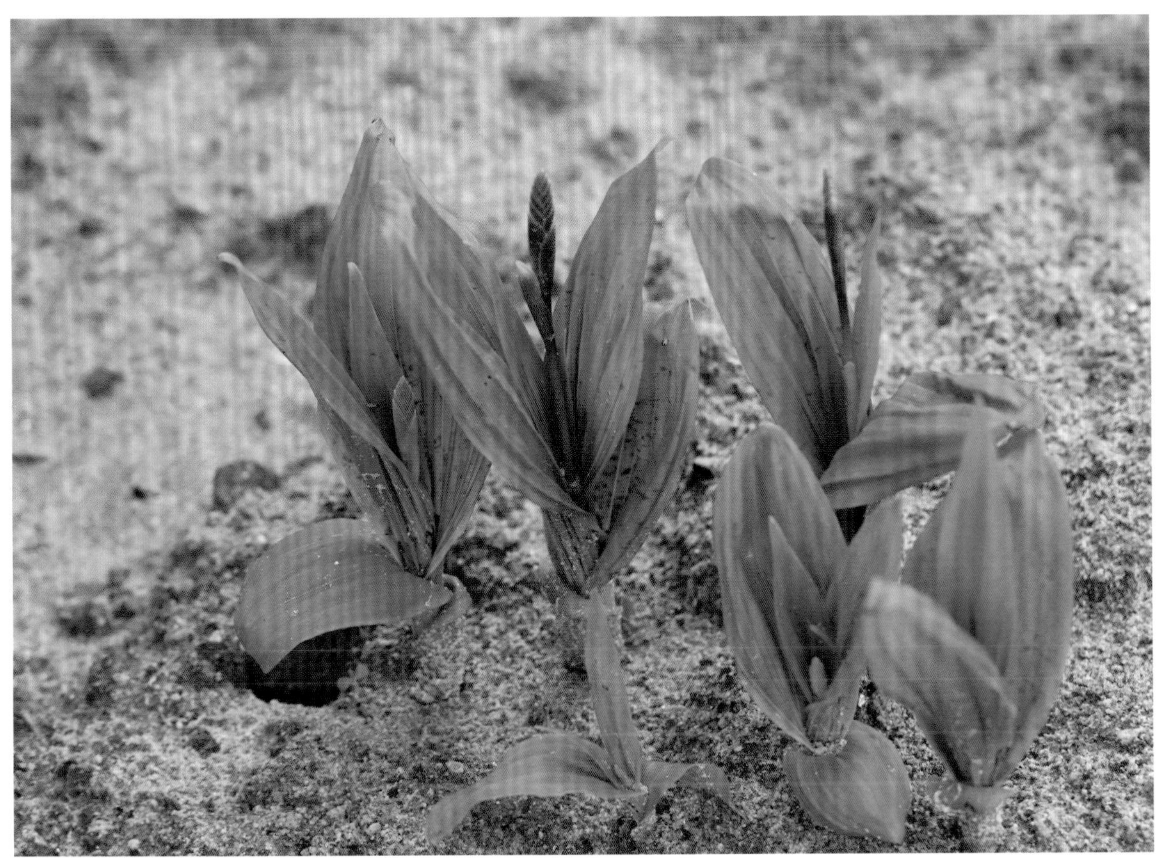

白及

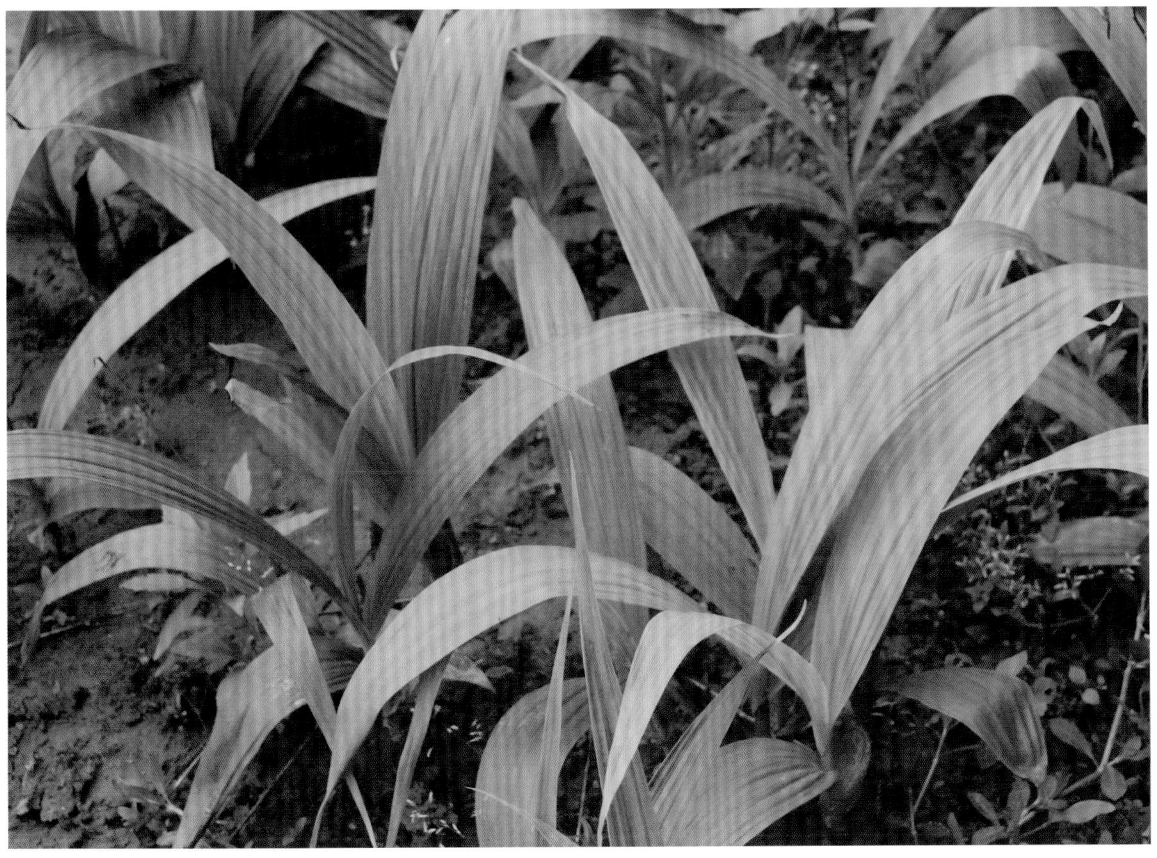

白及

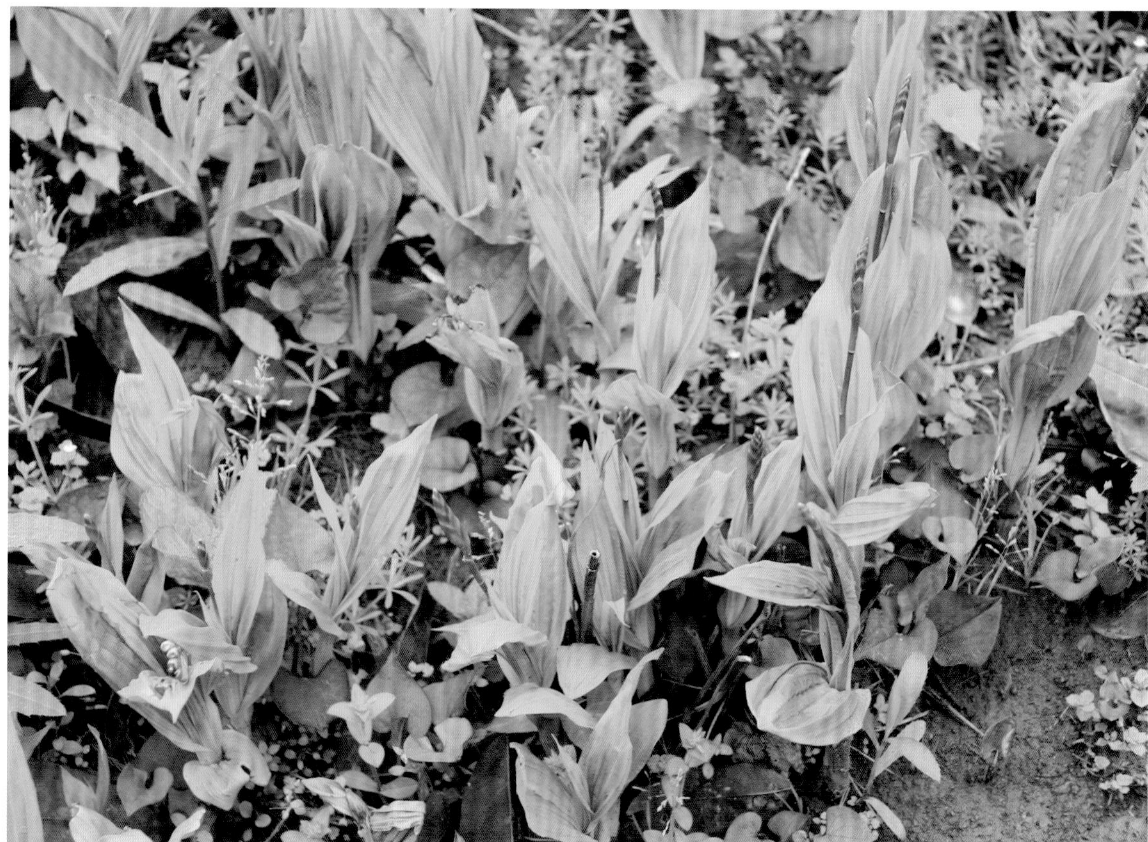

白及

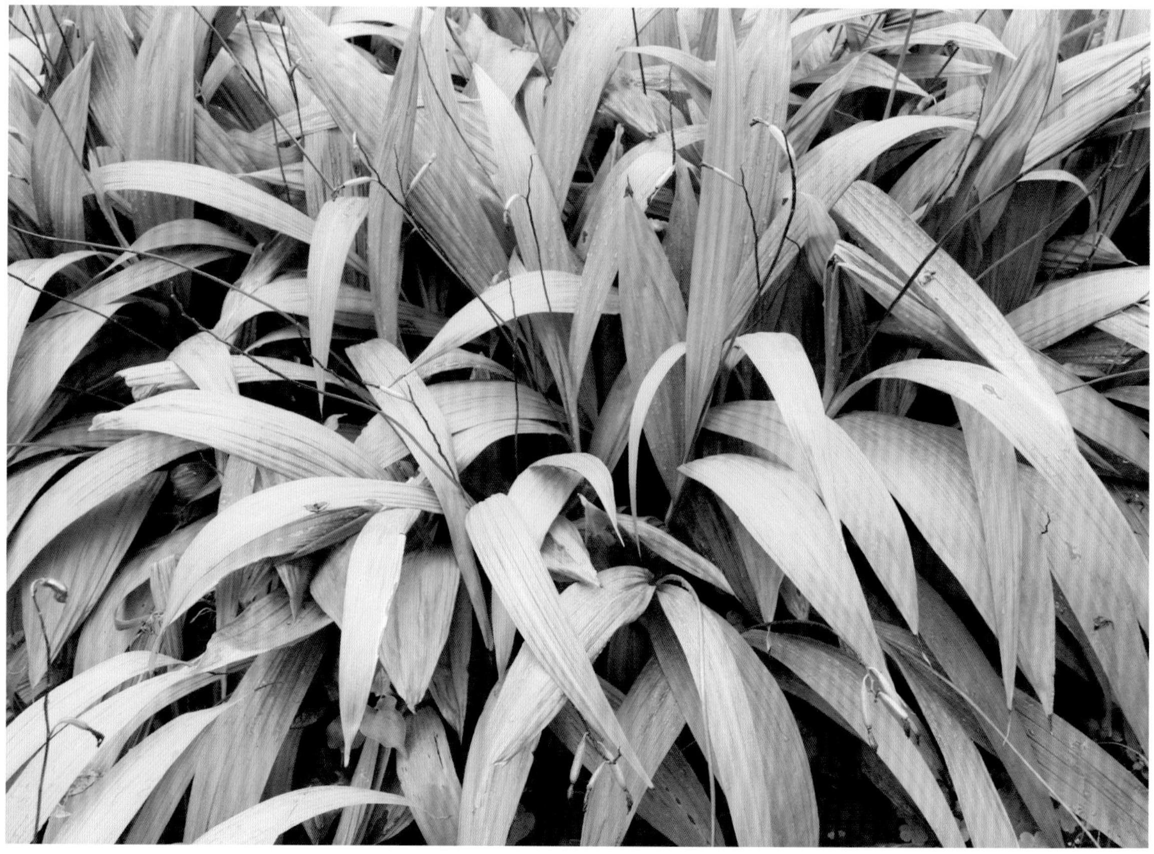

白及

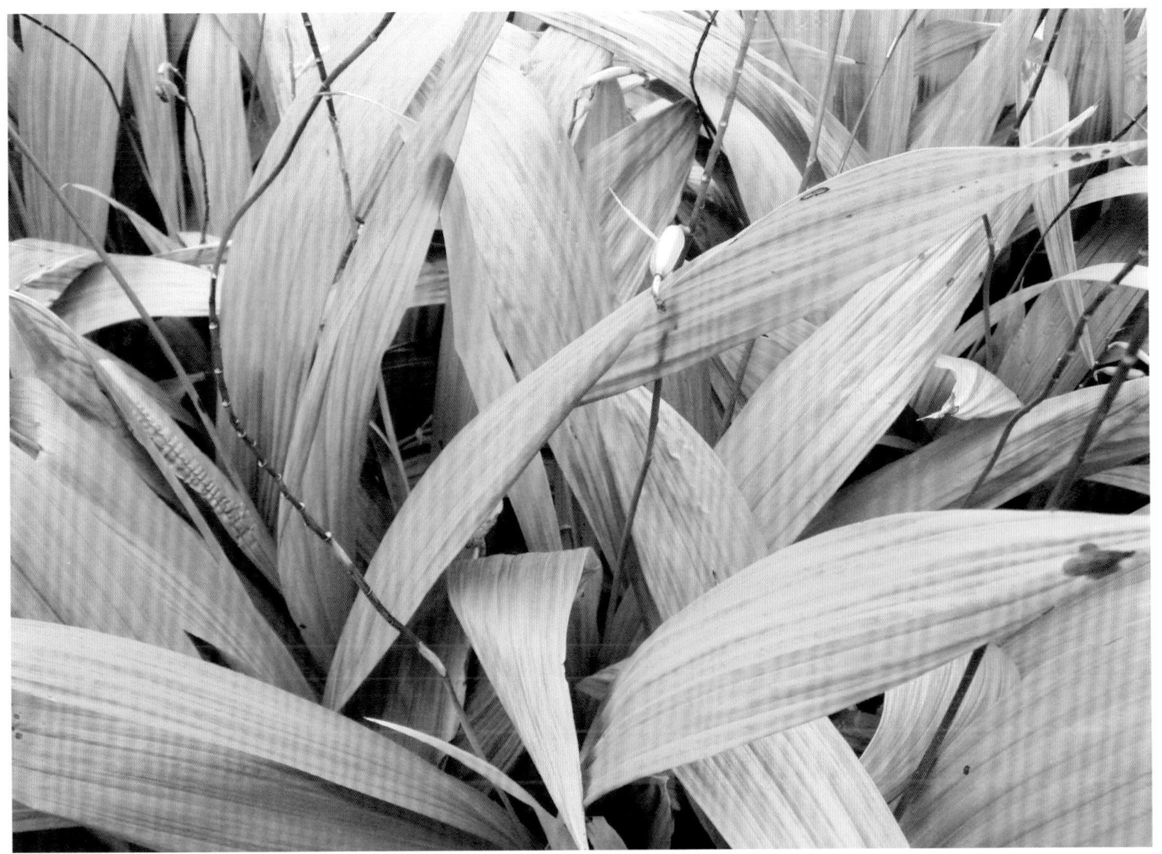

白及

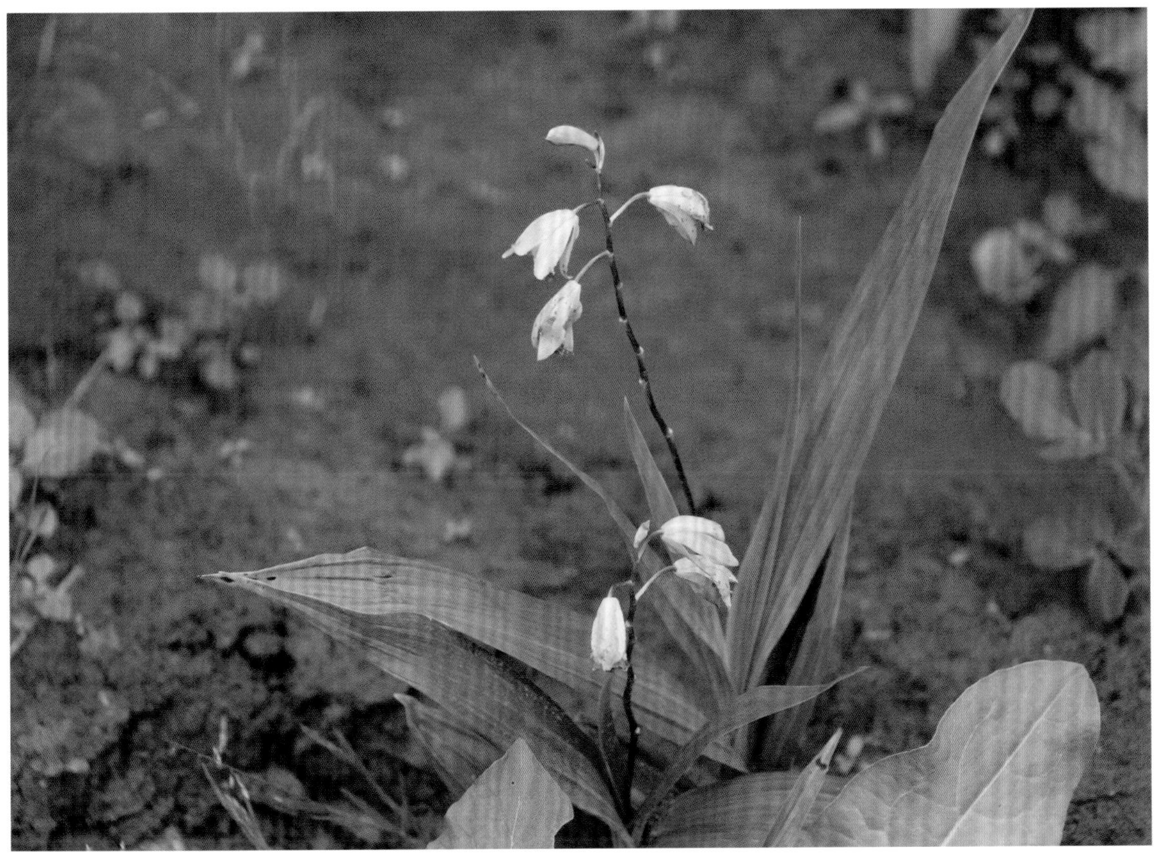

白及

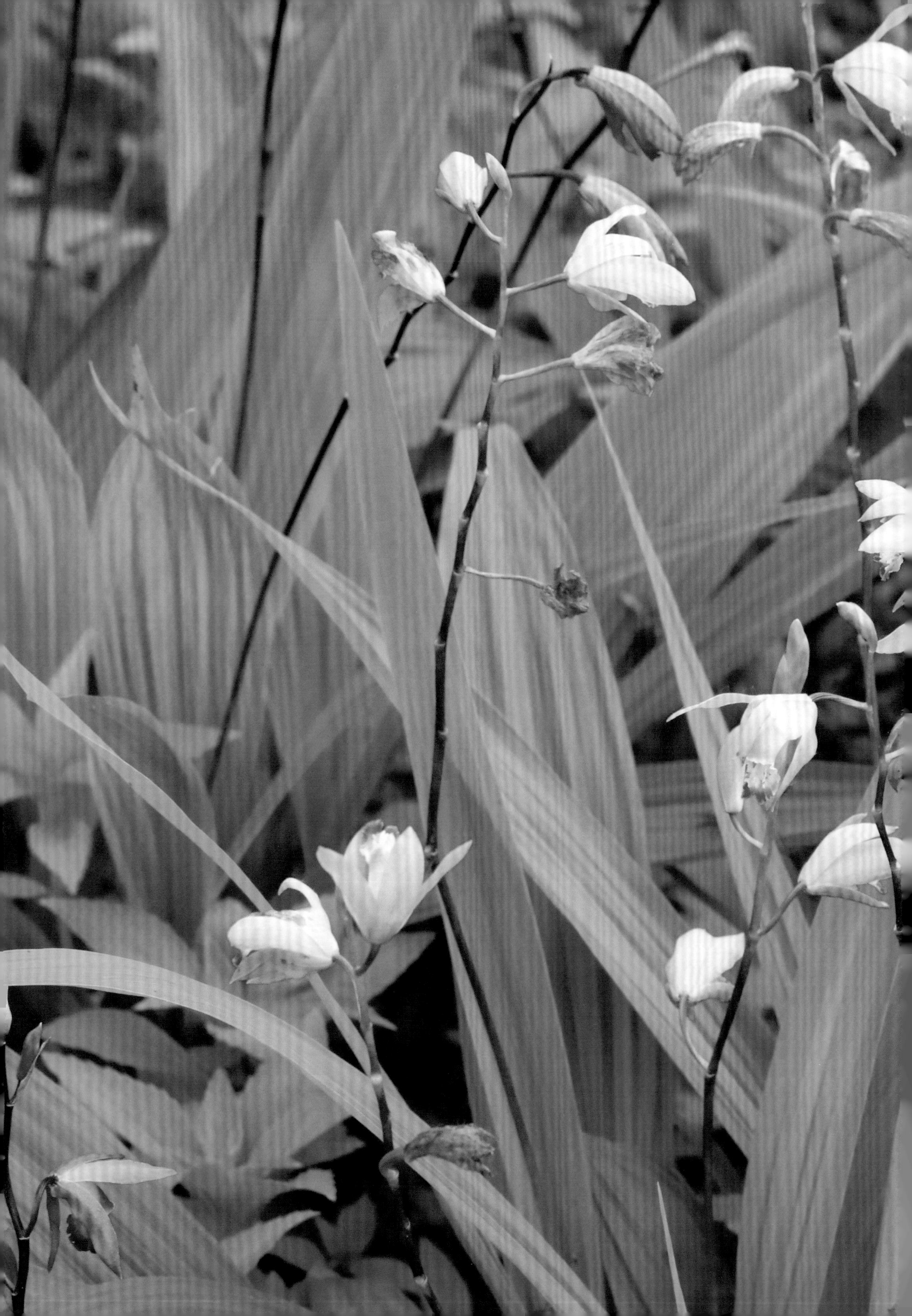

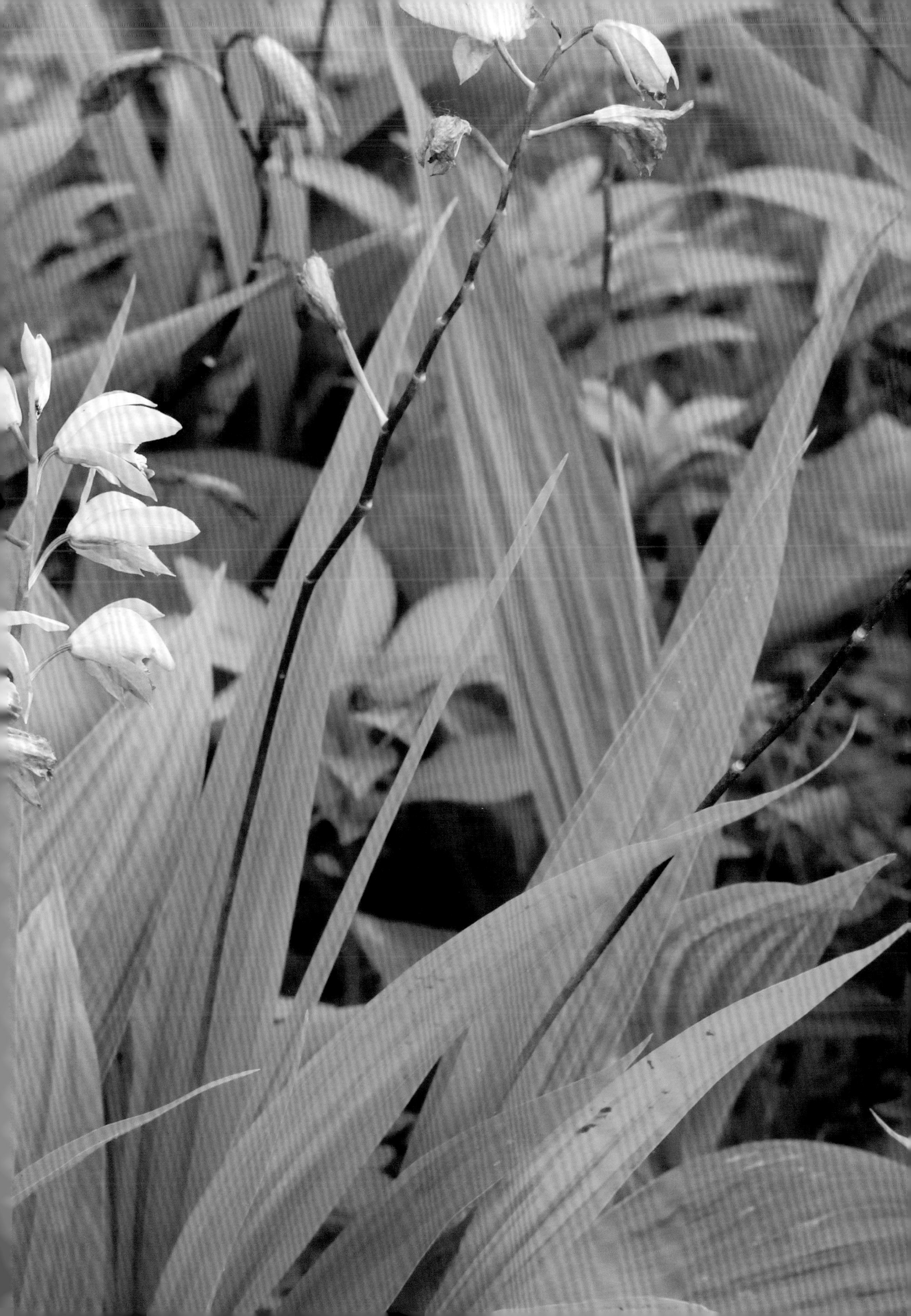

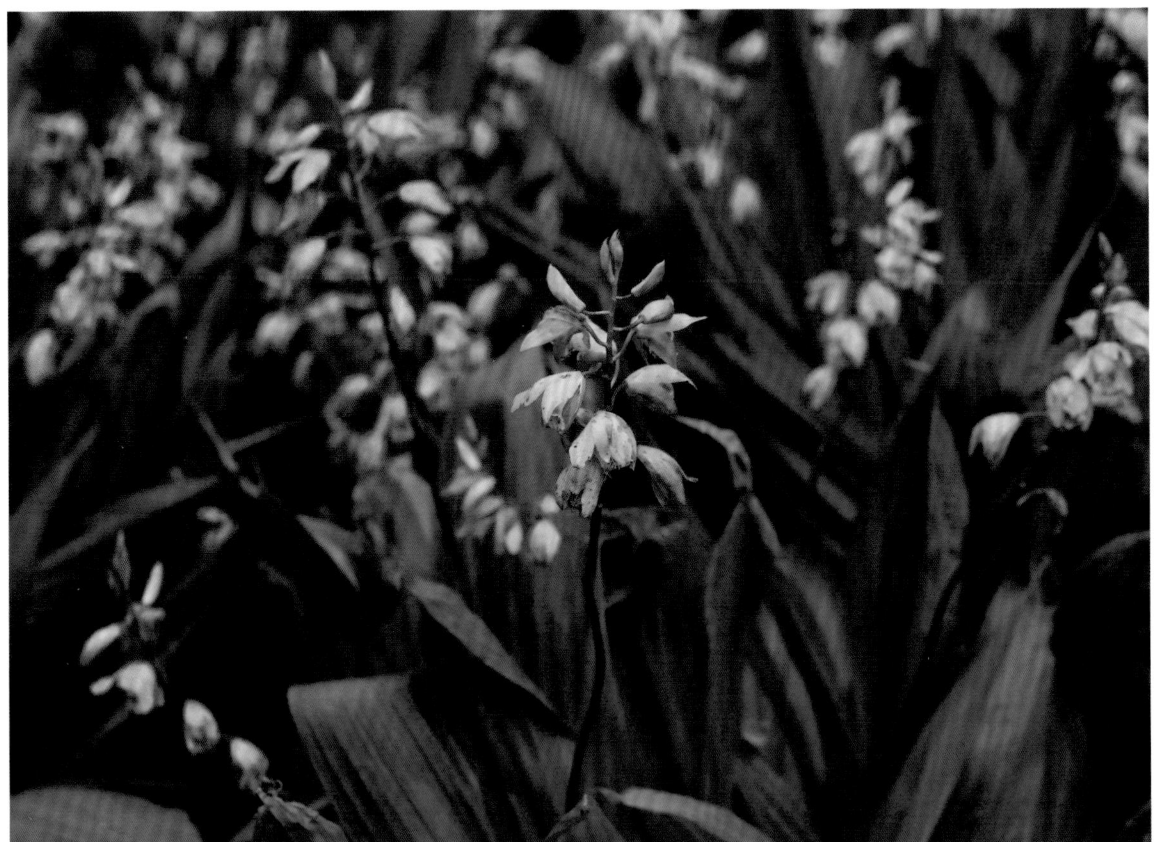

白及

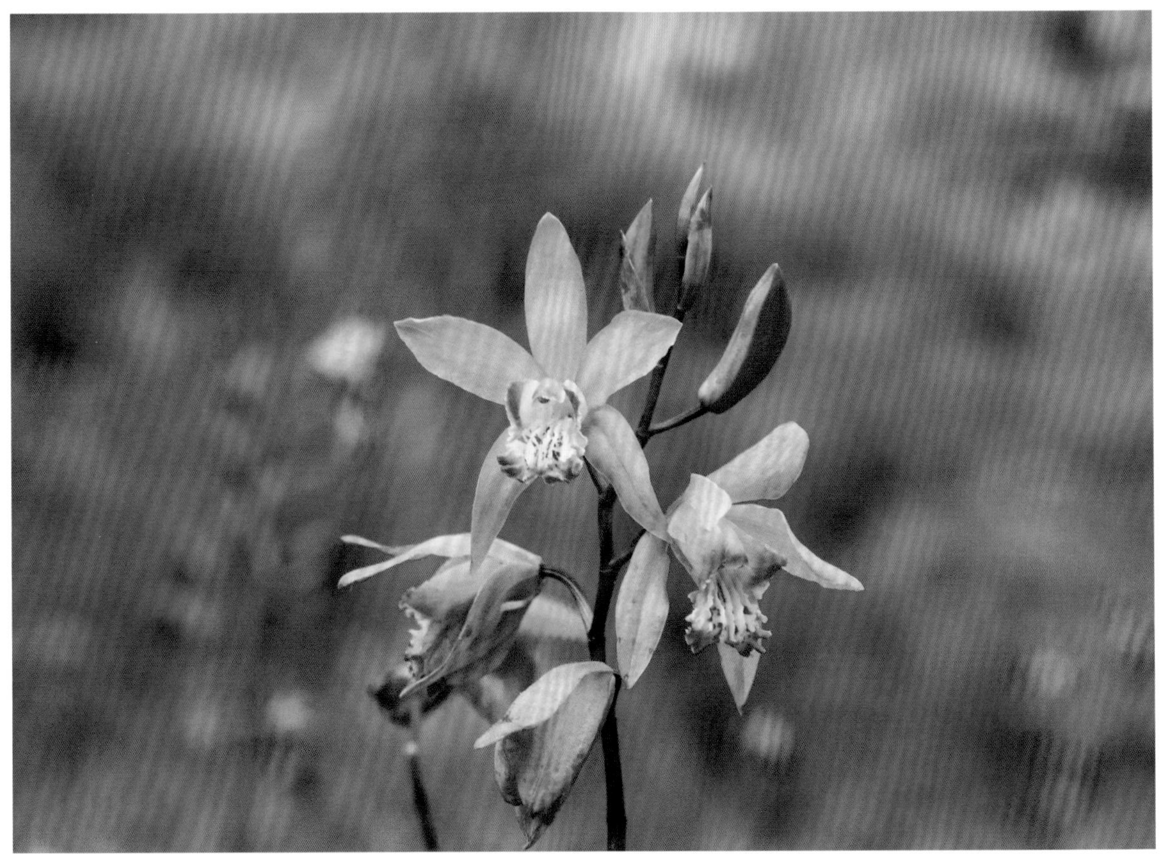

白及

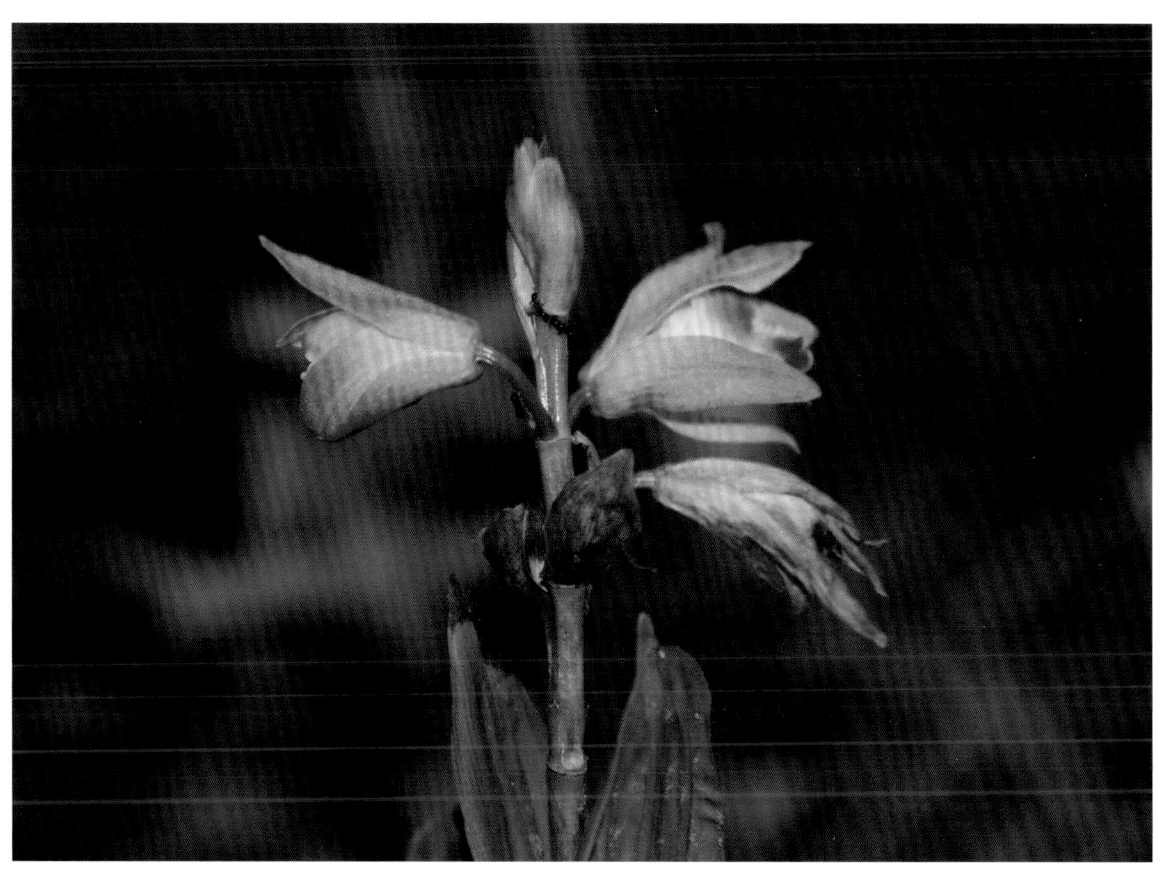

白及

药材鉴别

本品呈不规则扁圆形，多有 2 ~ 3 个爪状分枝，长 1.5 ~ 5 cm，厚 0.5 ~ 1 cm。表面灰白色或黄白色，有数圈同心环节和棕色点状须根痕。上面有凸起的茎痕，下面有连接另一块茎的痕迹。质坚硬，不易折断，断面类白色，角质样。无臭，味苦，嚼之有黏性。

功效主治

收敛止血，消肿生肌。本品味涩而质黏，又苦泄散结，性寒清热，故有收敛止血、消痈肿、生肌敛疮之效。

药理作用

本品有良好的止血作用，有缩短凝血时间及抑制纤溶作用，能形成人工血栓而止血。体外实验证明，对结核分枝杆菌、葡萄球菌属、链球菌属有抑制作用。白及粉内服对实验性胃、十二指肠穿孔有较好的堵塞作用。

用法用量

内服：3 ~ 10 g，煎汤；每次 2 ~ 5 g，入散剂服。外用：适量，捣烂外敷。

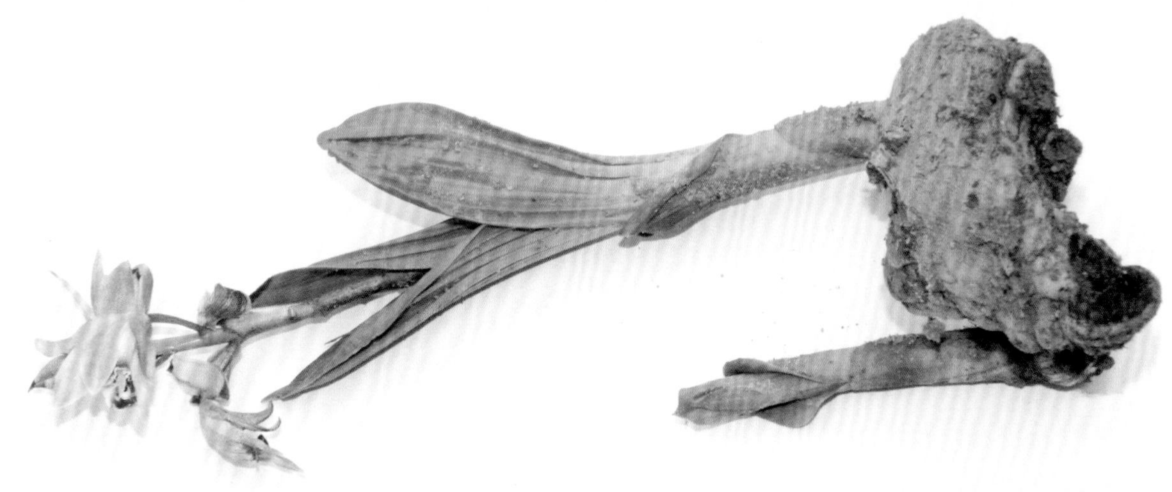

白及药材

民族药方

1．汤火伤 白及粉适量。调油涂搽。

2．跌打骨折 白及末 6 g。酒调服。

3．妇女阴脱 白及、川乌药各等份。研为细末，薄布包 3 g，纳入阴道中，每日 1 次。

4．疔疮，肿疮 白及末 1.5 g。澄水中，等水清后，去水，以药摊厚纸上贴于患处。

5．刀伤 白及、煅石膏各等份。研为细末，撒伤口上。

6．冬季手足皲裂 白及粉适量。加水调匀，填入裂口，患处不能沾水。

7．重伤呕血 白及末适量。米汤送服，每日 2 次。

8．心气疼痛 白及、石榴皮各 6 g。共研细末，加炼蜜和成丸子，如黄豆大，艾醋汤送服，每次 3 丸。

9．乳头皲裂 白及、白矾各 30 g，金银花 20 g。煎水 3 次，浓缩至 100 ml，用棉球蘸药涂于患处，每日 10 次。

10．白带 白及 30 g，鸡冠花、白花蛇舌草各 10 g，茯苓皮 20 g，党参 15 g。水煎服。

使用注意

外感咳血、肺痈初起及肺胃有实热者忌服。

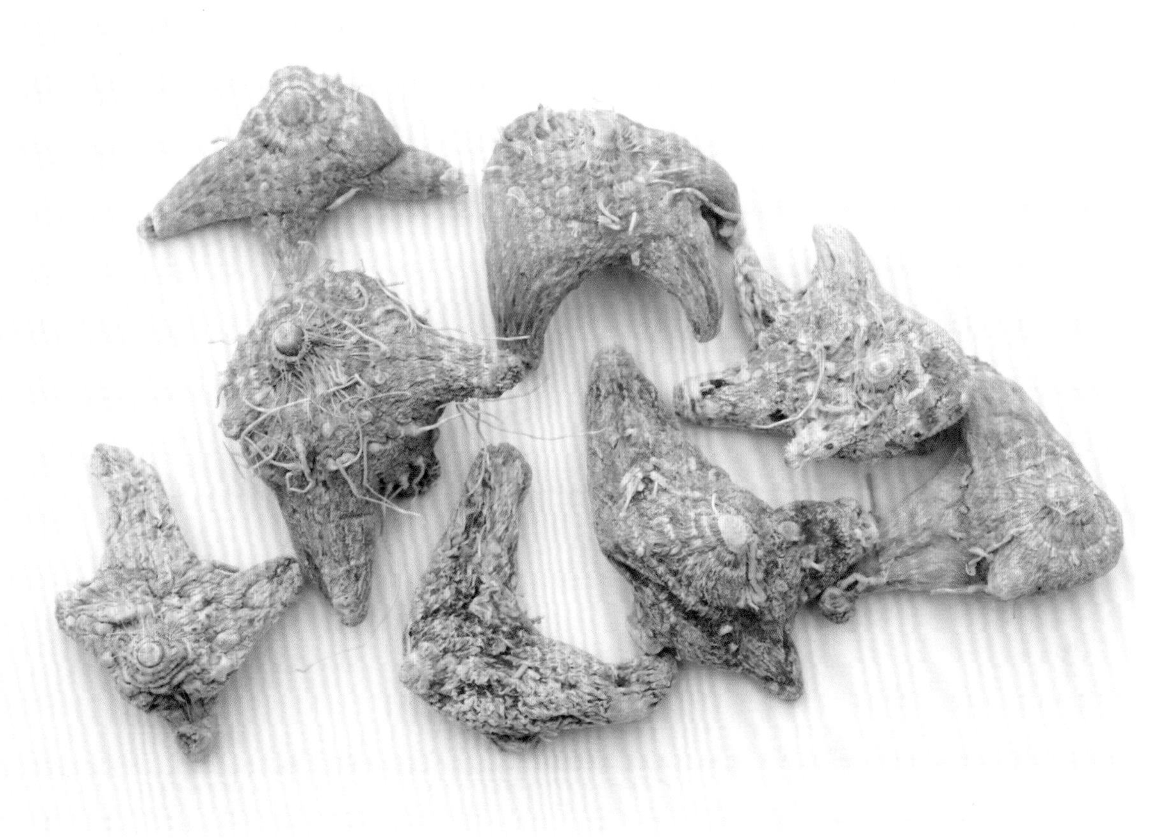

白及药材

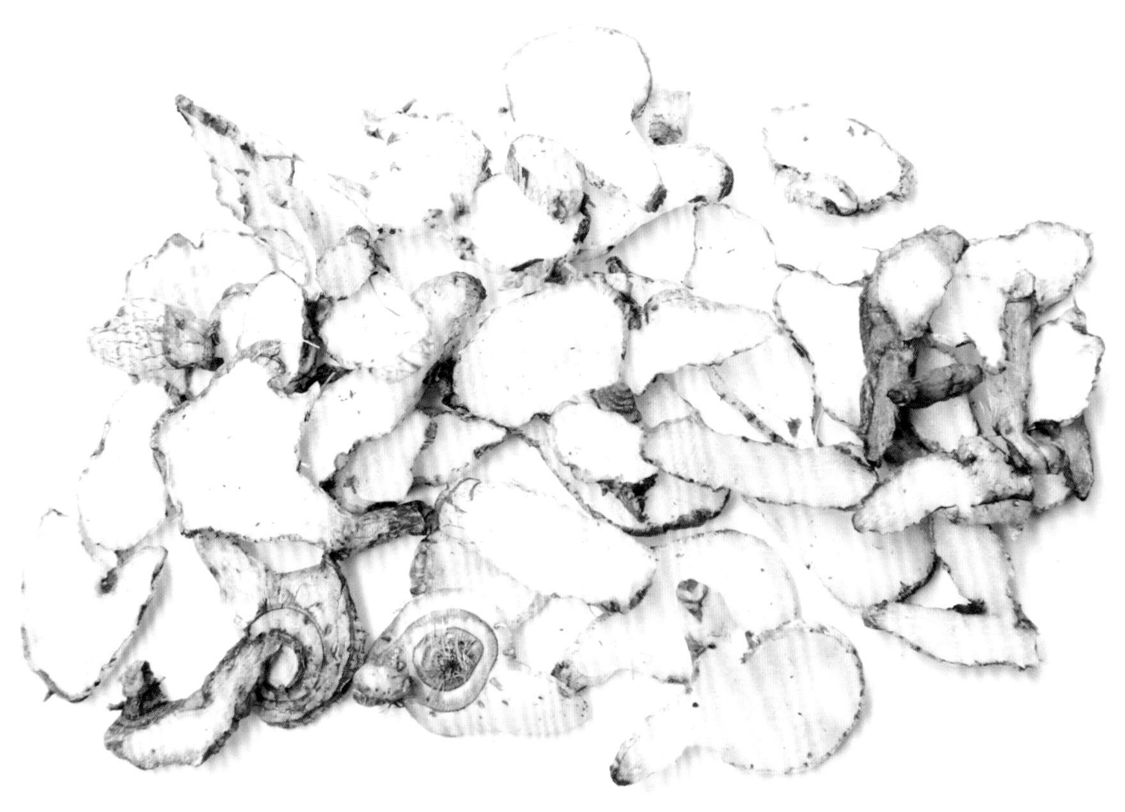

白及药材

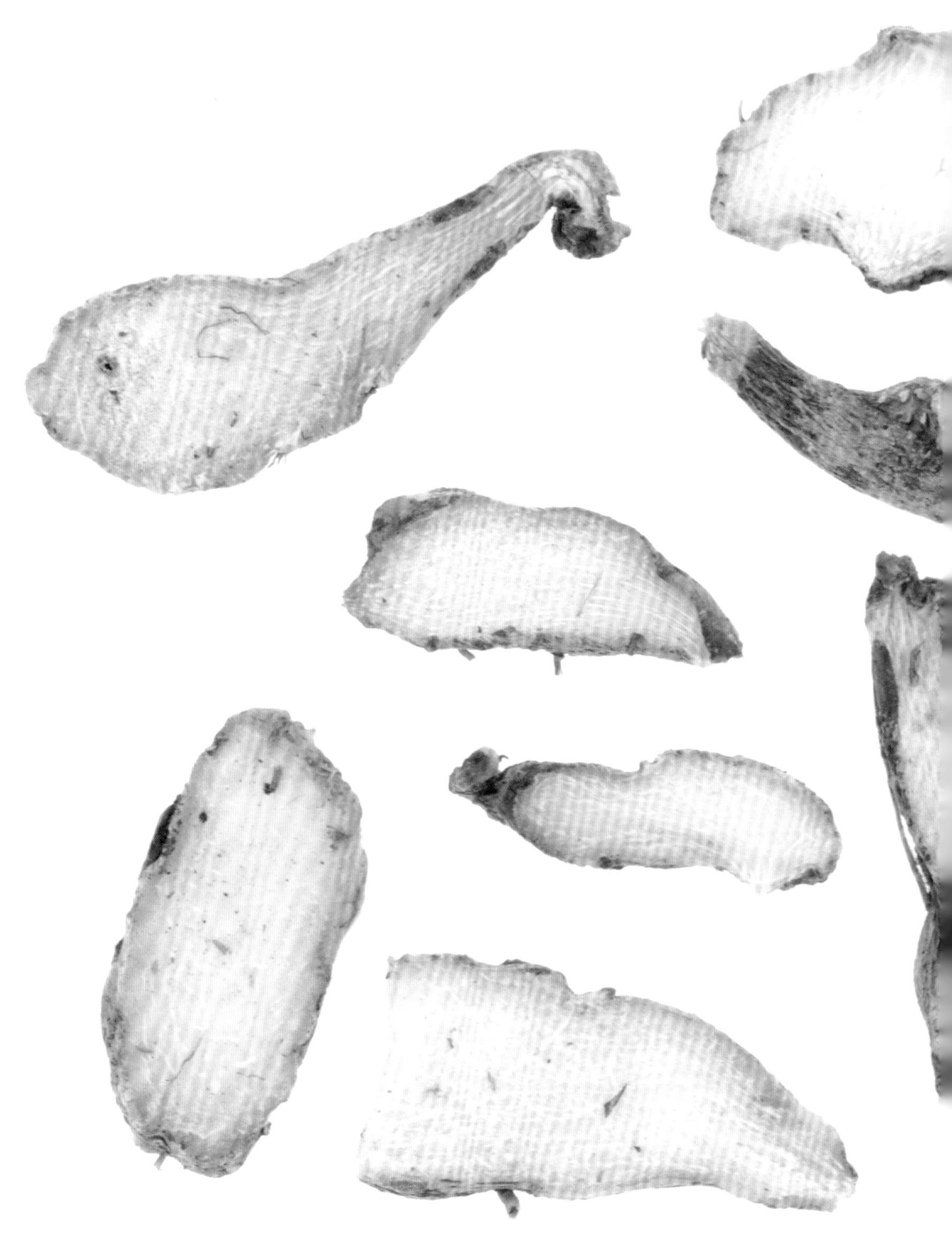

白及

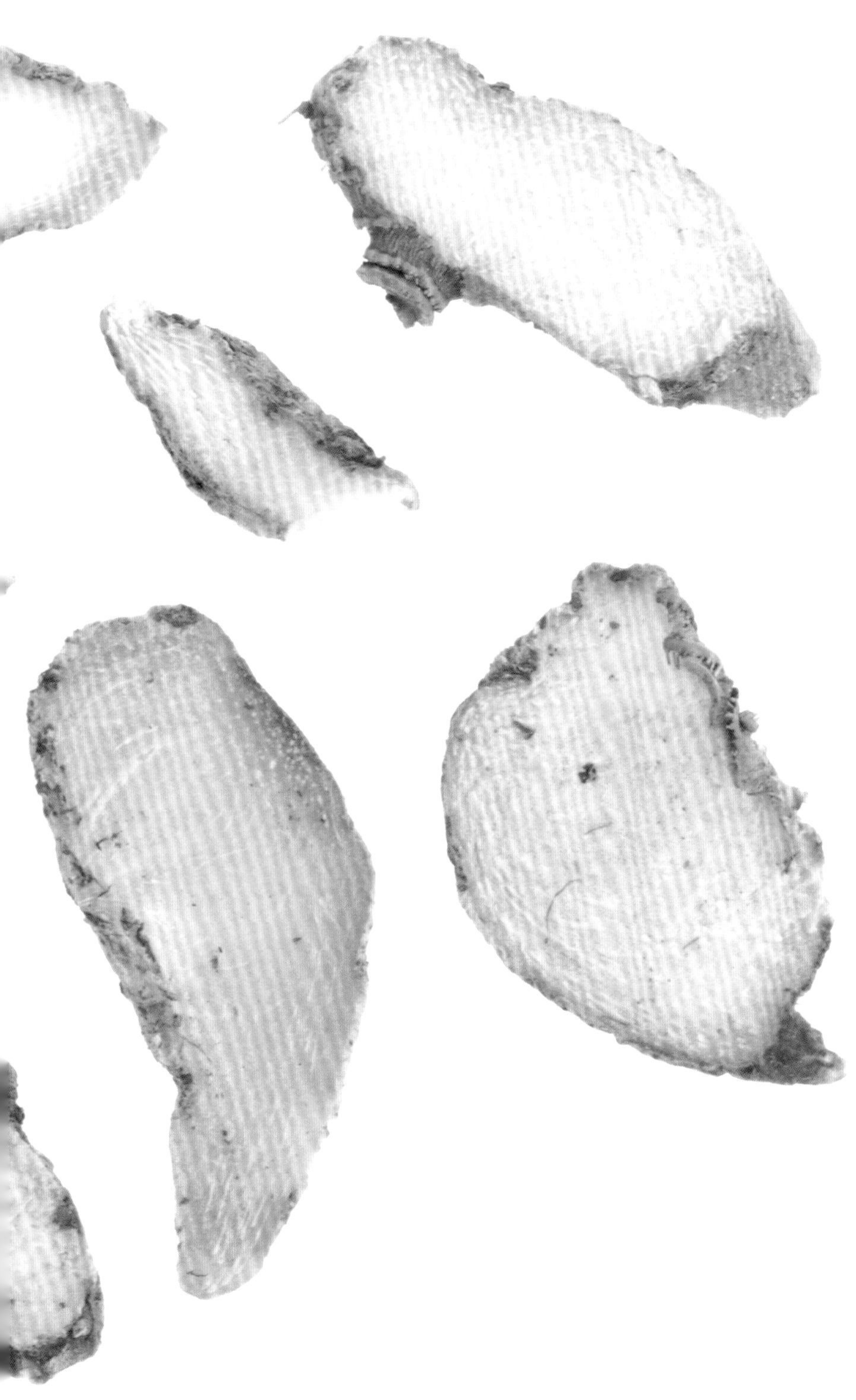

白及饮片

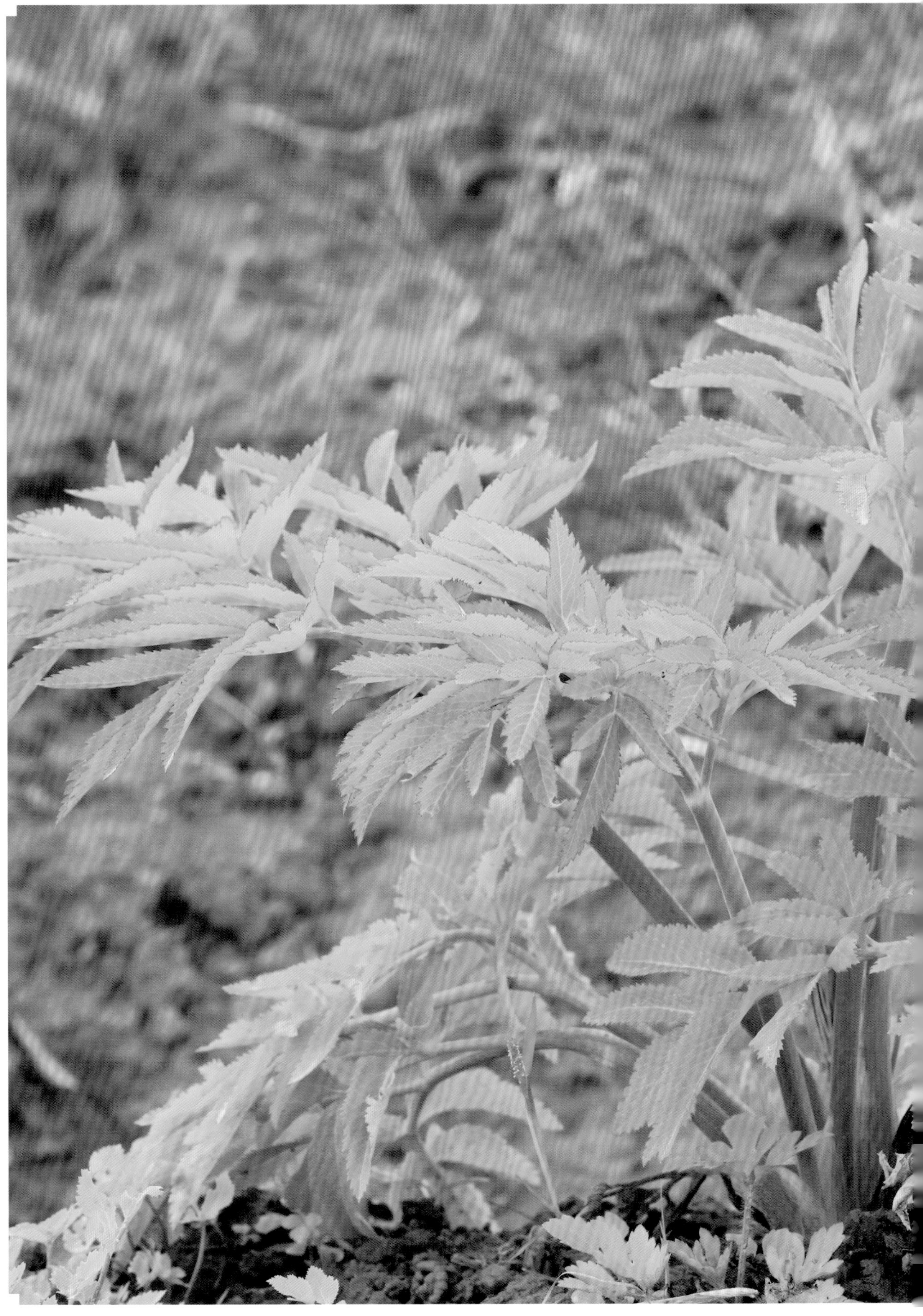

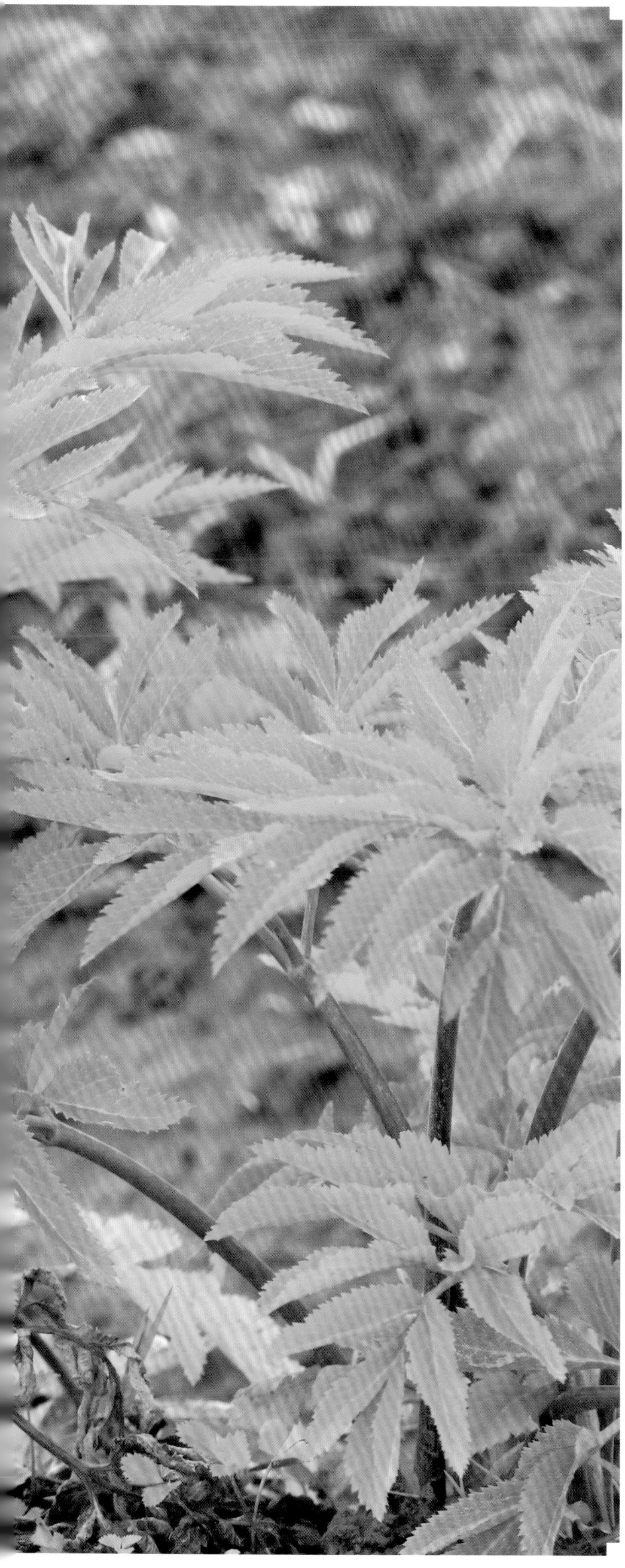

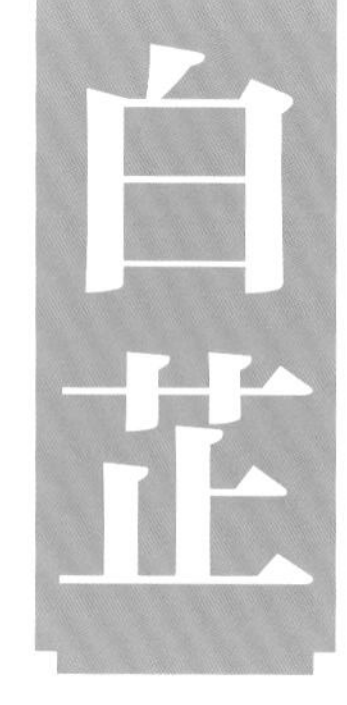

白芷

【壮药名】棵白支。

【别　名】芳香、泽芬、苻蓠、香白芷。

【来　源】本品为伞形科植物白芷 *Angelica dahurica*（Fisch. ex Hoffm.）Benth. et Hook. f. 或杭白芷 *Angelica dahurica*（Fisch. ex Hoffm.）Benth. et Hook. f. var. *formosana*（Boiss.）Shan et Yuan. 的干燥根。

【性味归经】味辛，性温。归胃、大肠、肺经。

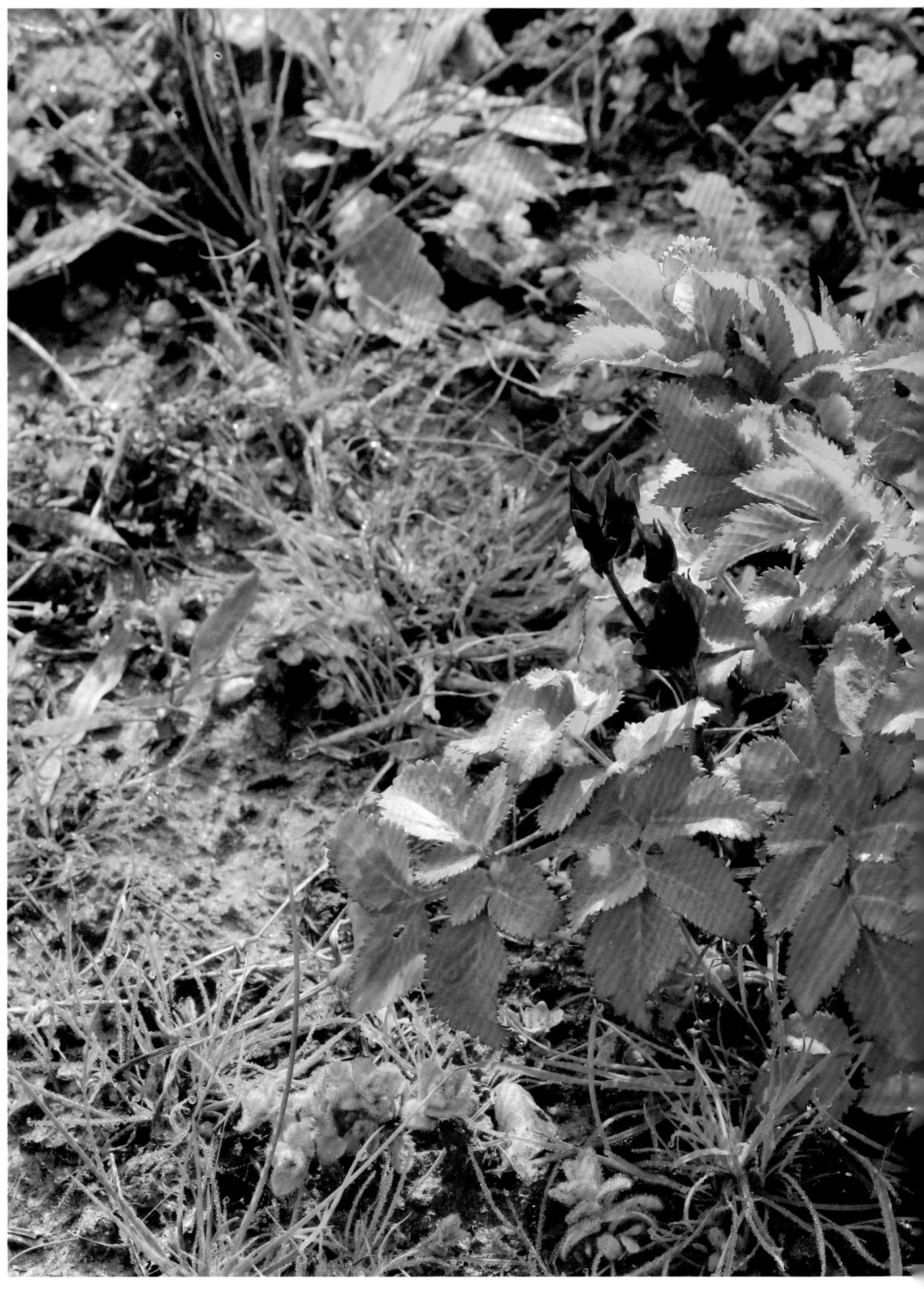

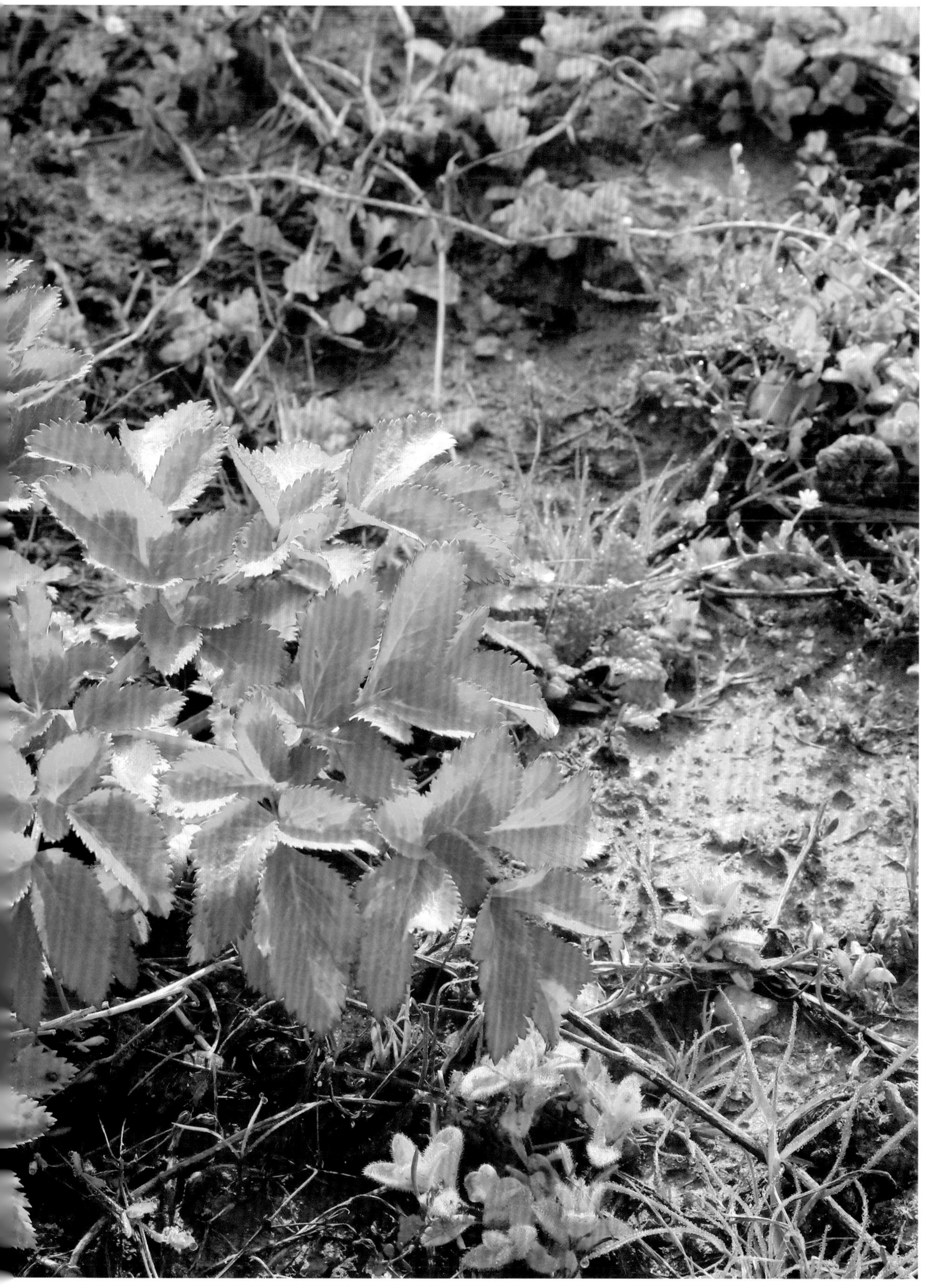

白芷

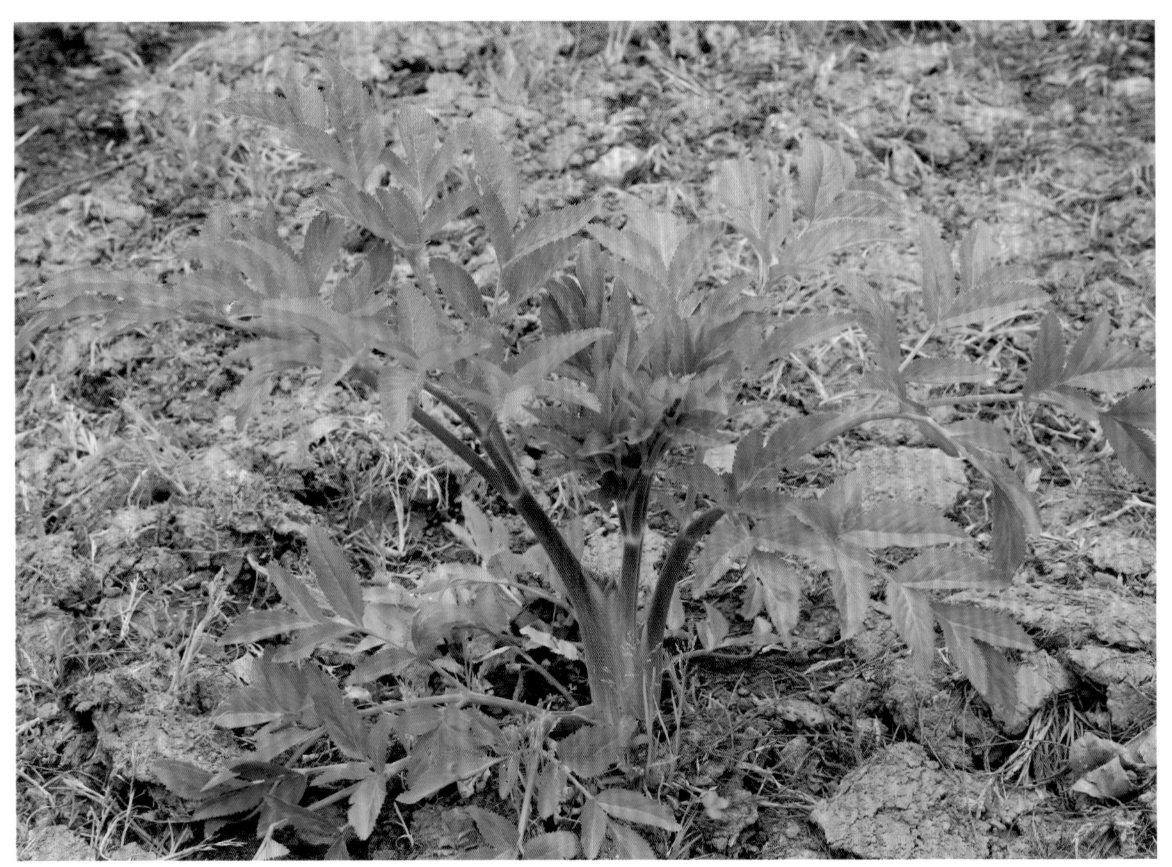

白芷

识别特征

1. 白芷 多年生草本，高可达 2.5 m，根粗大，直生，有时有数条支根。茎粗大，近于圆柱形，基部粗 5 ~ 9 cm，中空，通常呈紫红色，基部光滑无毛，近花序处有短柔毛。茎下部的叶大，叶柄长，基部扩大呈鞘状，抱茎；叶为 2 ~ 3 回羽状分裂，最终裂片卵形至长卵形，长 2 ~ 6 cm，宽 1 ~ 3 cm，先端锐尖，边缘有尖锐的重锯齿，基部下延成小柄；茎上部的叶较小，叶柄全部扩大成卵状的叶鞘，叶片两面均无毛，仅叶脉上有短柔毛。复伞形花序顶生或腋生，总花梗长 10 ~ 30 cm；总苞缺如或呈 1 ~ 2 片膨大的鞘状苞片，小总苞 14 ~ 16 片，狭披针形，比花梗长或等长，花萼缺如，花瓣 5，白色，卵状披针形，先端渐尖，向内弯曲；雄蕊 5，花丝细长伸出于花瓣外；子房下位，2 室，花柱 2，短，基部黄白色或白色。双悬果扁平椭圆形或近于圆形，分果具 5 果棱，侧棱成翅状。花期 6—7 月，果期 7—9 月。

2. 杭白芷 多年生草本，高 1 ~ 2 m，根圆锥形，具 4 棱。茎直径 4 ~ 7 cm，茎和叶鞘均为黄绿色。叶互生，茎下部叶大，叶柄长，基部鞘状抱茎，2 ~ 3 回羽状分裂，深裂或全裂，最终裂片阔卵形至卵形或长椭圆形，先端尖，边缘密生尖锐重锯齿，基部下延成柄，无毛或脉上有毛；茎中部叶小；上部的叶几仅存卵形囊状的叶鞘，小总苞片长约 5 mm，通常比小伞梗短。复伞形花序密生短柔毛，花萼缺如，花瓣黄绿色，雄蕊 5，花丝比花瓣长 1.5 ~ 2 倍；花柱基部绿黄色或黄色。双悬果被疏毛。花期 5—6 月，果期 7—9 月。

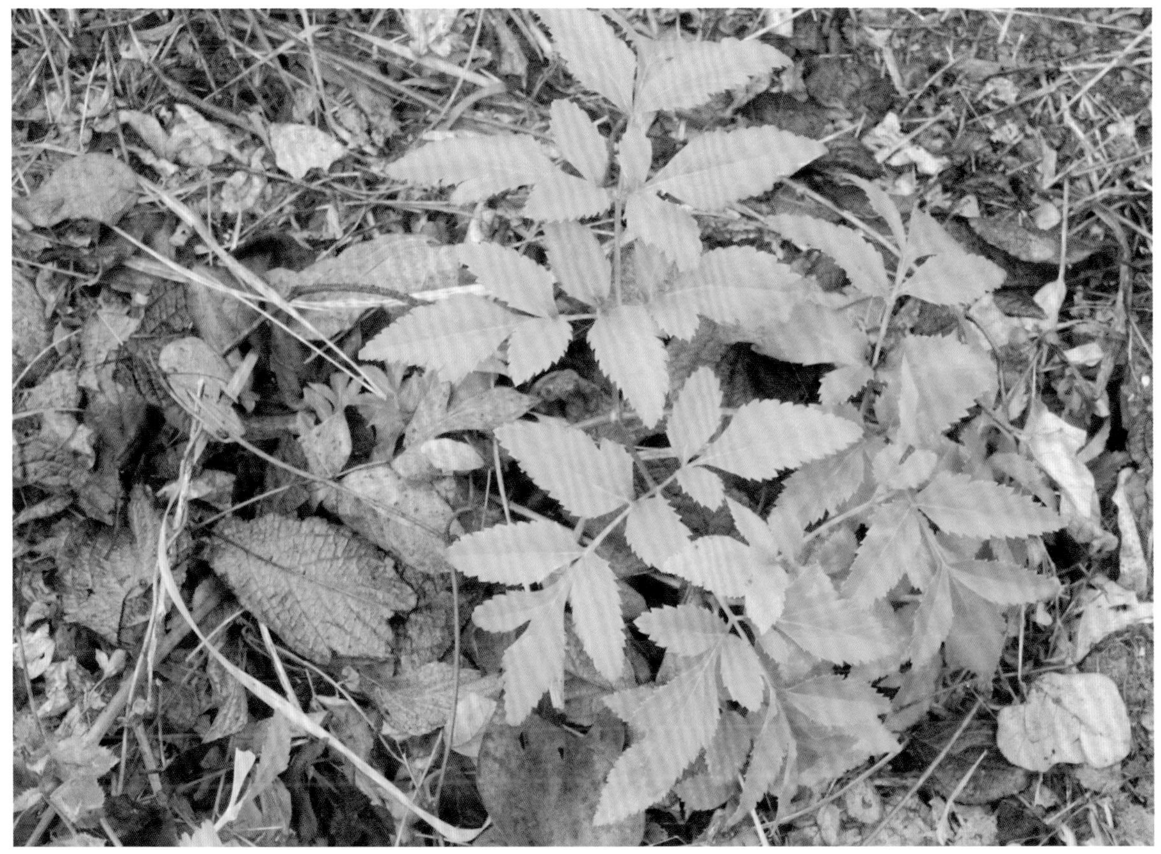

白芷

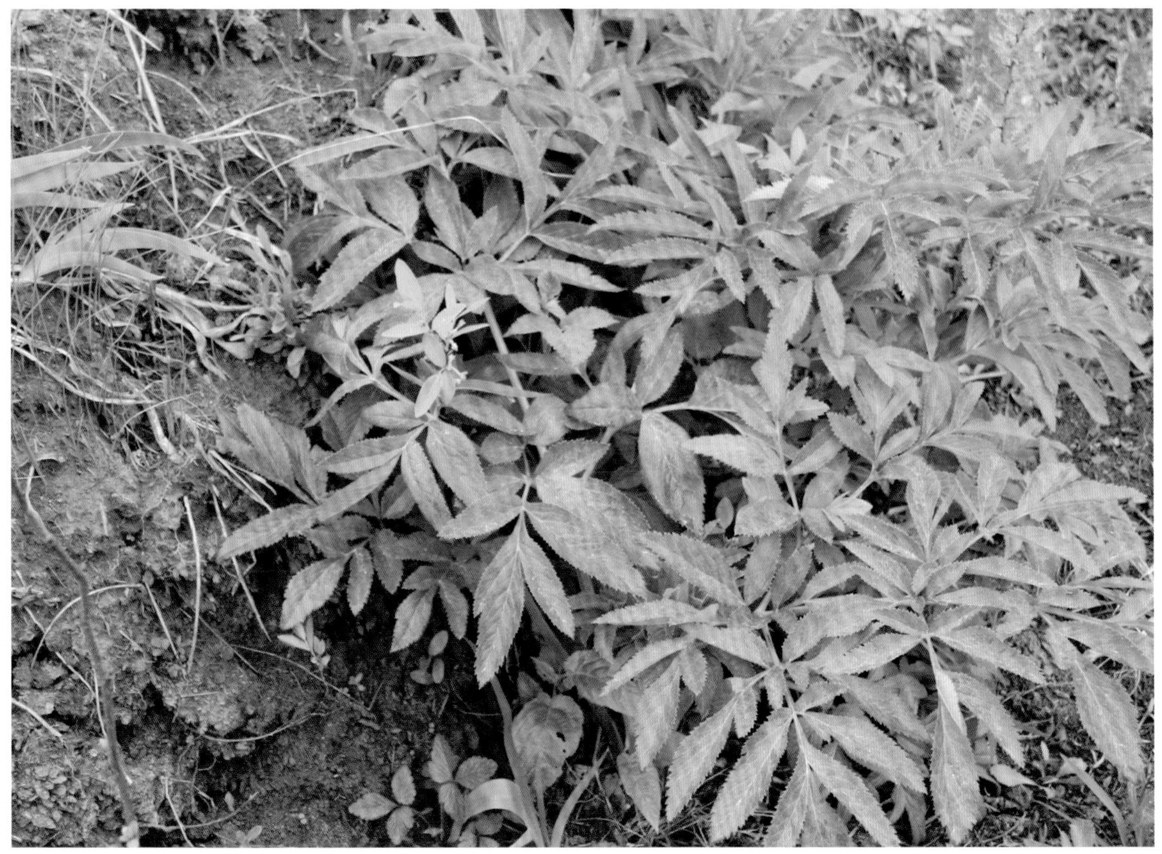

白芷

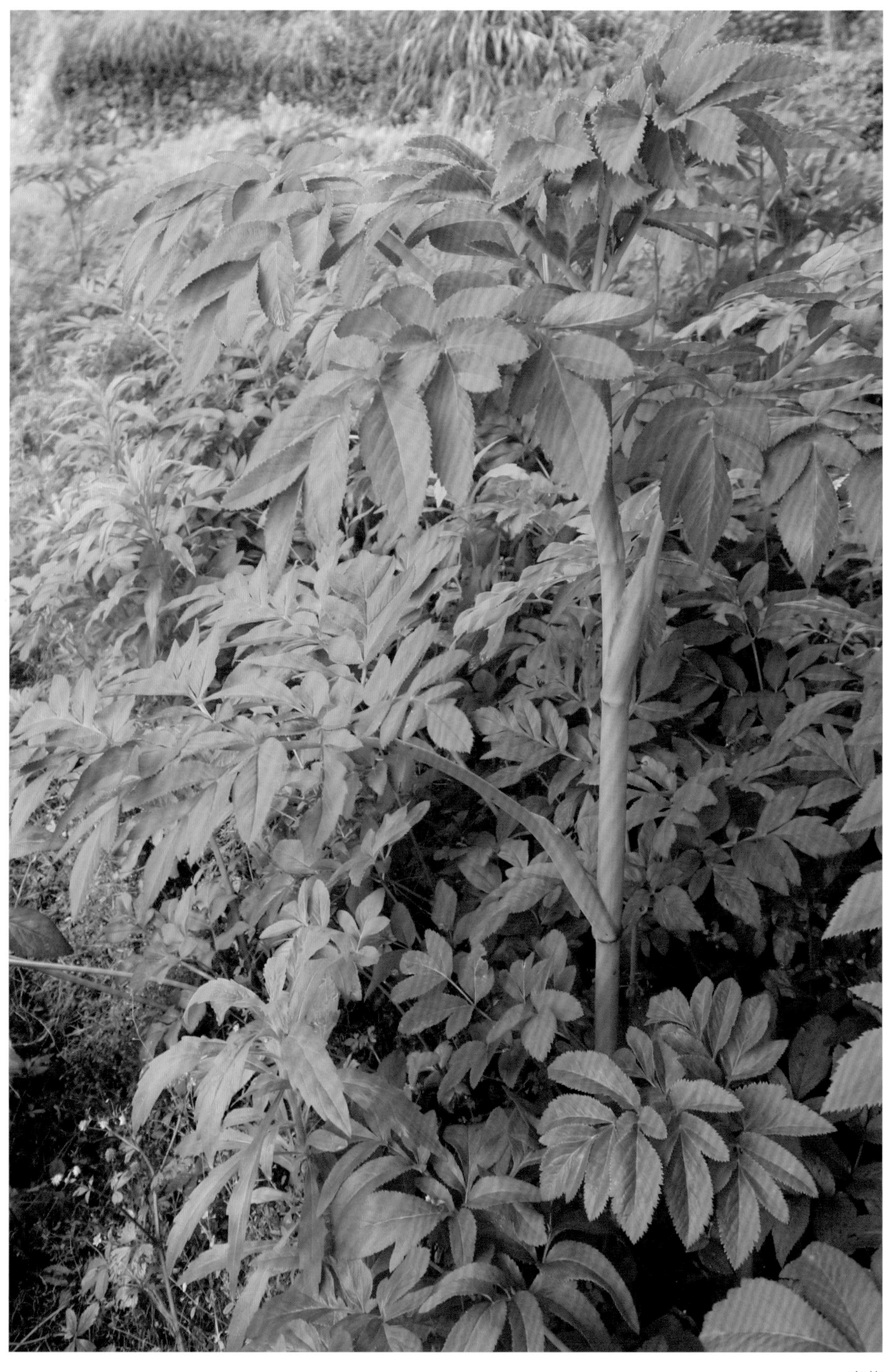

白芷

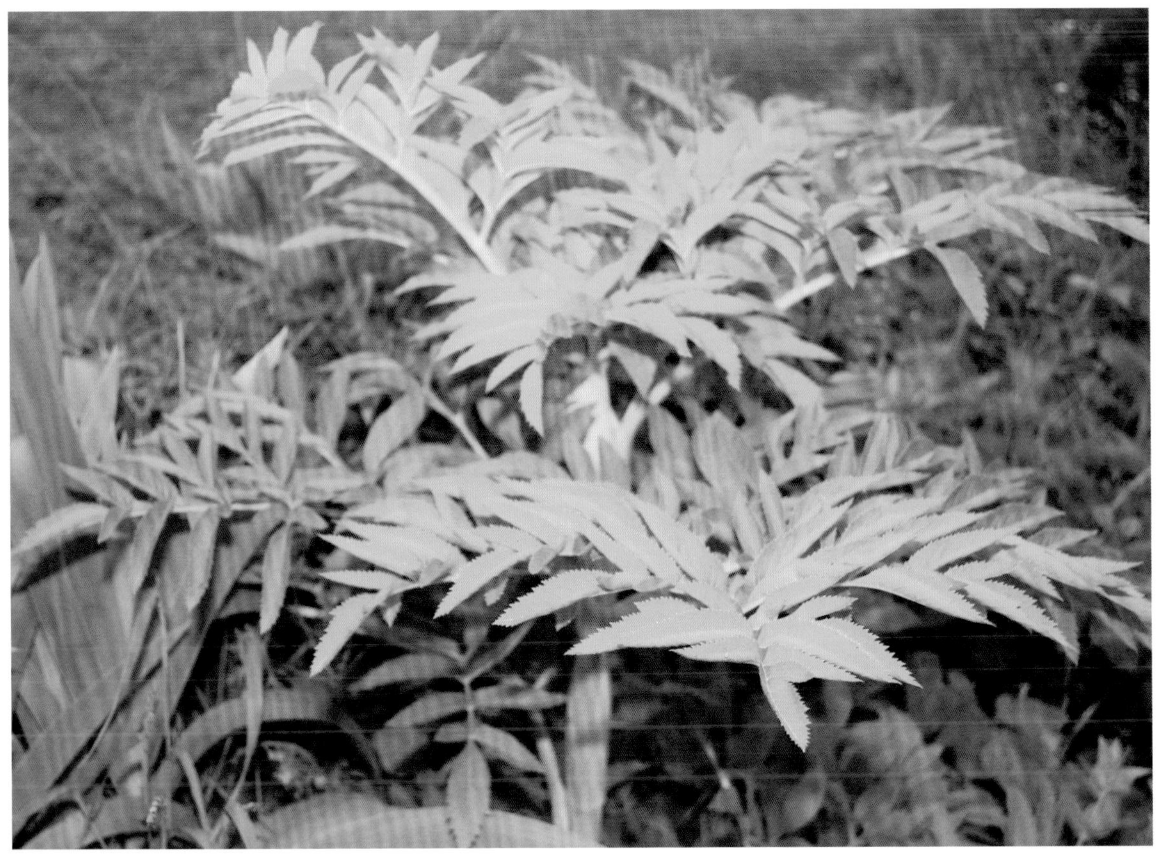

白芷

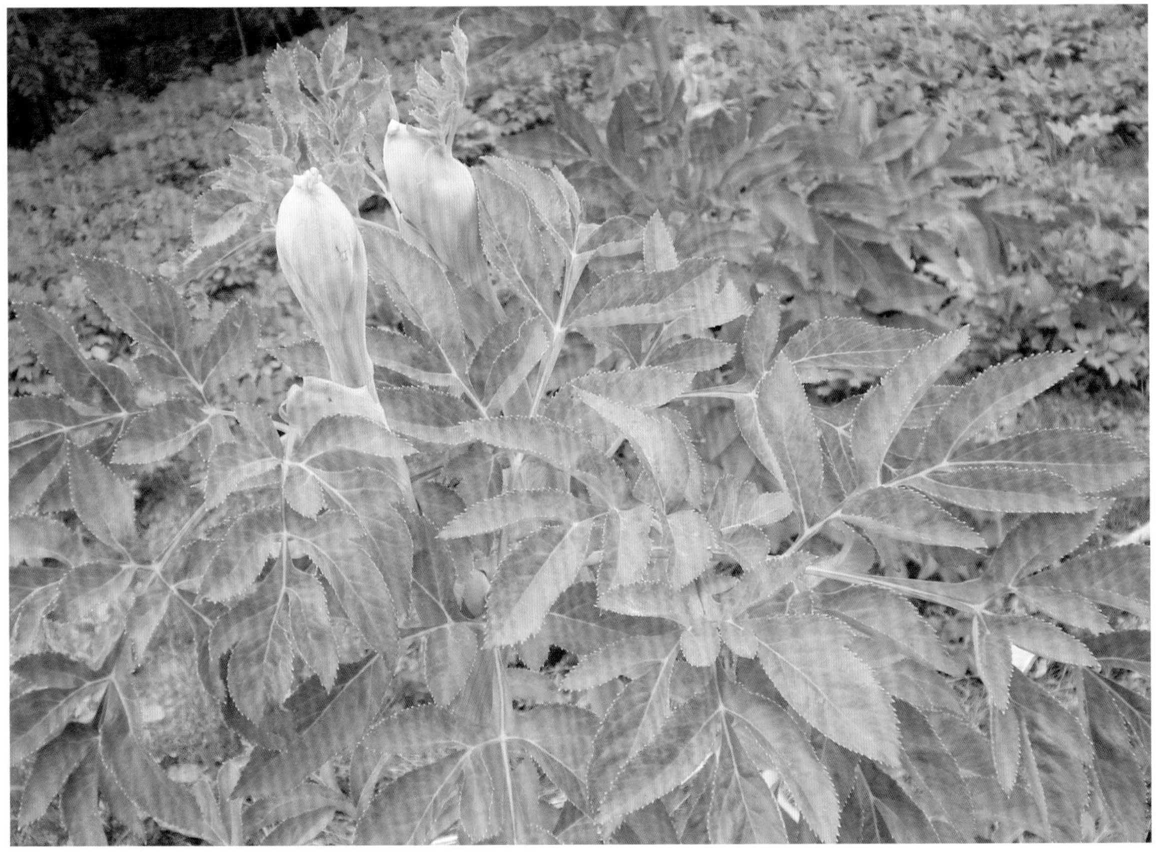

白芷

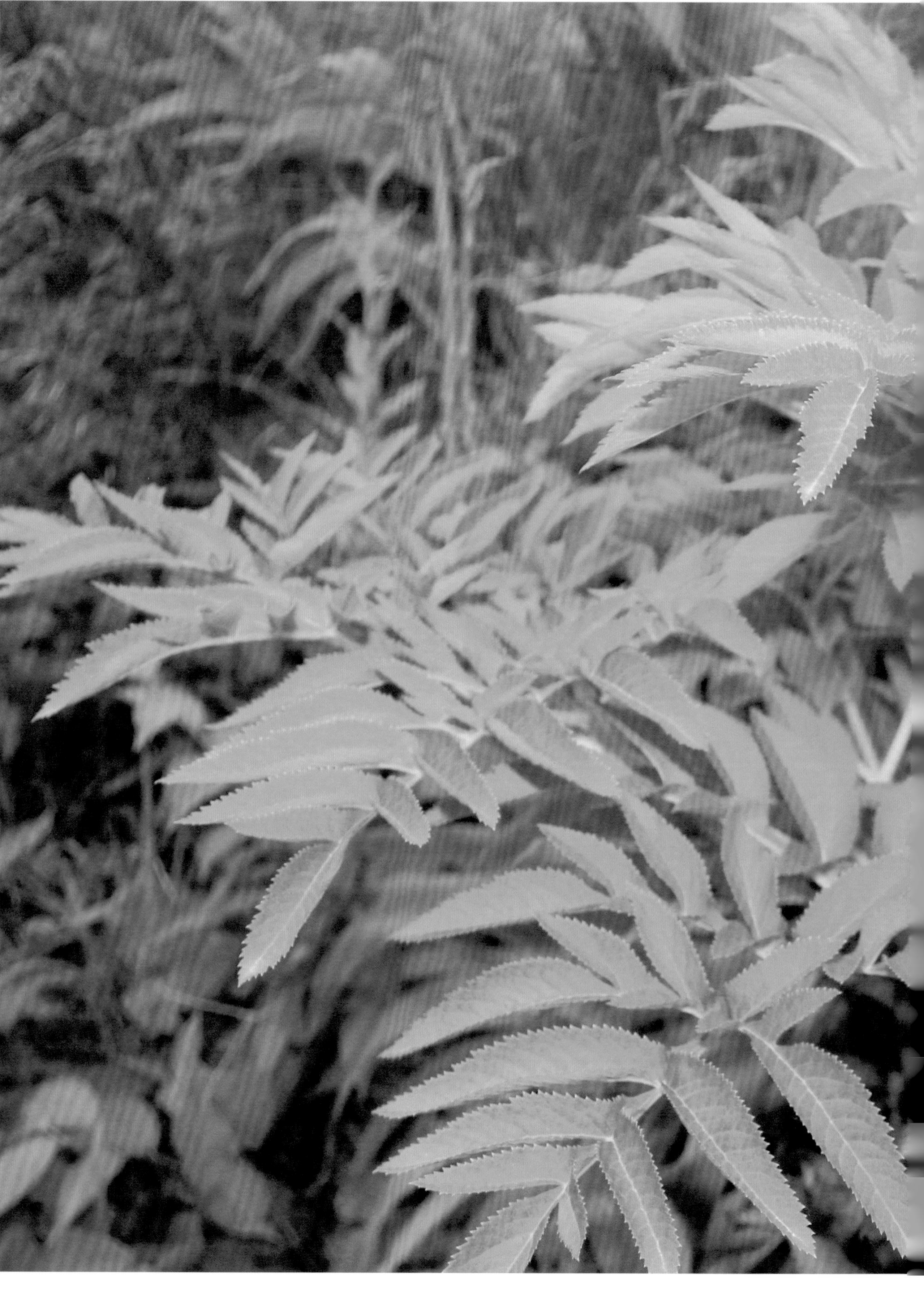

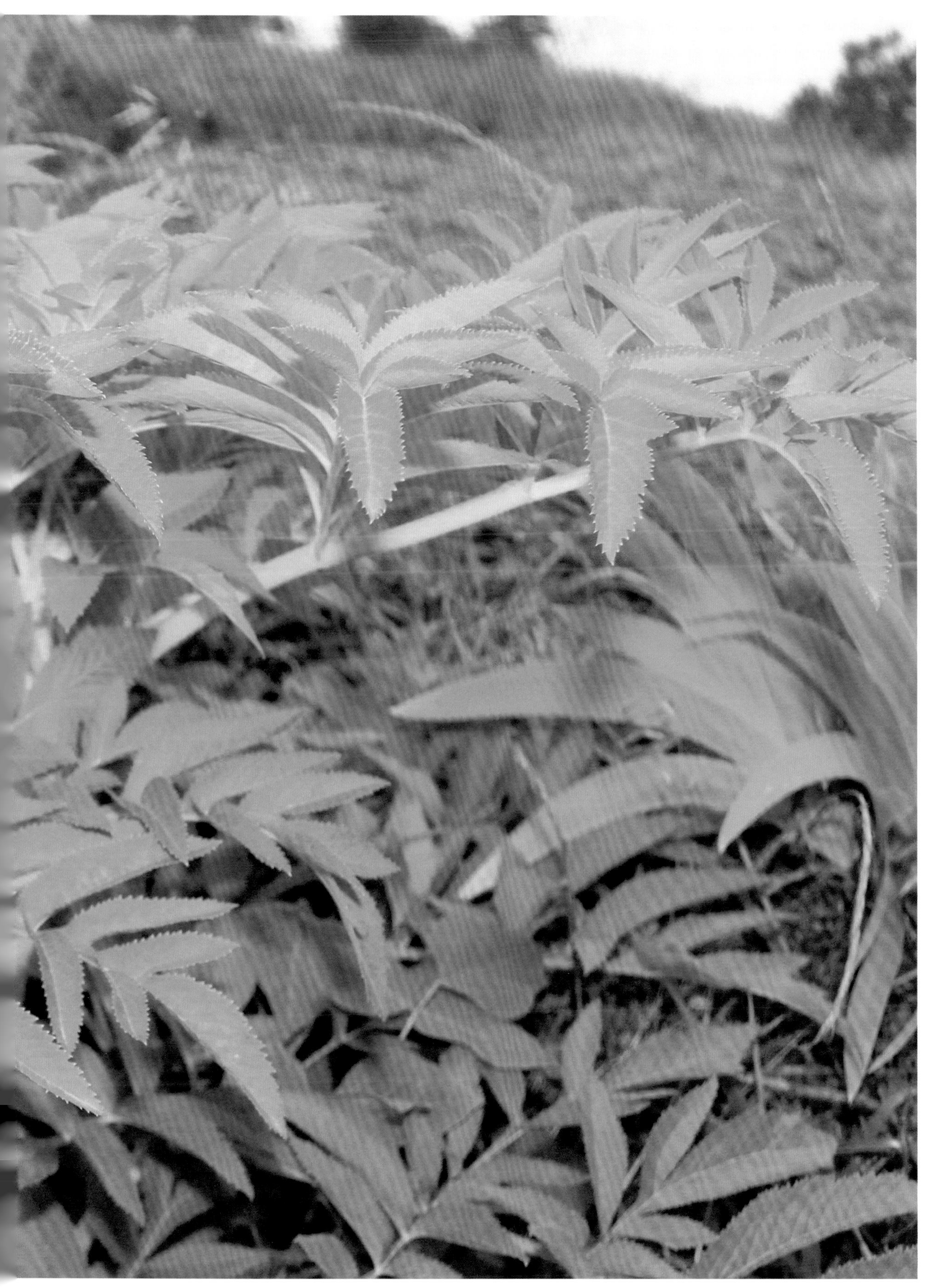

白芷

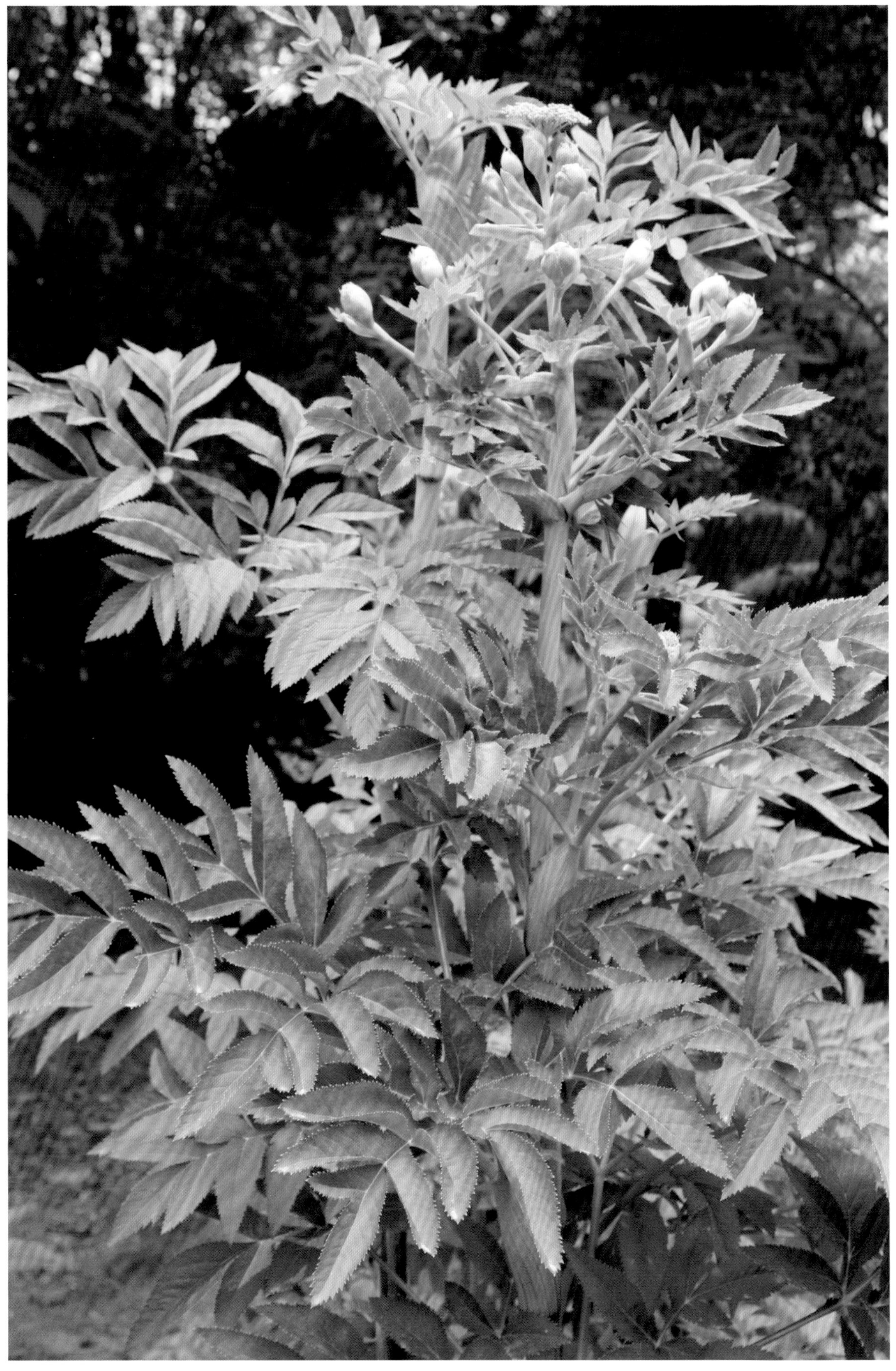

白芷

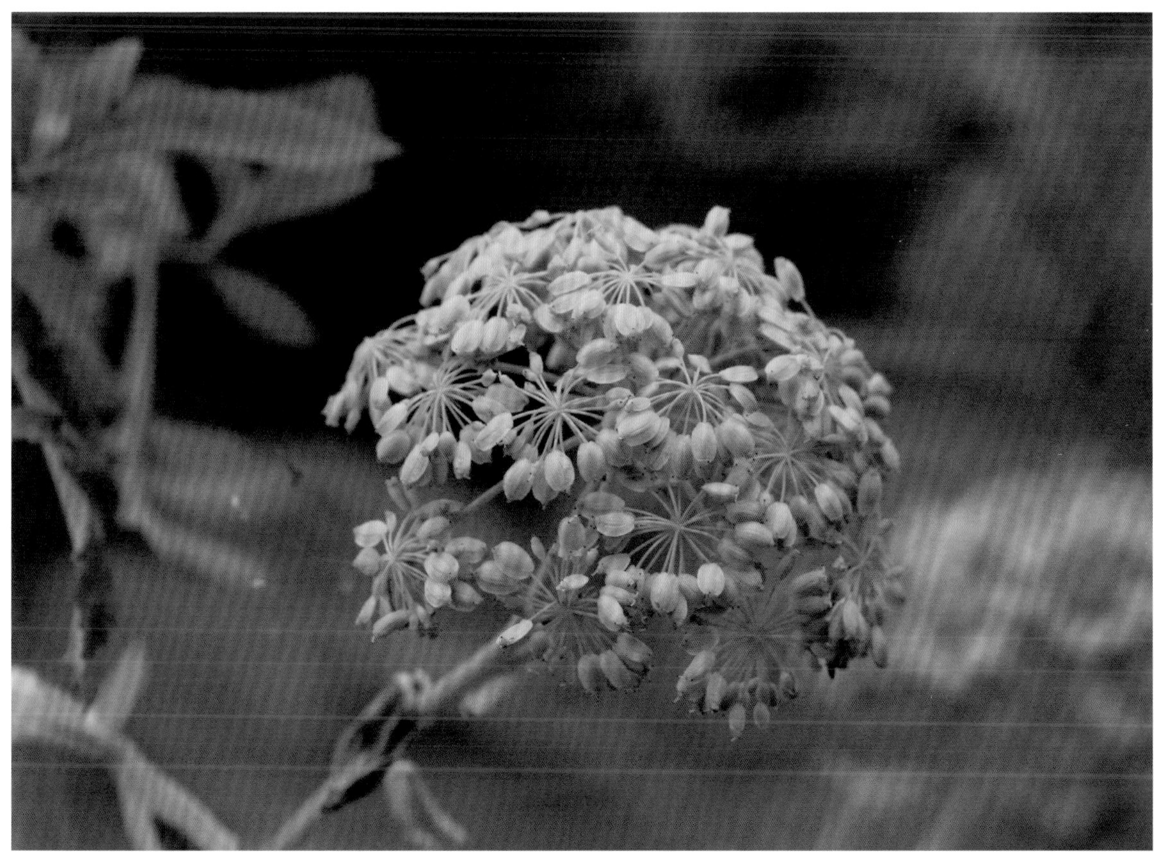

白芷

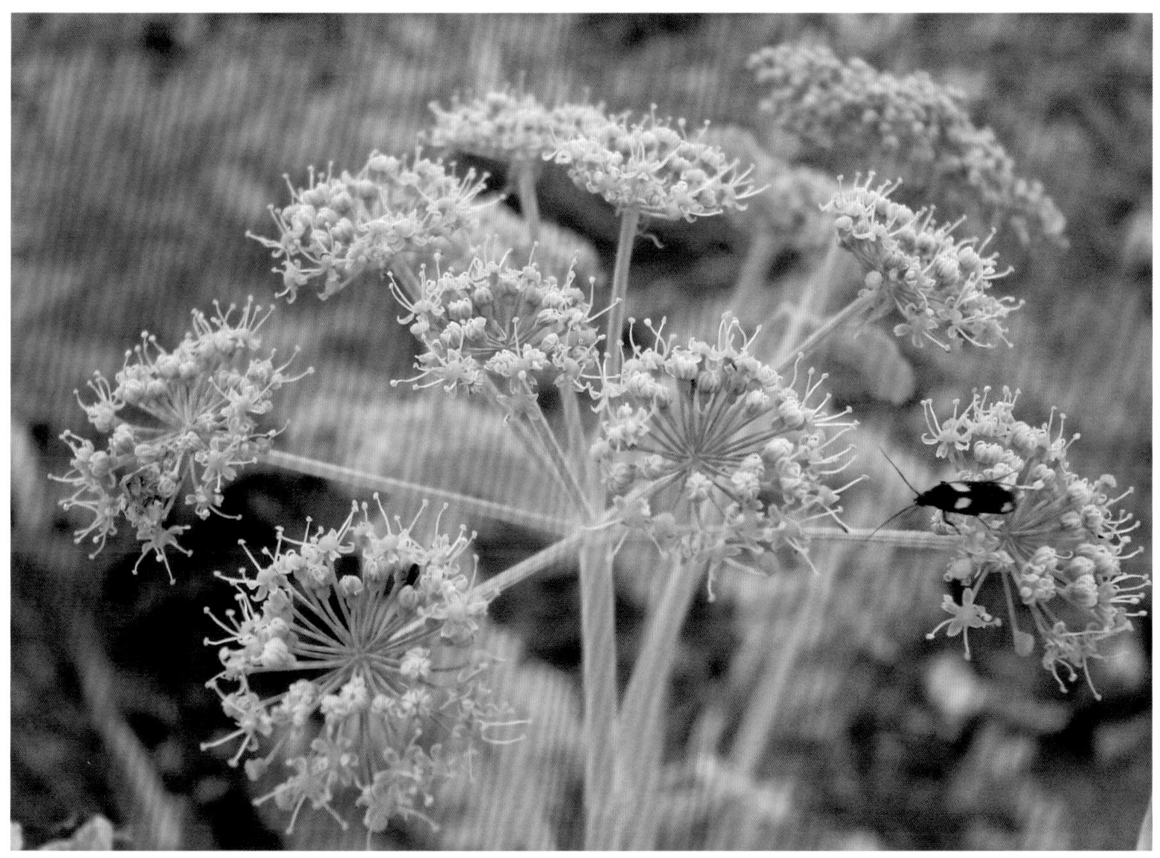

白芷

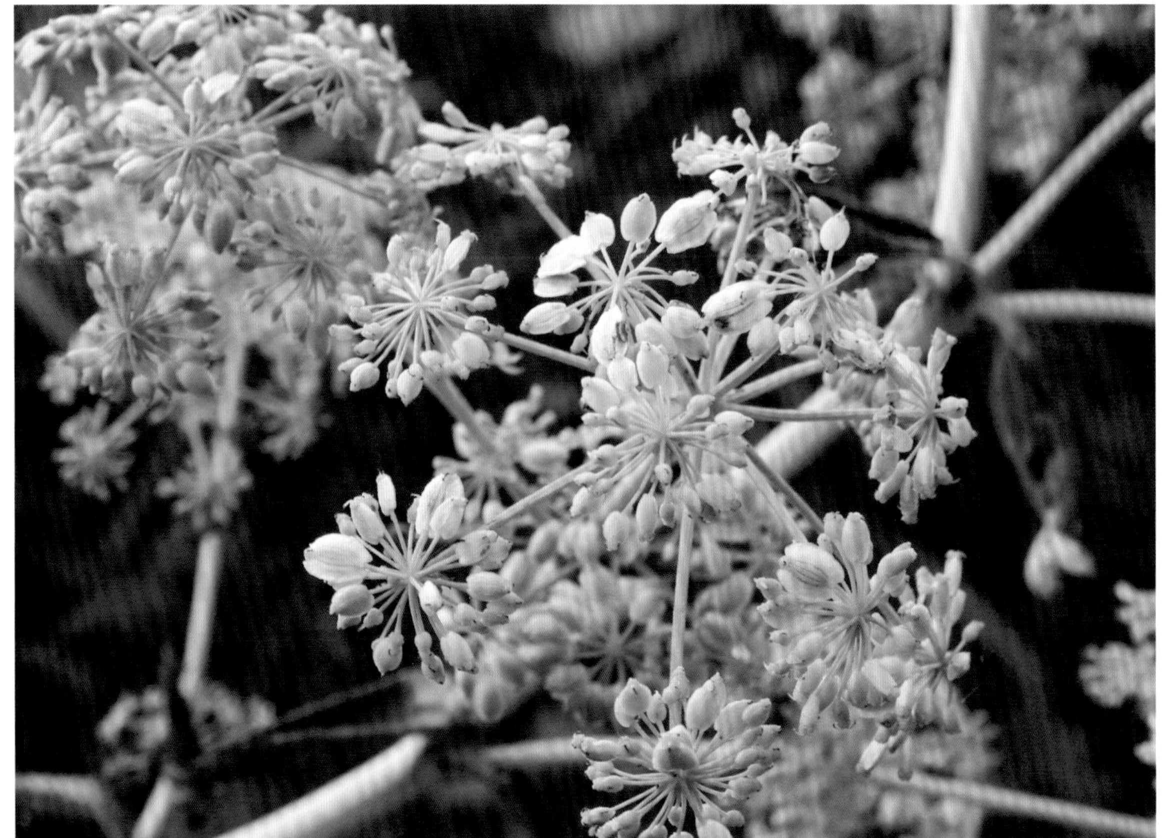

白芷

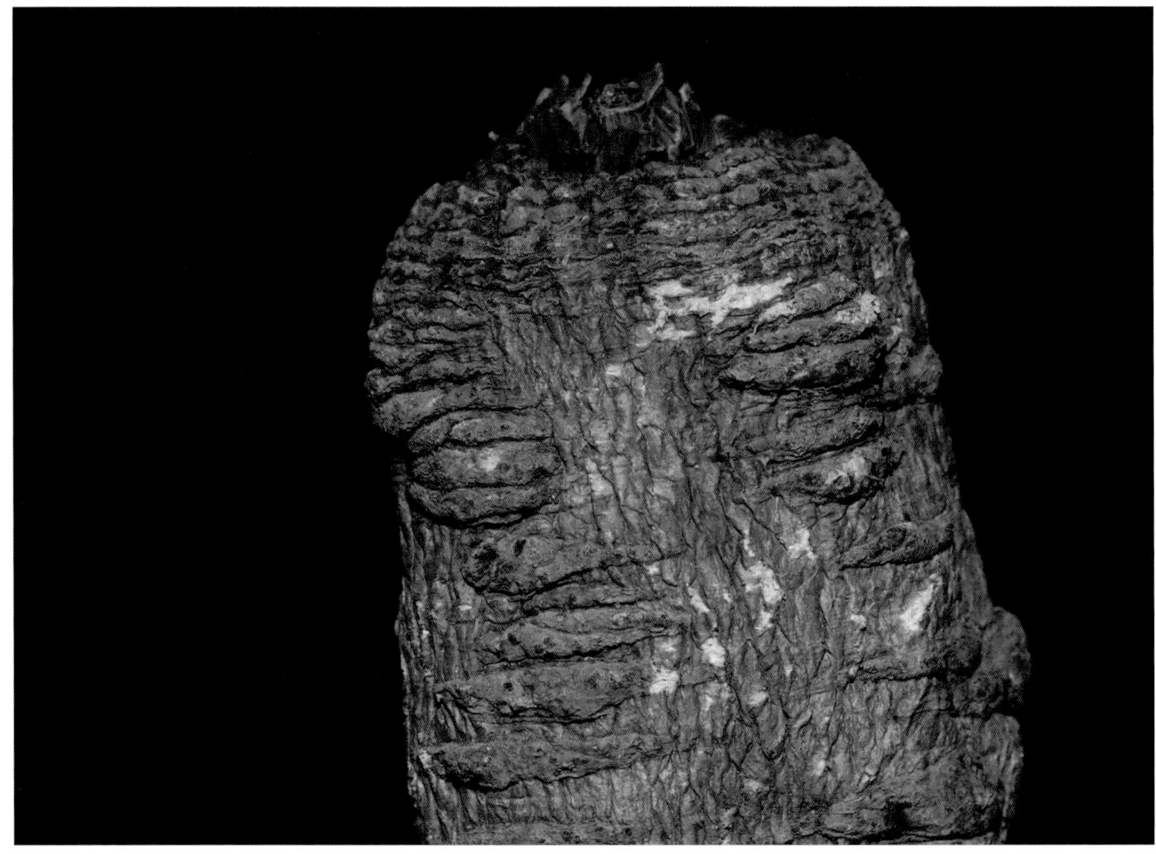

白芷药材

生境分布

生长于山地林缘。分布于江苏、安徽、浙江、江西、湖北、湖南、四川等省区。分布于河南长葛、禹州市的习称“禹白芷”；分布于河北安国的习称“祁白芷”。

采收加工

夏、秋二季叶黄时采挖，除去须根及泥沙，晒干或低温干燥。

药材鉴别

本品呈长圆锥形，长 10 ~ 25 cm，直径 1.5 ~ 2.5 cm。表面灰棕色或黄棕色，根头部钝四棱形或近圆形，具纵皱纹、支根痕及皮孔样的横向突起，有的排列成四纵行。顶端有凹陷的茎痕。质坚实，断面白色或灰白色，粉性，形成层环棕色，近方形或近圆形，皮部散有多数棕色油点。气芳香，味辛、微苦。

功效主治

解表散寒，祛风止痛，宣通鼻窍，燥湿止带，消肿排脓。主治感冒头痛，眉棱骨痛，鼻塞流涕，鼻鼽，鼻渊，牙痛，带下，疮疡肿痛。

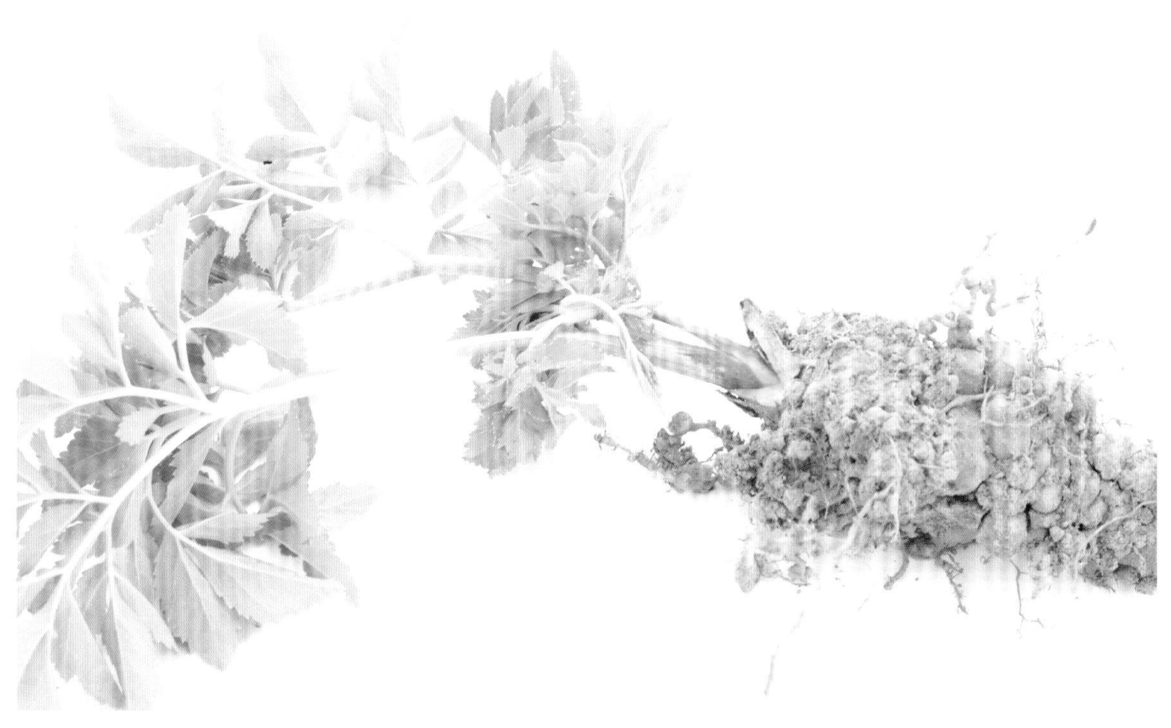

白芷药材

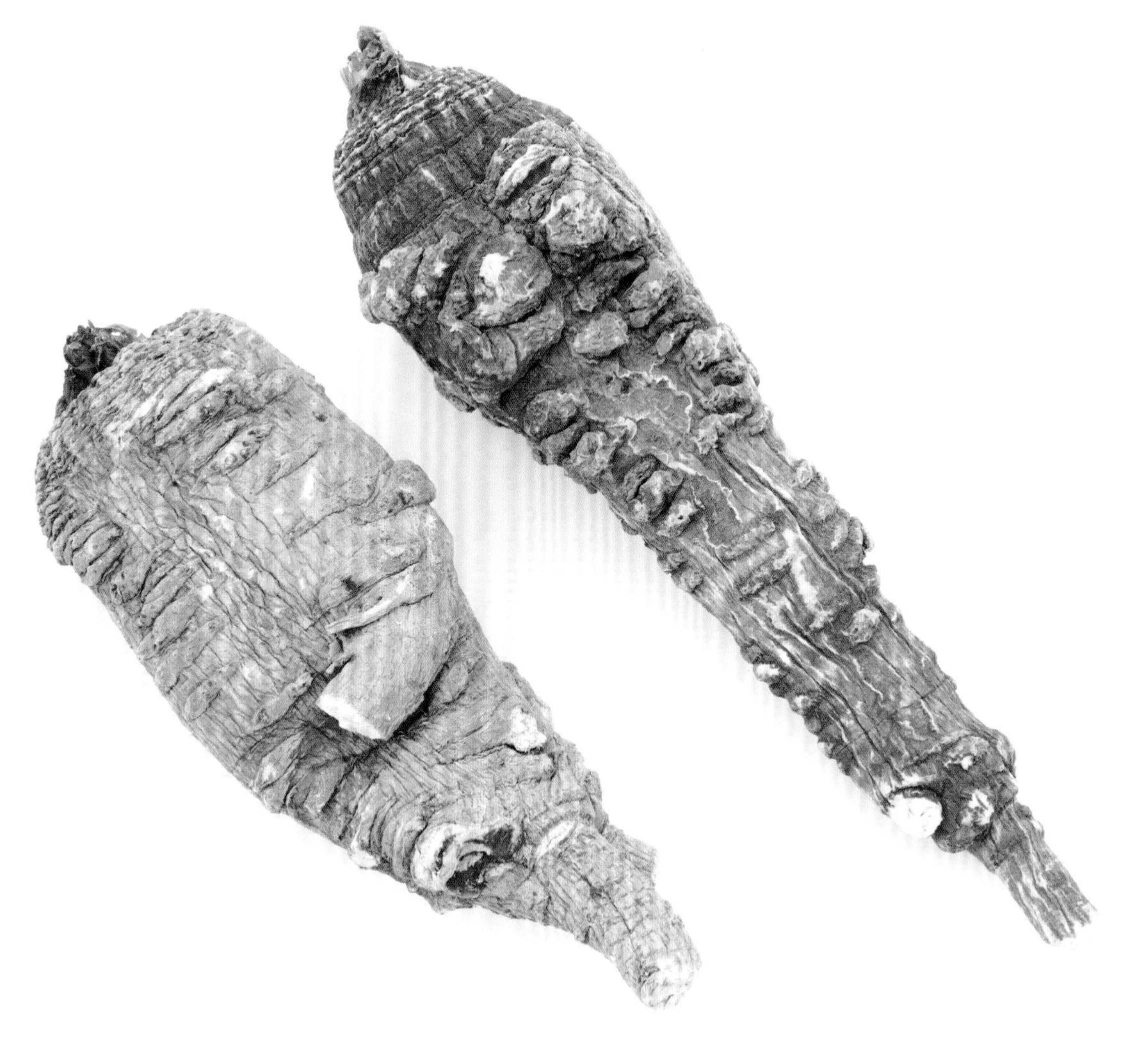

白芷药材

药理作用

小量白芷毒素有兴奋中枢神经、升高血压作用，并能引起流涎呕吐；大量能引起强直性痉挛，继以全身麻痹。本品能对抗蛇毒所致的中枢神经系统抑制。本品水煎剂对大肠埃希菌、志贺菌属、伤寒沙门杆菌、铜绿假单胞菌、变形杆菌有一定抑制作用；有解热、抗炎、镇痛、解痉、抗癌作用。异欧前胡素等成分有降血压作用。呋喃香豆素类化合物为“光活性物质”，可用于治疗白癜风及银屑病。水浸剂对奥杜盎小芽孢癣菌等致病真菌有一定抑制作用。

用法用量

内服：3 ~ 10 g，煎汤。外用：适量，捣烂外敷。

民族药方

1．膝关节积水 生白芷适量。研为细末，用黄酒调敷于患处，每日换药 1 次。

2．虫牙痛 白芷 3 g，冰片 1 g。共研细粉，吹入鼻腔内。

3．肝硬化腹水 新鲜白芷全草 60 ~ 70 g。水煎服，每日 1 剂，15 日为 1 个疗程。

4．下肢溃疡 白芷、白及、硫黄、枯矾、炉甘石各 15 g，硼砂 10 g。共研细粉，桐油调匀涂患处，涂药前用干葛煎水洗。

5．头风关痛、眩晕 白芷适量。研为细末，炼蜜丸如弹子大，每次嚼服 1 丸，以清茶或荆芥汤化下，每日 2 次。

6．烧伤 白芷、忍冬藤、紫草、白前、冰片各适量。共研细粉，芝麻油调敷患处。

7．感冒风寒，眉棱骨痛 白芷、黄芩（酒炒）各 10 g。水煎服。

8．慢性鼻窦炎 白芷、紫苏梗、薄荷、苍耳子、辛夷各 30 g。熏蒸，以鼻吸收热蒸汽治疗鼻窦炎，每日闻熏 2 ~ 3 次，每次 20 分钟，闻熏后避免立即受寒刺激。

9．小儿慢性肠炎 白芷、干姜各 5 g，葱头 1 个。与蜂蜜共捣糊状，敷贴脐部。

10．痔疮 白芷 60 g，紫草 15 g，苦参、滑石、黄柏各 30 g。煎水熏洗，每日 2 次，每次 40 分钟左右。

11．胃痛 白芷、黄芪、白及、甘草各等份。共研细末，加蜂蜜两匙冲服，每次 8 g，每日 2 次。

12．睾丸鞘膜积液 白芷 10 g，蝉蜕 30 g。煎水熏洗，每次 30 分钟左右，每日 1 ~ 2 次，并取少量饮用。

13．月经不调，痛经 白芷、当归各 15 g。水煎服，每次月经前 1 周左右开始服用，至月经来潮停用。巩固半年停药。

14．盆腔炎 白芷 15 g，薏苡仁、蒲公英、败酱草、红花、猪苓各 20 g。水煎服，每日 1 剂，连服 30 剂。痛消带止后，继用白芷 10 g。水煎服，代茶饮月余，以巩固疗效。

15．消化性溃疡 白芷、白芍、白及各 10 ~ 30 g，豆蔻 6 ~ 12 g。水煎服，每日 1 剂。

16．急、慢性肠炎 白芷 20 g。煎汤 100 ~ 200 ml，去渣加入打碎的补脾益肠丸 30 g，再煎至沸，待温保留灌肠，每晚临睡前 1 次，15 日为 1 个疗程。

17．肝炎 白芷、大黄各等份。共研细末，口服，每次 5 g，每日 2 次。

18．皮肤瘙痒 白芷、土茯苓、薏苡仁各 30 g，黄柏、蛇床子各 10 g，蝉蜕 6 g。水煎服。

使用注意

阴虚血热者忌服。

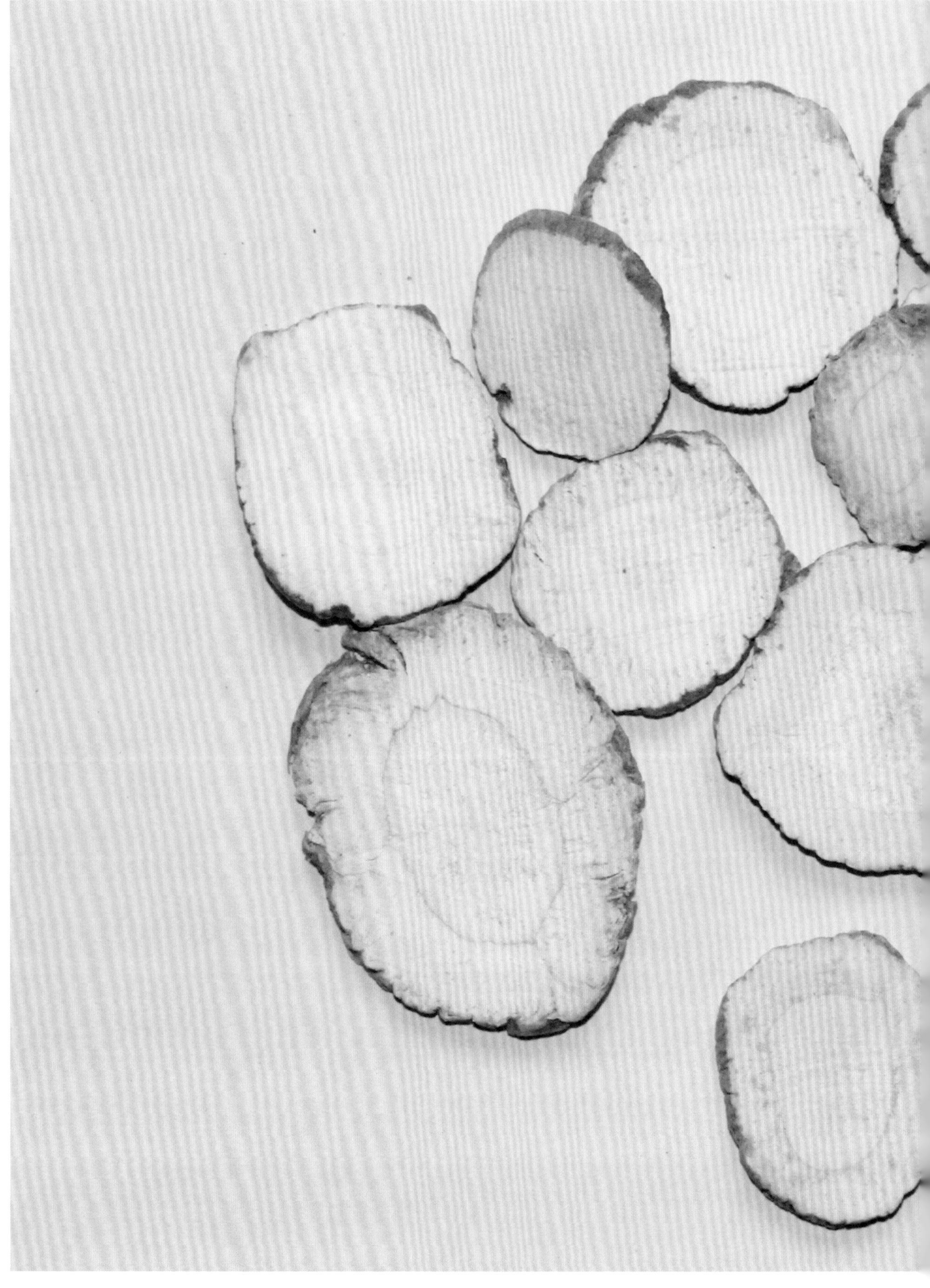

白芷

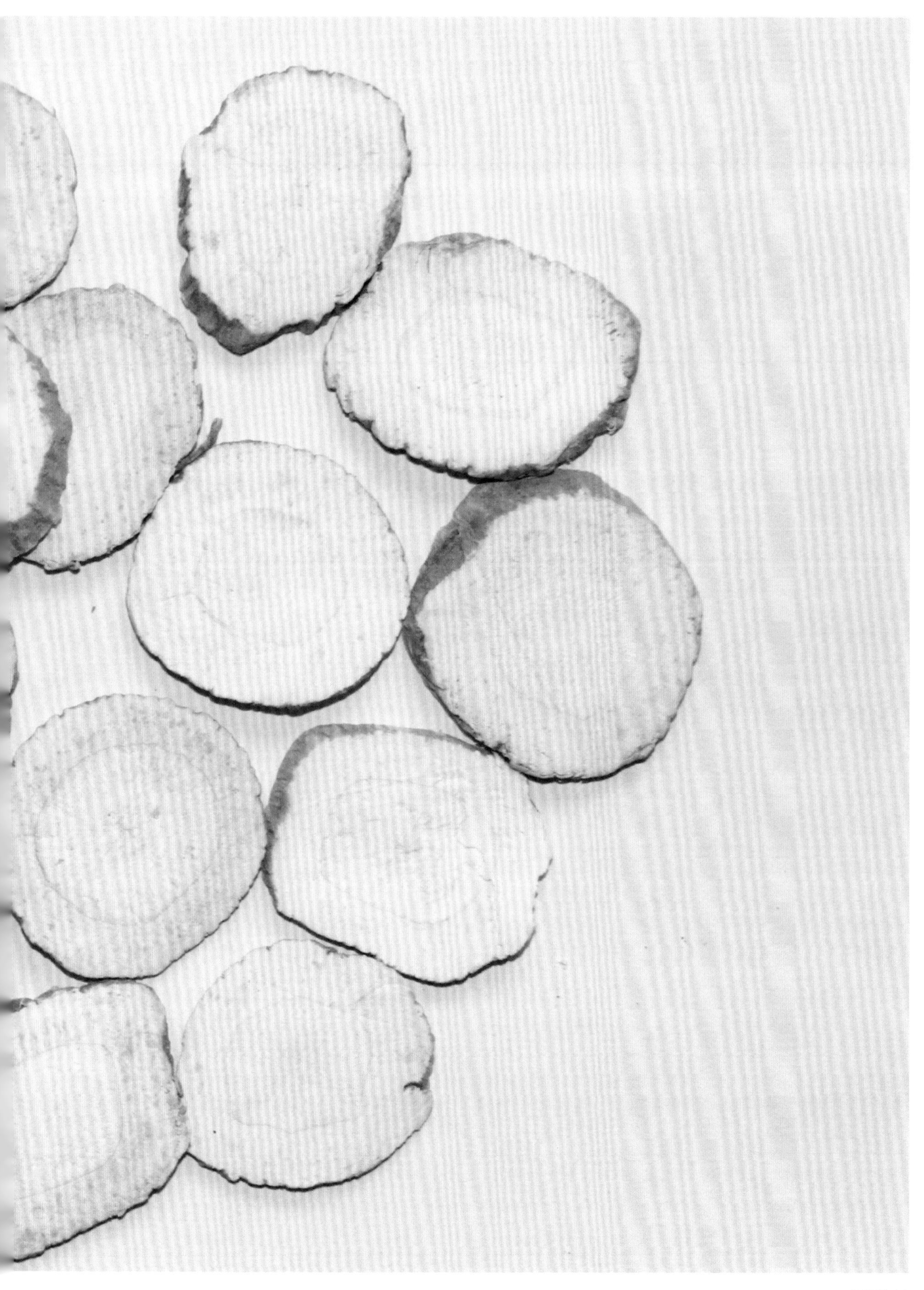

白芷饮片

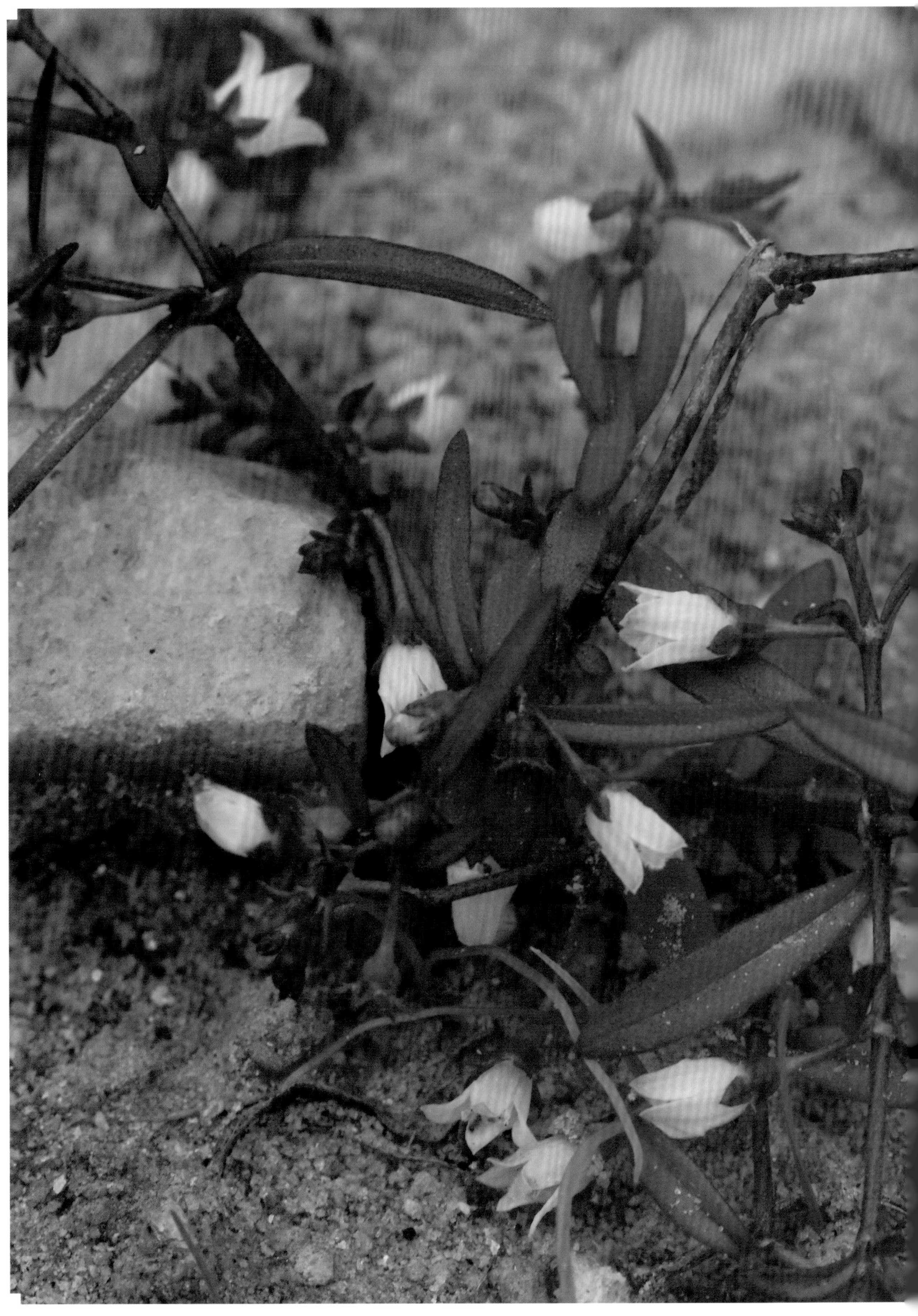

白花蛇舌草

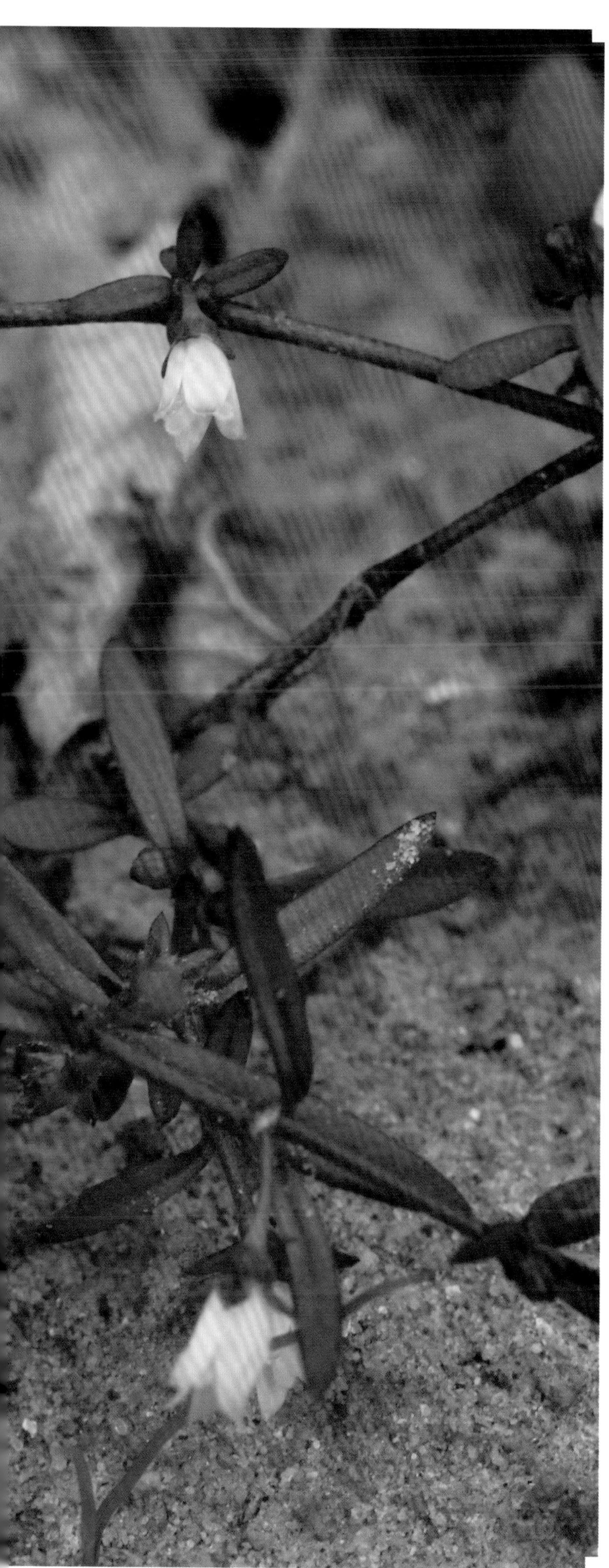

【壮药名】芽零哦。

【别　名】蛇舌草、蛇针草、蛇总管、龙舌草、蛇脷草、鹤舌草、白花十字草。

【来　源】本品为茜草科植物白花蛇舌草 *Hedyotis diffusa* Willd.［*Old-enlandia diffusa*（Willd.）Roxb.］的带根全草。

【性味归经】味甘、淡，性凉。归胃、大肠、小肠经。

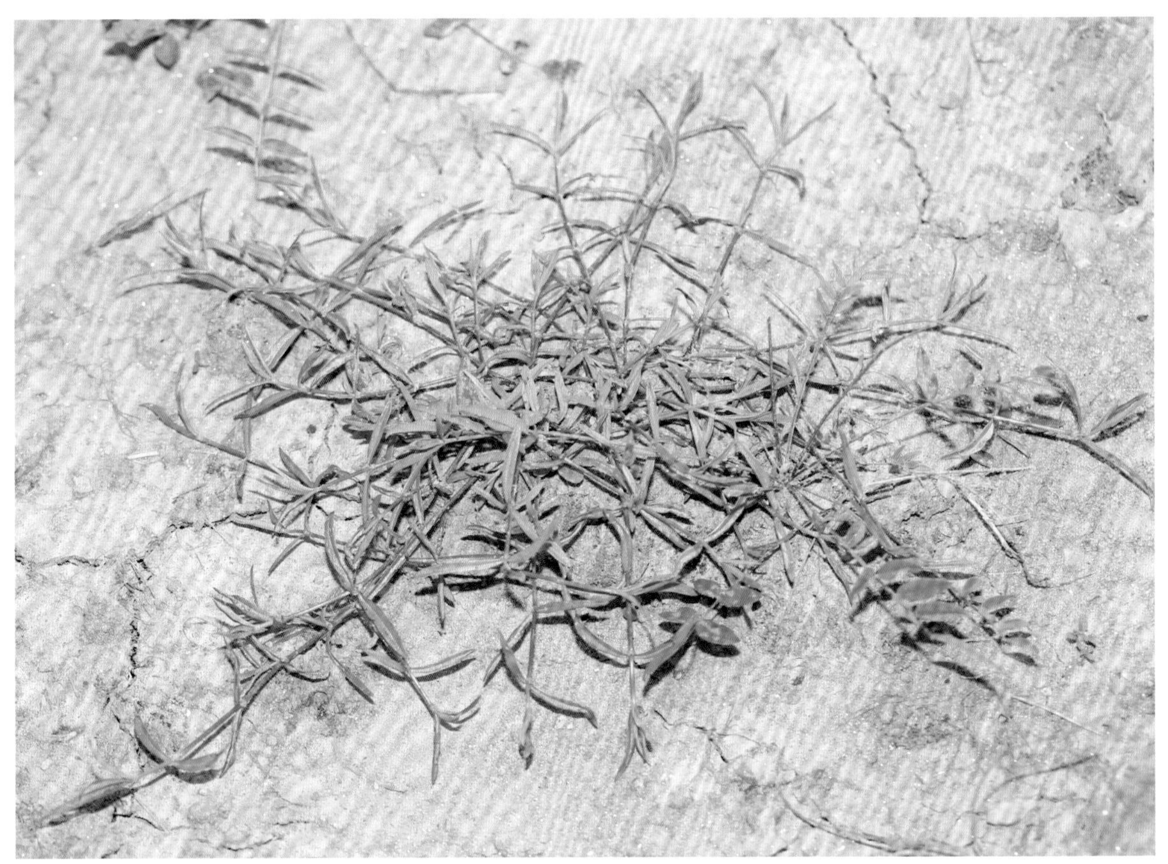

白花蛇舌草

识别特征

一年生草本，高 15 ~ 50 cm，茎纤弱，略带方形或圆柱形，秃净无毛。叶对生，具短柄或无柄；叶片线形至线状披针形，长 1 ~ 3.5 cm，宽 1 ~ 3 mm，革质；托叶膜质，基部合生成鞘状，长 1 ~ 2 mm，顶端有细齿。花单生或 2 朵生于叶腋，无柄或近无柄；花萼筒状，4 裂，裂片边缘具短刺毛；花冠漏斗形，长约 3 mm，纯白色，先端 4 深裂，秃净；雄蕊 4；子房 2 室，柱头 2 浅裂呈半球状。蒴果，扁球形，直径 2 ~ 3 mm，室背开裂，花萼宿存。种子棕黄色，极细小。花期 7—9 月，果期 8—10 月。

生境分布

生长于山坡、路边、溪畔草丛中。分布于云南、广东、广西、福建、浙江、江苏、安徽等省区。

采收加工

夏、秋二季采收，晒干或鲜用。

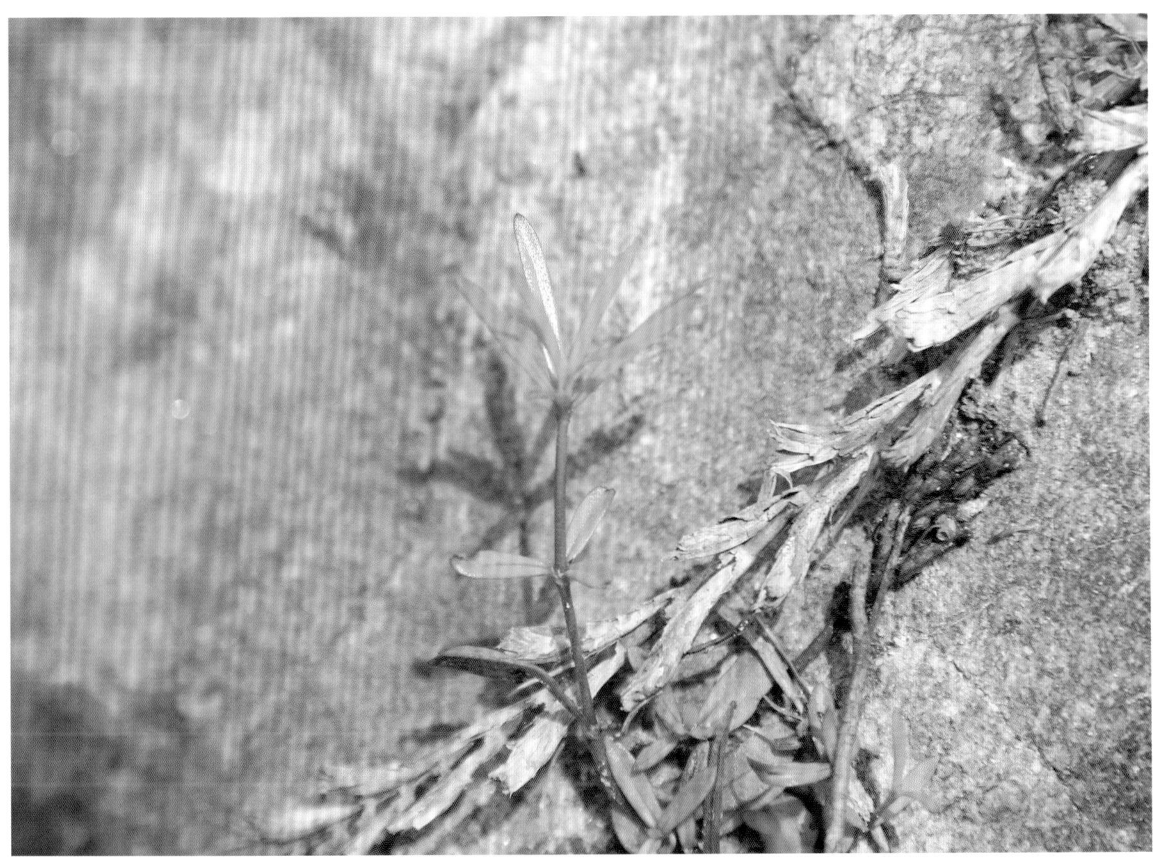
白花蛇舌草

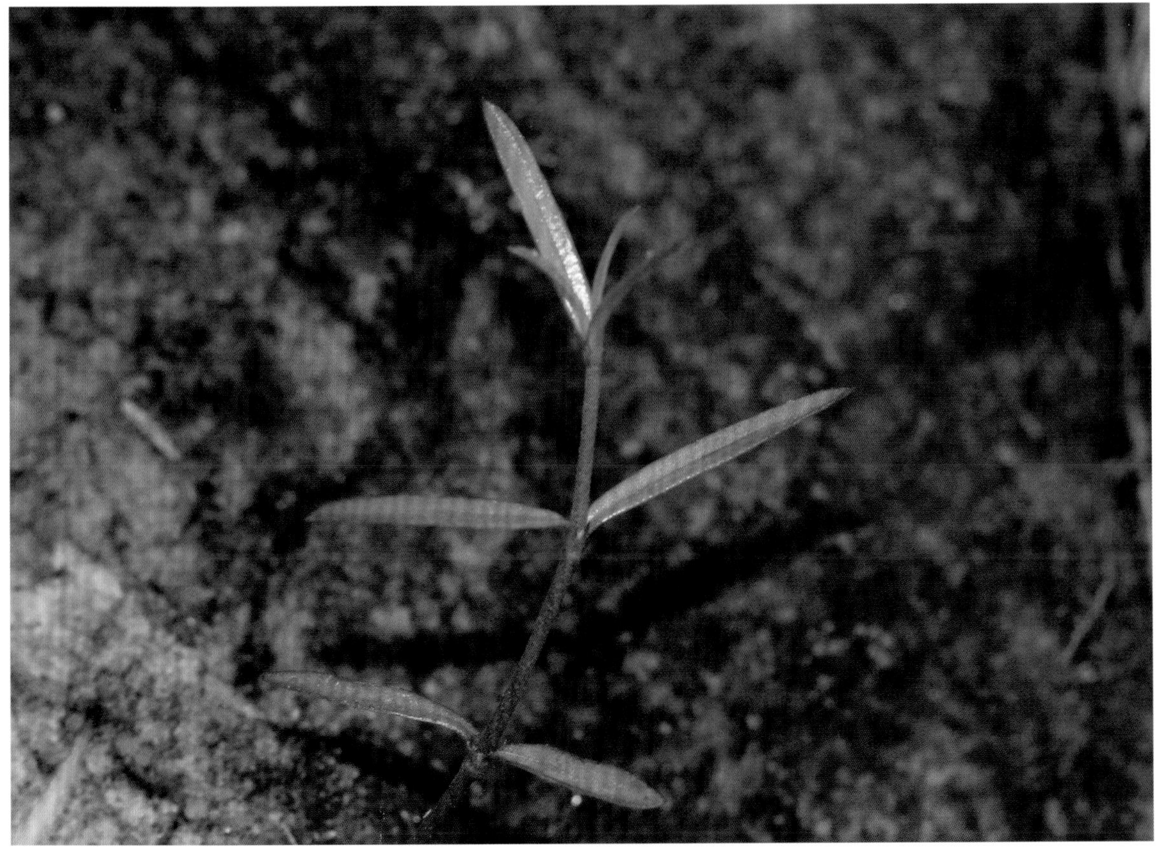
白花蛇舌草

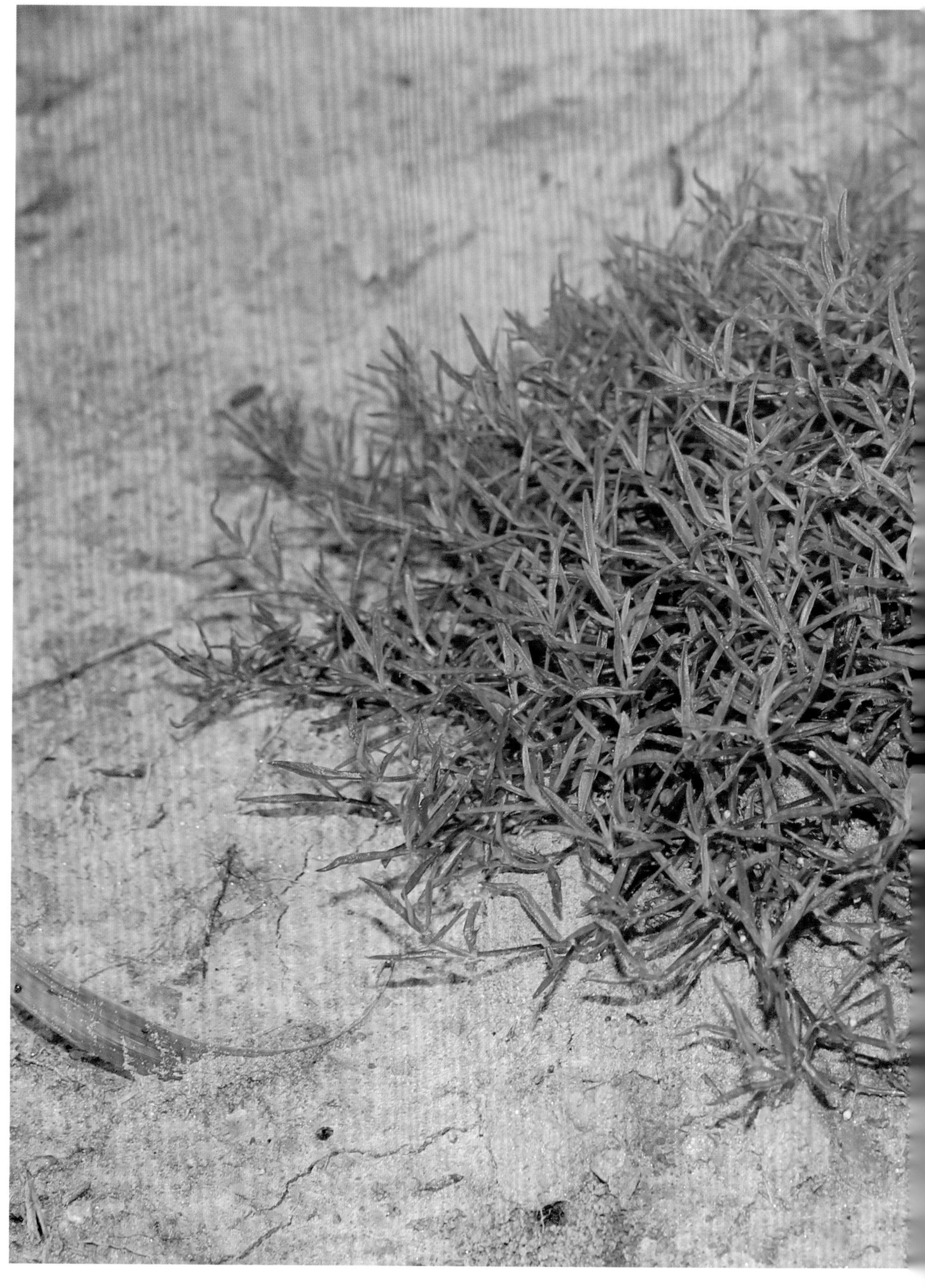

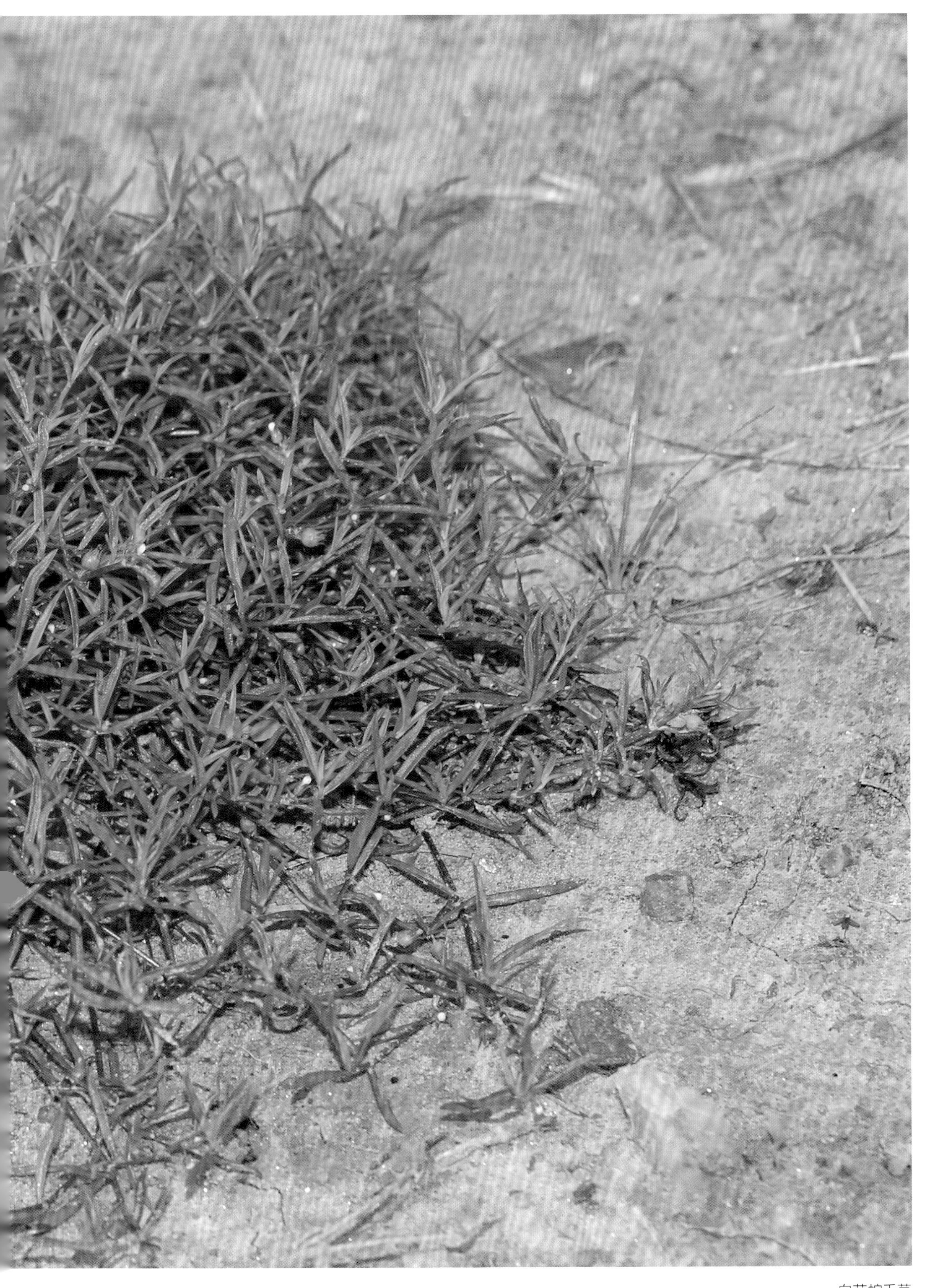

白花蛇舌草

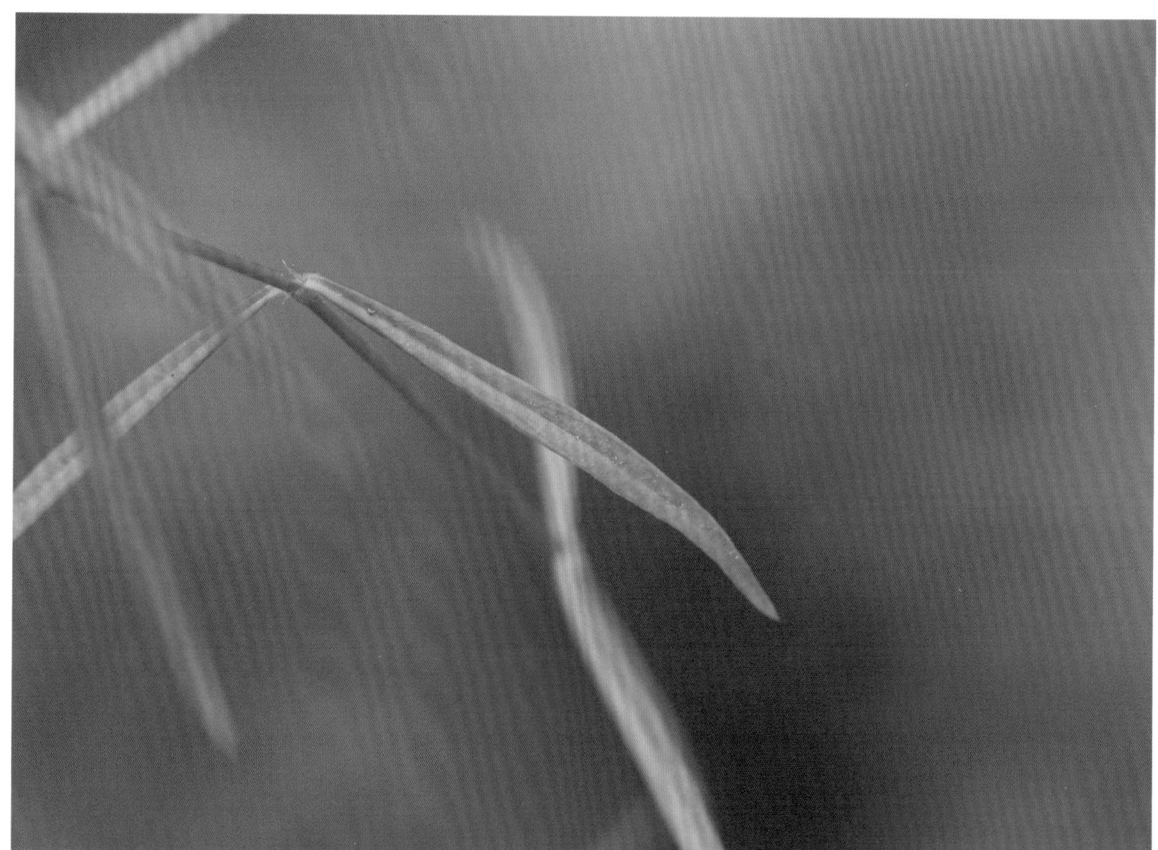

白花蛇舌草

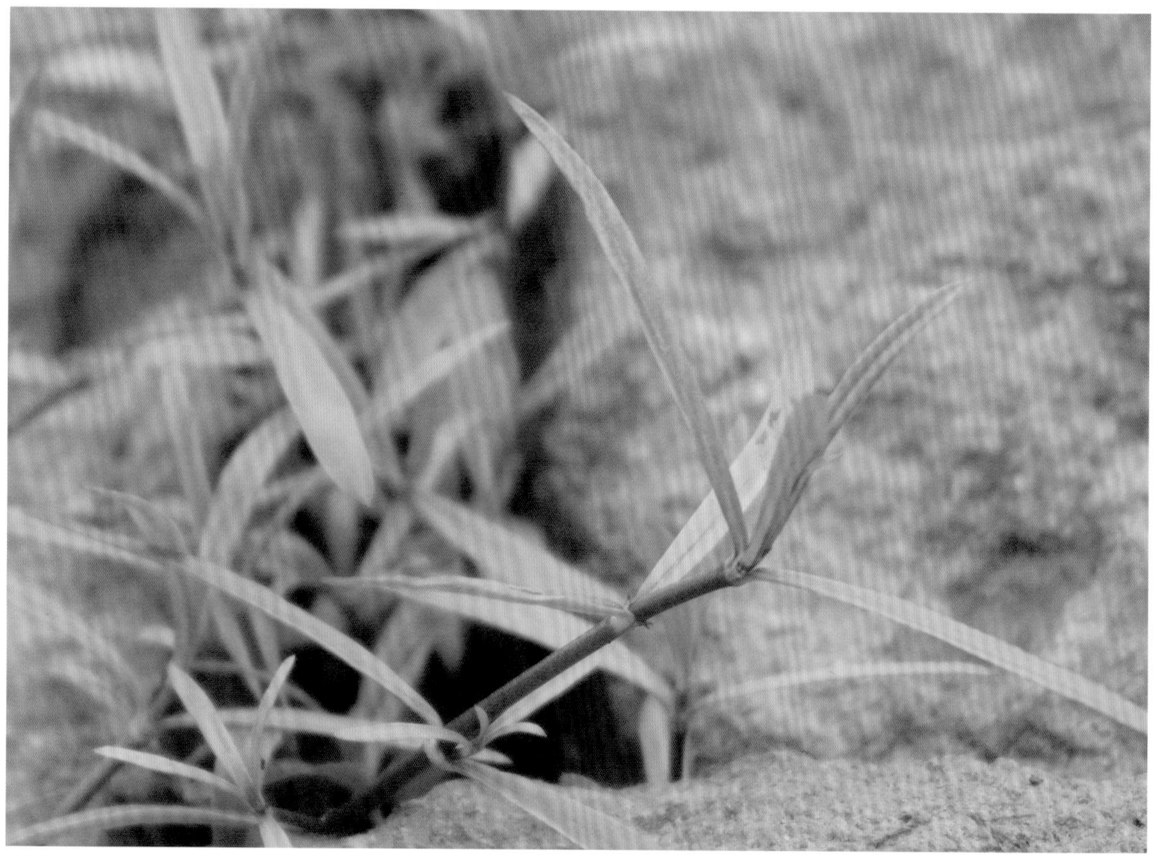

白花蛇舌草

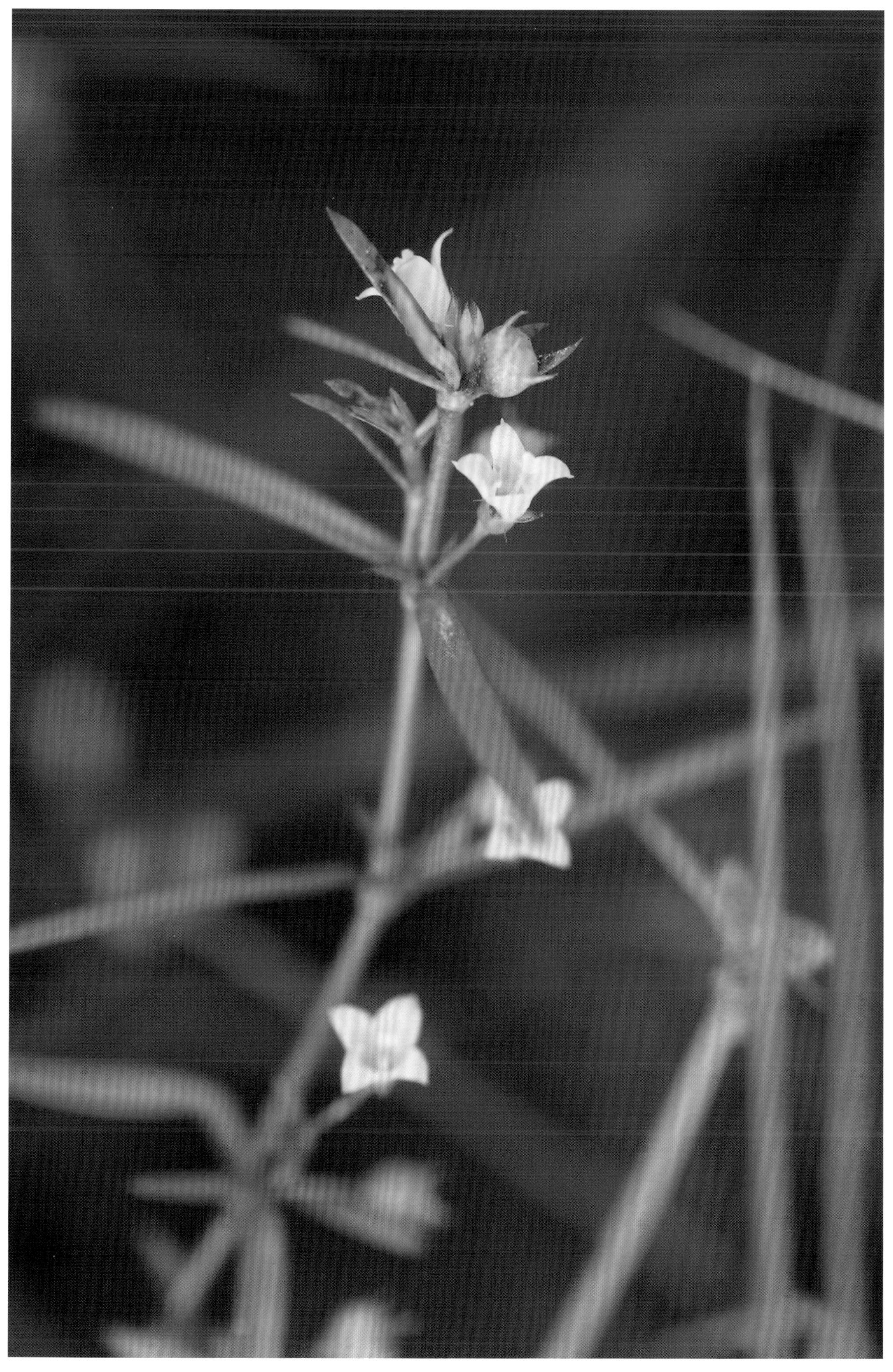

白花蛇舌草

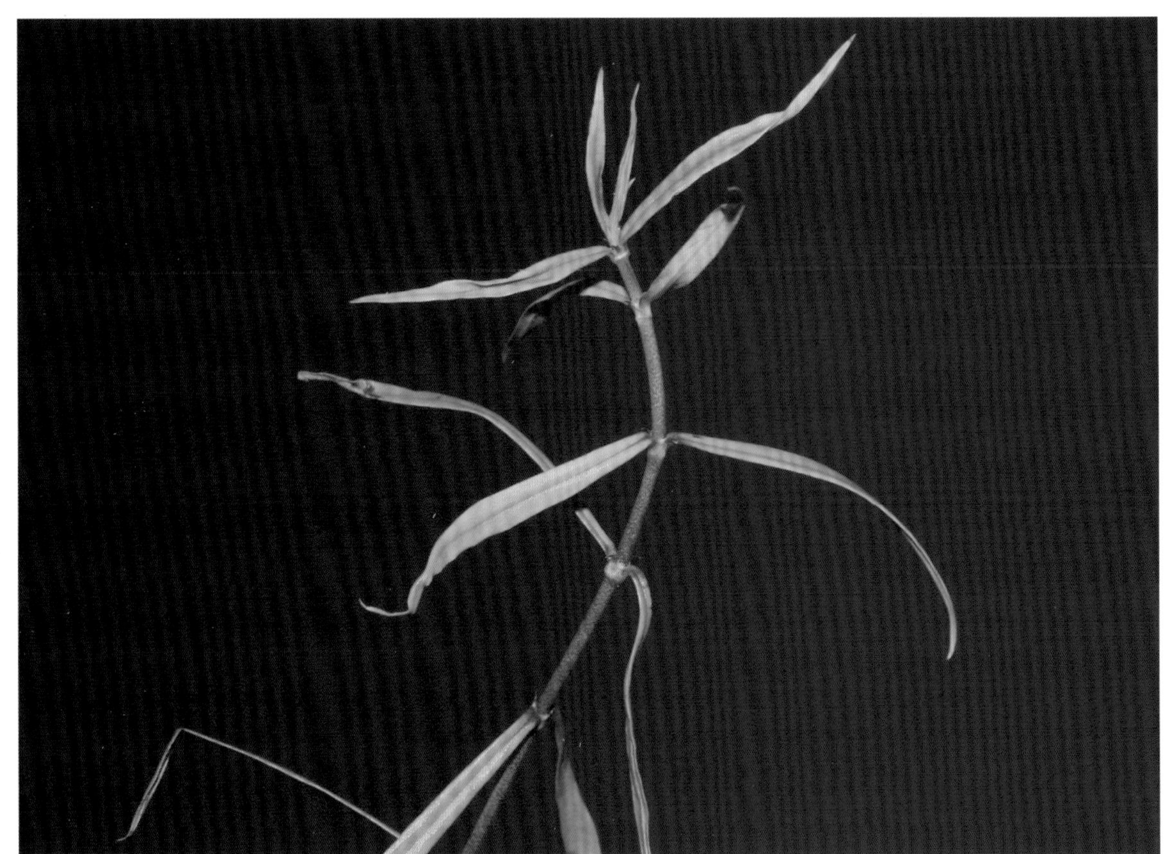

白花蛇舌草

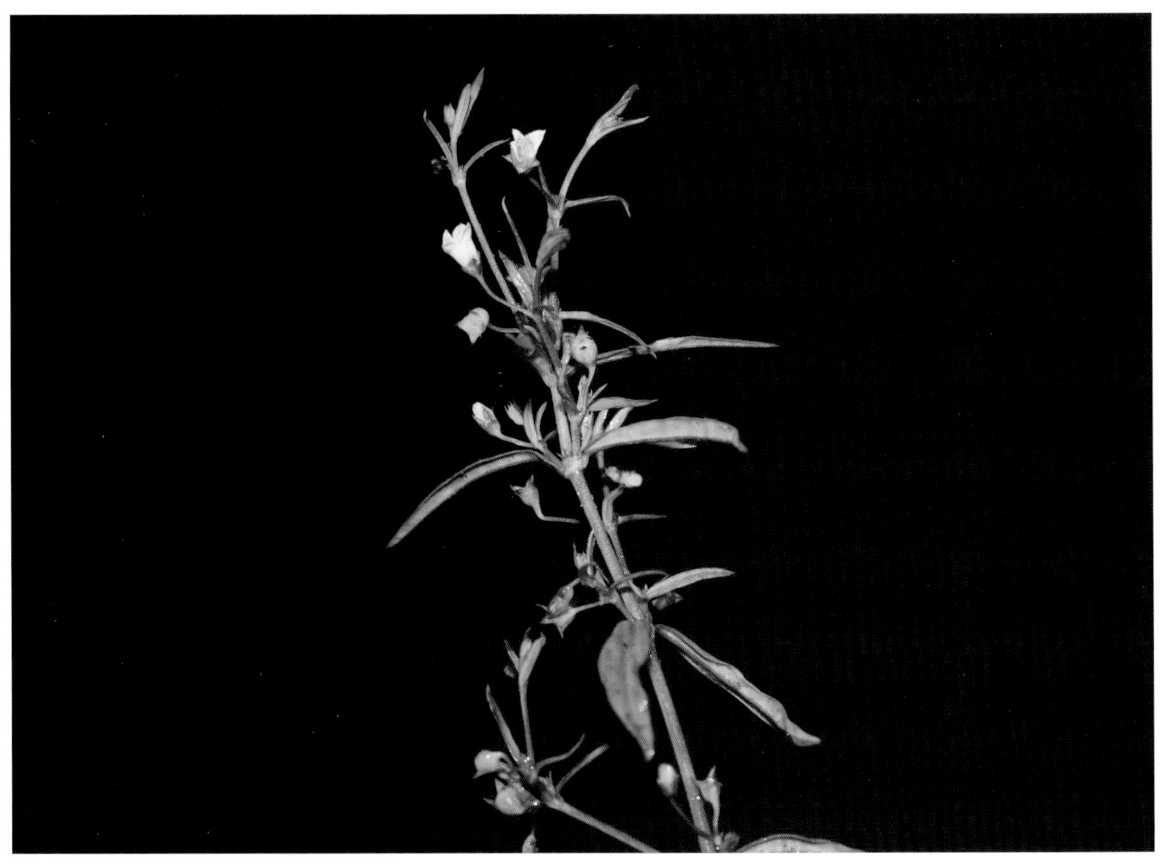

白花蛇舌草

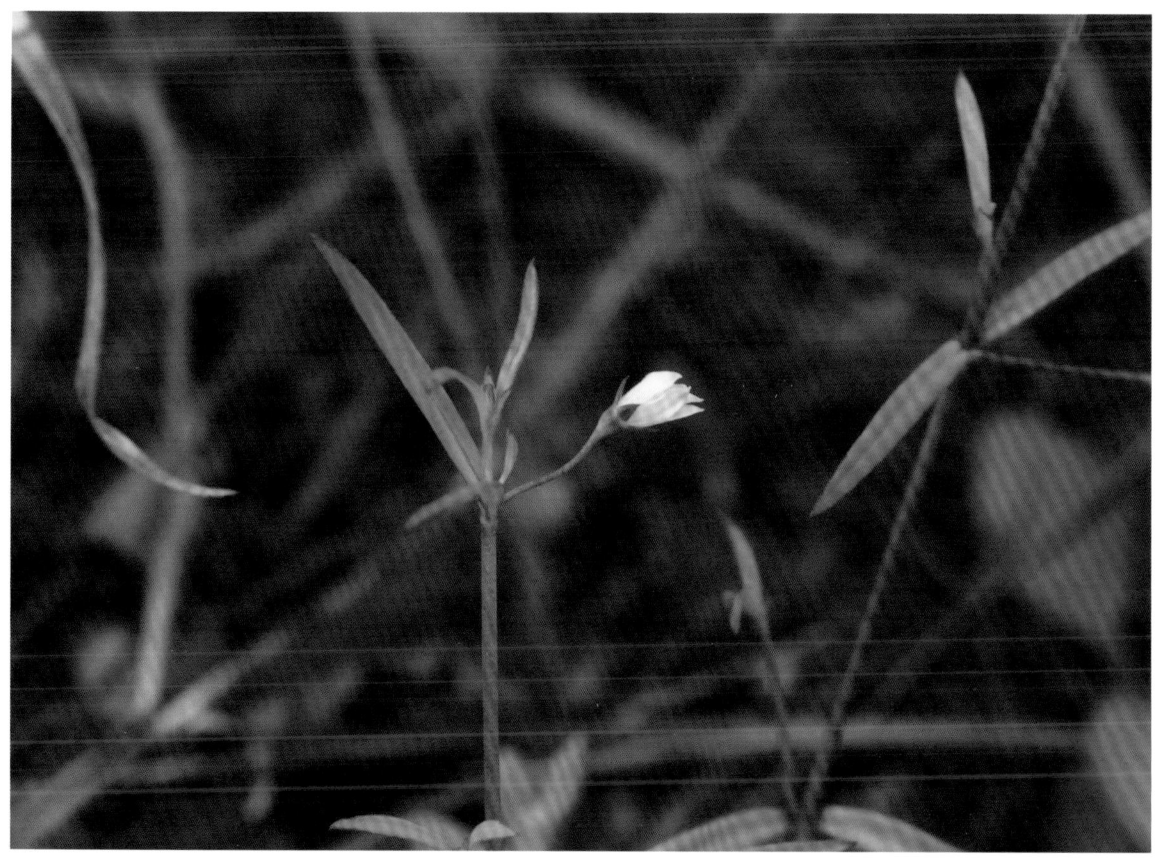

白花蛇舌草

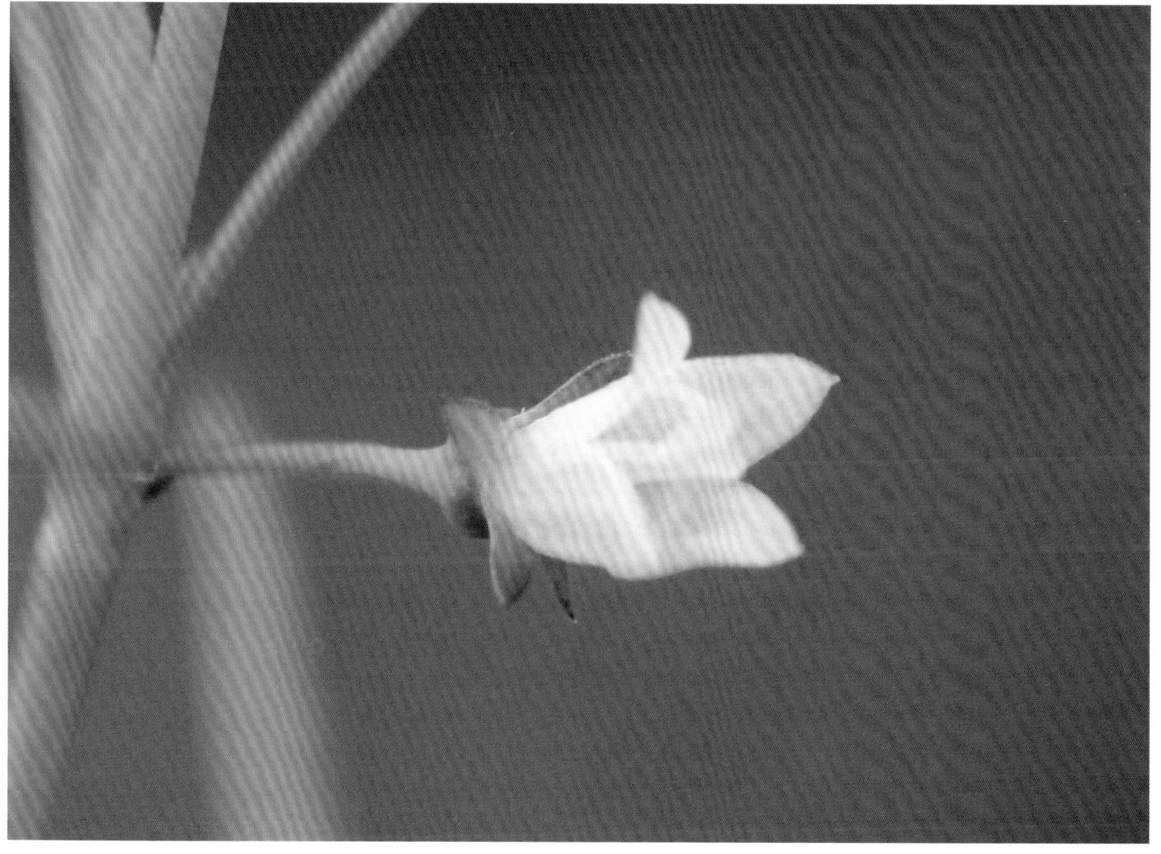

白花蛇舌草

药材鉴别

本品全体扭缠成团状，灰绿色至灰棕色。主根细长，粗约 2 mm，须根纤细，淡灰棕色。茎细，卷曲，质脆，易折断，中心髓部白色。叶多皱缩，破碎，易脱落；托叶长 1 ~ 2 mm。花、果单生或对生于叶腋，花常具短而略粗的花梗。蒴果扁球形，直径 2 ~ 2.5 mm，室背开裂，宿萼顶端 4 裂，边缘具短刺毛。气微，味淡。

功效主治

清火解毒，消肿止痛，利胆退黄，涩肠止泻。主治咳嗽咽痛，口舌生疮，黄疸，小便热涩疼痛，疔疮痈疖脓肿，跌打损伤，蛇咬伤，乳房胀痛，腹部包块。

用法用量

内服：25 ~ 50 g，煎汤。外用：适量，鲜品捣烂敷。

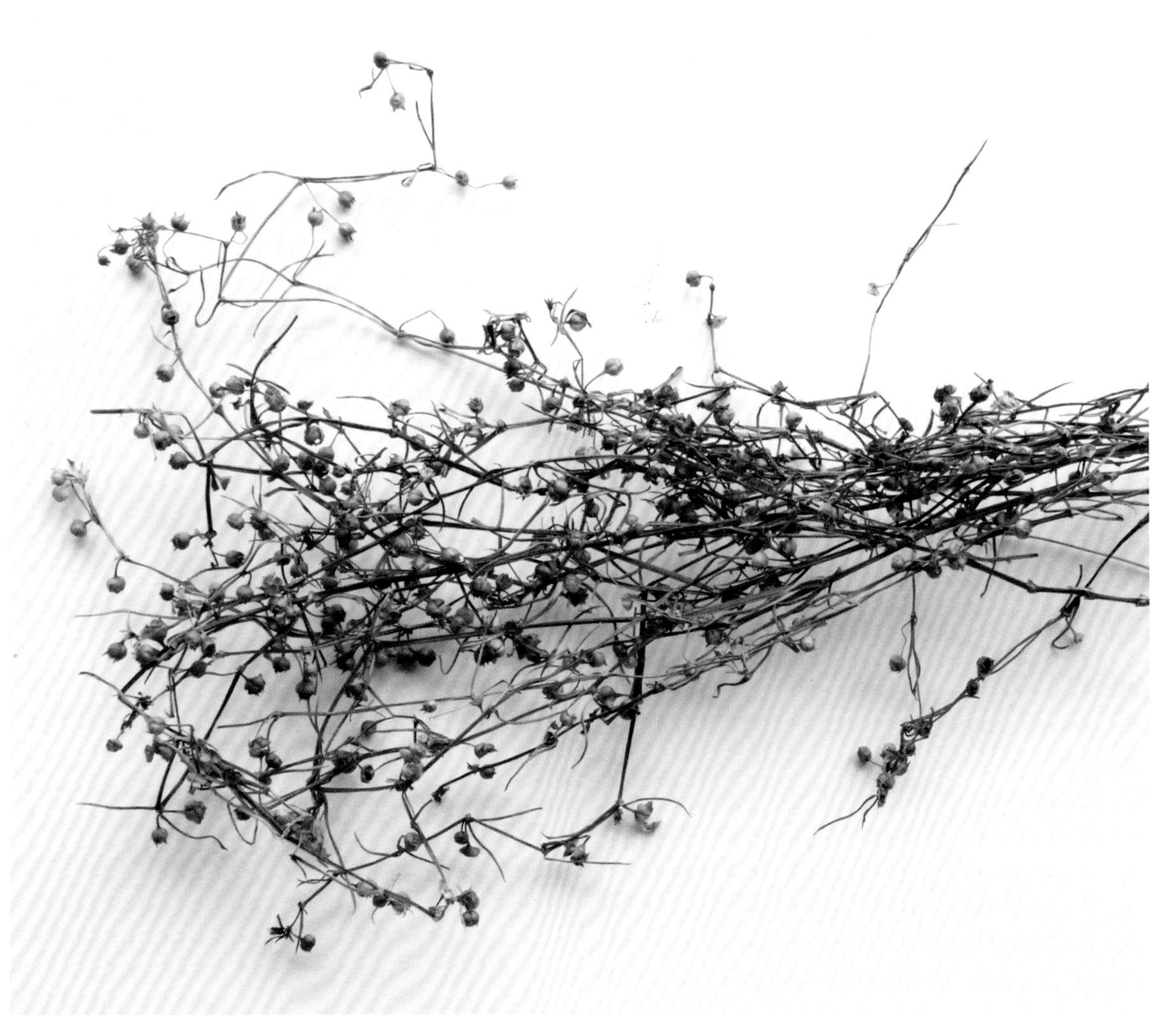

白花蛇舌草药材

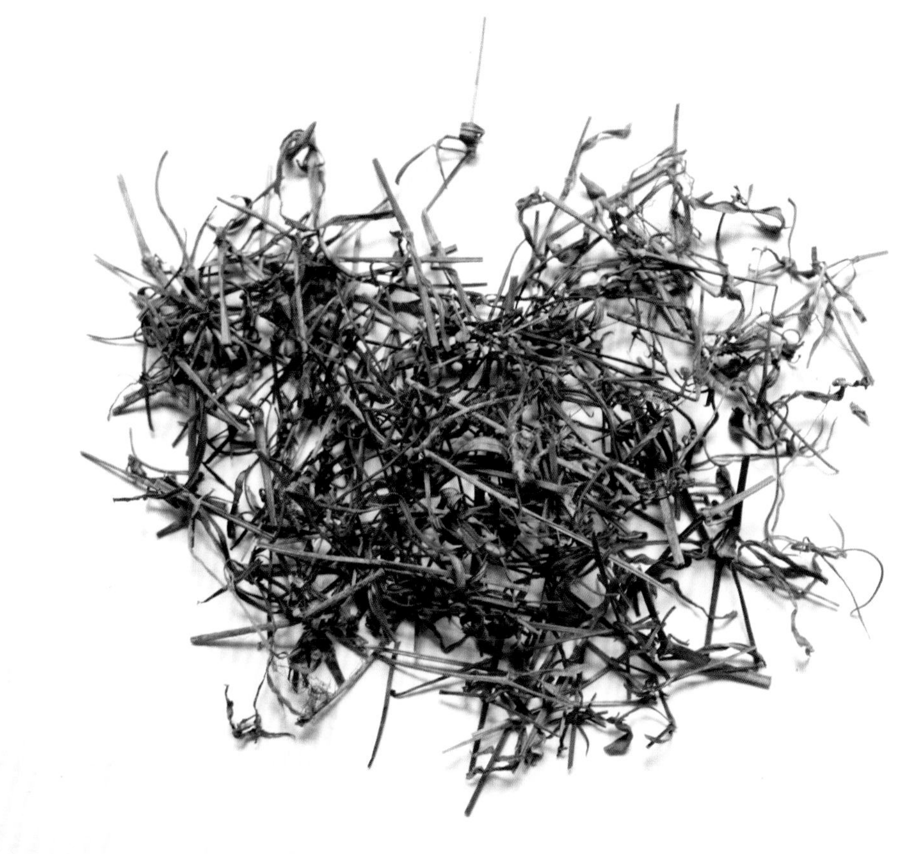

白花蛇舌草饮片

民族药方

1．咳嗽咽痛，口舌生疮 白花蛇舌草 25 g，肉豆蔻、丁香、木香、杜仲、山芝麻、肉桂、余甘子、生藤、三条筋、茴香子、胡椒、荜茇各 10 g。混合研细粉，每次温开水送服 5 g。

2．黄疸，小便热涩疼痛 白花蛇舌草、马鞭草、白龙须各 30 g。水煎服。

3．疔疮痈疖脓肿，跌打损伤，蛇咬伤 鲜白花蛇舌草适量。捣烂外敷。

4．乳房胀痛，腹部包块 白花蛇舌草、美登木各 30 g，重楼、甘草各 10 g，海藻 20 g。水煎服。

5．痢疾，尿道炎 白花蛇舌草 30 g。水煎服。

6．急性阑尾炎 白花蛇舌草 60 ~ 120 g，羊蹄草 30 ~ 60 g，两面针根 15 g。水煎服。

7．小儿惊热、不能入睡 鲜白花蛇舌草适量。打汁一汤匙服。

8．疮肿热痛 鲜白花蛇舌草适量。洗净，捣烂敷之，干即更换。

9．毒蛇咬伤 鲜白花蛇舌草 30 ~ 60 g。捣烂绞汁或水煎服，渣敷伤口。

使用注意

孕妇慎用。

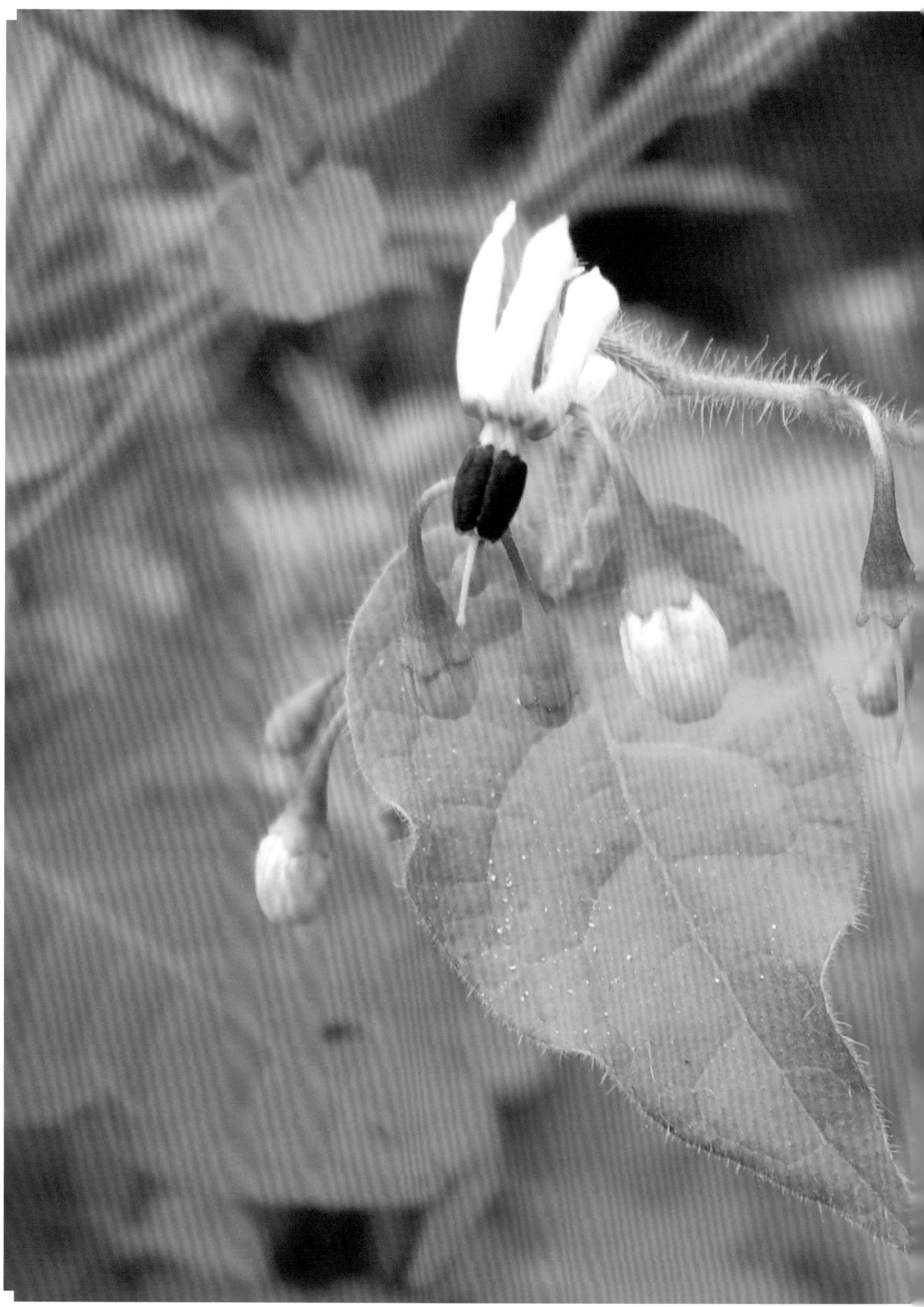

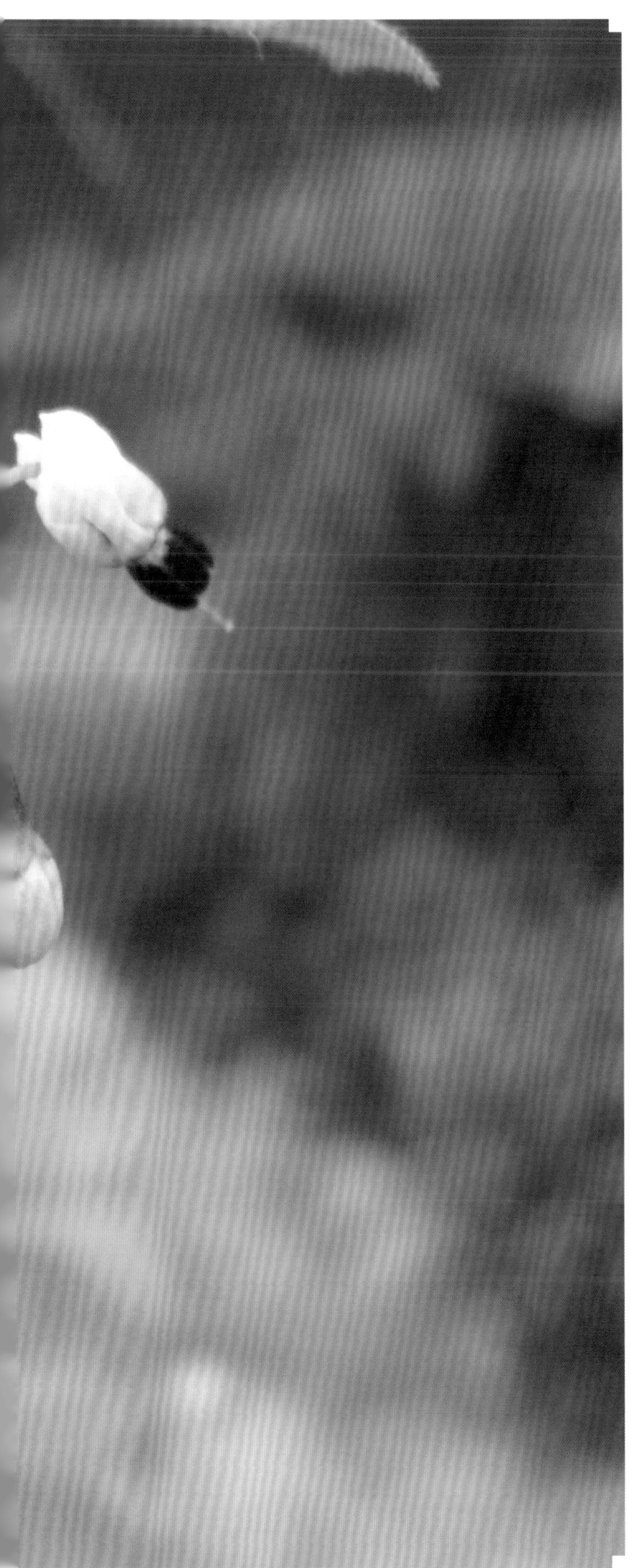

白英

【壮药名】勾奔高。

【别　名】白毛藤、毛千里光、毛风藤、排风藤、葫芦草、金线绿毛龟。

【来　源】本品为茄科植物白英 *Solanum lyratum* Thunb. 的干燥全草。

【性味归经】味甘、苦，性寒。归肝、胃经。

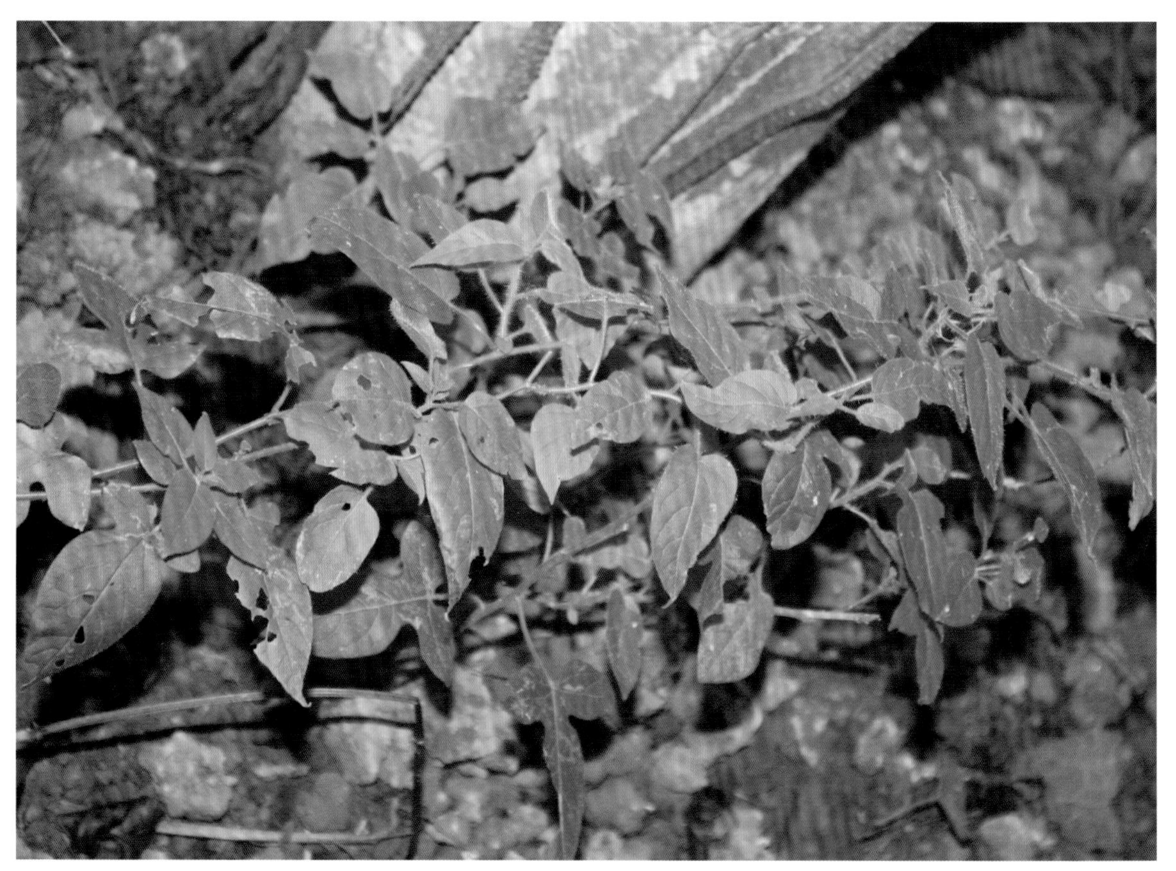

白英

识别特征

草质藤本，长 0.5 ~ 1 m，茎及小枝均密被具节长柔毛。叶互生，多数为琴形，长 3.5 ~ 5.0 cm，宽 2.5 ~ 4.5 cm，基部常 3 ~ 5 深裂，裂片全缘，侧裂片愈近基部的愈小，端钝，中裂片较大，通常卵形，先端渐尖，两面均被白色发亮的长柔毛，中脉明显，侧脉在下面较清晰，通常每边 5 ~ 7 条；少数在小枝上部的为心脏形，小，长 1 ~ 2 cm；叶柄长 1 ~ 3 cm，被有与茎枝相同的毛被。聚伞花序顶生或腋外生，疏花，总花梗长 2 ~ 2.5 cm，被具节的长柔毛，花梗长 0.8 ~ 1.5 cm，无毛，顶端稍膨大，基部具关节；萼环状，直径约 3 mm，无毛，萼齿 5 枚，圆形，顶端具短尖头；花冠蓝紫色或白色，直径约 1.1 cm，花冠筒隐于萼内，长约 1 毫米，冠檐长约 6.5 mm，裂片椭圆状披针形，长约 4.5 mm，先端被微柔毛；花丝长约 1 mm，花药长圆形，长约 3 mm，顶孔略向上；子房卵形，直径不及 1 mm，花柱丝状，长约 6 mm，柱头小，头状。浆果球状，成熟时红黑色，直径约 8 mm；种子近盘状，扁平，直径约 1.5 mm。花期夏秋，果熟期秋末。

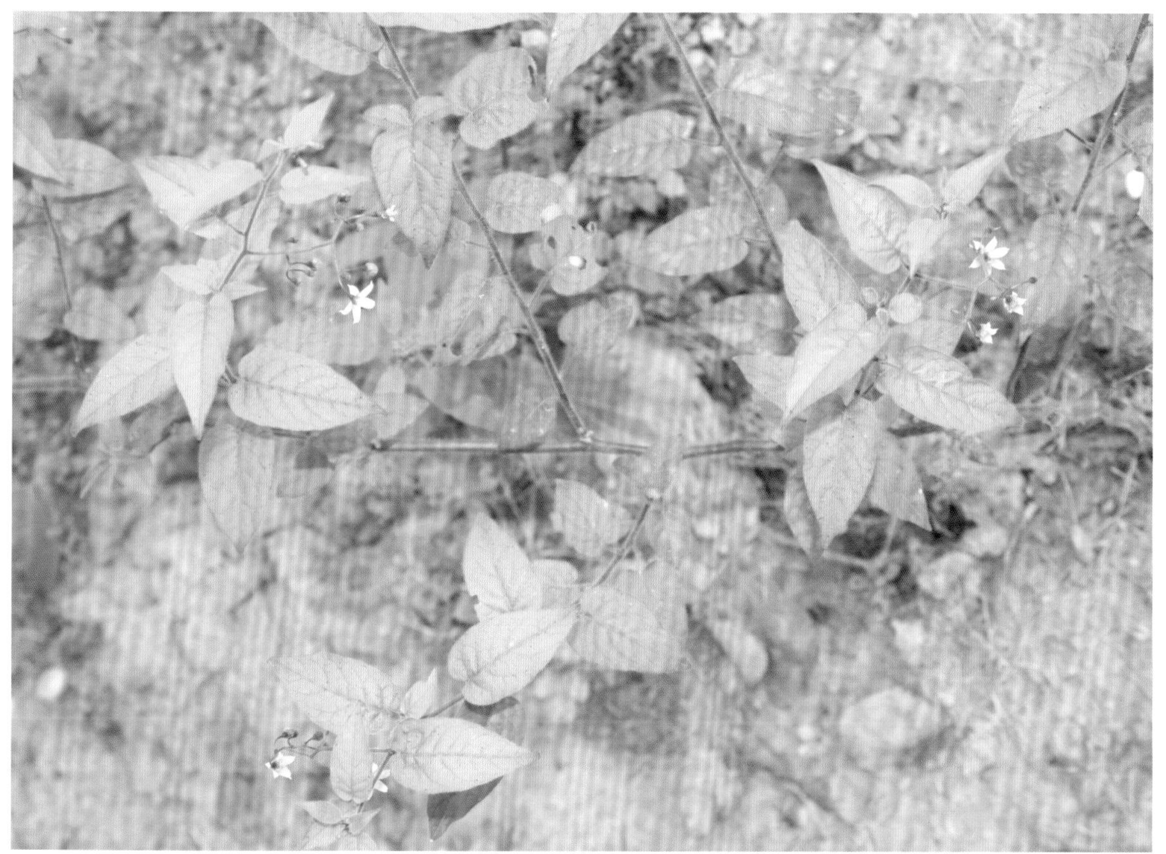

白英

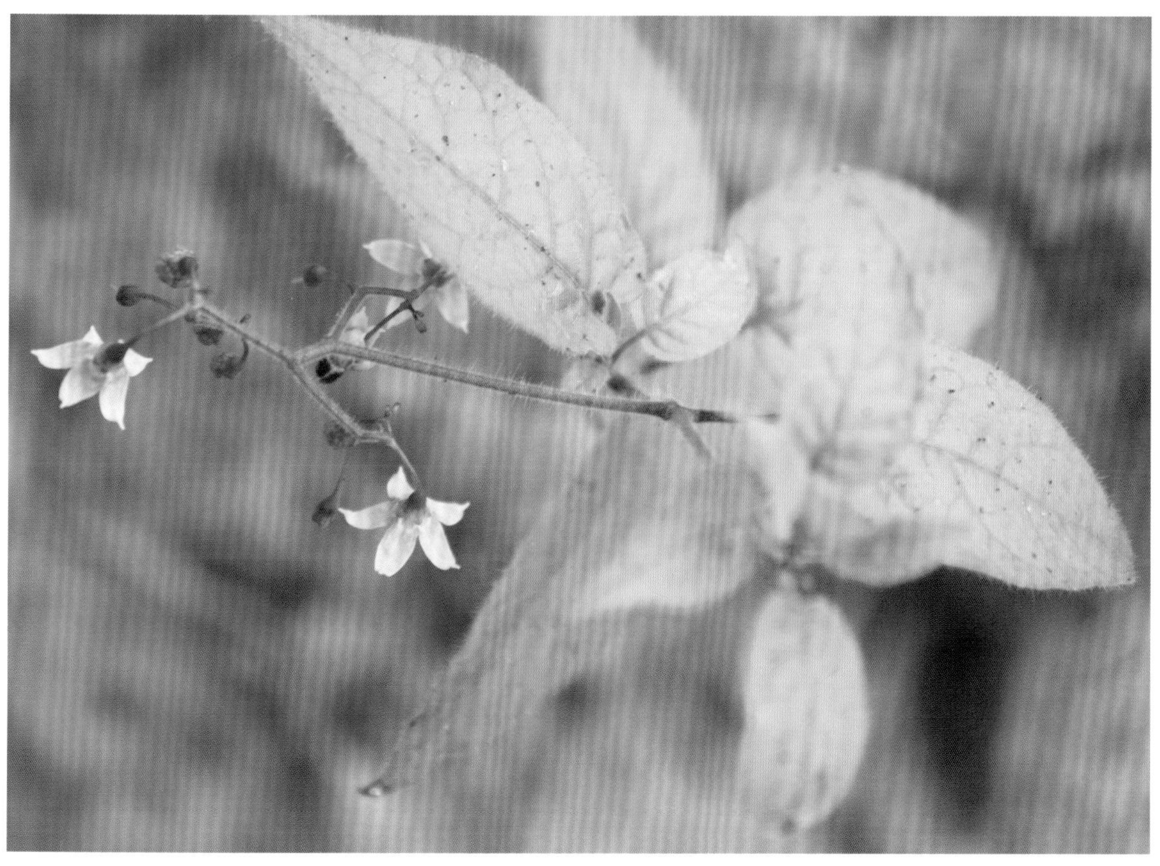

白英

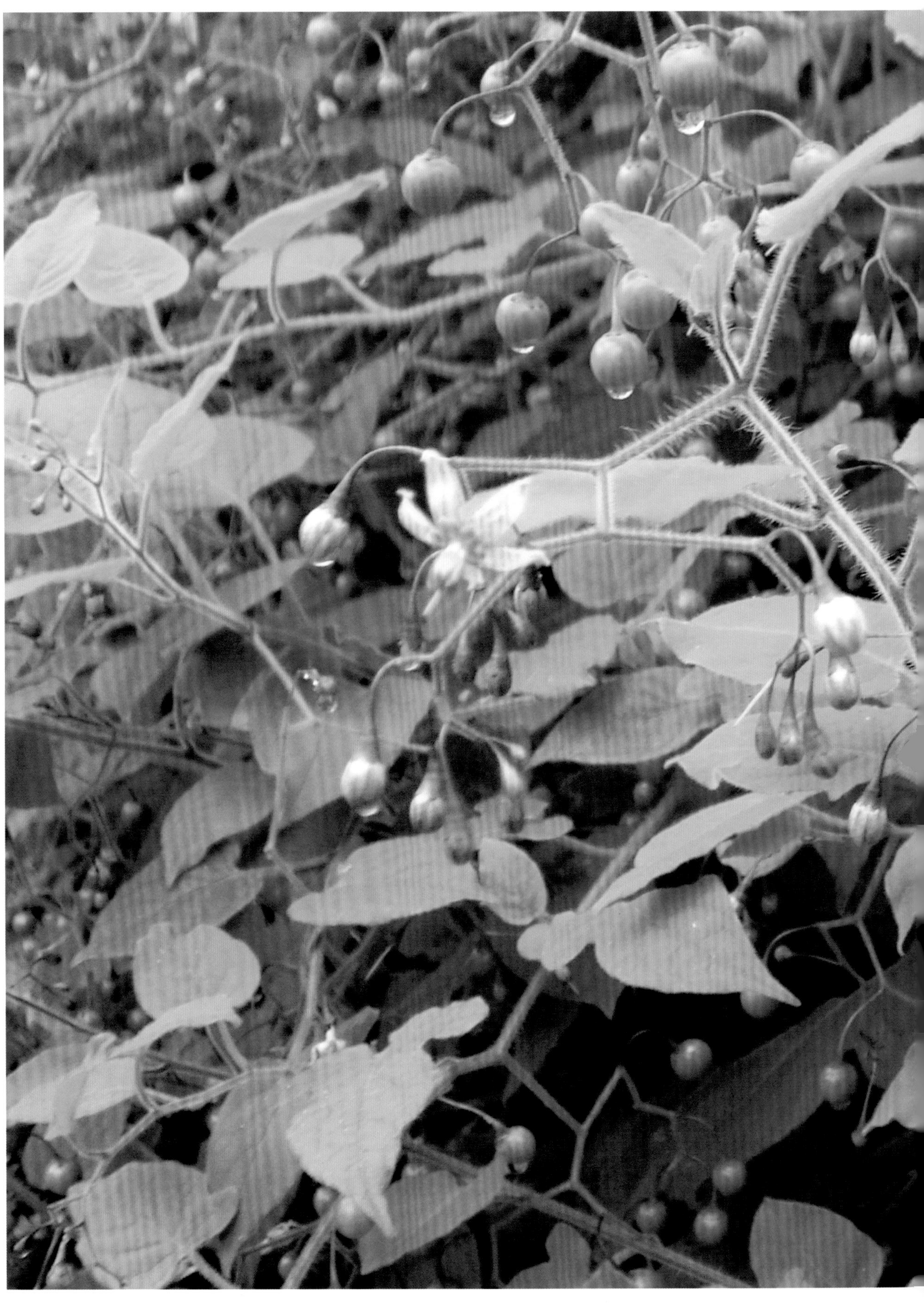

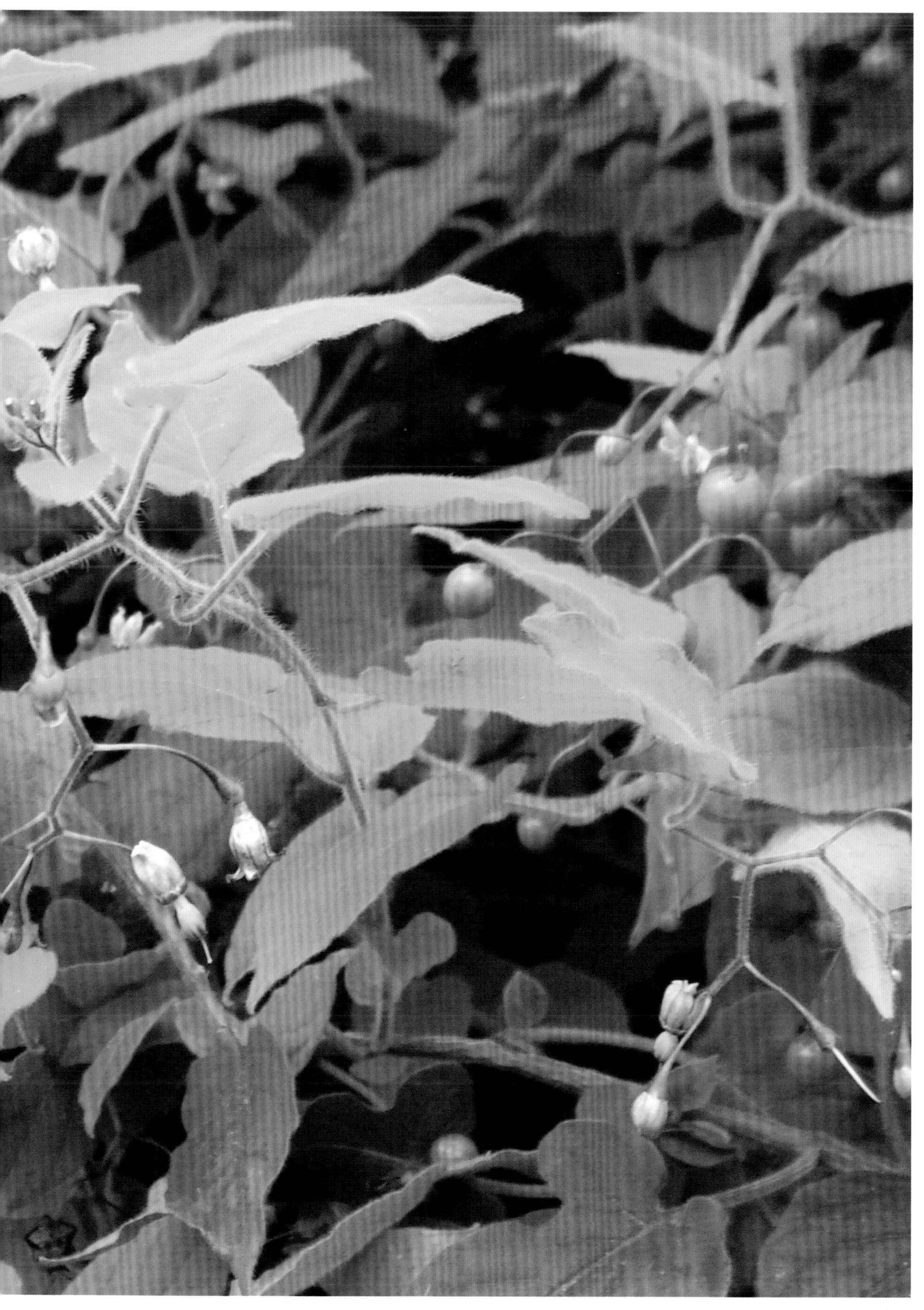

白英

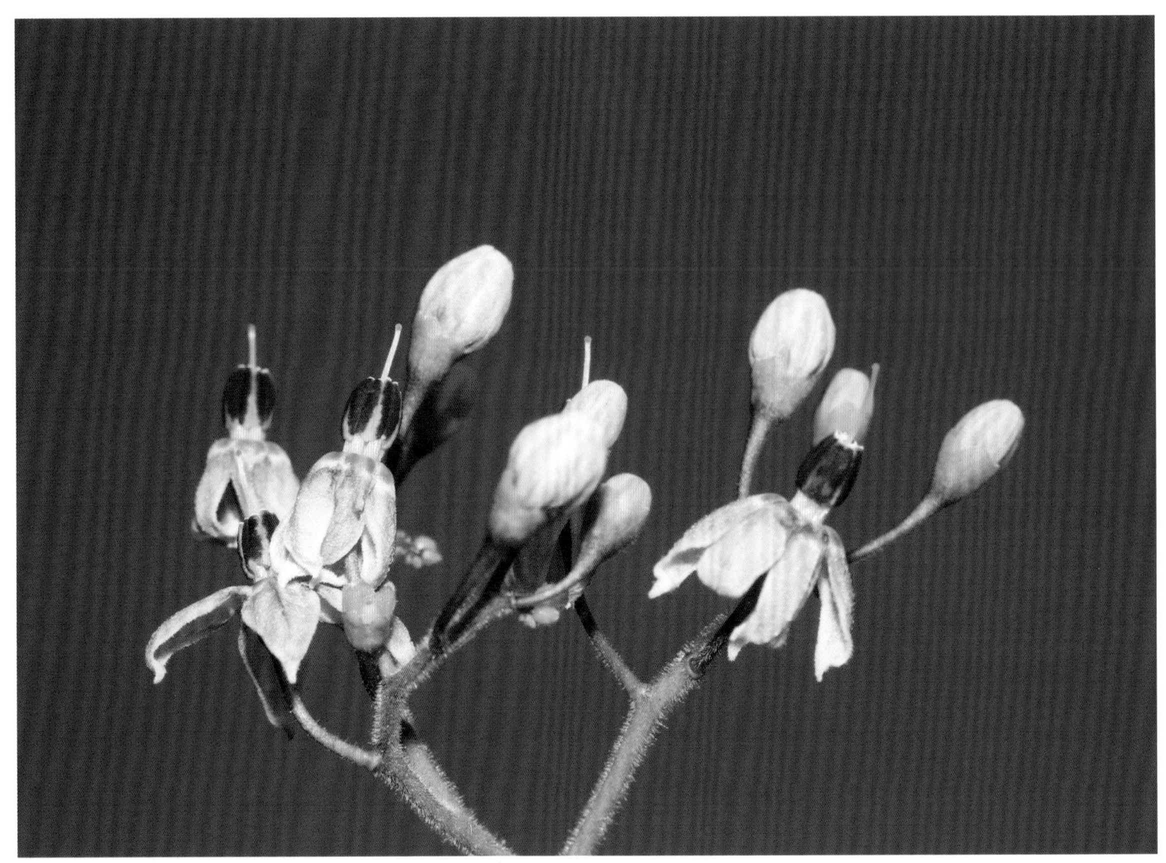

白英

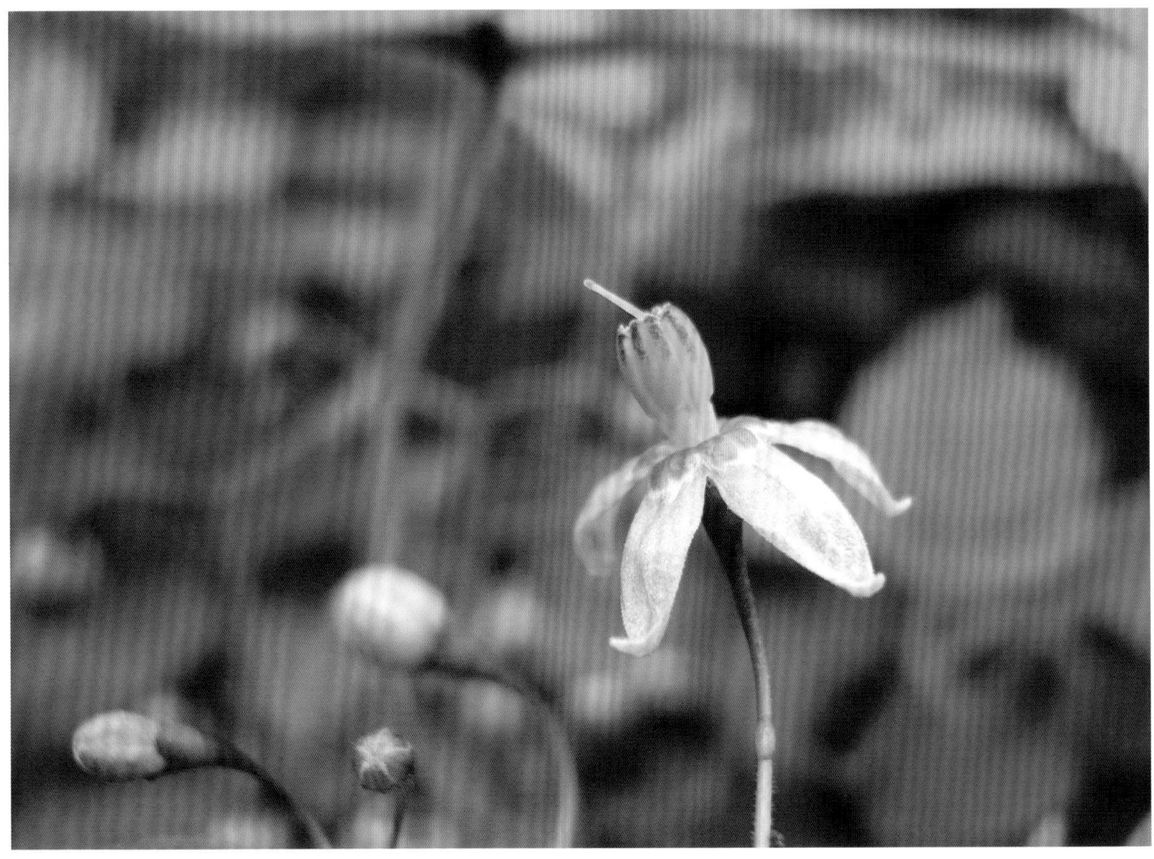

白英

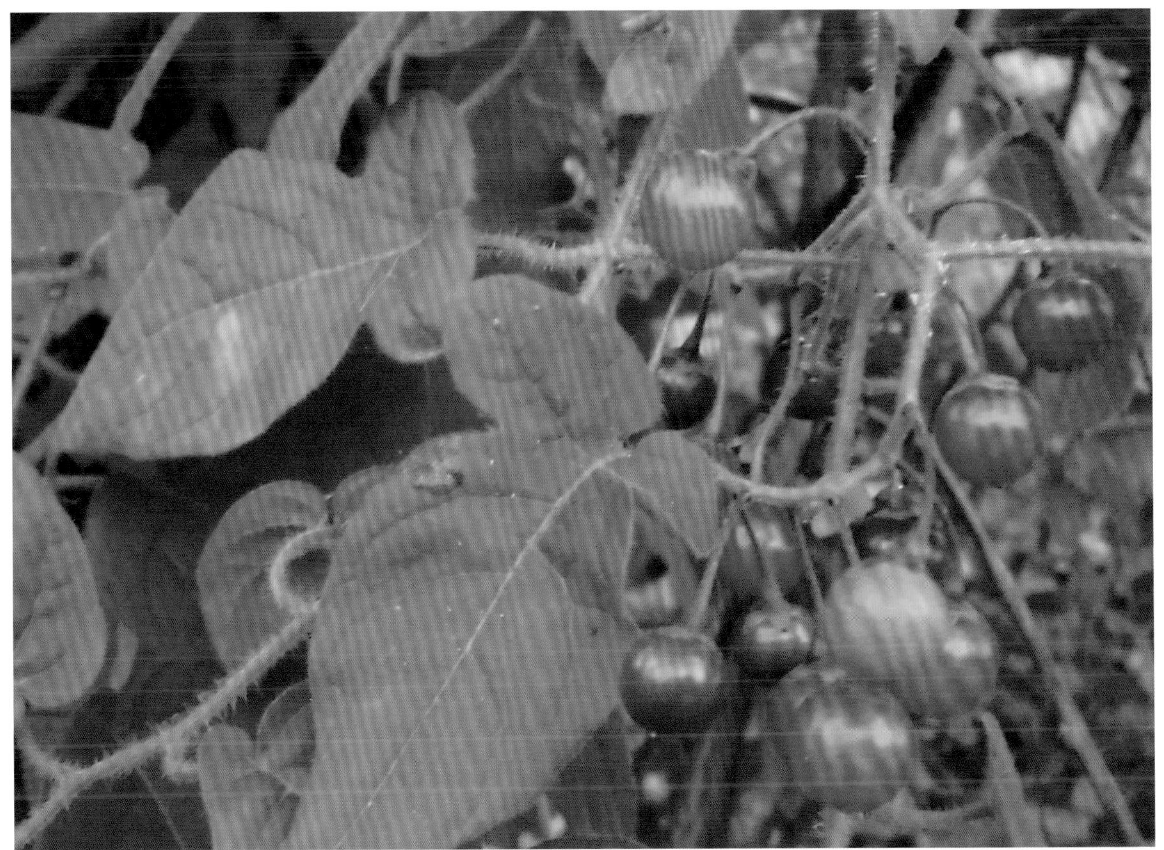

白英

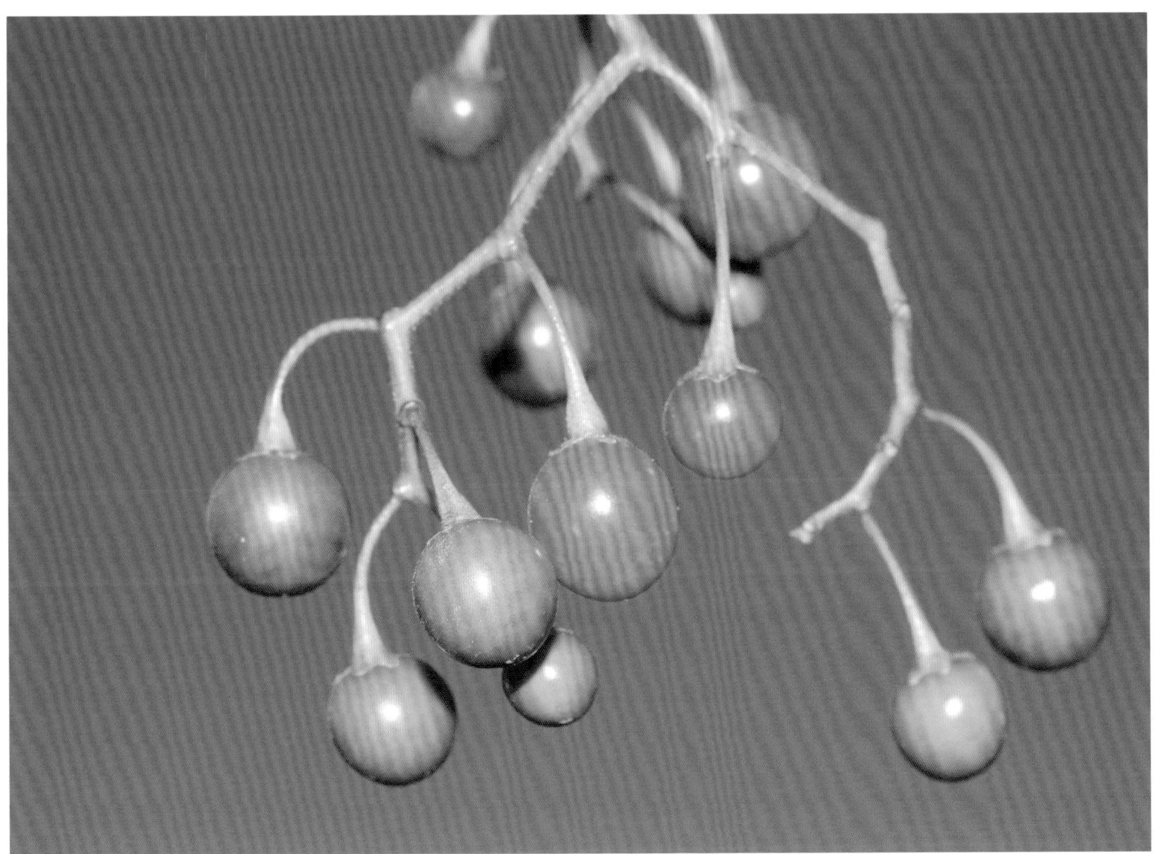

白英

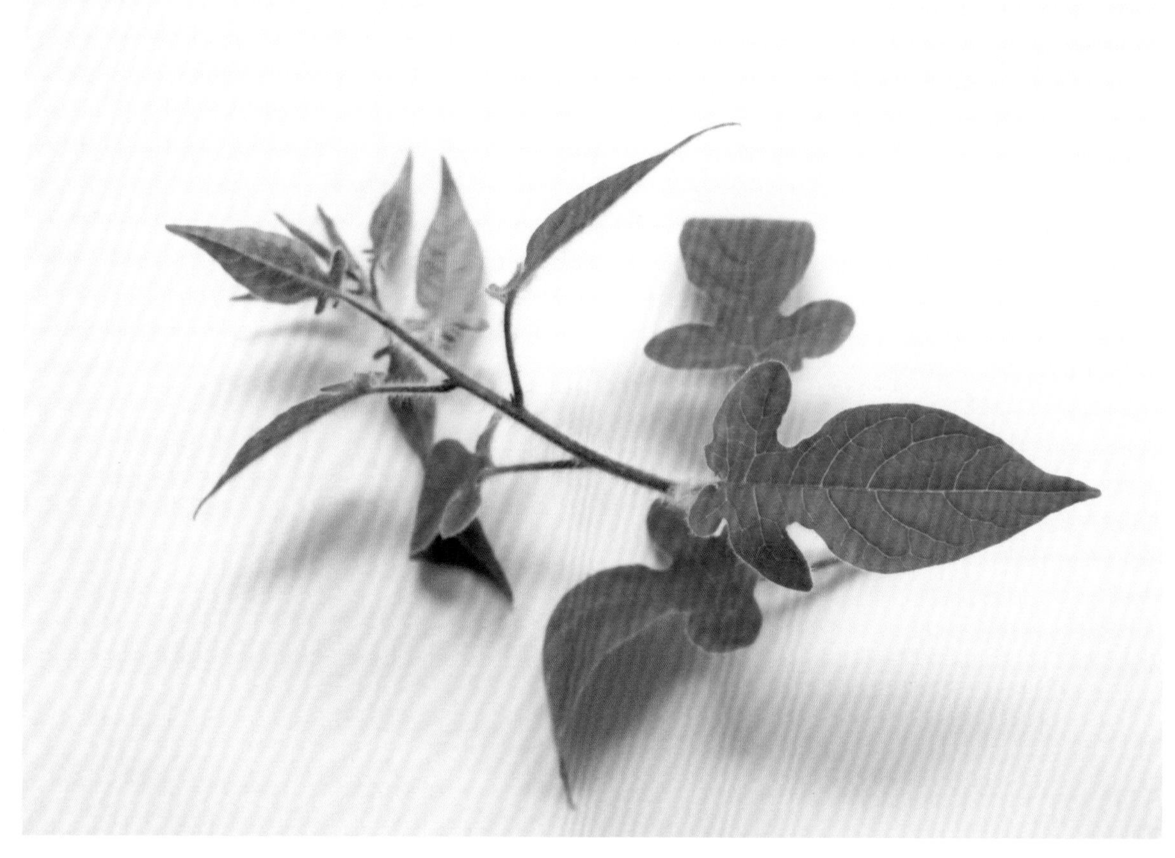

白英药材

生境分布

生长于低山、丘陵及平原地区的山坡、路边或灌木丛中。分布于甘肃、陕西、山西、河南、山东、江苏、浙江、安徽、湖北等省区。

采收加工

夏、秋二季为采收季节，洗净，晒干或鲜用。

药材鉴别

本品干燥的茎类圆柱形，直径 2 ~ 7 mm，外表黄绿色至暗棕色，密被灰白色的茸毛，在较粗的茎上，茸毛极少或无，具纵皱纹，且有光泽；质硬而脆，断面淡绿色，纤维性。中央形成空洞。叶皱缩卷曲，密被茸毛，叶柄长 1 ~ 2 cm。有的带有淡黄色至暗红色的果实。以干燥、肥嫩、叶绿、无籽、无杂者为佳。

功效主治

清热解毒，利湿消肿，抗癌。主治感冒发热，乳痈、恶疮，湿热黄疸、腹水，白带，肾炎性水肿；外用治痈疖肿毒。

用法用量

内服：15～24 g，鲜品30～60 g，煎汤或浸酒。外用：煎水洗，捣敷，或捣汁涂。

民族药方

1．感冒，流行性感冒　白英、野菊花、金银花藤、鸭跖草各10 g。水煎服。

2．咽喉肿痛，痈肿疮毒，淋巴结结核　白英、毛冬青各30 g。水煎服。

3．预防感冒　白英、绵马贯众各10 g，甘草6 g。水煎服。

4．风湿性关节炎　白英30 g，威灵仙9 g，油松节15 g。水煎服。

5．阴道炎，宫颈糜烂　鲜白英100 g。水煎服，连服3～7日。

6．湿热黄疸　白英、茵陈、鲜白茅根各30 g。水煎服，连服5～7日。

7．血吸虫病引起的黄疸，湿热黄疸　鲜白英60 g。水煎服，每日1剂，连服10～20日。

8．胆囊炎，黄疸性肝炎　鲜白英100 g，茵陈60 g，黄柏、栀子各10 g。煎水调冰糖服。

使用注意

体虚无湿热者忌用。

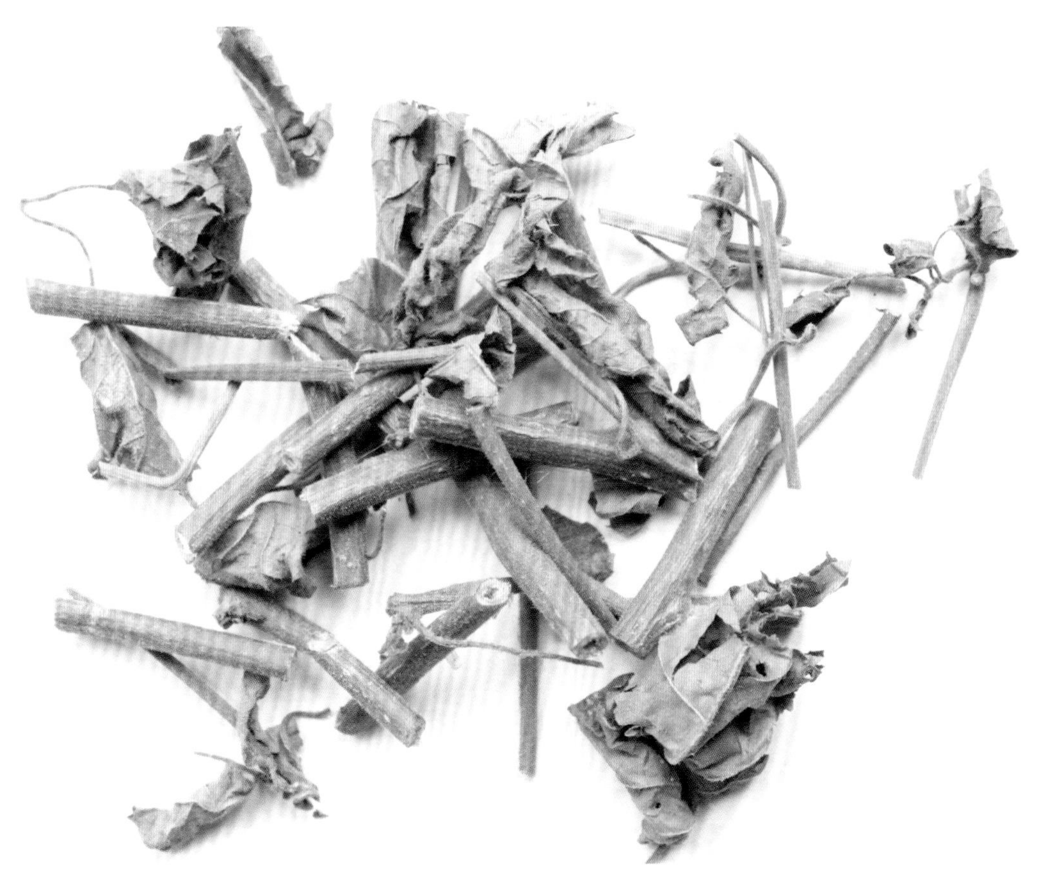

白英饮片

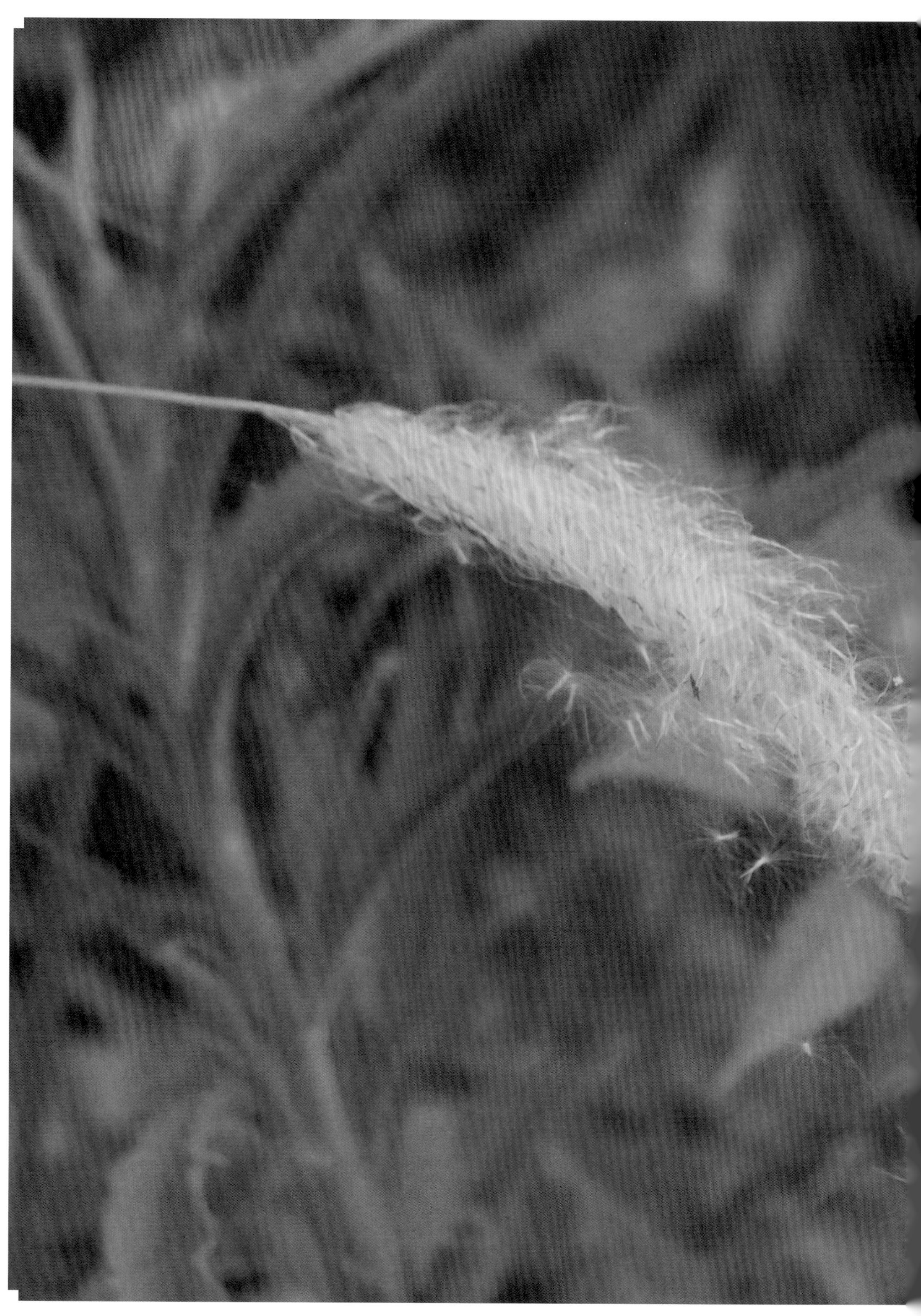

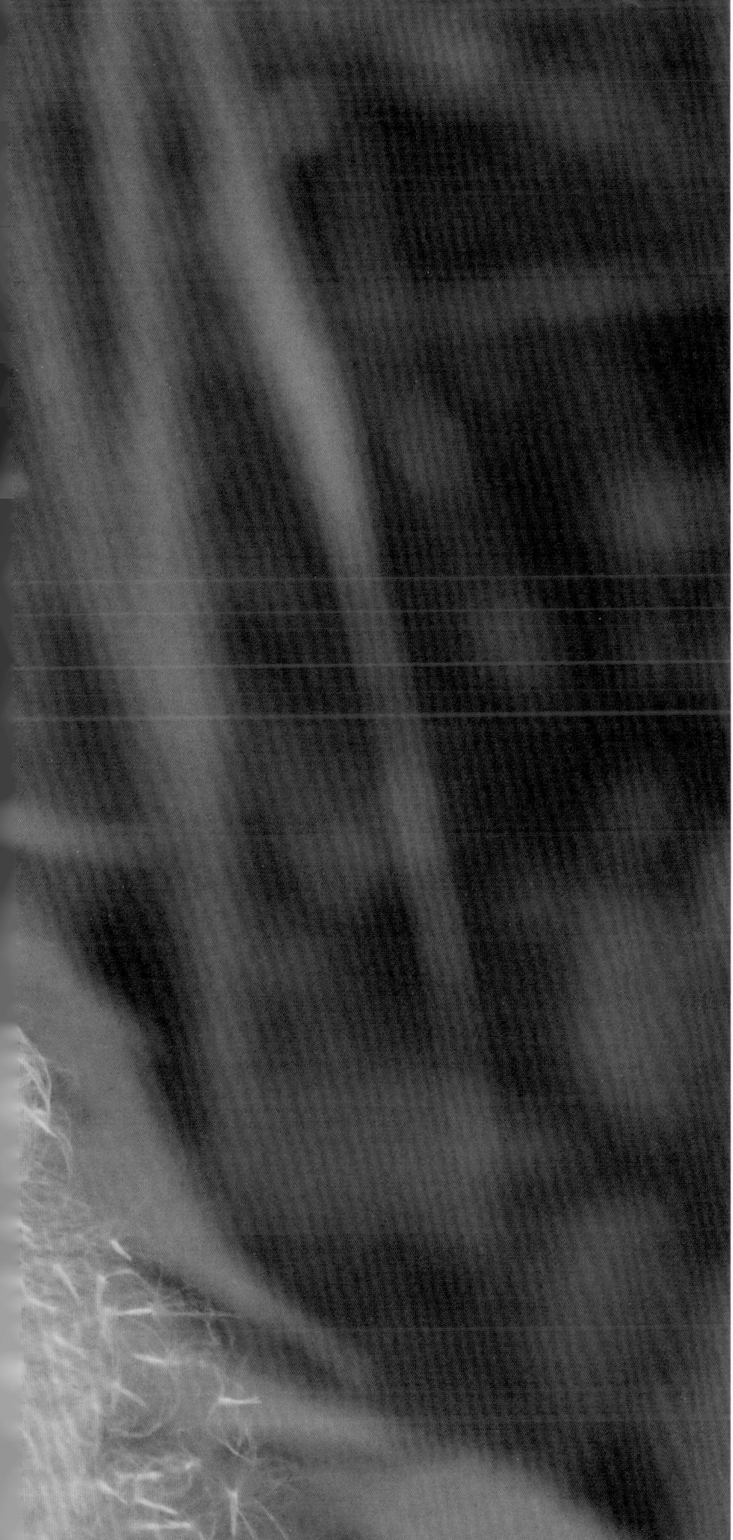

白茅根

【壮药名】壤哈。

【别　名】茅草、丝茅草、白茅草、茅草根、坚草根、甜草根。

【来　源】本品为禾本科植物白茅 *Imperata cylindrica* Beauv. var. *major* (Nees) C. E. Hubb. 的干燥根茎。

【性味归经】味甘，性寒。归肺、胃、膀胱经。

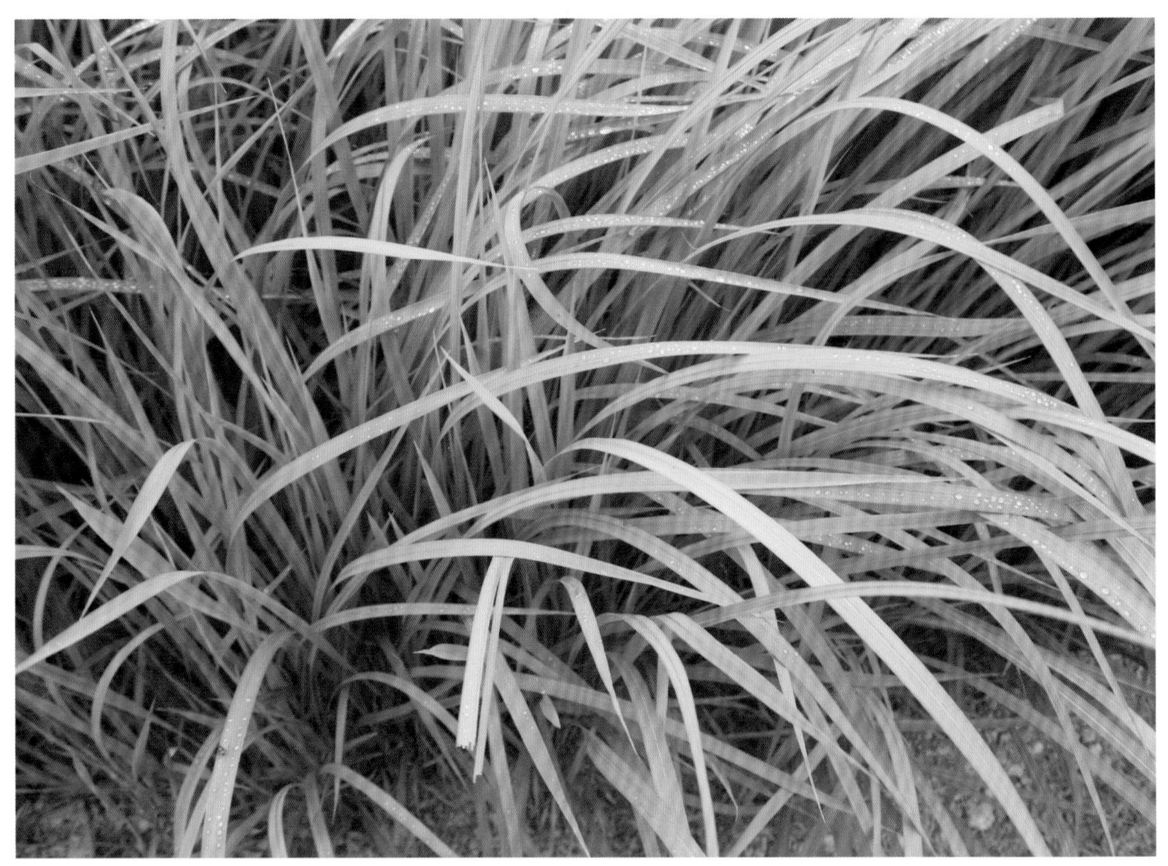

白茅

识别特征

多年生草本。根茎密生鳞片。秆丛生，直立，高 30 ~ 90 cm，具 2 ~ 3 节，节上有长 4 ~ 10 mm 的柔毛。叶多丛集基部；叶鞘无毛，或上部及边缘和鞘口具纤毛，老时基部或破碎呈纤维状；叶舌干膜质，钝头，长约 1 mm；叶片线形或线状披针形，先端渐尖，基部渐狭，根生叶较长，几乎与植株相等，茎生叶较短。圆锥花序柱状，长 5 ~ 20 cm，宽 1.5 ~ 3.0 cm，分枝短缩密集；小穗披针形或长圆形，长 3 ~ 4 mm，基部密生长 10 ~ 15 mm 的丝状柔毛，具长短不等的小穗柄；两颖相等或第 1 颖稍短，除背面下部略呈草质外，余均膜质，边缘具纤毛，背面疏生丝状柔毛，第 1 颖较狭，具 3 ~ 4 脉，第 2 颖较宽，具 4 ~ 6 脉；第 1 外稃卵状长圆形，长约 1.5 mm，先端钝，内稃缺如；第 2 外稃披针形，长 1.2 mm，先端尖，两侧略呈细齿状；内稃长约 1.2 mm，宽约 1.5 mm，先端截平。雄蕊 2，花药黄色，长约 3 mm；柱头 2 枚，深紫色。颖果。花期夏、秋二季。

生境分布

生长于低山带沙质草甸、平原河岸草地、荒漠与海滨。全国大部分地区均产。

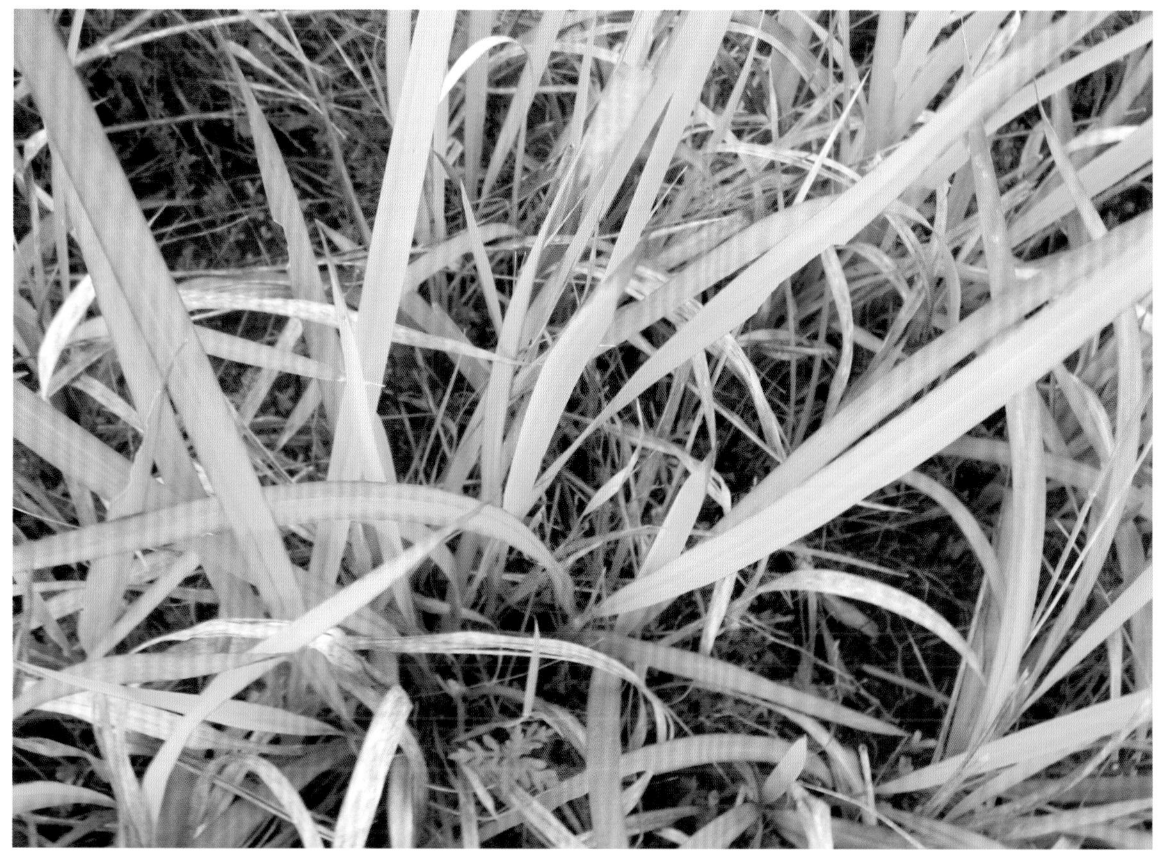

白茅

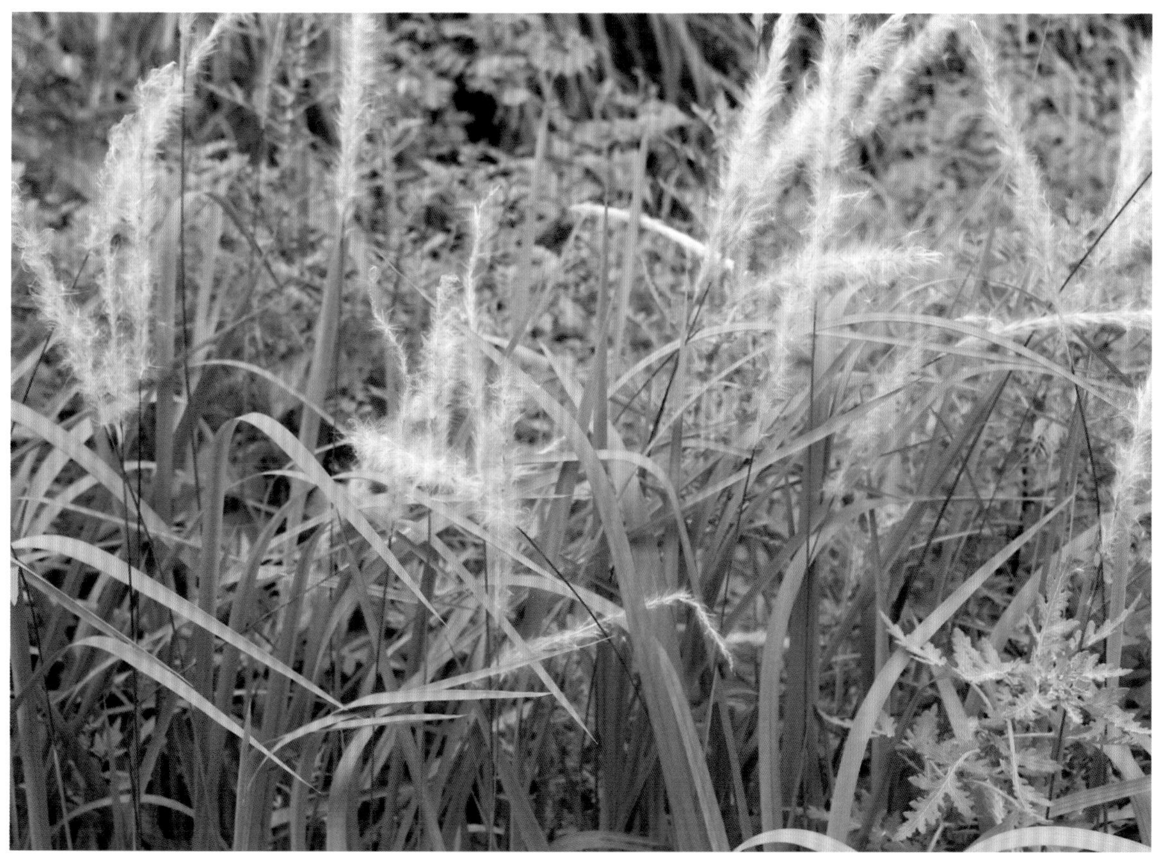

白茅

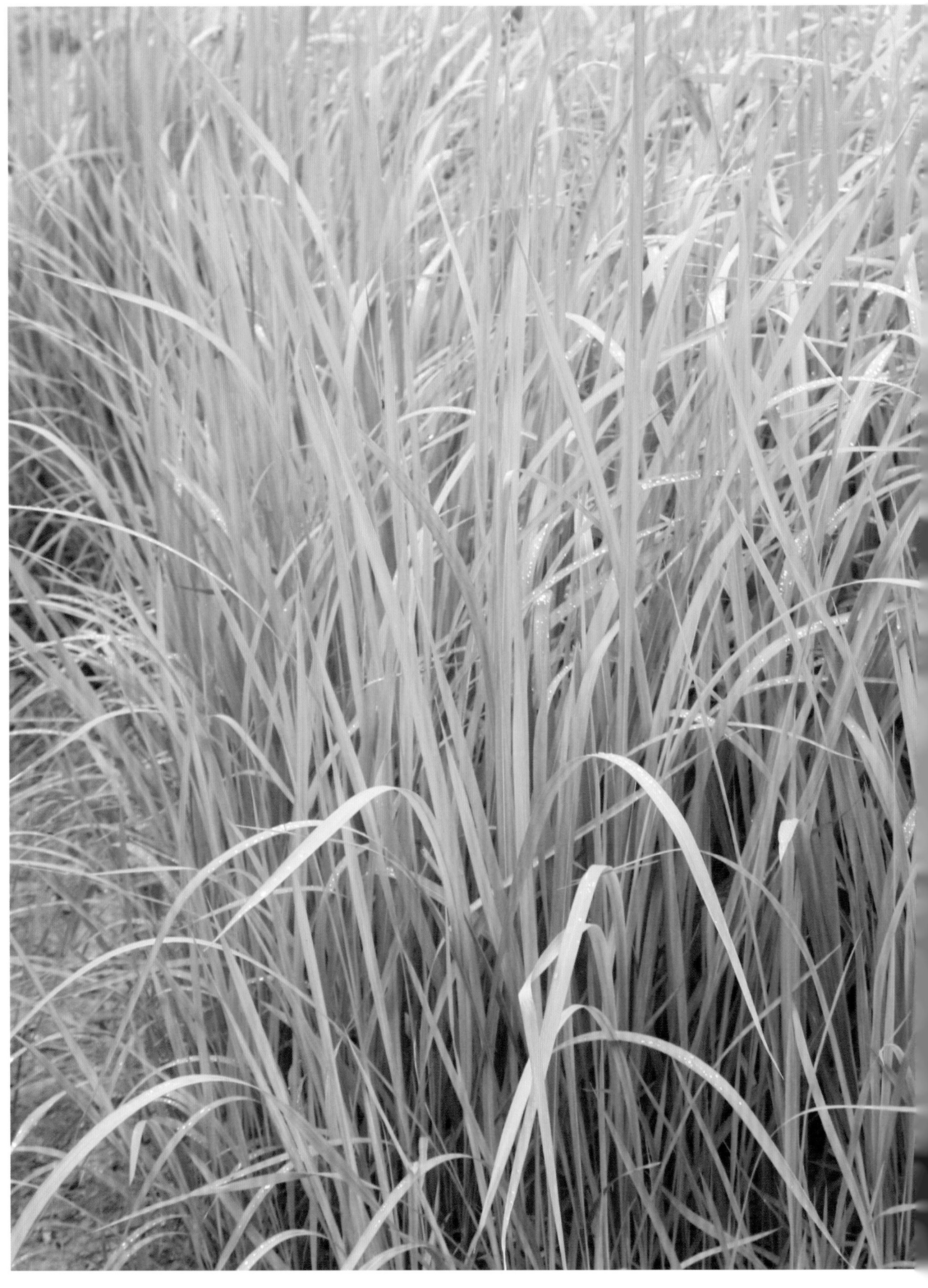

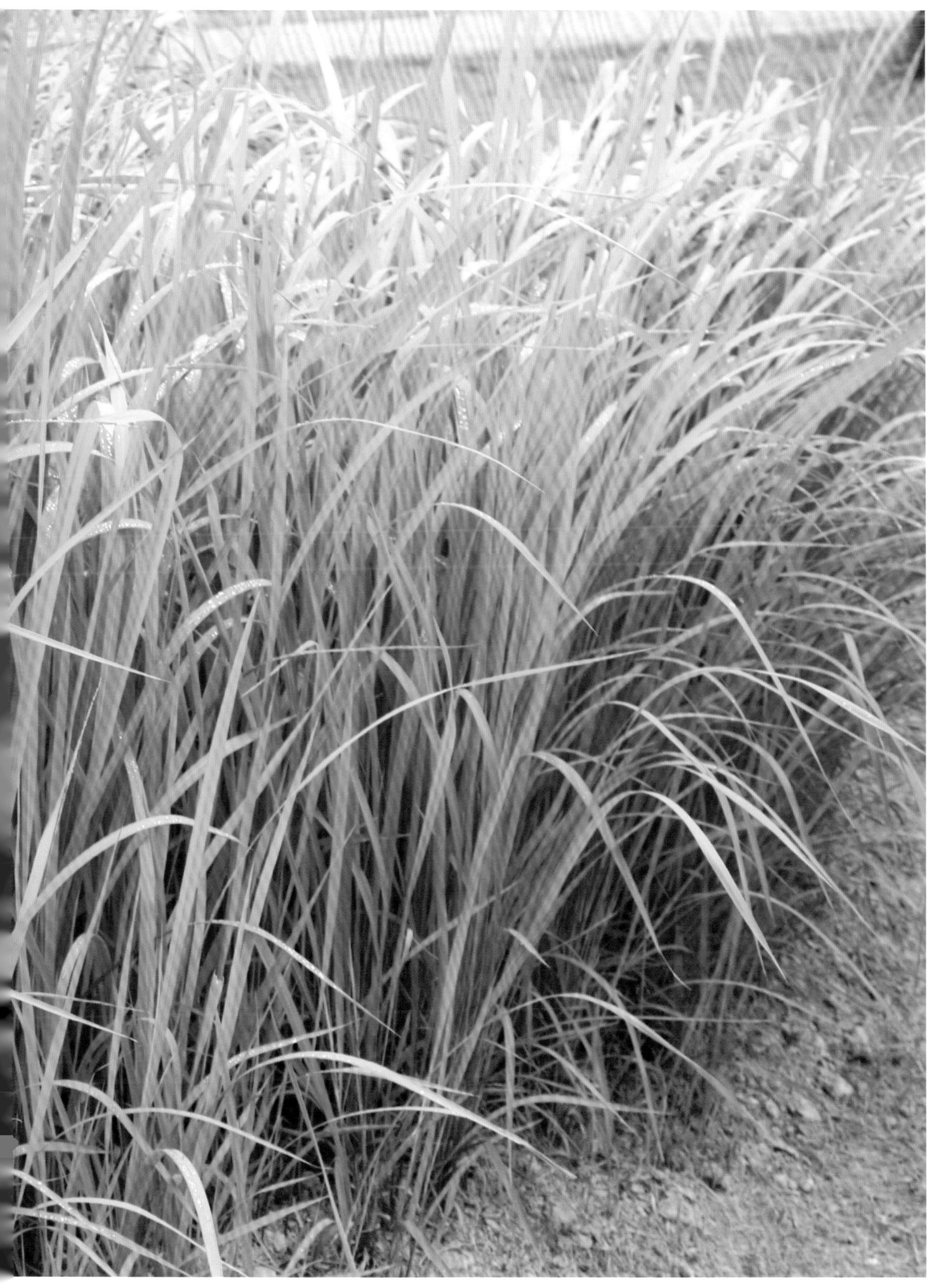

白茅

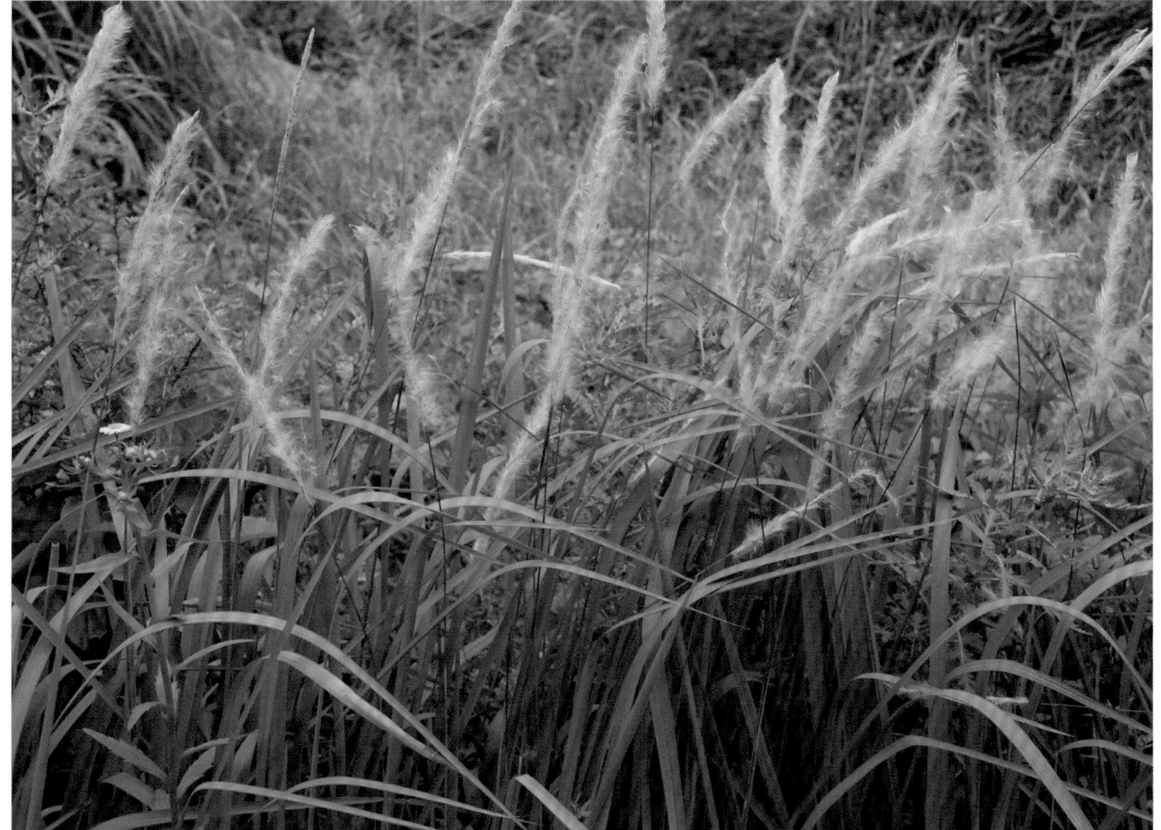

白茅

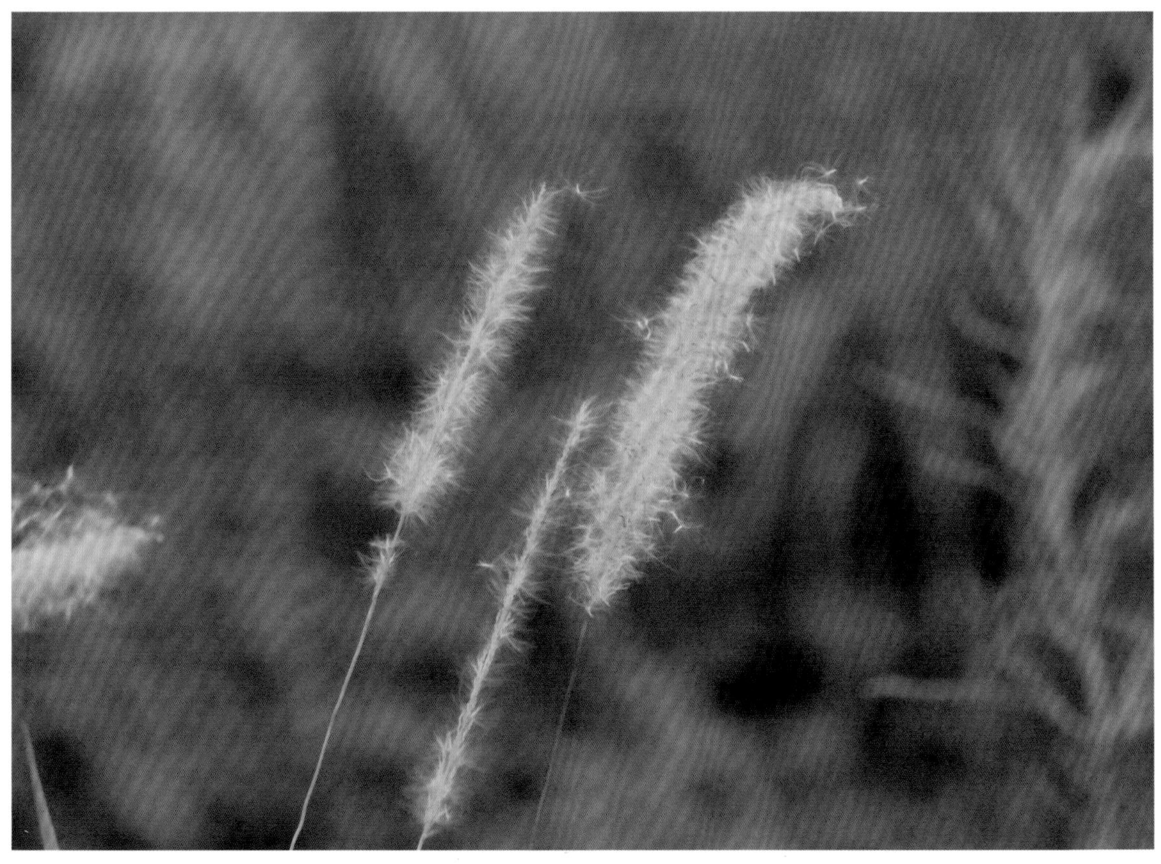

白茅

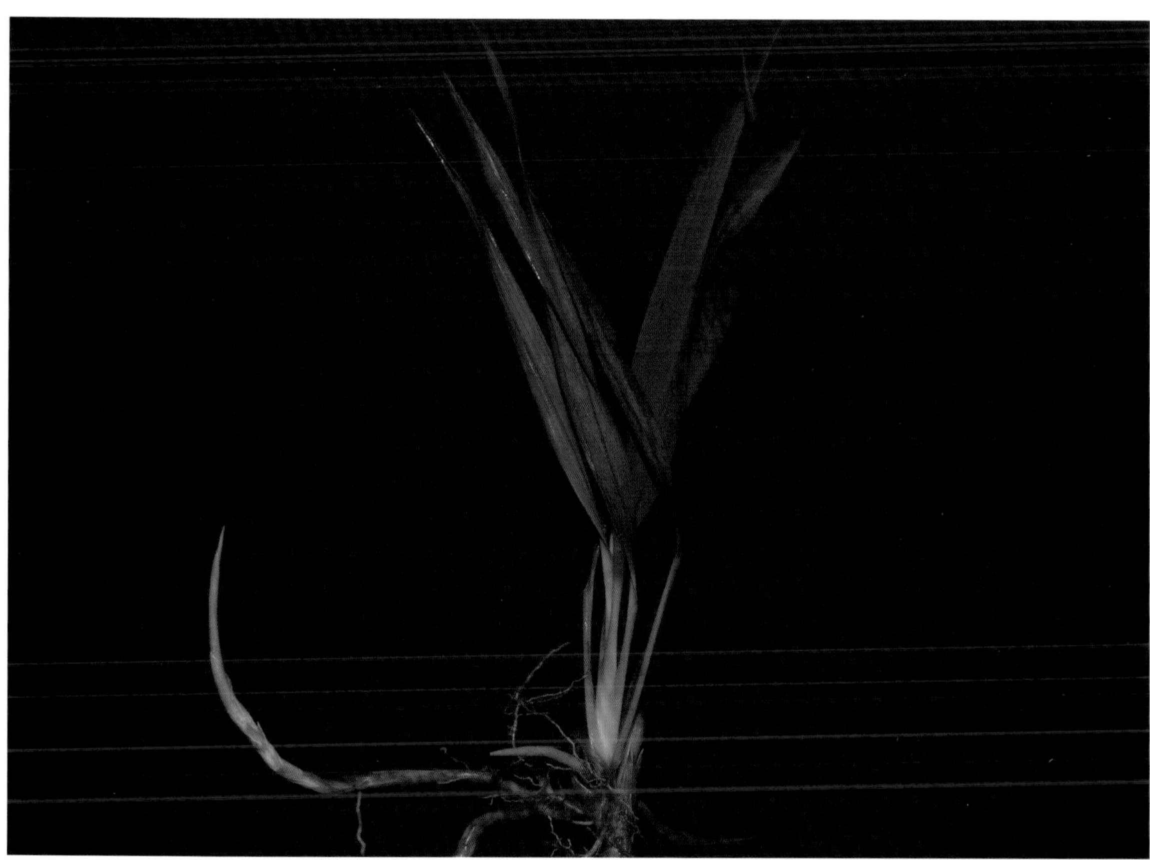

白茅

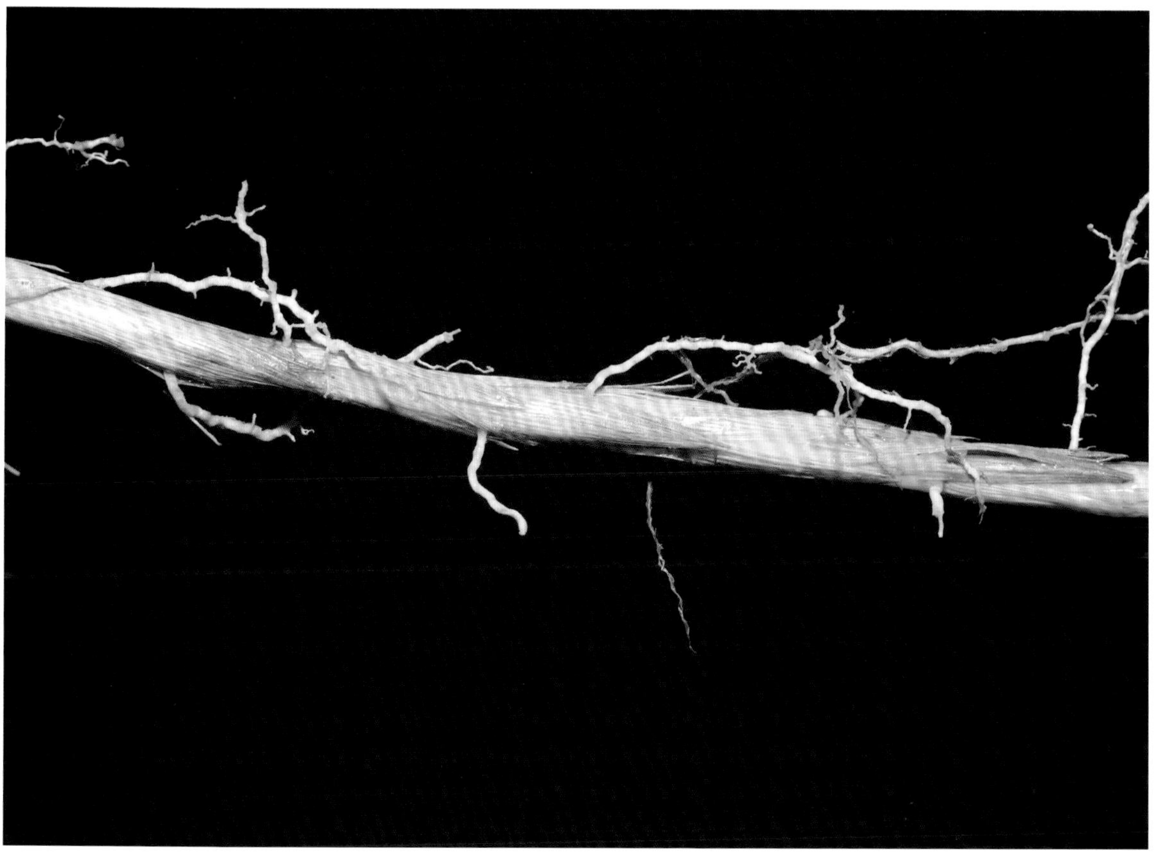

白茅

采收加工

春、秋二季采挖，洗净，晒干，除去须根及膜质叶鞘，捆成小把。

药材鉴别

本品呈长圆柱形，长 30 ~ 60 cm，直径 0.2 ~ 0.4 cm。表面黄白色或淡黄色，微有光泽，具纵皱纹，节明显，稍突起，节间长短不等，通常长 1.5 ~ 3 cm。体轻，质略脆，断面皮部白色，多有裂隙，放射状排列，中柱淡黄色，易与皮部剥离。无臭，味微甜。以粗肥、色白、无须根、味甜者为佳。

功效主治

凉血止血，清热利尿。主治血热吐血，衄血，尿血，热病烦渴，黄疸，水肿，热淋涩痛，急性肾炎性水肿。

用法用量

内服：15 ~ 30 g，煎汤；鲜品加倍，以鲜品为佳，可捣汁服。多生用，止血也可炒炭用。

民族药方

1. 急性肾炎 干白茅根 250 ~ 500 g。水煎服，早、晚分 2 次服。

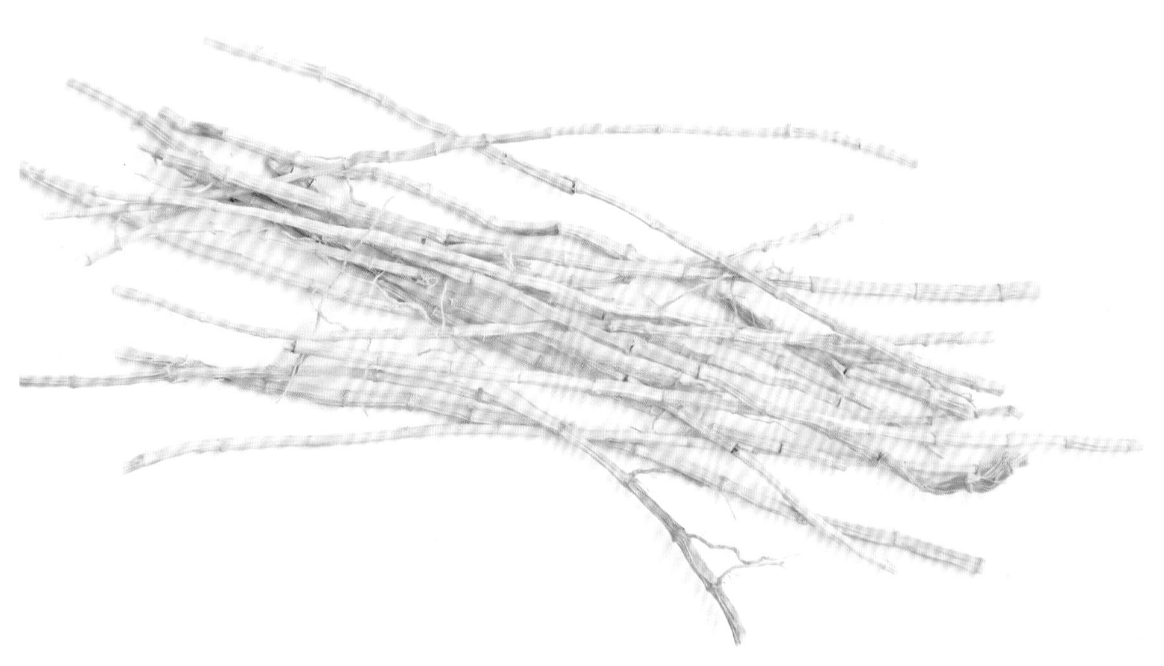

白茅根药材

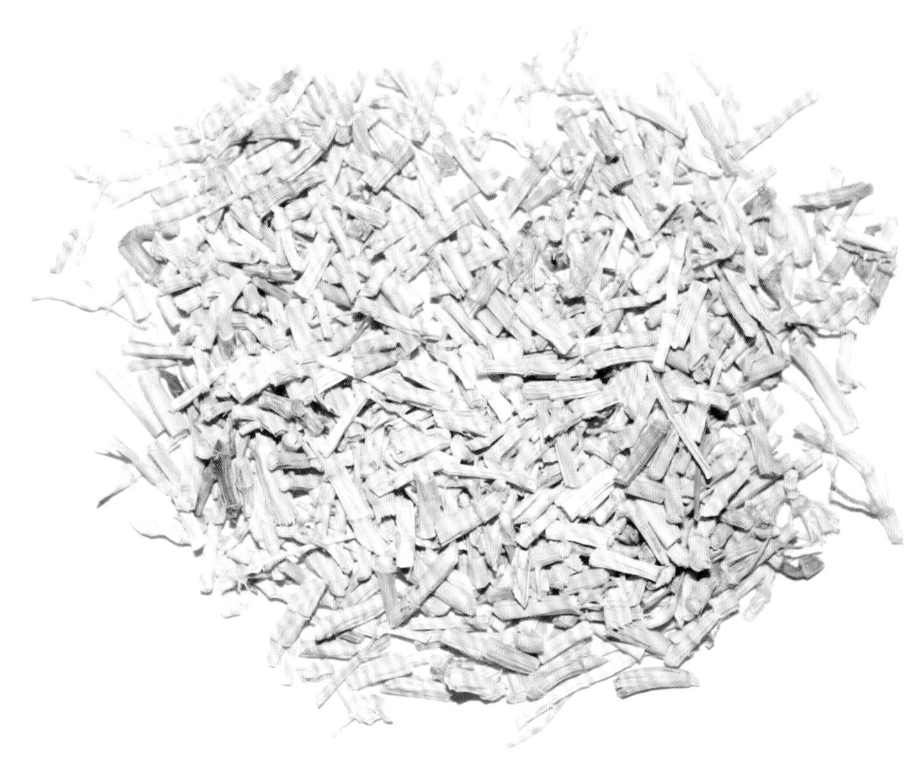

白茅根饮片

2．小儿急性肾炎 白茅根 30 g，石韦 12 ~ 20 g，生地黄 12 ~ 24 g，通草、淡竹叶、甘草各 6 g，车前子、泽泻各 10 ~ 20 g，黄芩 9 g。煎煮 2 次共取汁 200 ml，早、晚各服 100 ml，每日 1 剂，连用 3 ~ 10 日。

3．无症状慢性肾炎，蛋白尿 白茅根、益母草各 30 g，黄芪 30 ~ 60 g，当归 15 ~ 20 g，茯苓 100 ~ 120 g，益智 10 g。水煎服，每日 1 剂，1 ~ 2 个月为 1 个疗程。

4．慢性肾炎 白茅根、黄芪各 50 g，茯苓 40 g，山茱萸 30 g，阿胶 20 g，三七 10 g。水煎服，每日 1 剂。

5．支气管扩张 新鲜白茅根 2000 g，麦冬 10 g，牡丹皮、桔梗各 30 g。煎水 2 次，将头汁、二汁和蜂蜜 2000 g 倒入大瓷盆内，加盖，旺火隔水蒸 2 小时。温开水冲服，每次 1 匙，每日 3 次，3 个月为 1 个疗程。

6．乳糜尿 鲜白茅根 250 g。加水至 2000 ml，煎成 1200 ml，加糖适量，代茶饮，5 ~ 10 日为 1 个疗程。

7．鼻衄，咯血，尿血，月经过多，上消化道出血 白茅根 20 g。或加藕节、荷叶、仙鹤草等。水煎服。

使用注意

脾胃虚寒、溲多不渴者忌服。

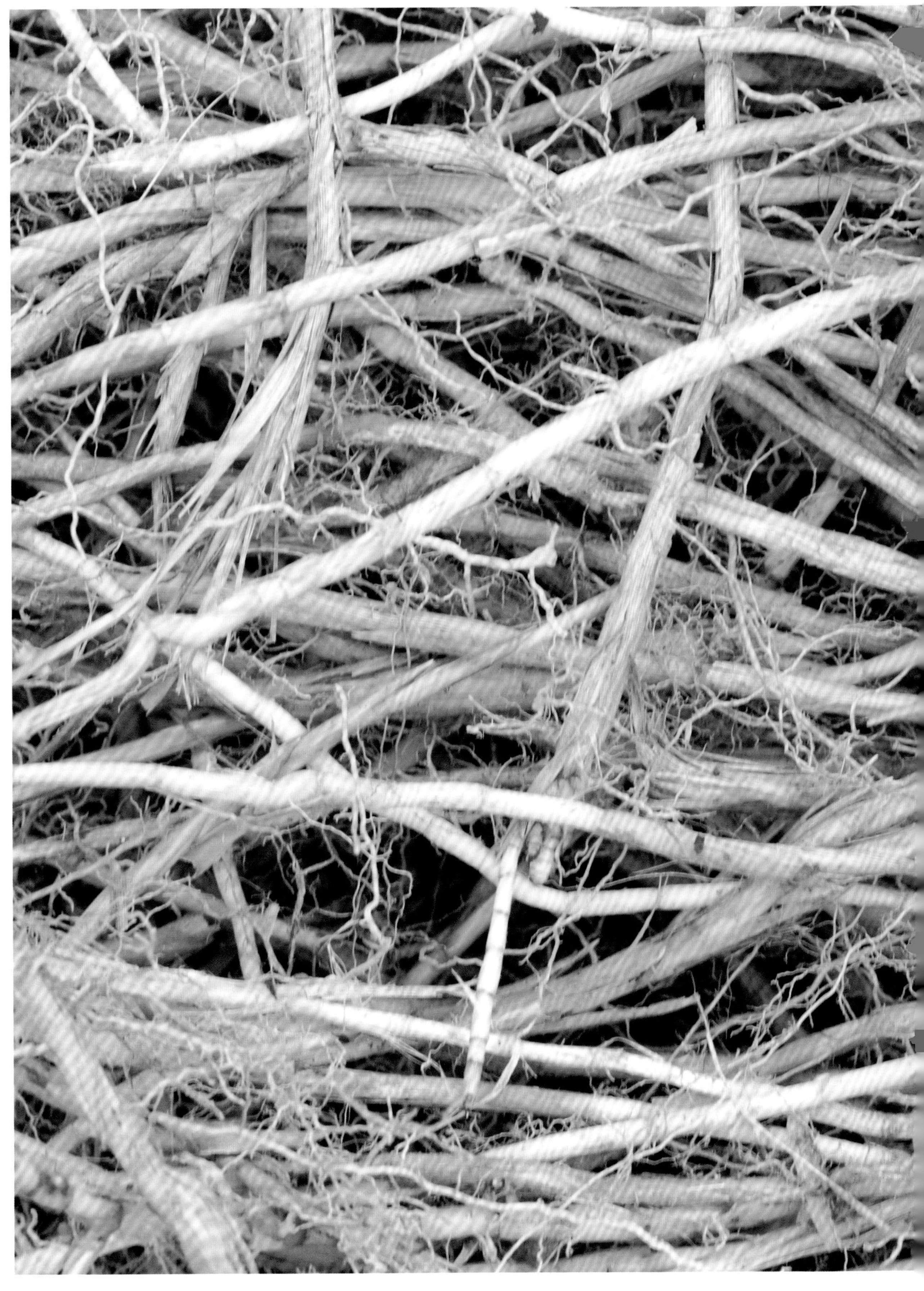

白茅根

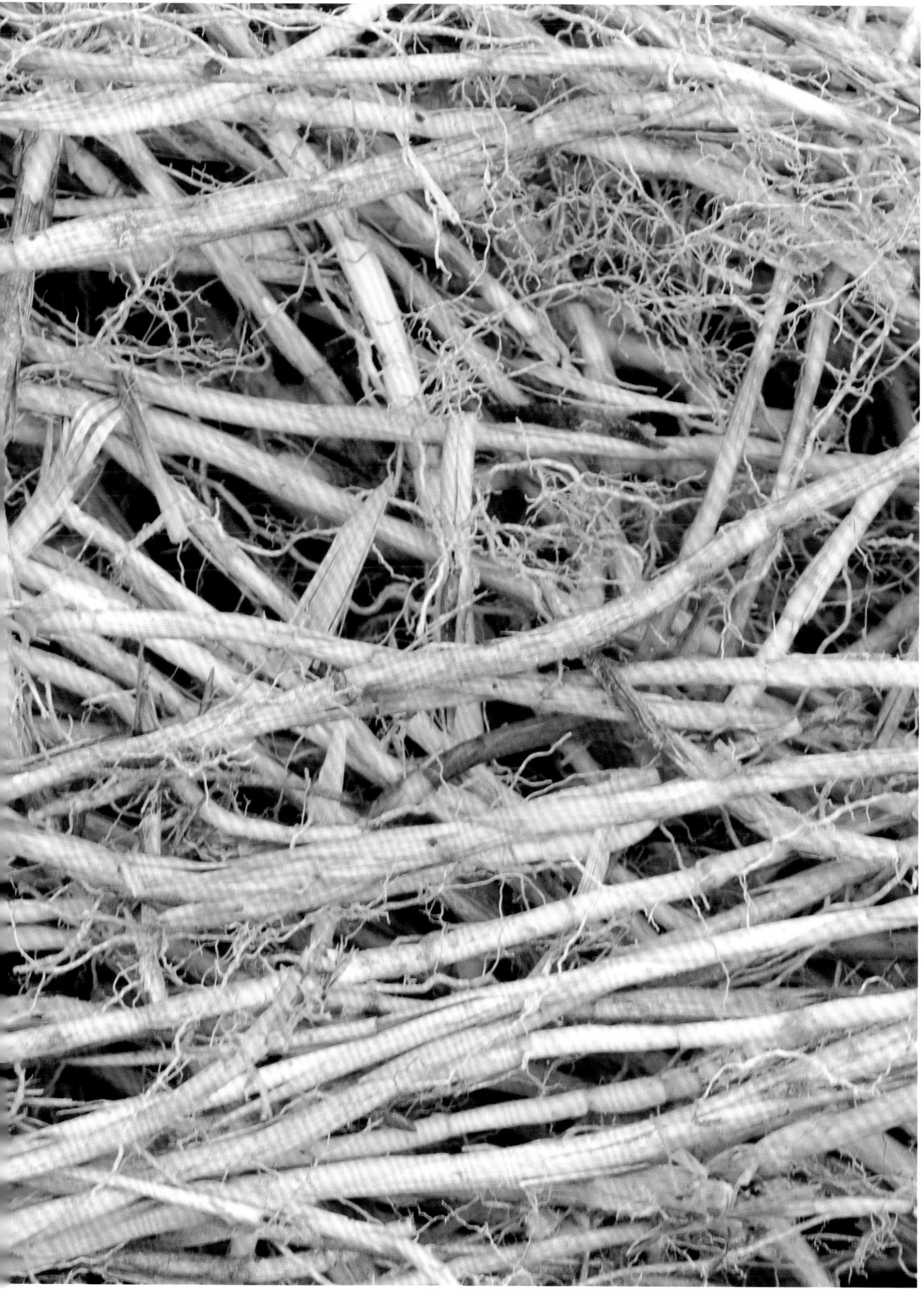

白茅根药材

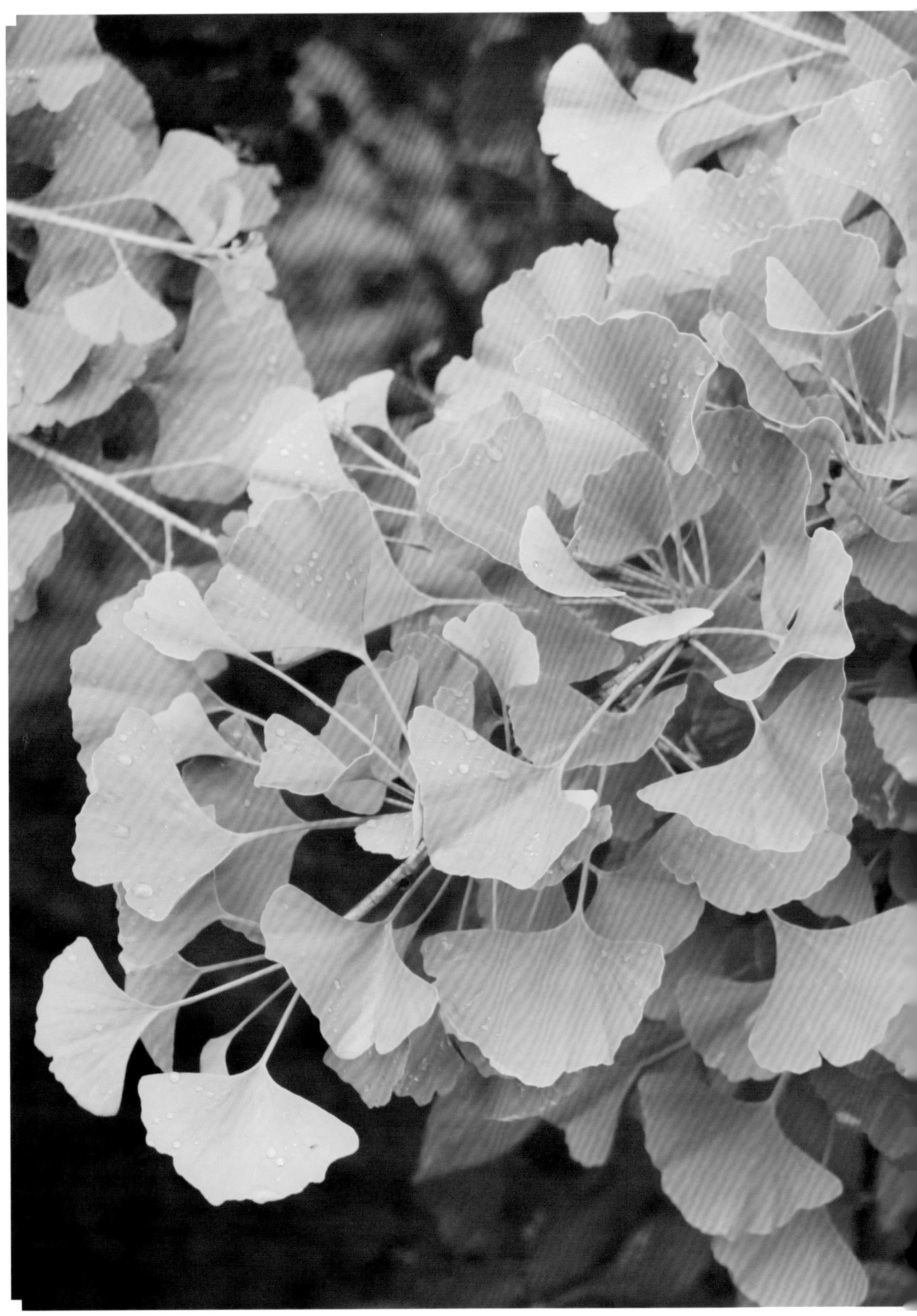

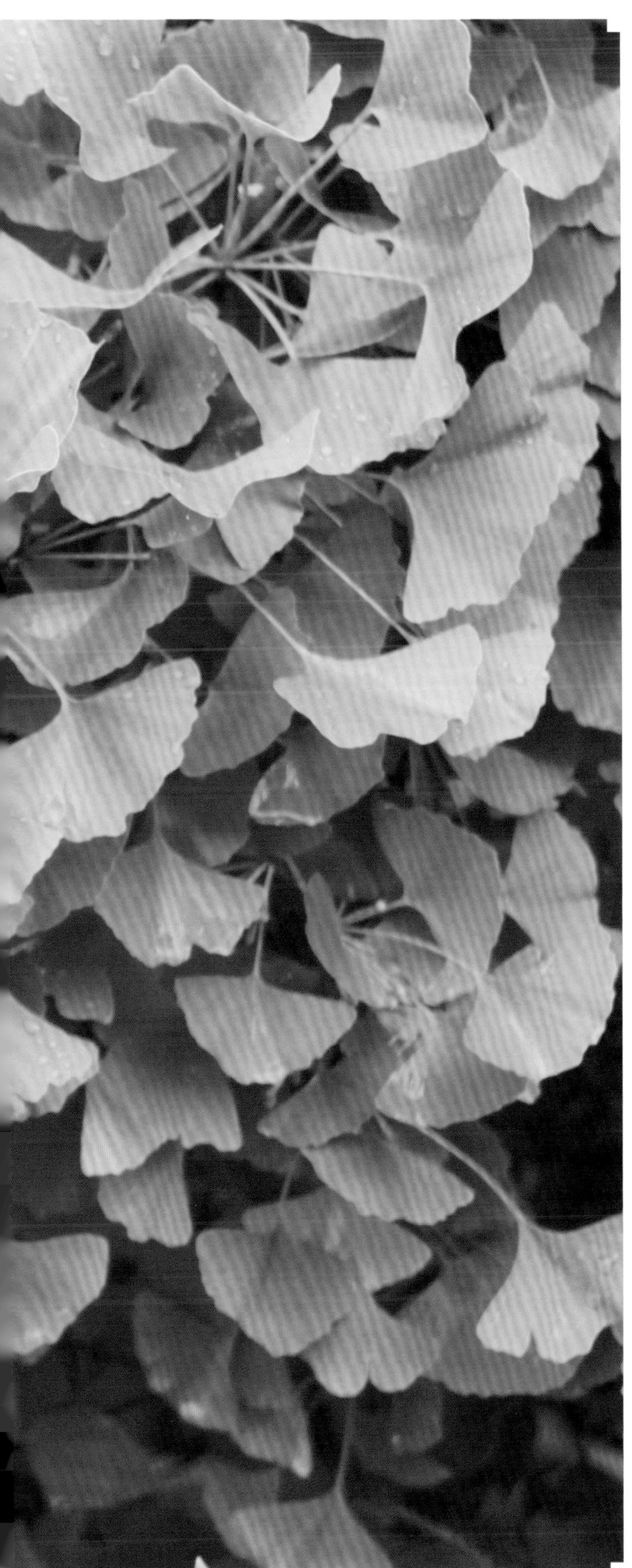

白果

【壮药名】楣银杏。

【别　名】银杏、灵眼、公孙树、佛指甲、白果仁、鸭脚子、佛指柑。

【来　源】本品为银杏科植物银杏 *Gimkgo biloba L.* 的成熟种子。

【性味归经】味甘、苦、涩，性平。有毒。归肺、肾经。

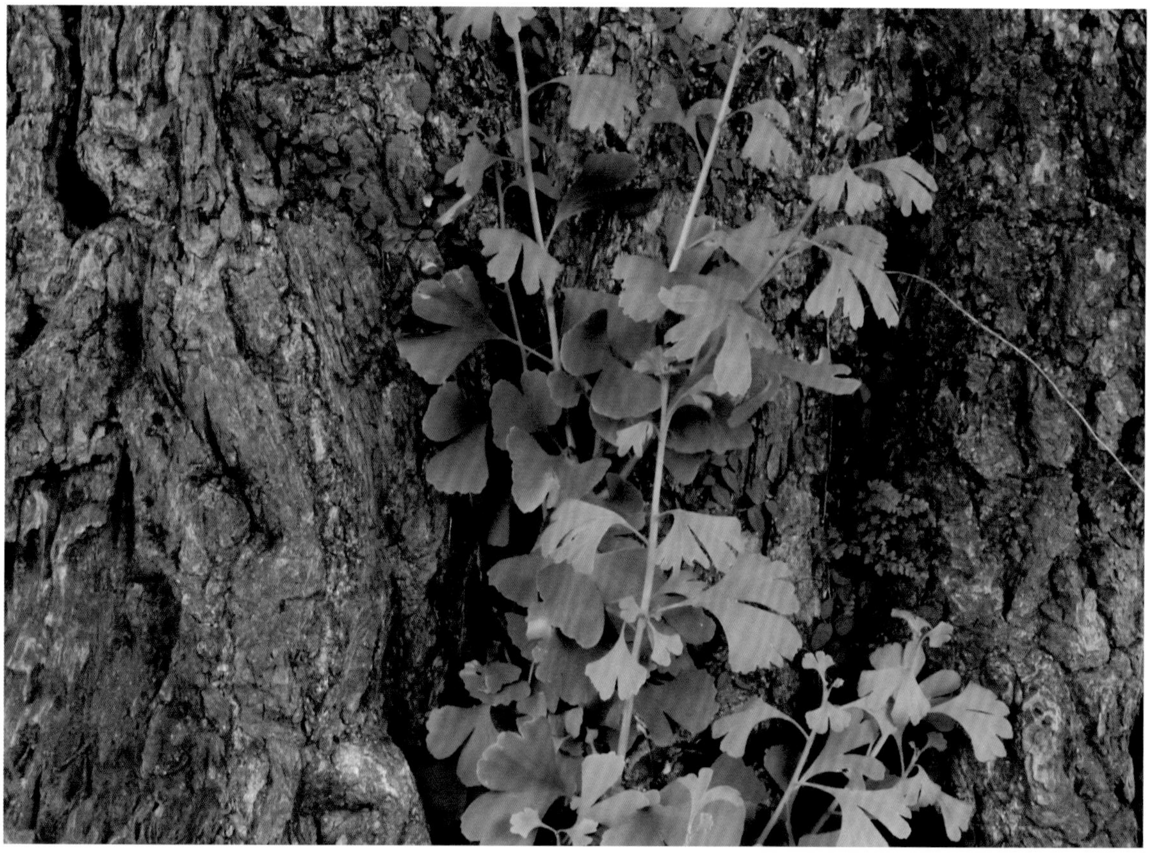

银杏

识别特征

落叶乔木，高可达 40 m，树干直立，树皮灰色。枝有长短两种，叶在短枝上簇生，在长枝上互生。叶片扇形，长 4 ~ 8 cm，宽 5 ~ 10 cm，先端中间 2 浅裂，基部楔形，叶脉平行，叉形分歧；叶柄长 2.5 ~ 7 cm。花单性，雌雄异株；雄花呈下垂的短柔荑花序，4 ~ 6 个生于短枝上的叶腋内，有多数雄蕊，花药 2 室，生于短柄的顶端；雌花每 2 ~ 3 个聚生于短枝上，每花有一长柄，柄端两叉，各生 1 心皮，胚珠附生于上，通常只有 1 个胚珠发育成熟。种子核果状，倒卵形或椭圆形，长 2.5 ~ 3 cm，淡黄色，被白粉状蜡质；外种皮肉质，有臭气；内种皮灰白色，骨质，两侧有棱边；胚乳丰富，子叶 2。花期 4—5 月，果期 7—10 月。

生境分布

生长于海拔 500 ~ 1000 m 的酸性土壤，排水良好地带的天然林中。全国各地均有栽培。主产于广西、四川、河南、山东、湖北。

采收加工

秋季种子成熟时采收，除去肉质外种皮，洗净，稍蒸或略煮后烘干。用时打碎取种仁，生用或炒用。

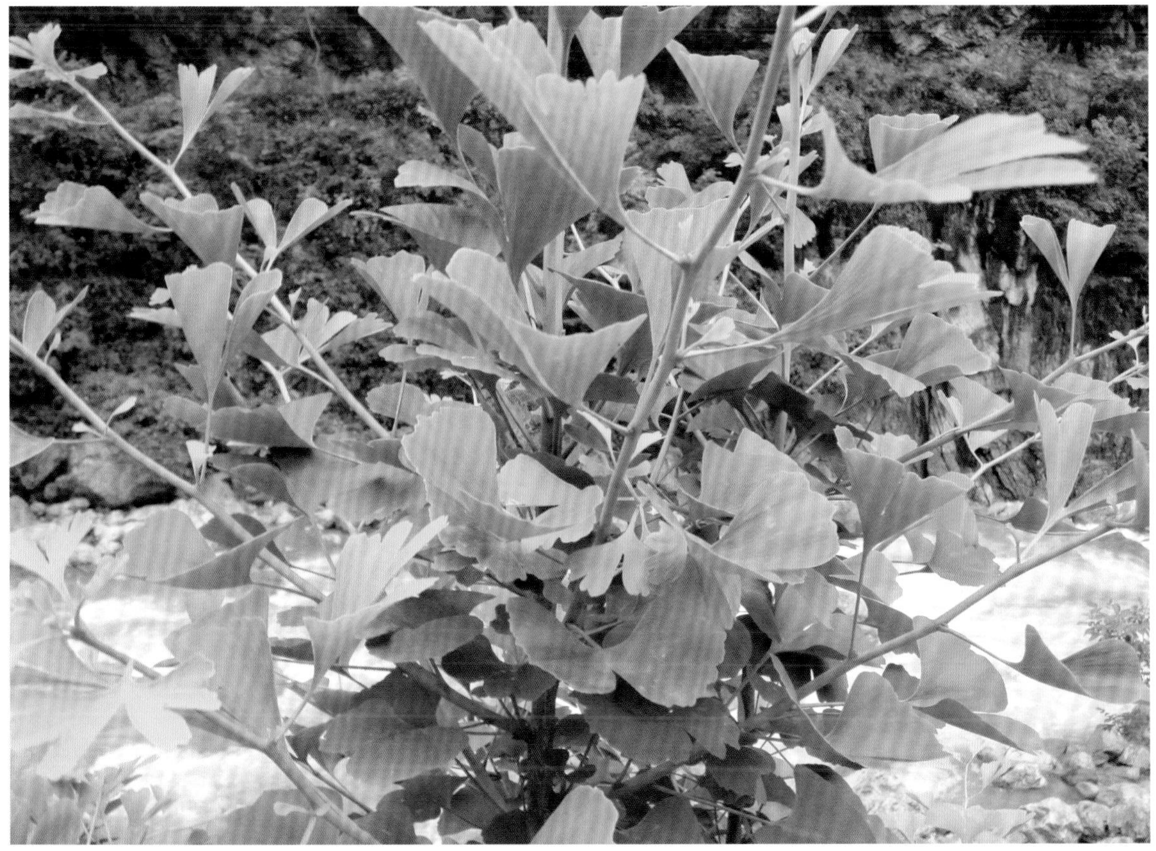

银杏

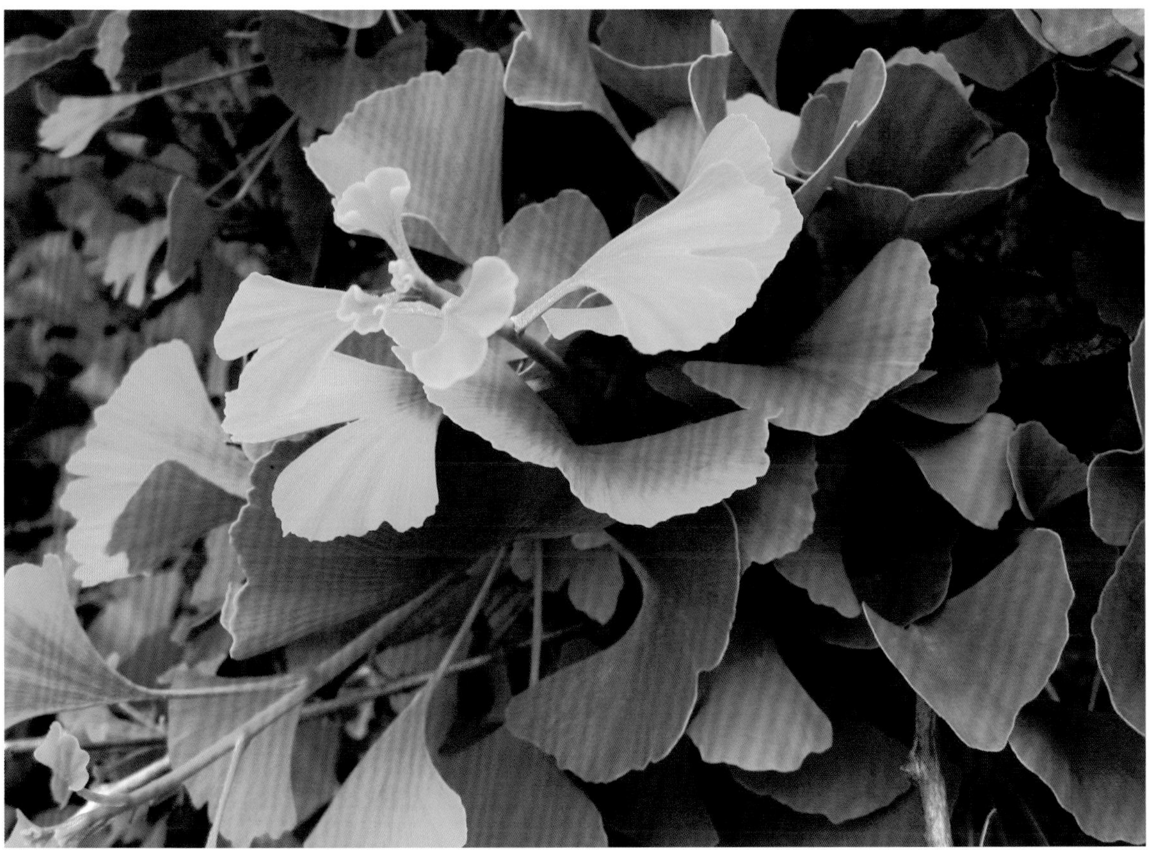

银杏

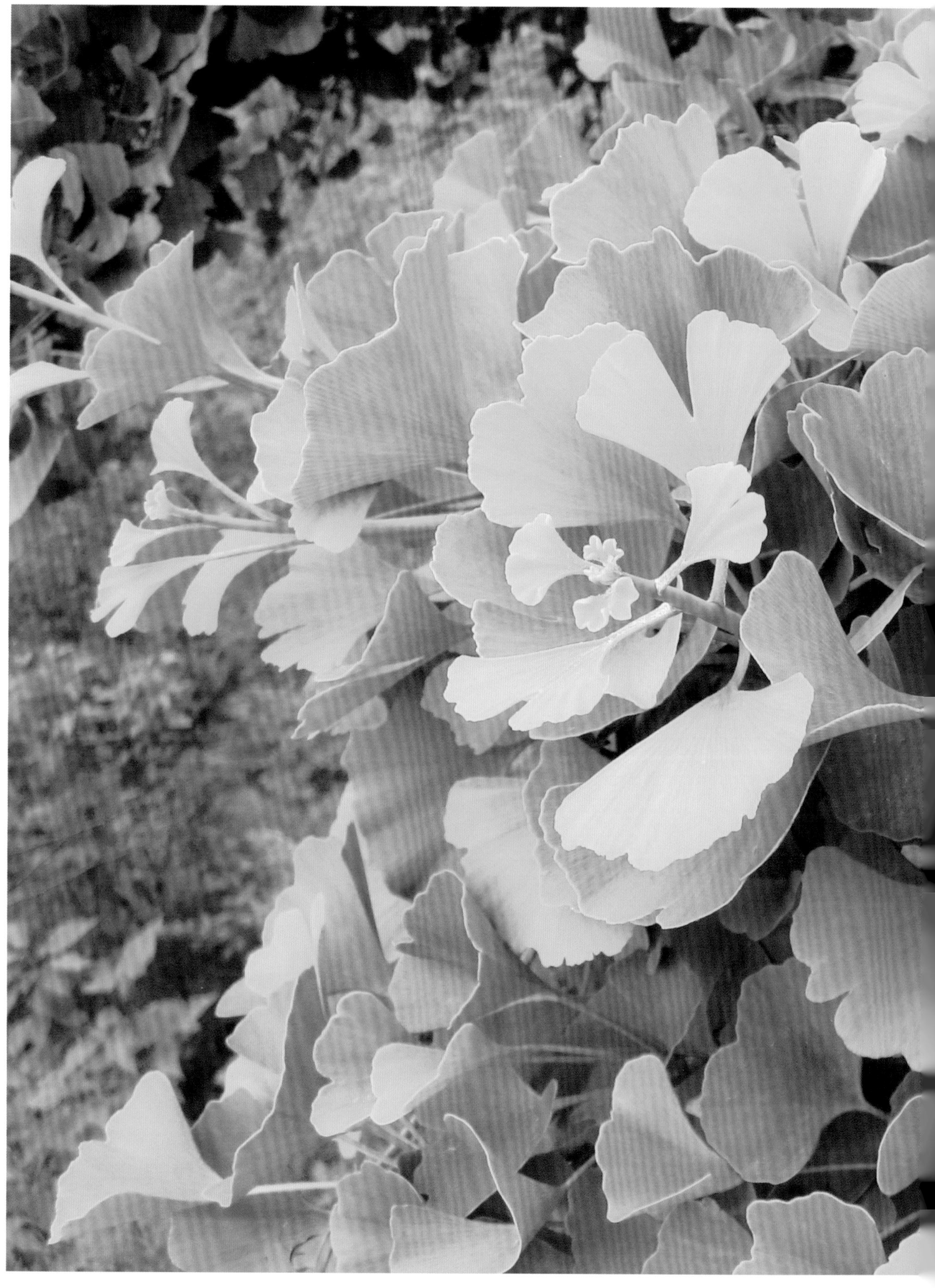

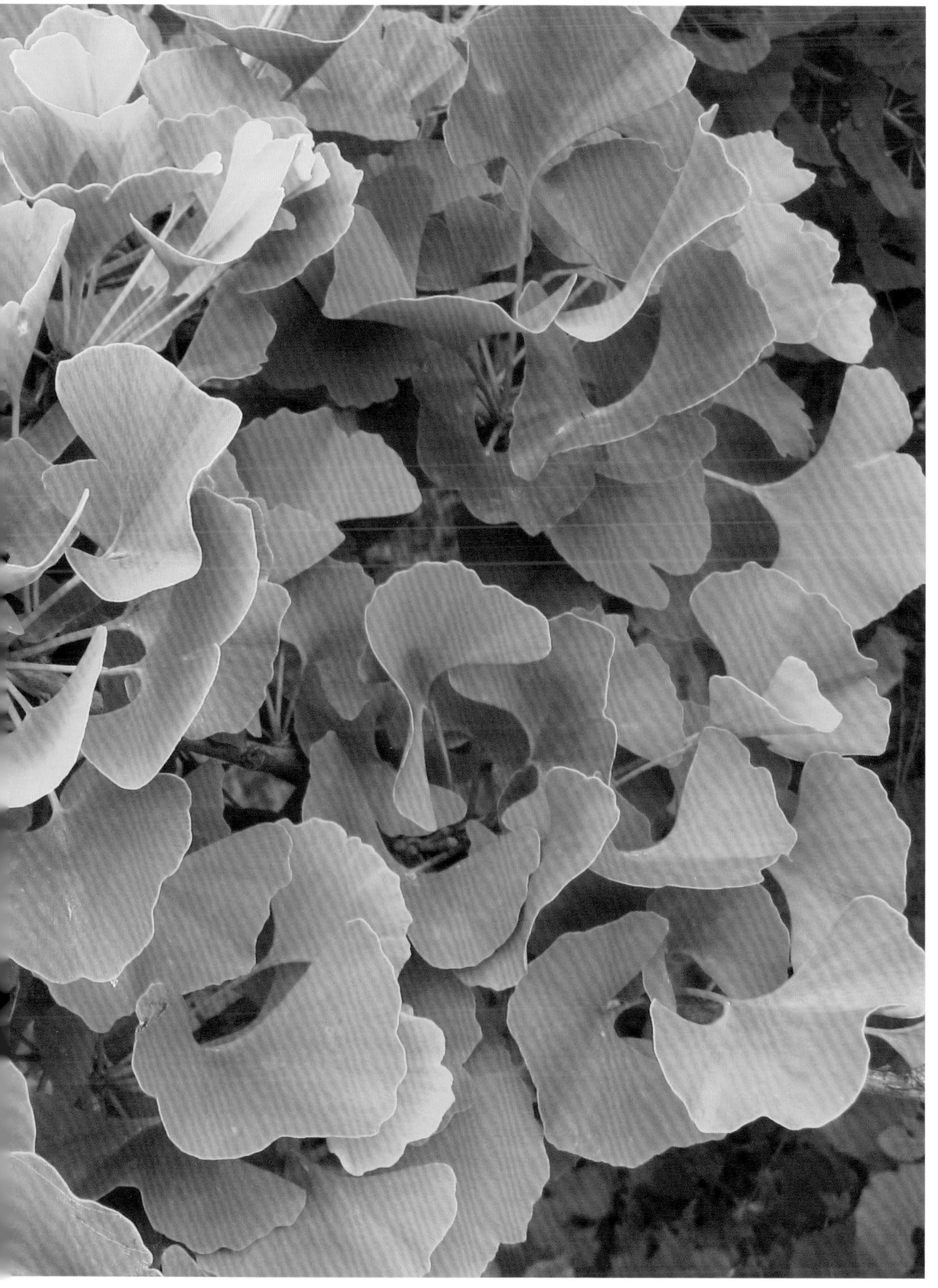

银杏

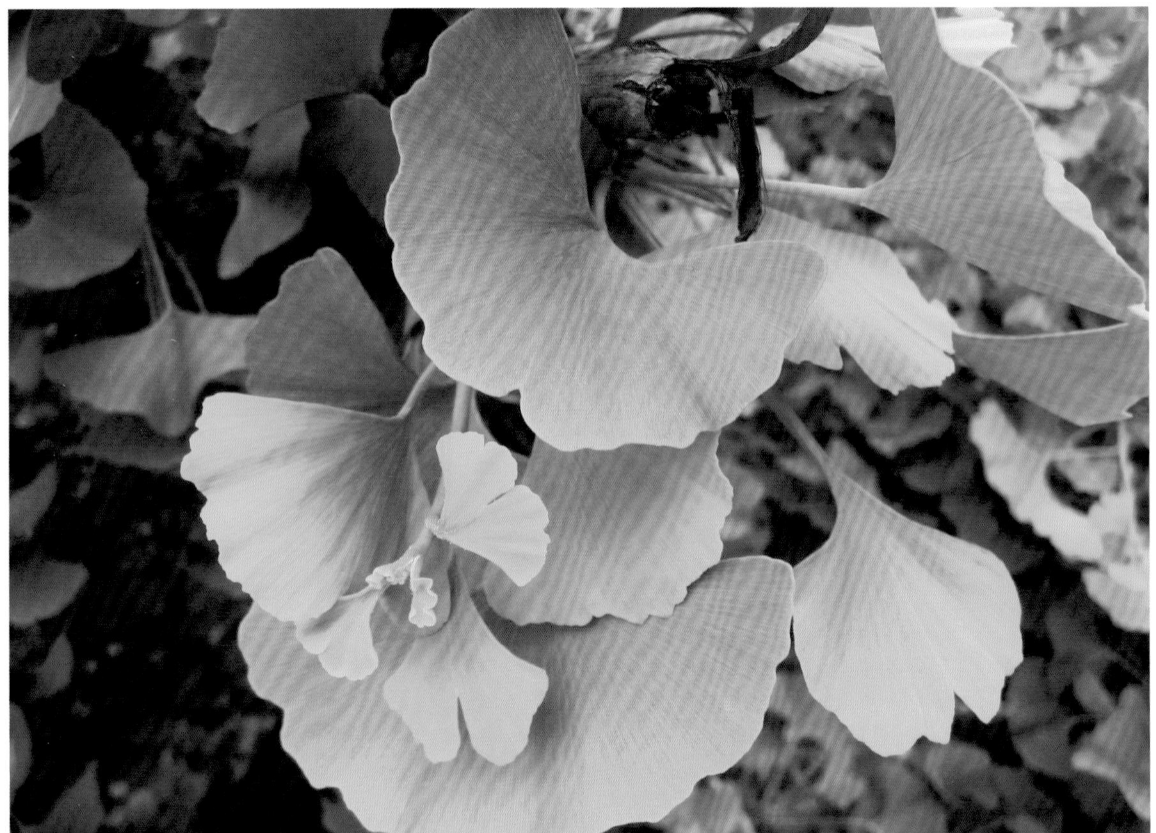

银杏

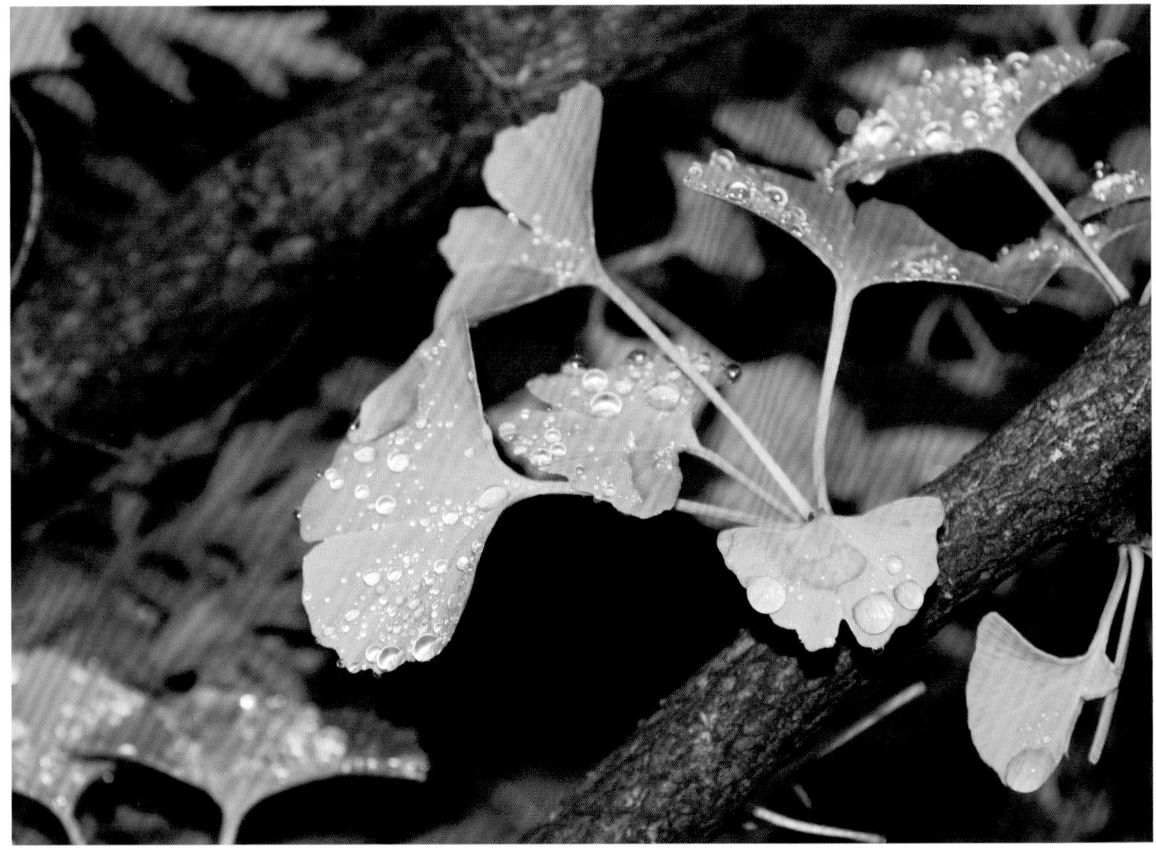

银杏

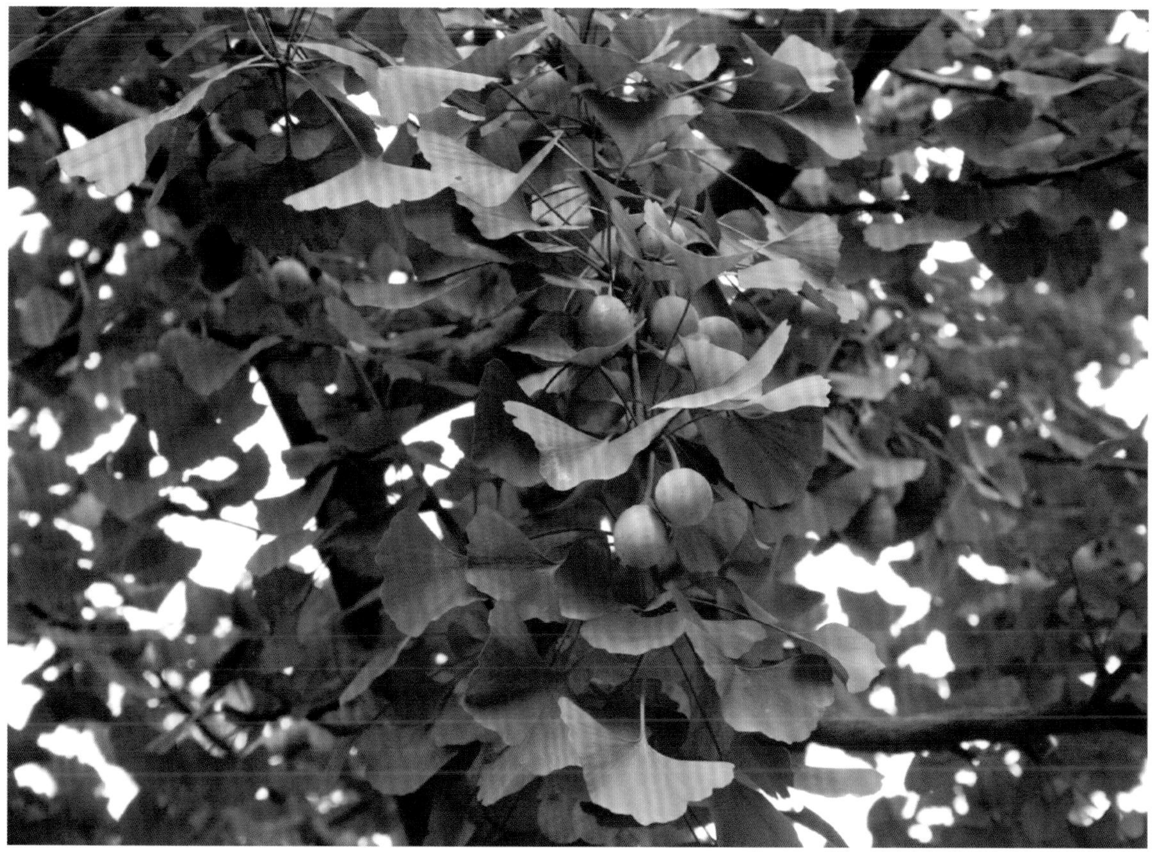

银杏

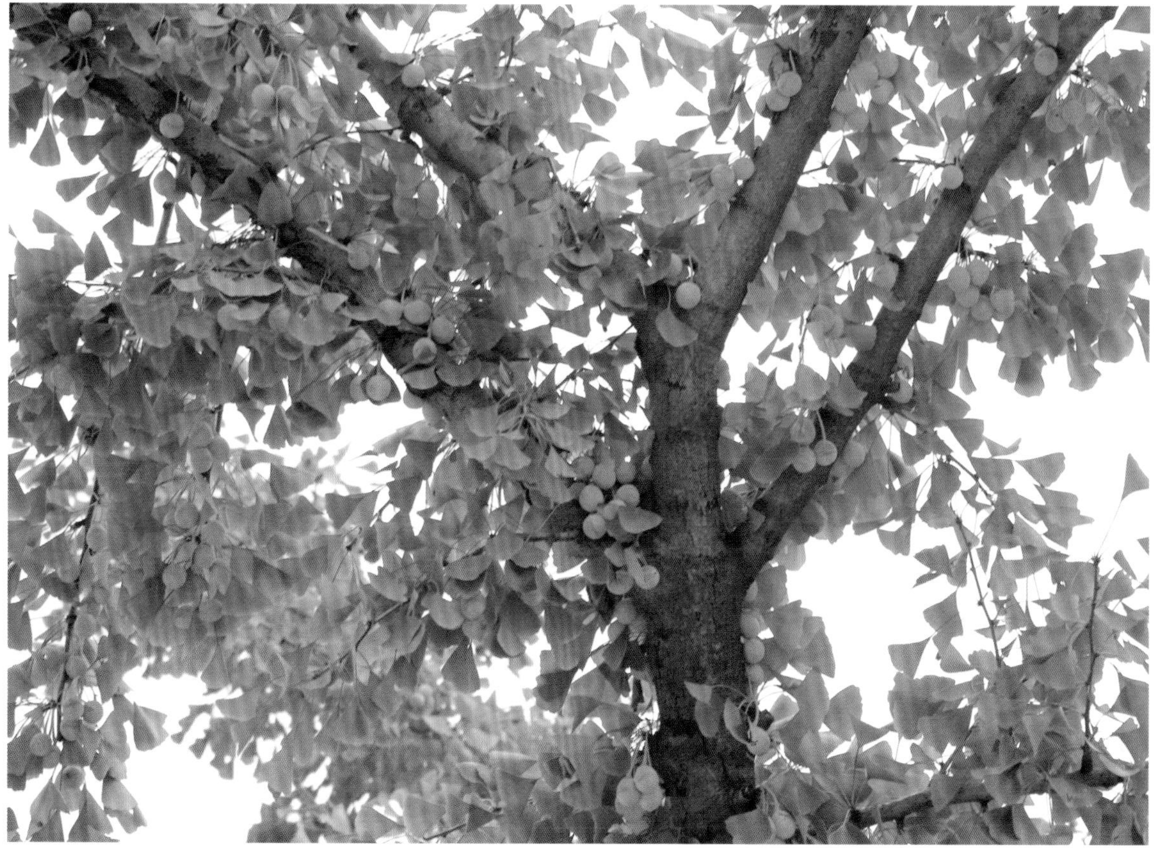

银杏

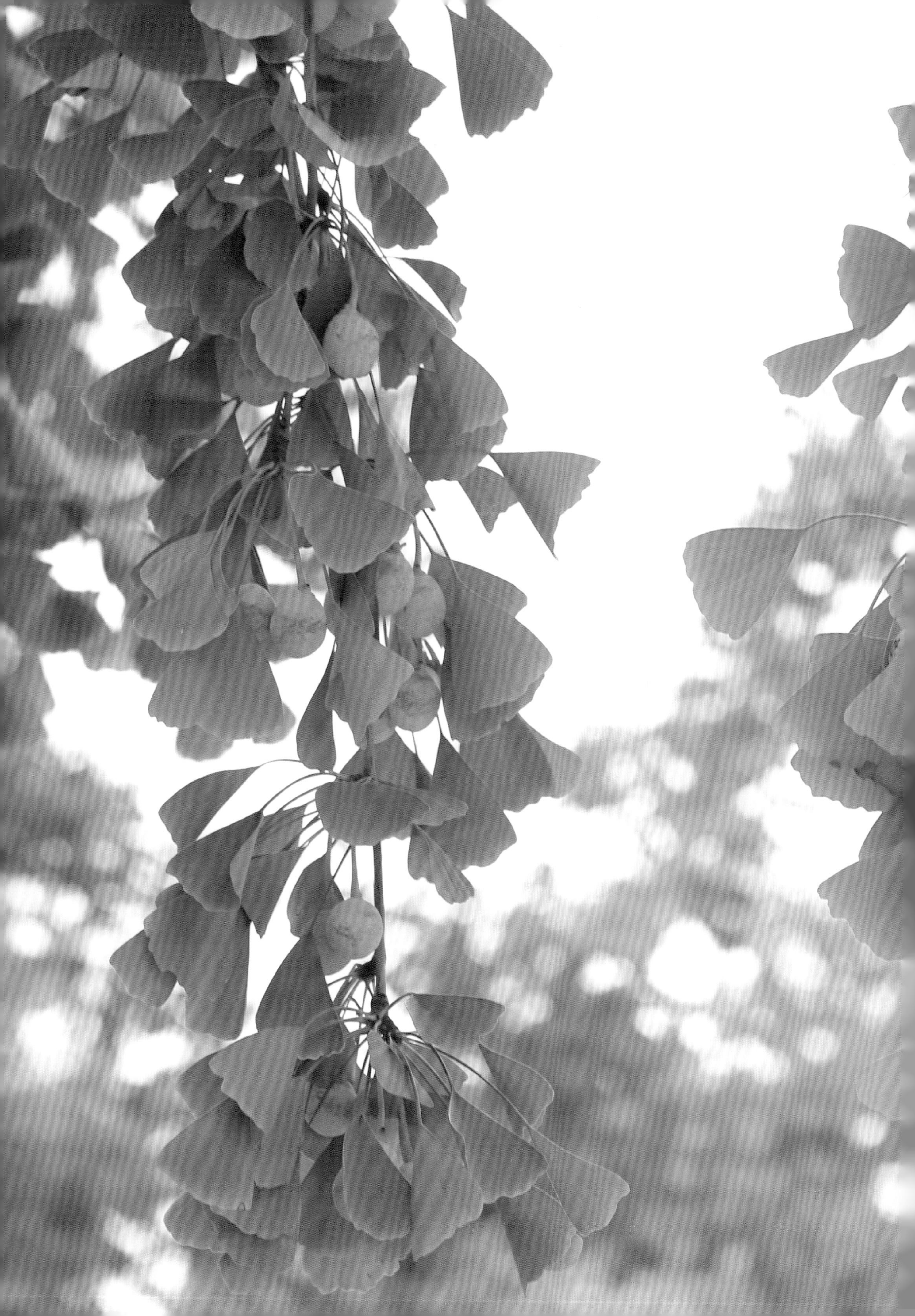

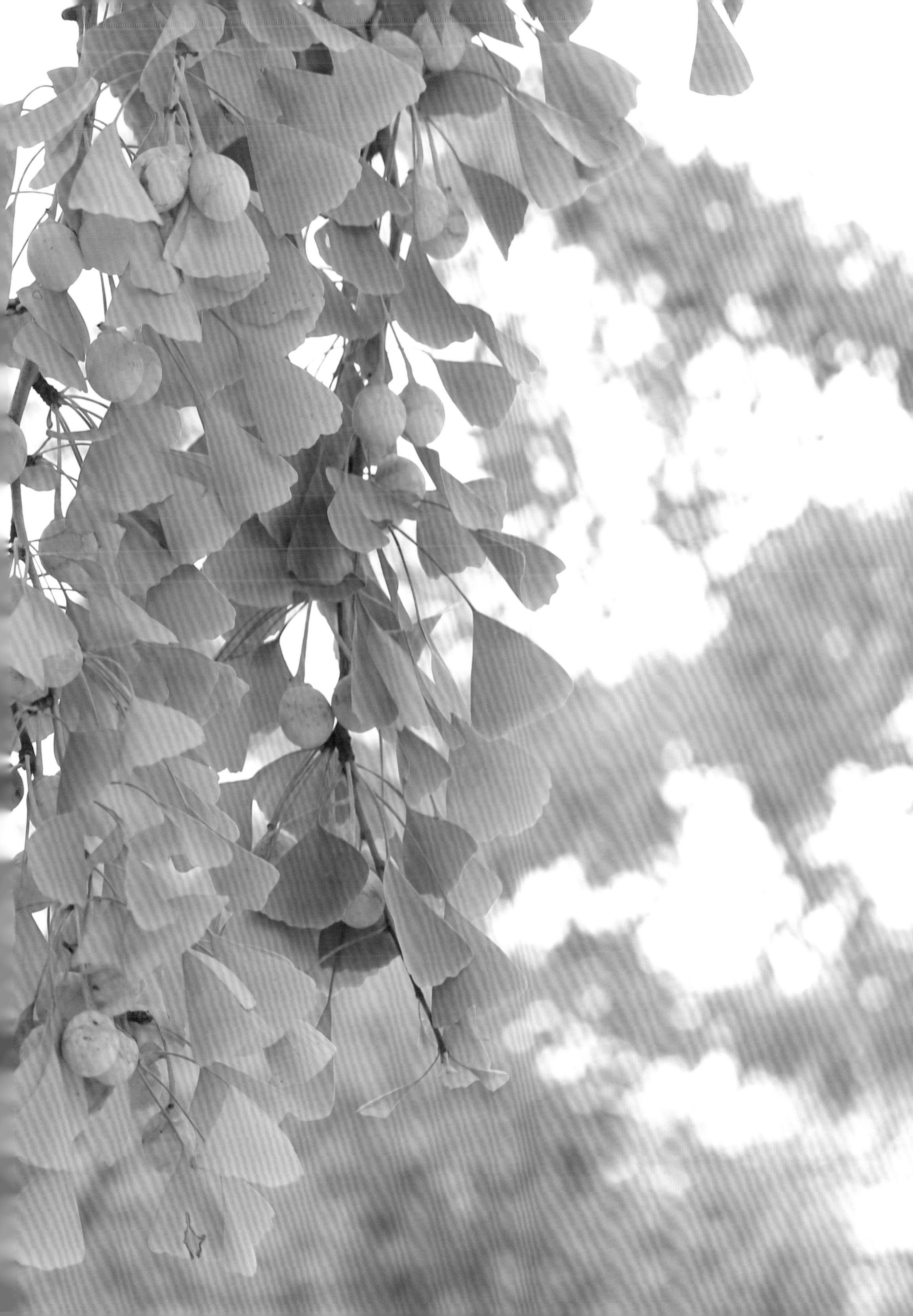

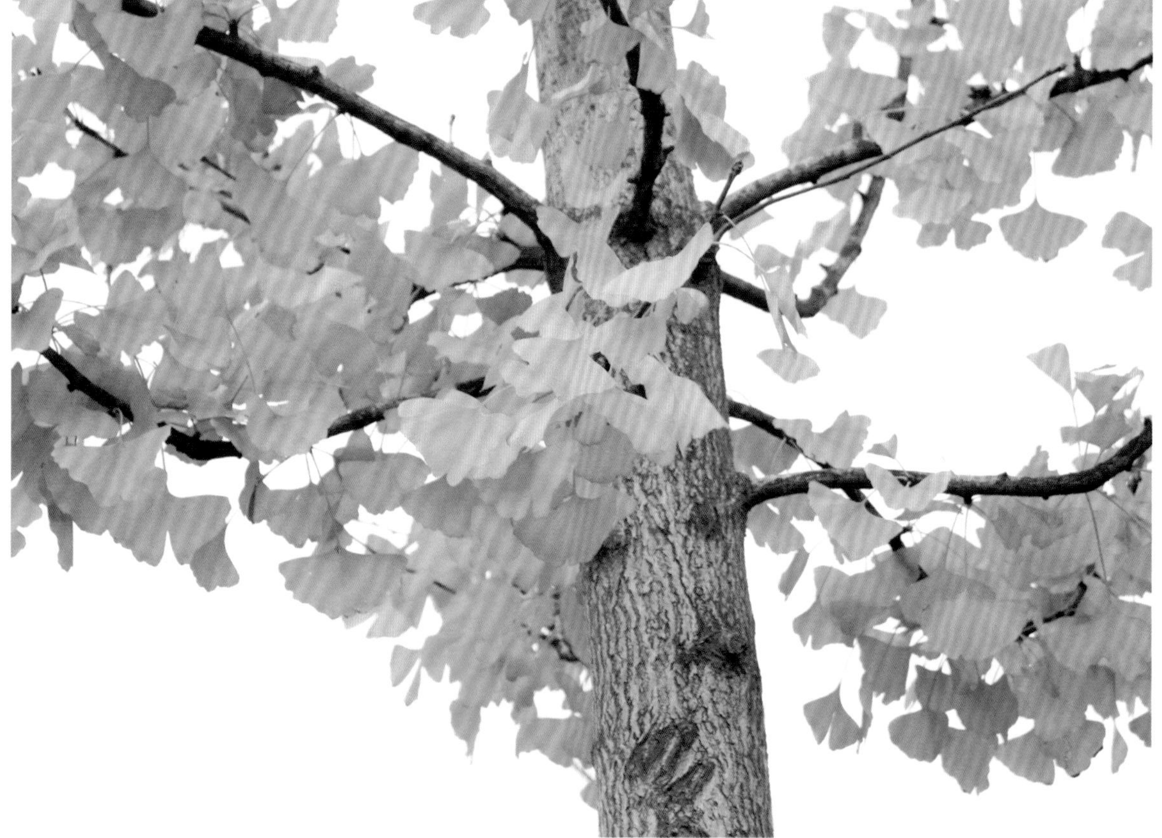

银杏

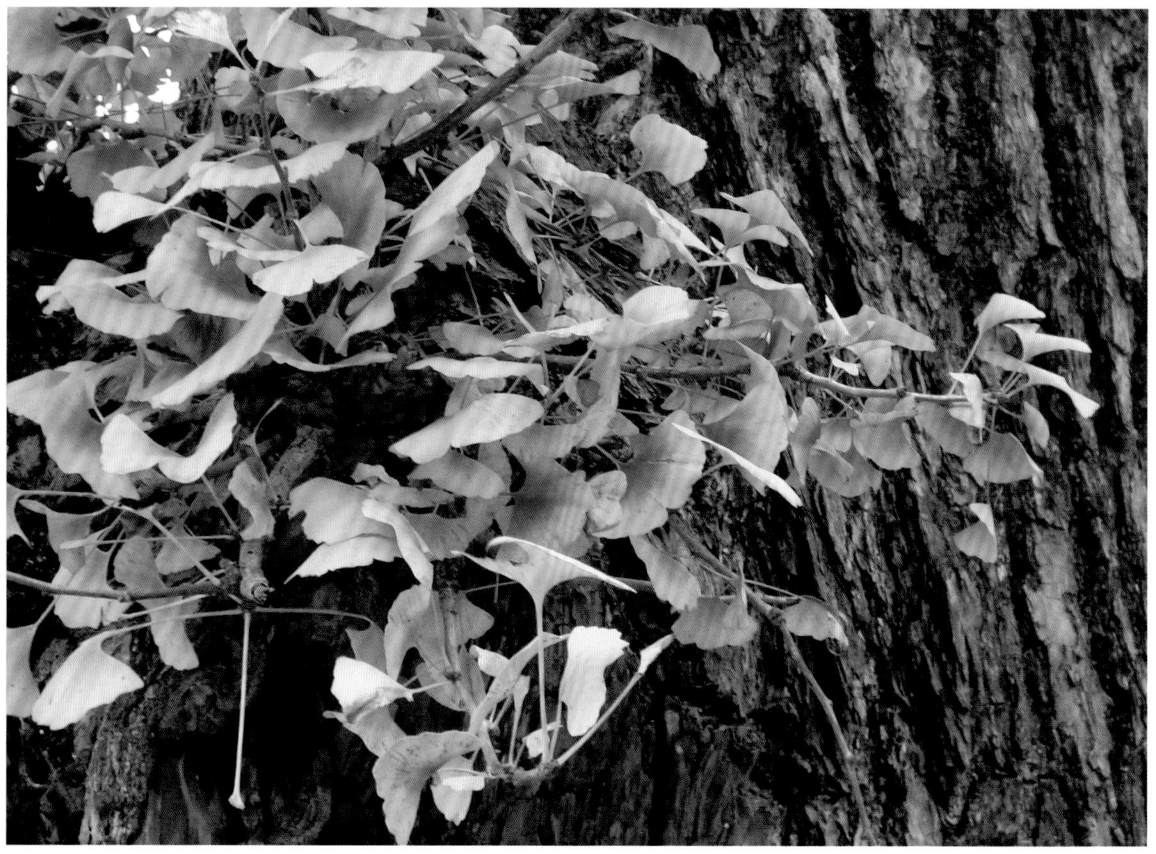

银杏

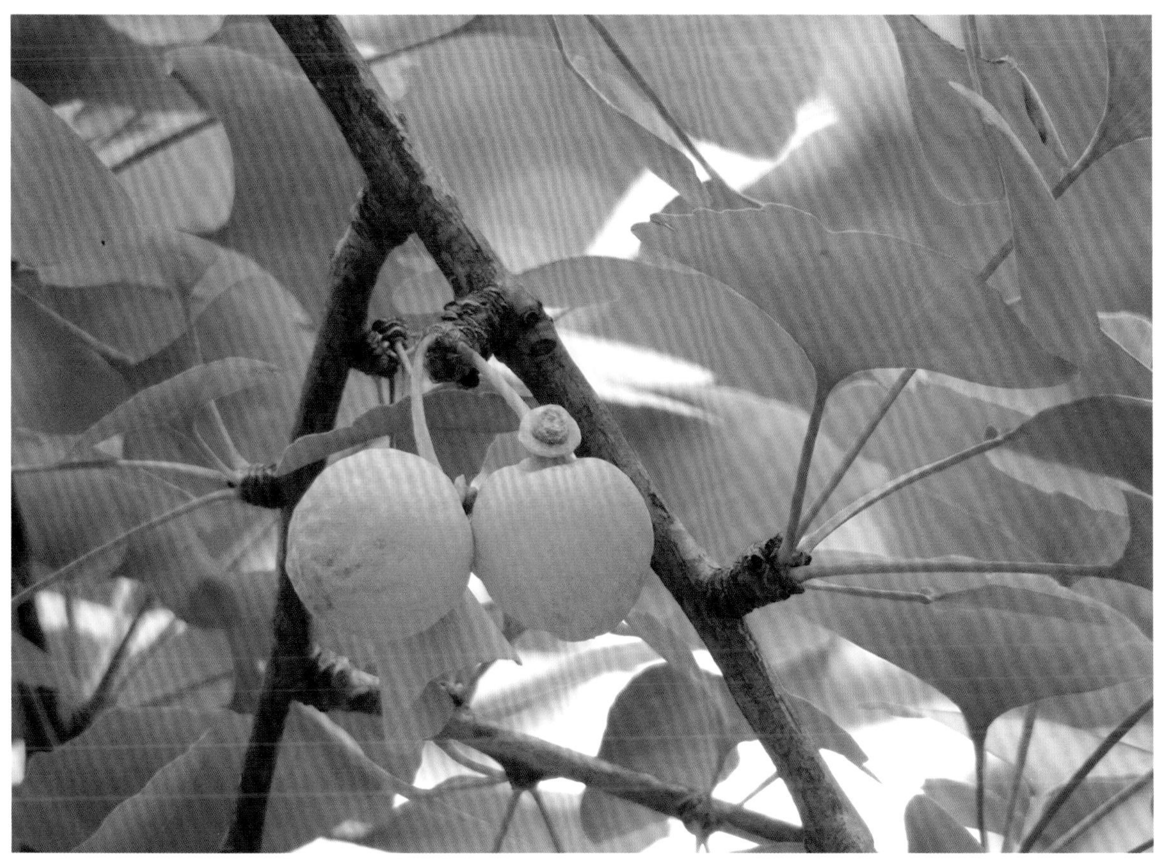

银杏

药材鉴别

本品干燥的种子呈倒卵形或椭圆形，略扁，长径 1.5 ~ 2.5 cm，短径 1 ~ 1.5 cm。外壳（种皮）白色或灰白色，平滑，坚硬，边缘有 2 条棱线盘绕，顶端渐尖，基部有圆点状种柄痕。壳内有长而扁圆形的种仁，剥落时一端有淡棕色的薄膜。种仁淡黄色或黄绿色，内部白色，粉质。中心有空隙。靠近顶端有子叶 2 枚或更多。气微，味甘、微苦涩。以外壳白色、种仁饱满、里面色白者为佳。

功效主治

敛肺气，定喘嗽，止带浊，缩小便。主治哮喘，咳嗽，白带，白浊，遗精，淋病，小便频数。

药理作用

本品能抑制结核分枝杆菌的生长，体外对多种细菌及皮肤真菌有不同程度的抑制作用。乙醇提取物有一定的祛痰作用，对气管平滑肌有微弱的松弛作用。银杏二酚有短暂降压作用，并引起血管渗透性增加。银杏外种皮水溶性成分能清除机体超氧自由基，具有抗衰老作用，还具有免疫抑制及抗过敏作用。

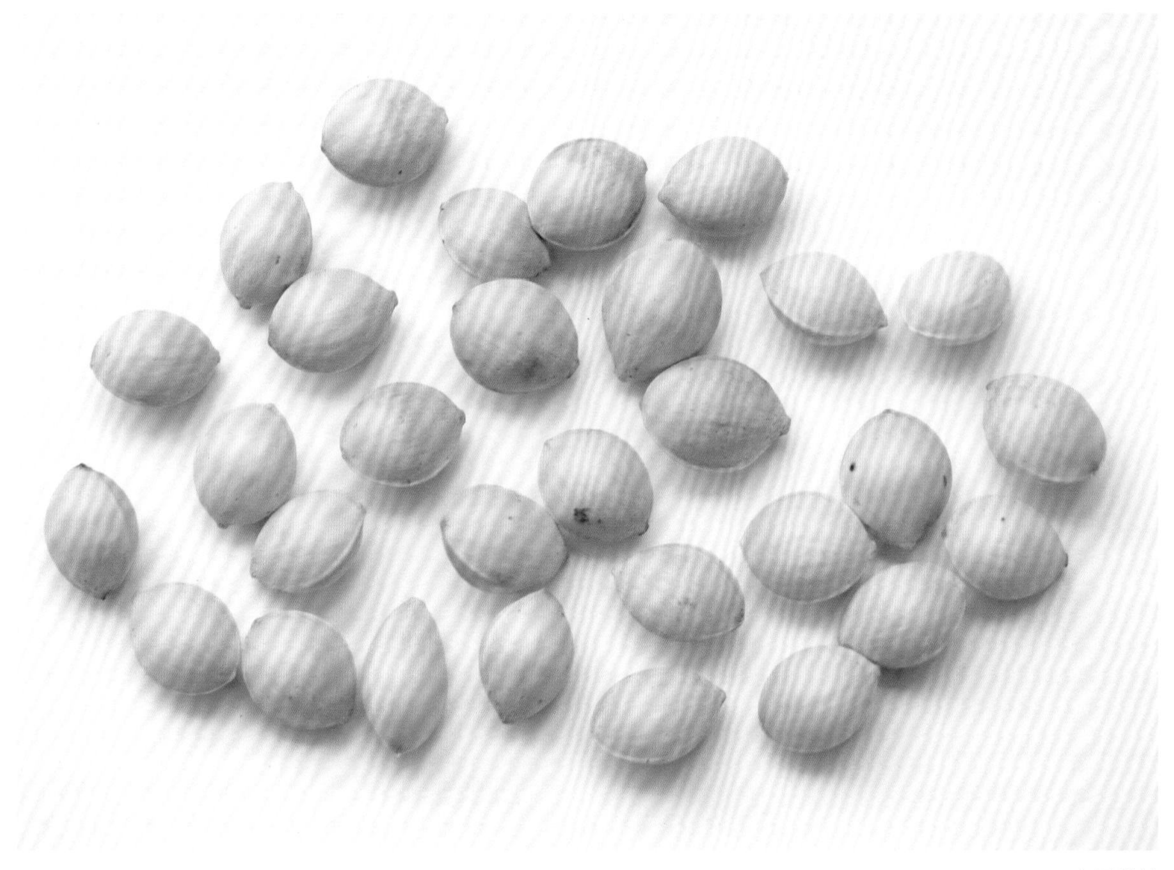
白果药材

用法用量

内服：4.5 ~ 9 g，煎汤；捣汁或入丸、散服。外用：捣敷。

民族药方

1．咳嗽气喘 白果 5 ~ 10 枚。将白果连壳打碎，水煎服。

2．冠心病心绞痛 白果 10 g，瓜蒌、葛根各 15 g。水煎服，每日 1 剂。

3．慢性咳嗽、咳痰 白果、细茶叶、核桃仁各 120 g。细茶叶微炒后研细末，白果、核桃仁捣烂，加蜂蜜 250 g，于锅内煎炼成膏，每次服 1 茶匙，每日 2 ~ 3 次。

4．带下黄白相兼 白果（去皮、心）4 粒。取上药，将鸡蛋 1 只小头打一洞，将白果仁填入，以纸糊洞，煮熟内服。

5．肺气虚咯血 白果 5 枚，豆浆 1 碗。将白果去壳、心，取肉，捣烂，调入热豆浆中，加白糖适量温服，每日 2 ~ 3 次。

6．梦遗 白果 3 枚。用米酒煮熟食之，每日 1 次，连服 5 日。

7．婴幼儿秋季腹泻（病毒性腹泻） 白果干品 100 g（或鲜品 150 g）。加水 2000 ml，煎煮 20 分钟（鲜品煮时稍短），待水温降至 35 ℃以下时，浸泡搓洗秋季腹泻患儿双足 20 分钟，每日 2 次，连用 1 ~ 3 日。

8．小儿遗尿 白果适量。用慢火炒爆，去壳碾末过筛备用。用白开水或桑螵蛸煎汁送服，3 岁每次 3 g，每日 2 次；4 岁每次 4 g，每日 2 次；5 ~ 9 岁每次 5 g，每日 2 次；10 岁以上每次 5.5 g，每日 2 次。

9．小便淋浊，妇女带下，眩晕 白果（炒熟）、山药各等份。焙干研为细末，混匀，用米汤或温开水送下，每日 40 g，分 3 ~ 4 次服。

10．小便频数或遗尿 白果 14 枚。煨熟或煮熟。每日分 2 次食。

11．泌尿系结石 白果、冰糖各 120 g。水煎服，每日 1 剂，1 周内服 4 ~ 5 剂，配合饮水及运动，连用 4 ~ 5 个月。

12．大便下血 白果 30 g，藕节 15 g。共研细末，开水冲服，每日 3 次。

使用注意

有实邪者忌服。生食或炒食过量可致中毒，小儿误服中毒尤为常见。

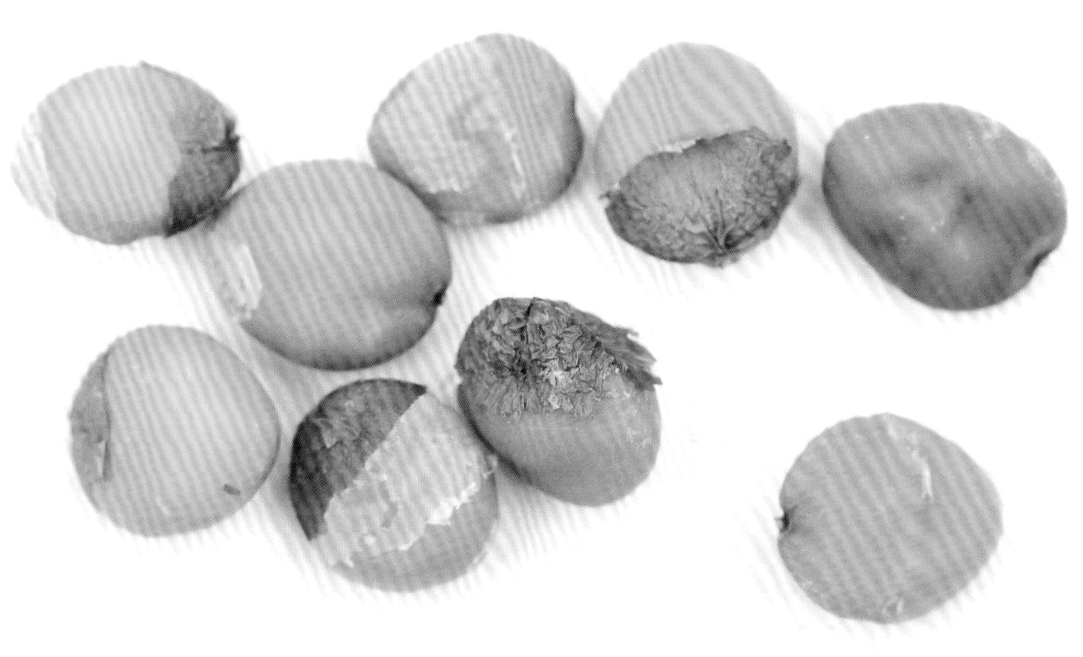

白果药材

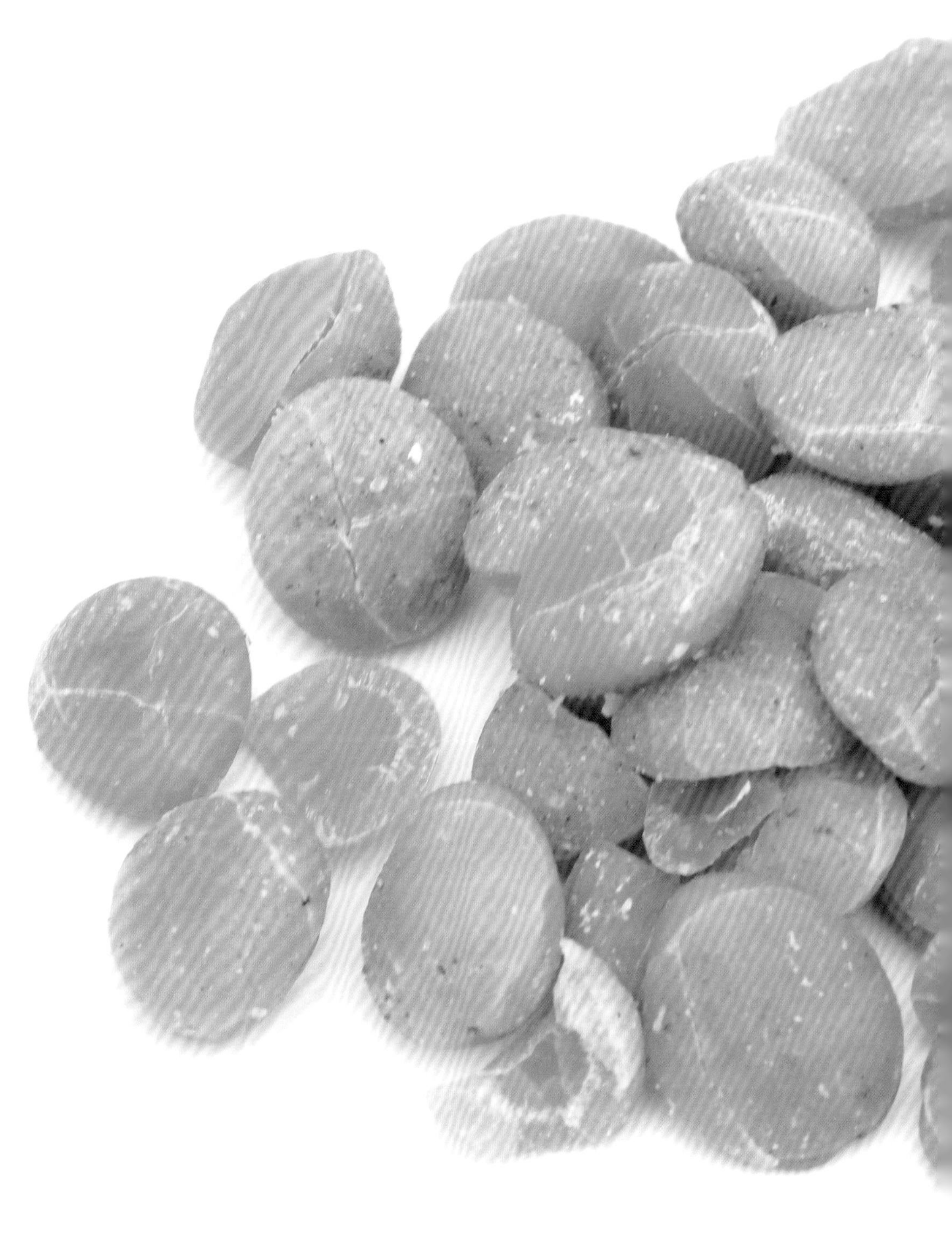

白果

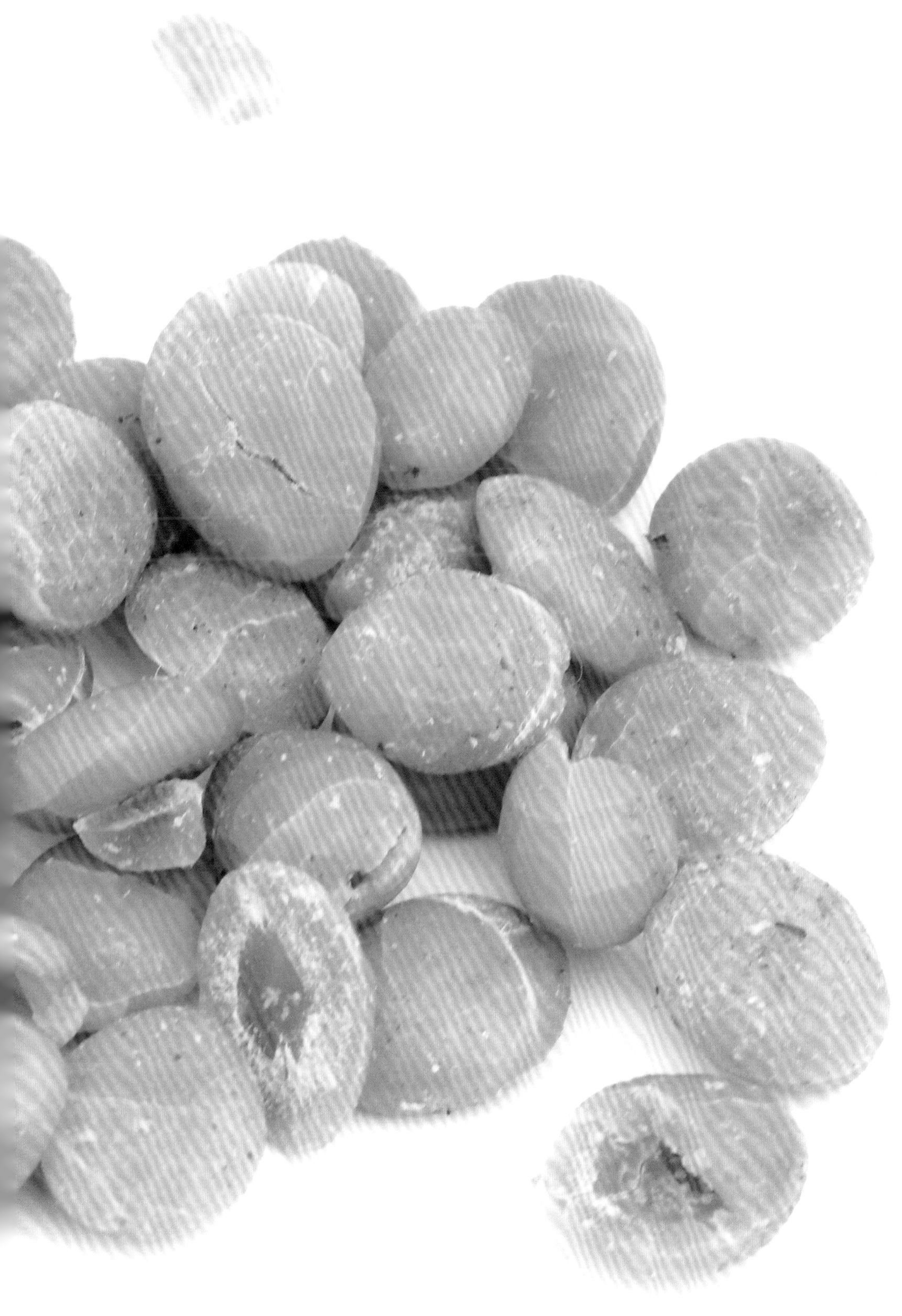

白果饮片

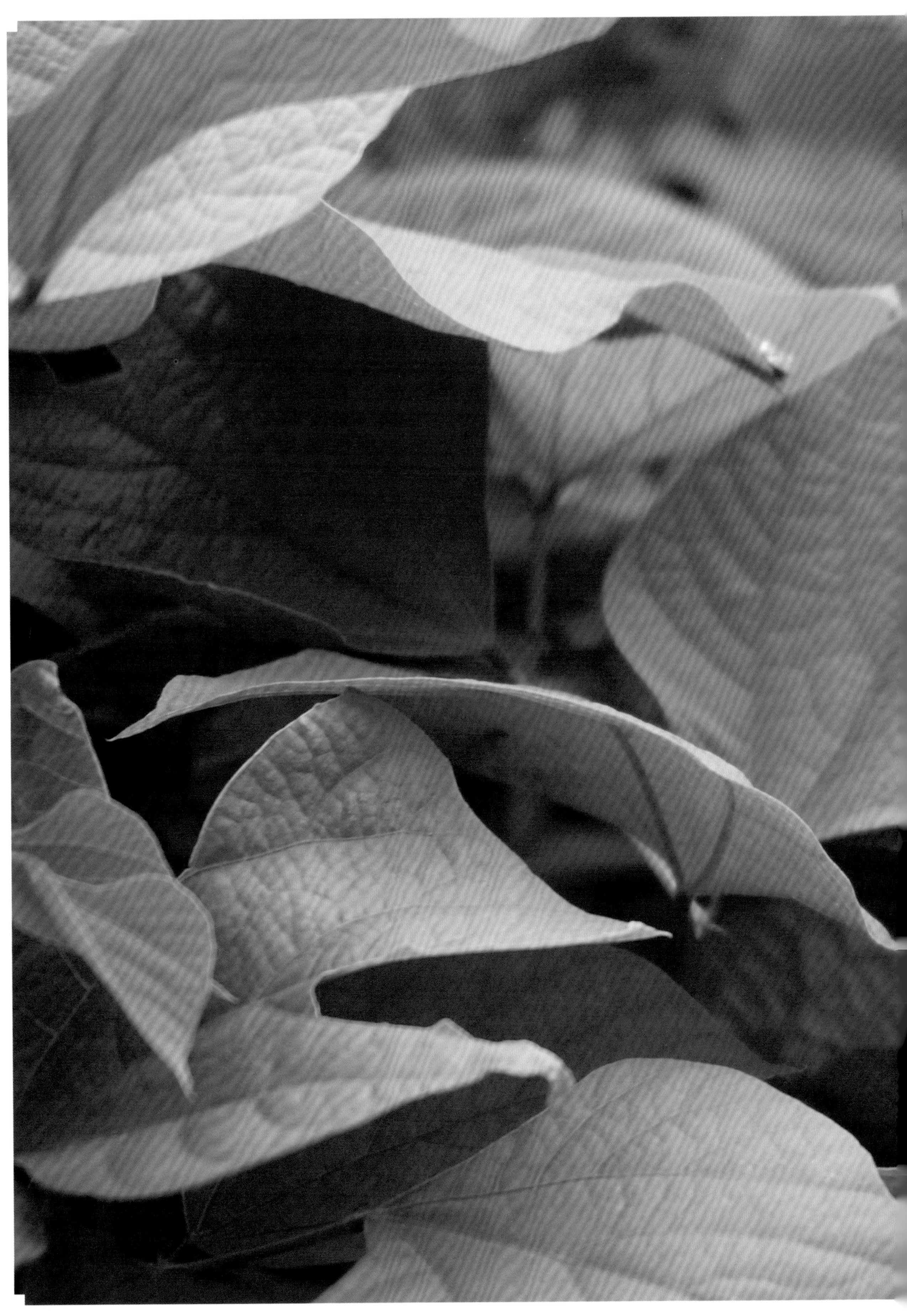

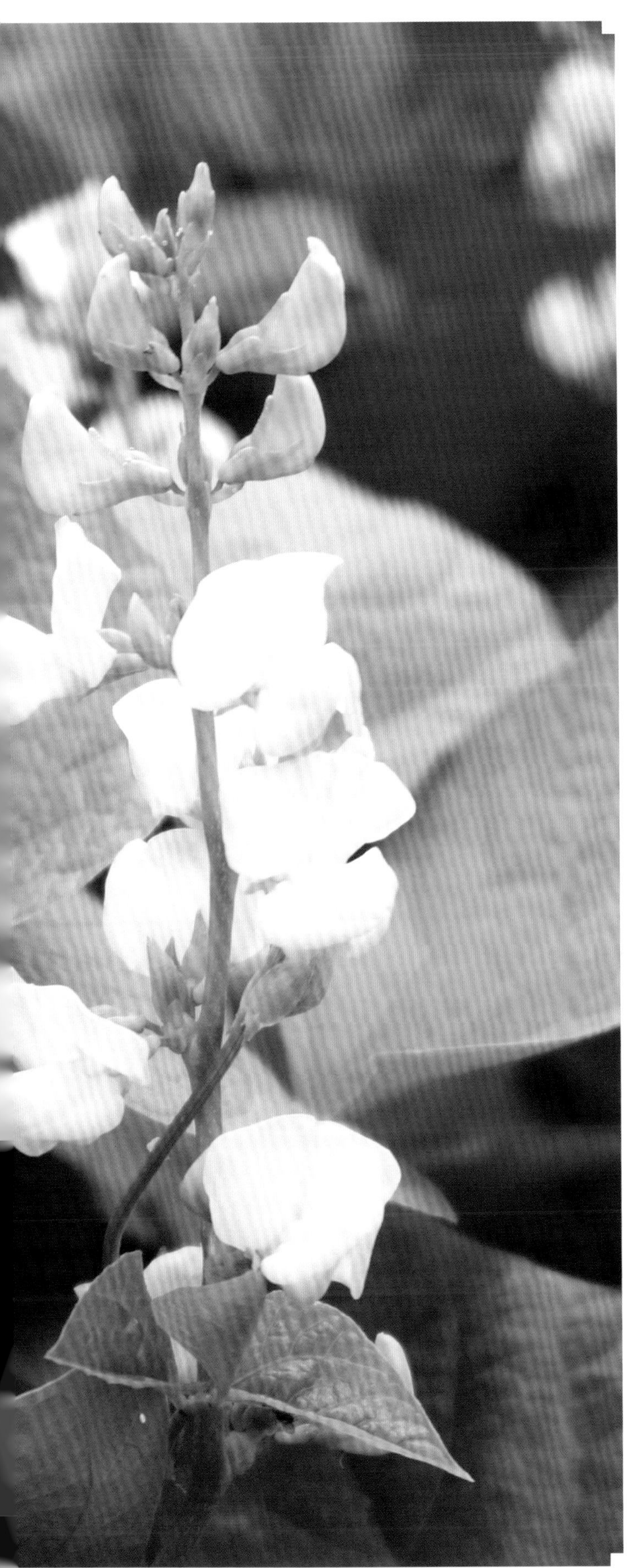

白扁豆

【壮 药 名】督扁。

【别　　名】扁豆、蛾眉豆、羊眼豆、小刀豆、南扁豆。

【来　　源】本品为豆科植物扁豆 *Dolichos lablab* L. 的成熟种子。

【性味归经】味甘，性微温。归脾、胃经。

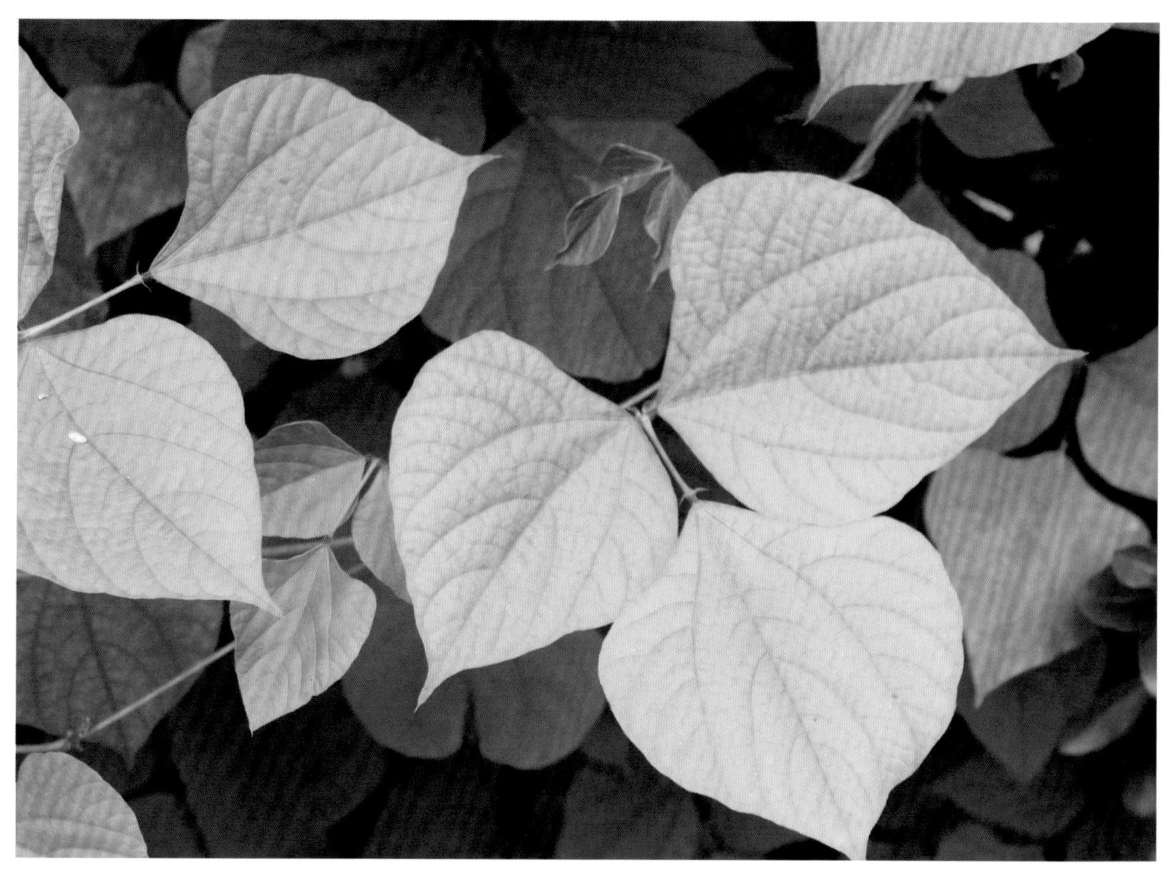

扁豆

识别特征

一年生缠绕草质藤本，长达 6 m。茎常呈淡紫色或淡绿色，无毛或疏被柔毛。三出复叶，叶柄长 4 ~ 14 cm；托叶披针形或三角状卵形，被白色柔毛；顶生小叶柄长 1.5 ~ 3.5 cm，两侧小叶柄较短，长 2 ~ 3 mm，均被白色柔毛；顶生小叶宽三角状卵形，长 5 ~ 10 cm，宽约与长相等，先端尖，基部广楔形或截形，全线，两面均被短柔毛，沿叶脉处较多，基出 3 主脉，侧卧羽状；侧生小叶斜卵形，两边不均等。总状花序腋生，长 15 ~ 25 cm，直立，花序轴较粗壮；2 ~ 4 花或多花丛生于花序轴的节上，小苞片舌状，2 枚，早落；花萼宽钟状，先端 5 齿，上部 2 齿几乎完全合生，其余 3 齿近相等，边缘密被白色柔毛；花冠蝶形，白色或淡紫色，长约 2 cm，旗瓣广椭圆形，先端向内微凹，翼瓣斜椭圆形，近基部处一侧有耳状突起，龙骨瓣舟状，弯曲几成直角；雄蕊 10，1 枚单生，其余 9 枚的花丝部分连合成管状，将雌蕊包被；子房线形，有绢毛，基部有腺体，花柱近先端有白色髯毛，柱头头状。荚果镰形或倒卵状长椭圆形，扁平，长 5 ~ 8 cm，宽 1 ~ 3 cm，先端较宽，顶上具一向下弯曲的喙，边缘粗糙。种子 2 ~ 5 颗，扁椭圆形，白色、红褐色或近黑色，长 8 ~ 13 mm，宽 6 ~ 9 mm，厚 4 ~ 7 mm，种脐与种脊长而隆起，一侧边缘有隆起的白色半月形种阜。花期 6—8 月，果期 9 月。

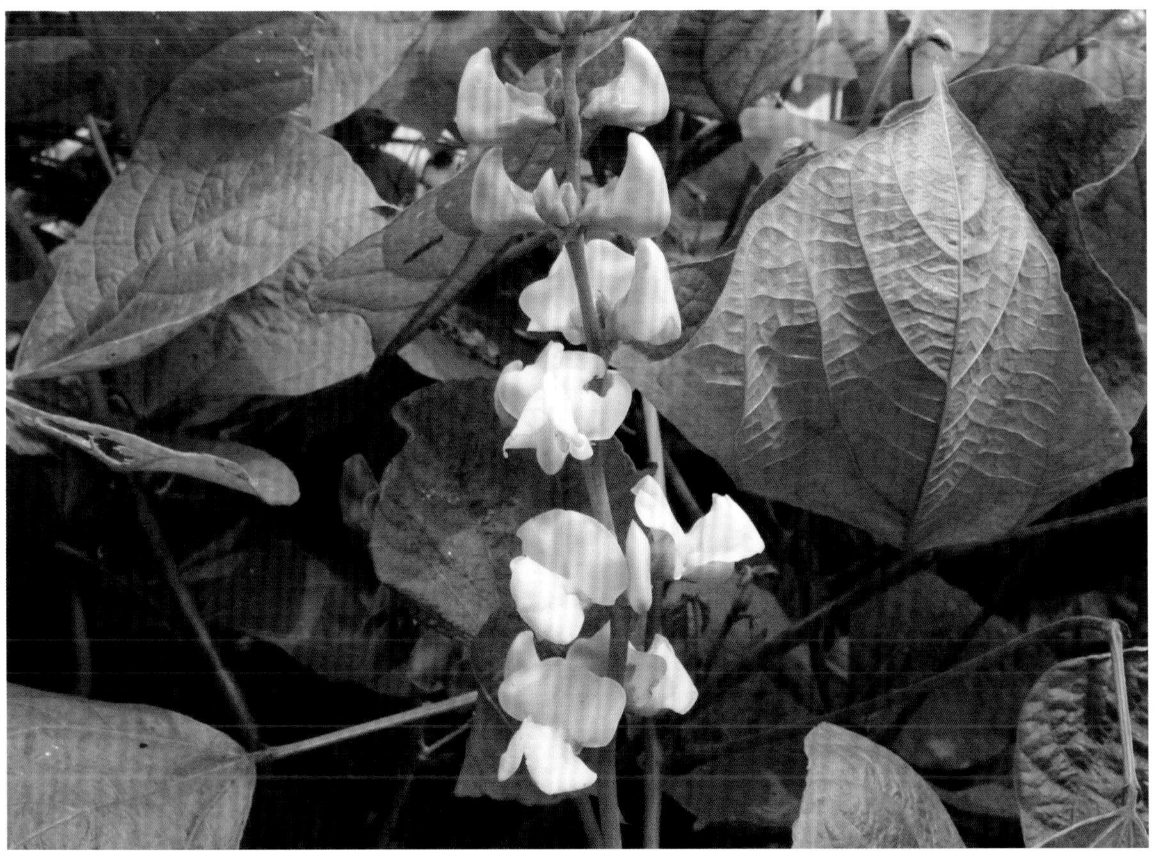

扁豆

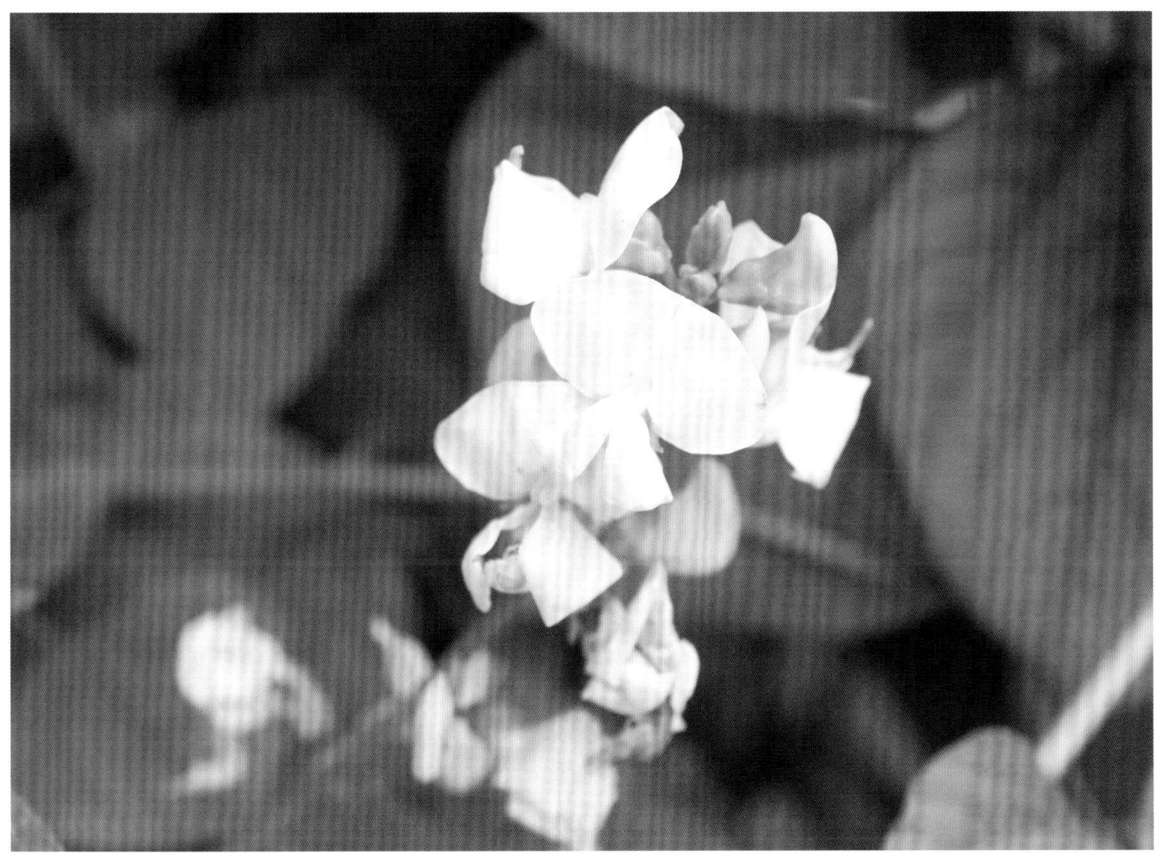

扁豆

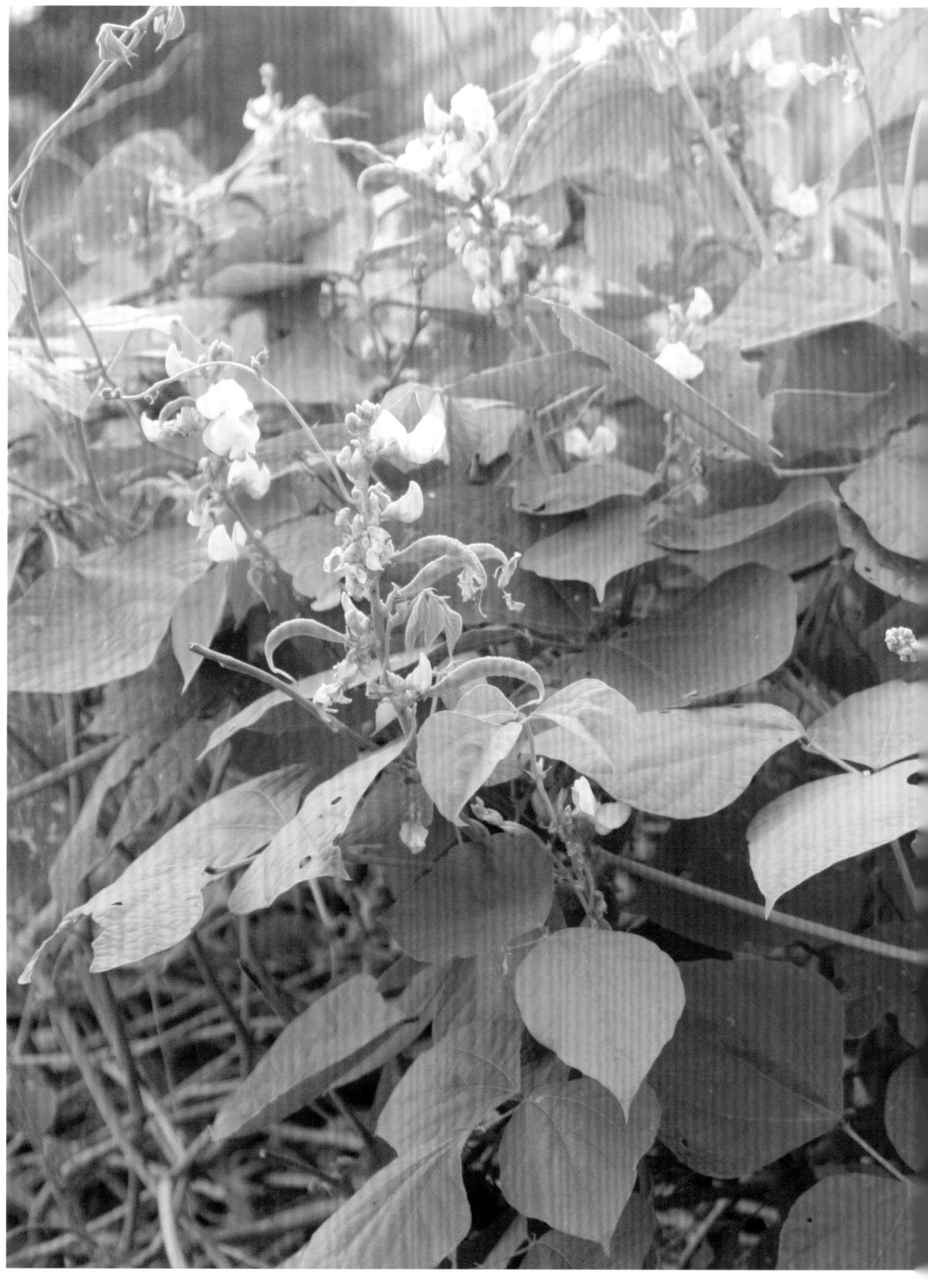

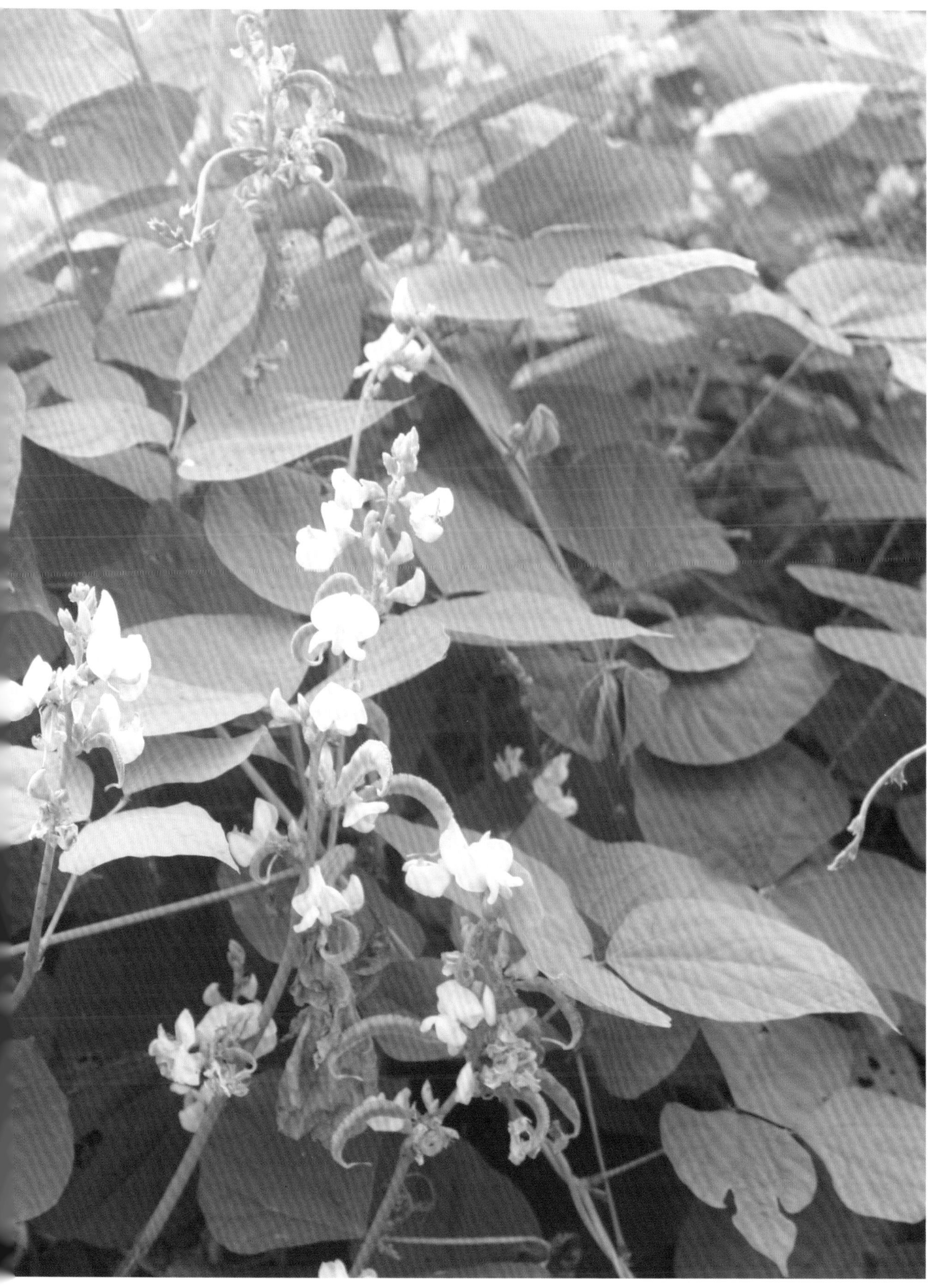

扁豆

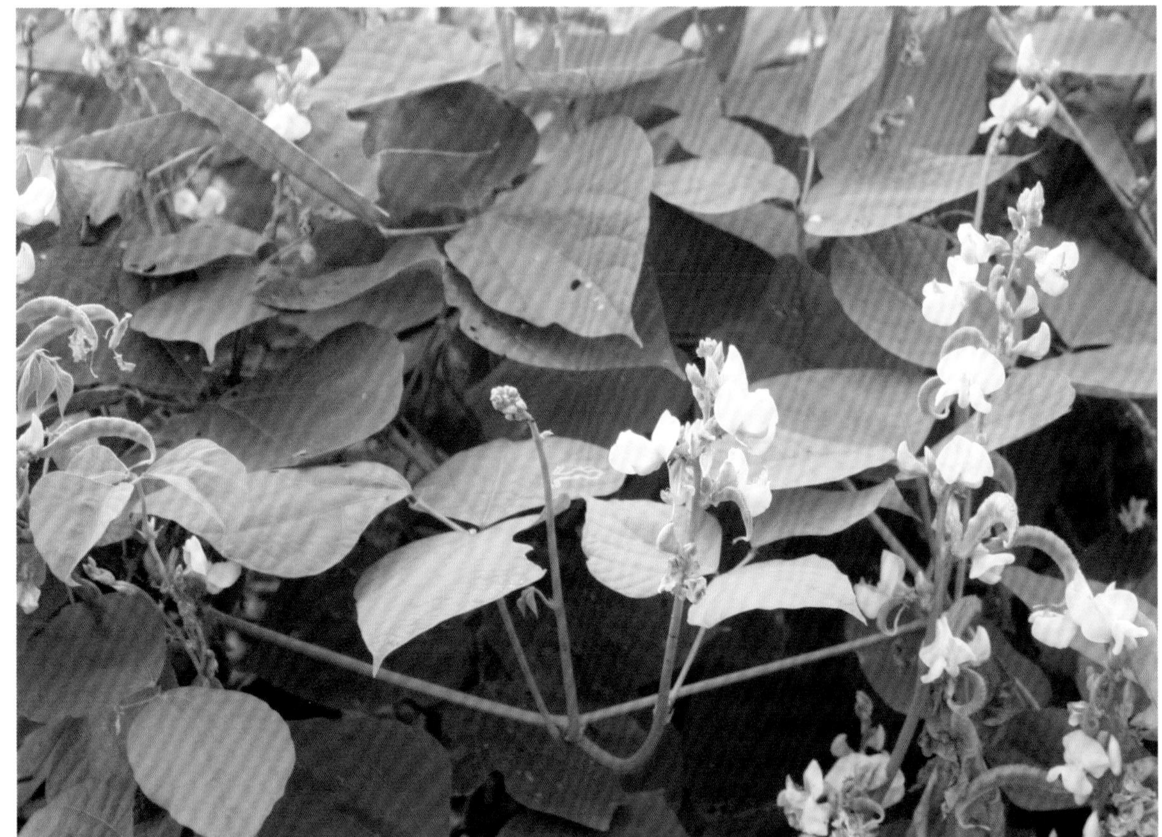

扁豆

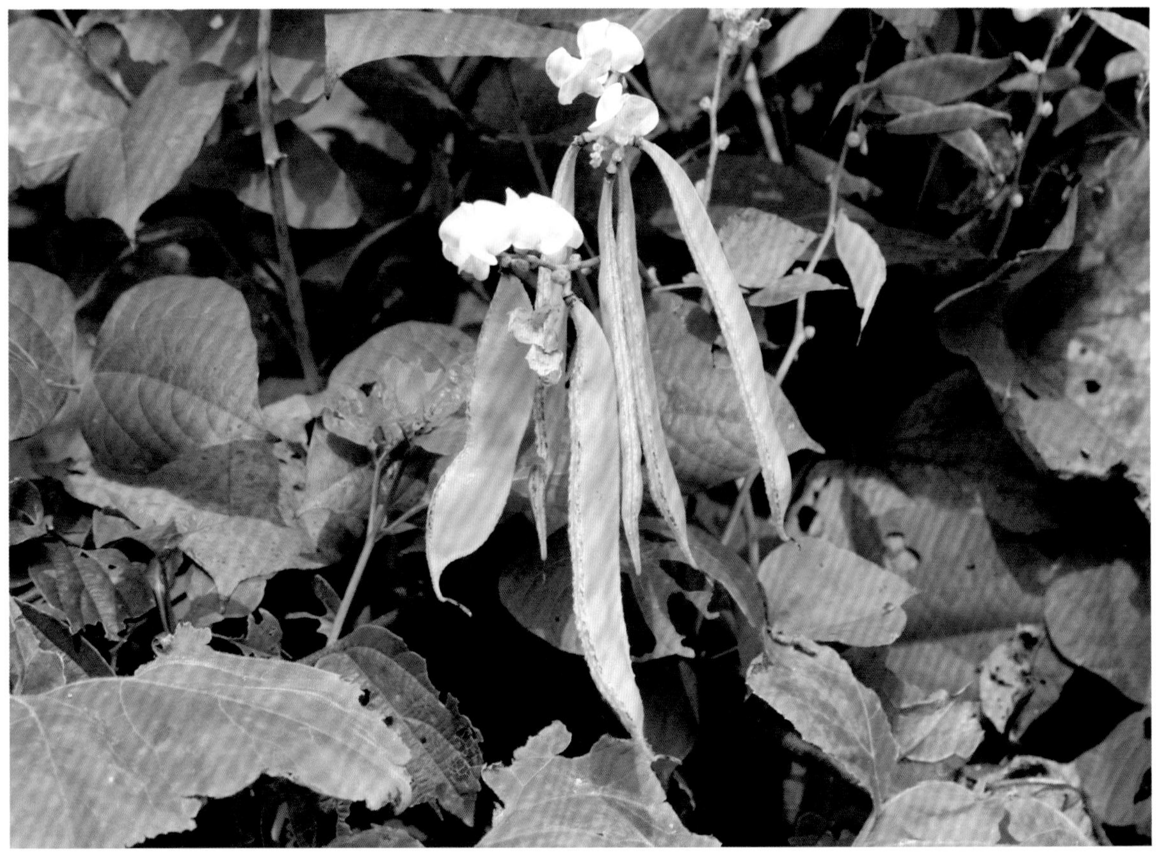

扁豆

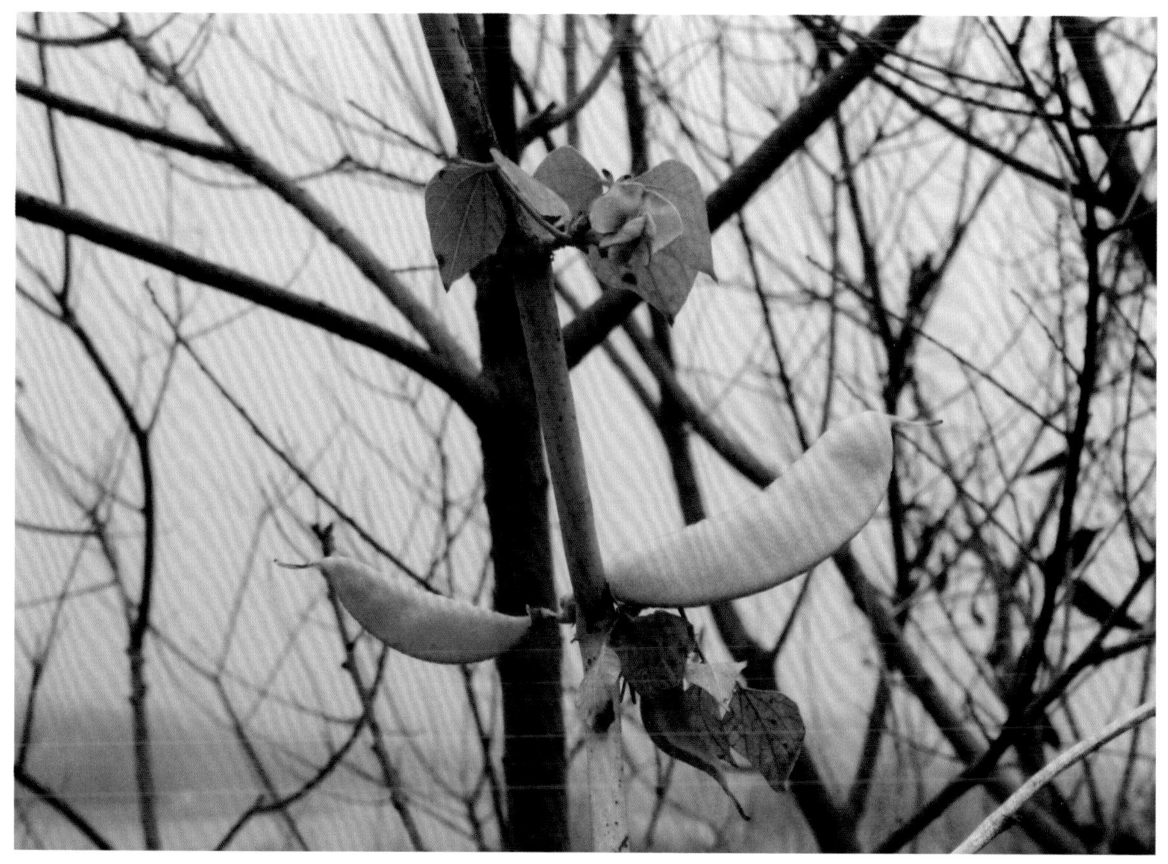

扁豆

生境分布

全国各地均有栽培。主要分布于辽宁、河北、山西、陕西、山东、江苏、安徽、浙江、江西、福建、台湾、河南、湖北、湖南、广东、海南、四川、贵州、云南、广西等省区。

采收加工

秋季果实成熟时采取，晒干，生用或炒用。

药材鉴别

本品呈扁椭圆形或扁卵圆形，长 8 ~ 13 mm，宽 6 ~ 9 mm，厚约 7 mm。表面淡黄白色或淡黄色，平滑，略有光泽，一侧边缘有隆起的白色眉状种阜。质坚硬。种皮薄而脆，子叶 2，肥厚，黄白色。气微，味淡，嚼之有豆腥气。以粒大、饱满、色白者为佳。

功效主治

健脾化湿，和中消暑。用于脾胃虚弱，食欲不振，大便溏泻，白带过多，暑湿吐泻，胸闷腹胀。炒白扁豆健脾化湿。用于脾虚泄泻，白带过多。

药理作用

本品水煎剂对志贺菌属有抑制作用；本品水提物有抗病毒作用，而且对食物中毒引起的呕吐、急性胃炎等有解毒作用；尚有解酒毒、河豚中毒的作用；血球凝集素 B 可溶于水，有抗胰蛋白酶活性；血球凝集素 A 不溶于水，可抑制实验动物生长，甚至引起肝区域性坏死，加热可使其毒性大减。

用法用量

内服：9 ~ 15 克，煎汤。炒后可使健脾止泻作用增强，故用于健脾止泻及作散剂服用时宜炒用。

民族药方

1．霍乱，吐痢不止 白扁豆 6 g。捣烂调醋服。

2．腹泻 白扁豆 30 g，绿豆 50 g。共煮成粥，空腹随量食用。或扁豆 30 g。加适量的水放入锅里，煎煮成扁豆汤，当茶饮用。

3．带下病 白扁豆适量。煎水，当茶饮用。

4．肾炎 白扁豆 50 g。放入 250 ml 清水中，煎至 100 ml，每日 1 剂，连续服用 7 ~ 10 日为 1 个疗程，1 个疗程结束后间隔 2 ~ 3 日，再服第 2 个疗程。

5．鹅口疮 白扁豆、玫瑰花各 6 g，生姜两片。水煎服，每日 1 ~ 2 次。

6．慢性肝炎 白扁豆、山药、佛手各 50 g，大麦芽 30 g，白糖适量。煮粥食用，用时加白糖。

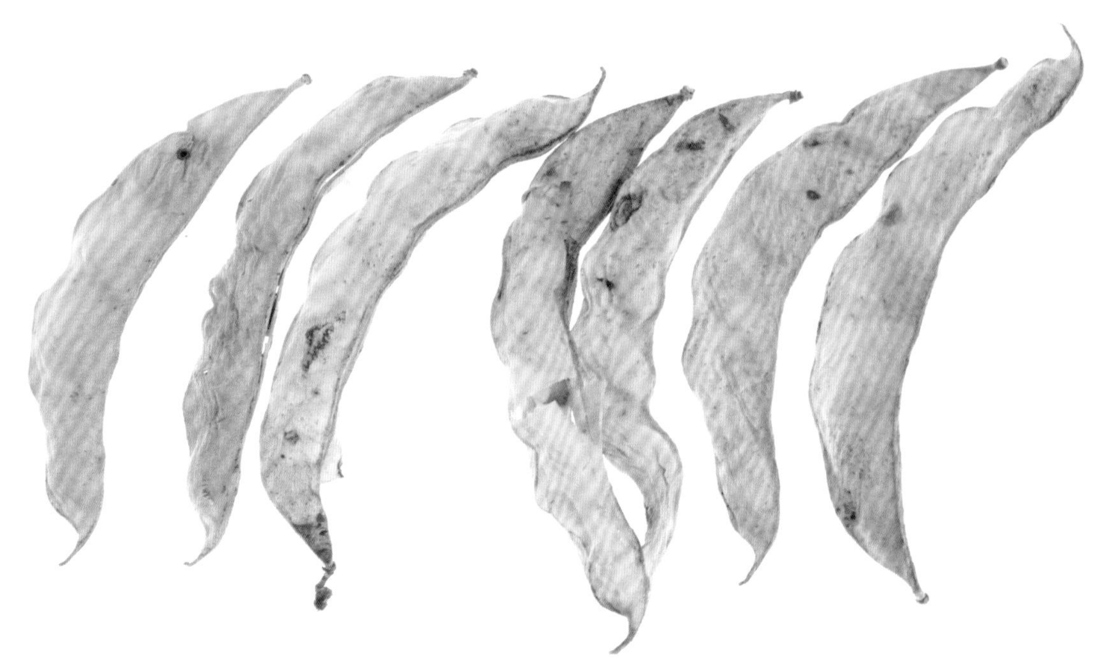

白扁豆药材

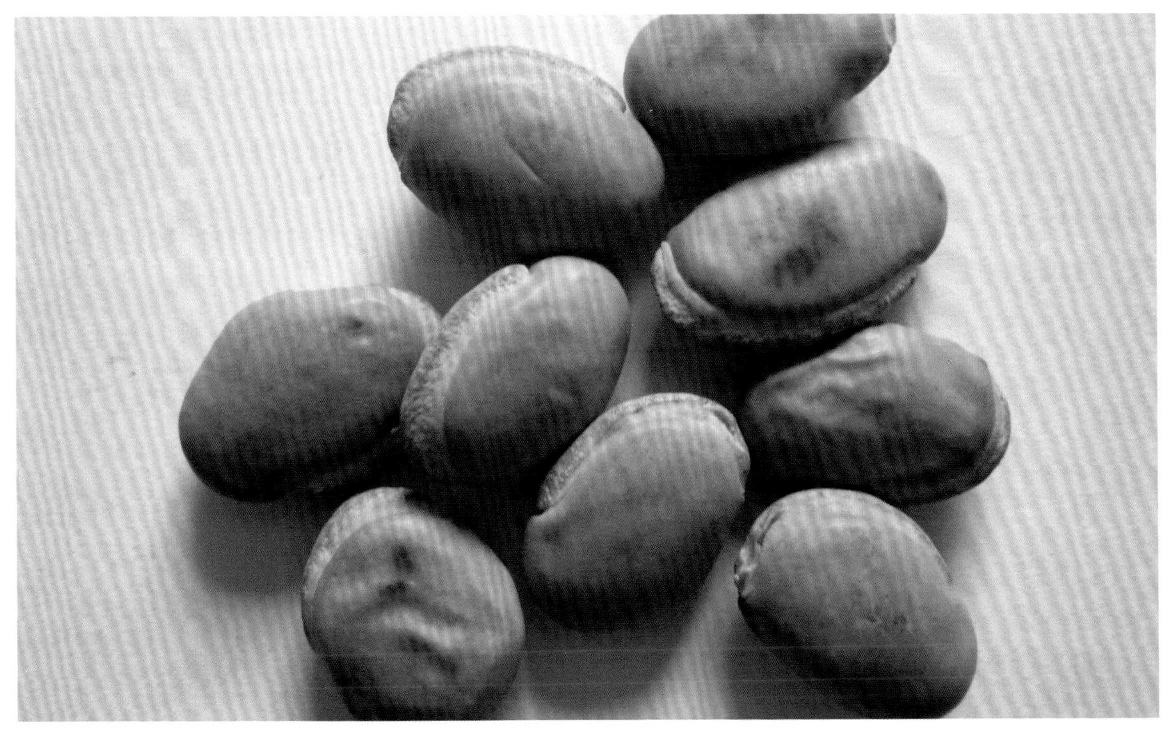

白扁豆药材

7．急性肠胃炎，上吐下泻 炒白扁豆适量。研细粉，温水送服，每次 12 g，每日 3 ~ 4 次。

8．小儿疳积症 白扁豆 60 g，鸡内金 30 g，黑芝麻、糯米各 20 g。分别炒焦，共研细末，调入糖、盐水成糊状，每次服 5 g，每日 2 ~ 3 次。

9．白带，泄泻 白扁豆、山药、白糖各 50 g，白饭豆 100 g。煮粥食。

10．失眠 白扁豆、芡实、薏苡仁、莲子、山药、大枣、龙眼、百合各 6 g，大米 150 g。先把各药煎煮 40 分钟，再放入大米继续煮烂成粥，分顿调糖食用，连吃多日。

11．痢疾 白扁豆、党参、山药各 12 g，芡实 15 g，白术 9 g，薏苡仁 11 g。水煎服，每日 1 次。

12．感冒 白扁豆、厚朴各 5 g，香薷 10 g。把香薷、厚朴剪碎，白扁豆炒黄捣碎，放入保温杯中，以沸水冲泡，盖严温浸 60 分钟，代茶频饮。

13．先天性心脏病 白扁豆（煮熟后去皮）150 g，生晒参粉 3 g，粳米 150 g。共煮粥，经常食用。

14．中暑 白扁豆 50 g。加水 500 ml，煎至 300 ml 时，加精盐 3 g，分 2 次食。

15．百日咳 白扁豆 16 g，大枣 10 枚。水煎取汁，每日 1 次，连续服用 3 ~ 5 日。

使用注意

健脾胃宜用炒扁豆，治暑湿解毒，宜用生扁豆。多食能壅气，伤寒邪热炽者勿服。患疟者忌用。

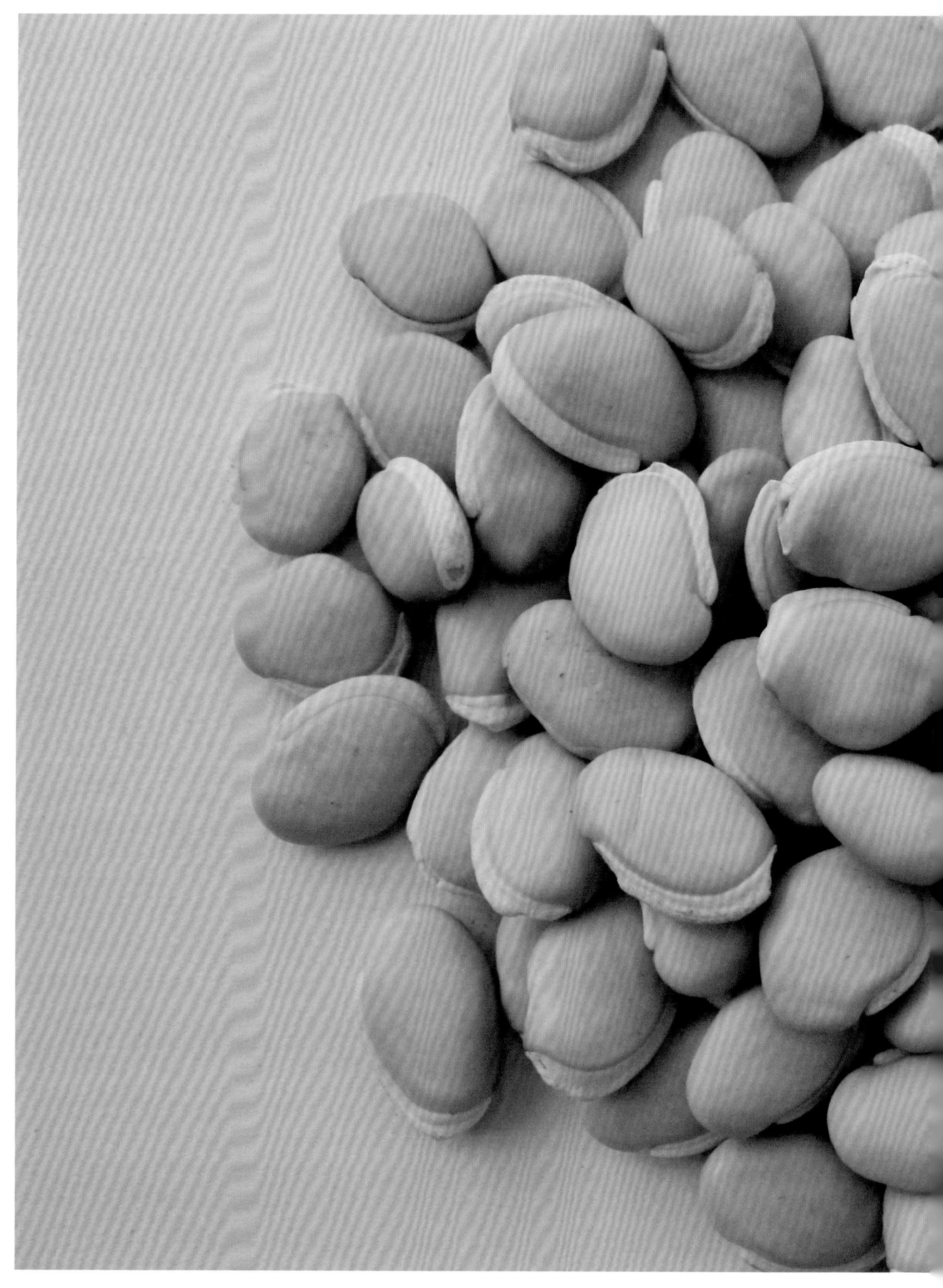

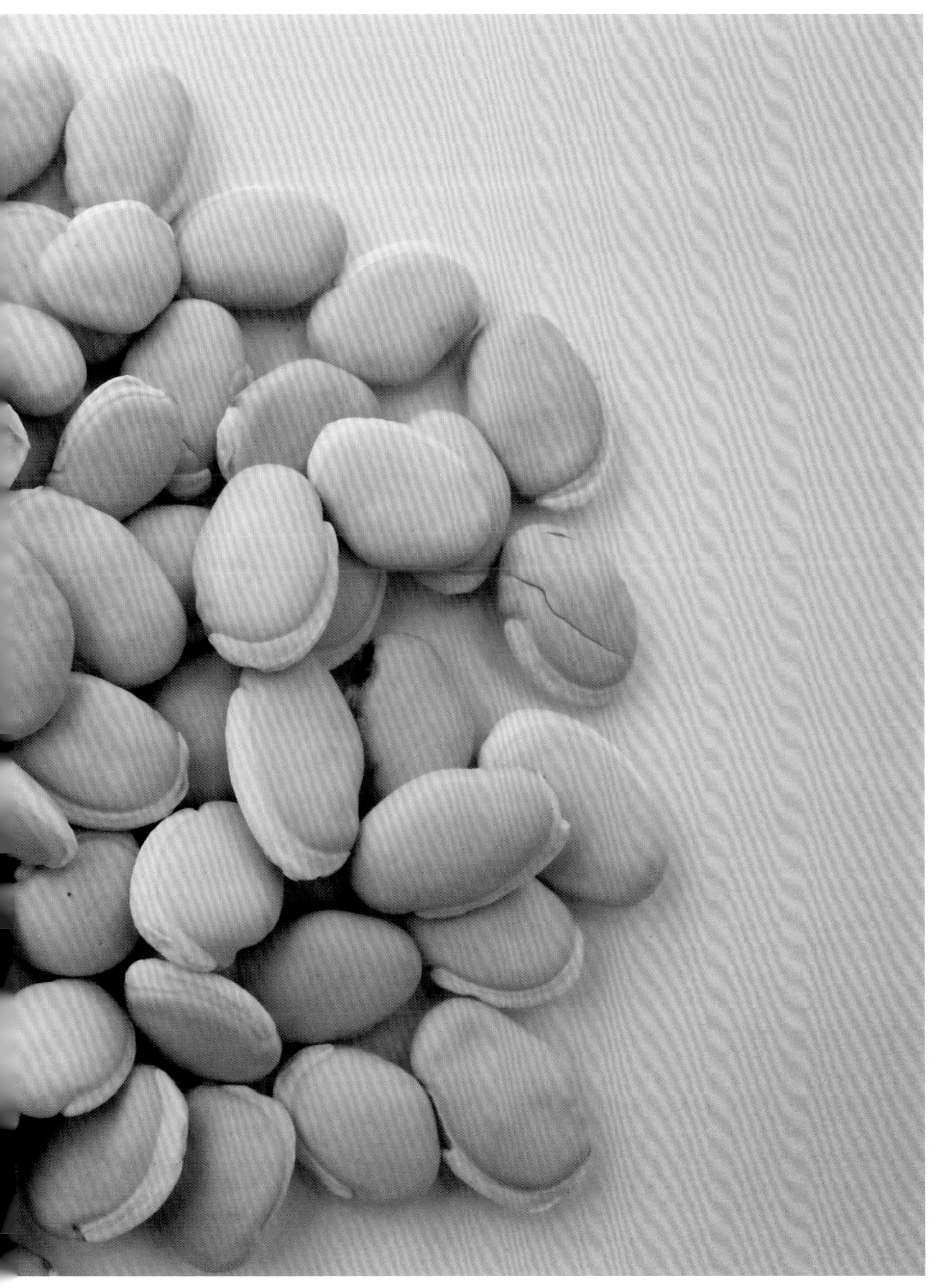

白扁豆饮片

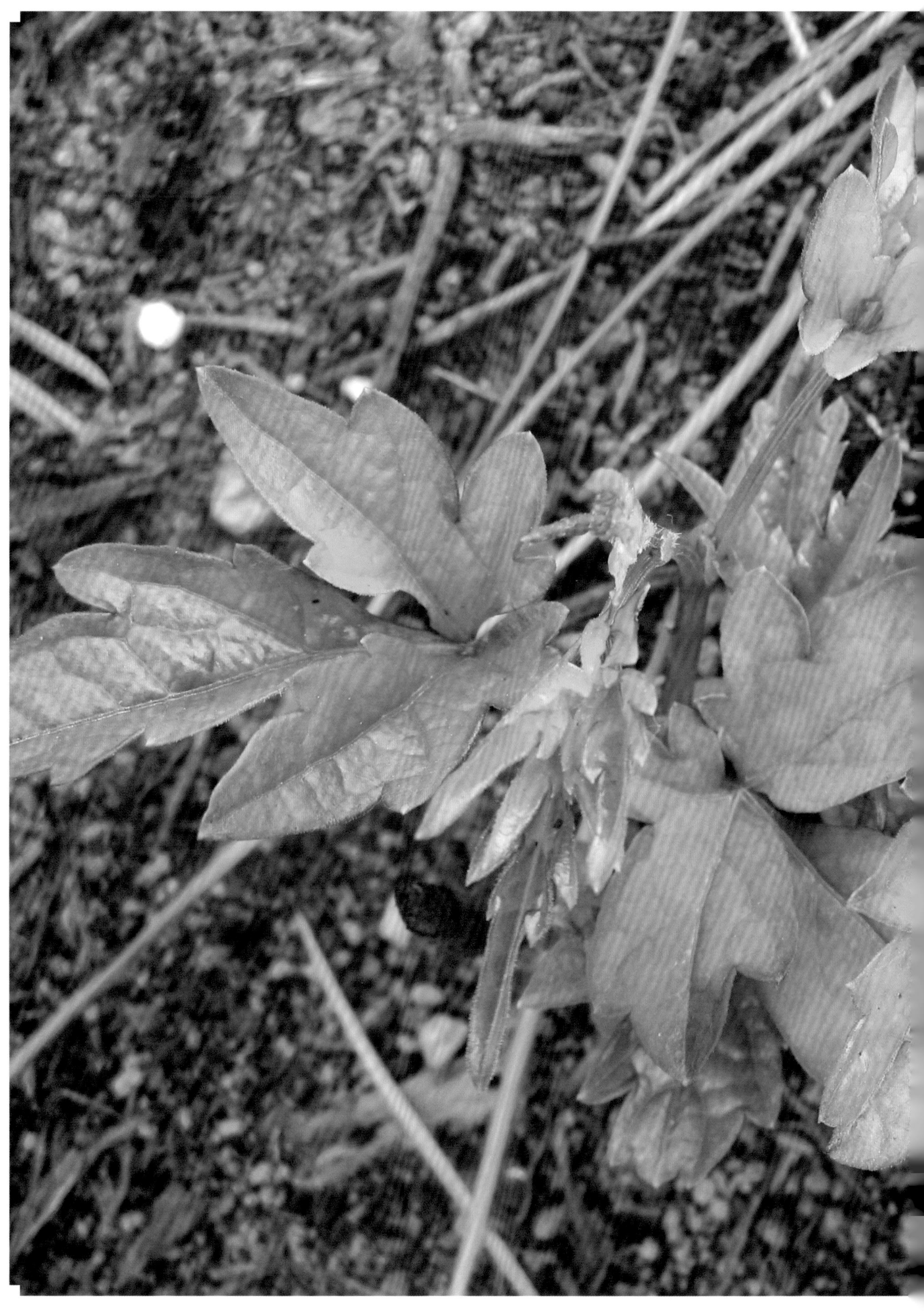

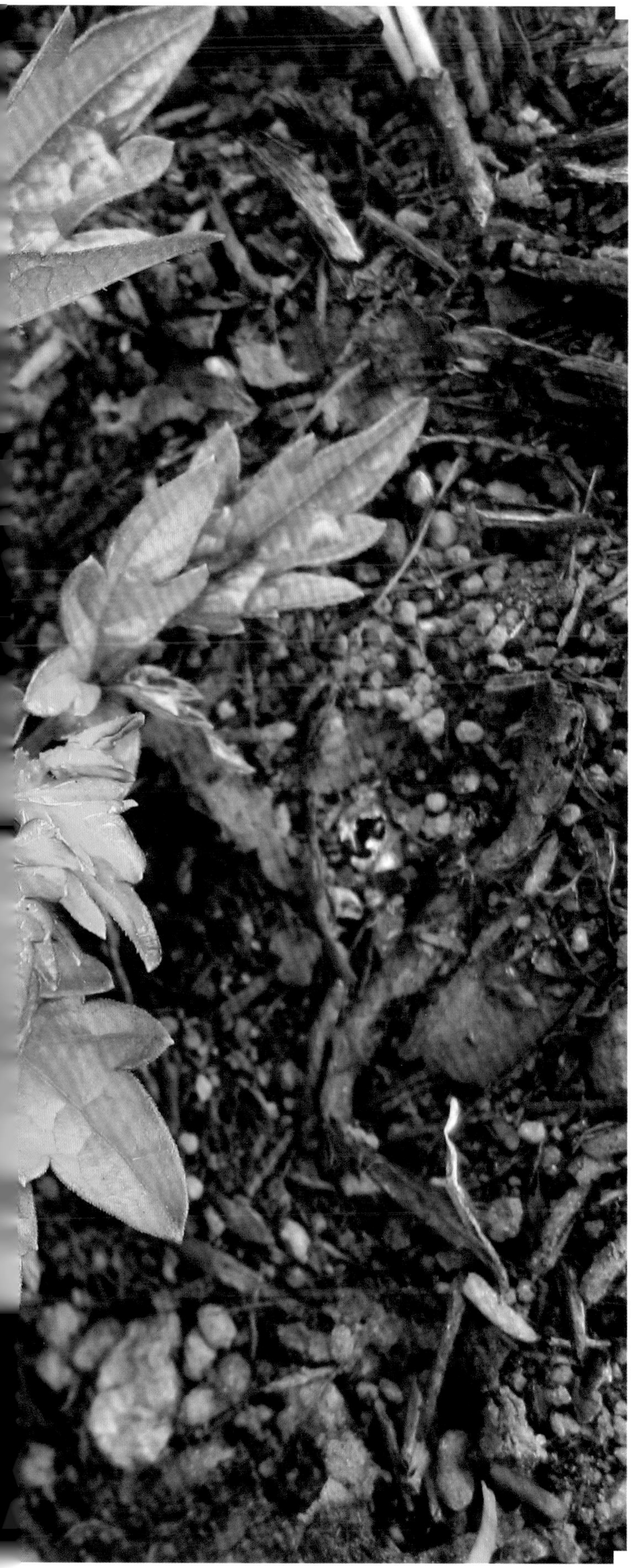

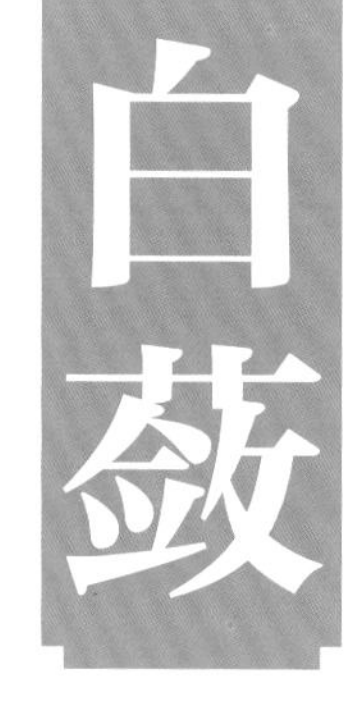

【**壮药名**】棵白及。

【**别　名**】白根、昆仑、山地瓜、地老鼠、鹅抱蛋、野红薯、山葡萄秧、五爪藤。

【**来　源**】本品为葡萄科植物白蔹 *Ampelopsis japonica*（Thunb.）Makino 的干燥块根。

【**性味归经**】味苦，性微寒。归心、胃经。

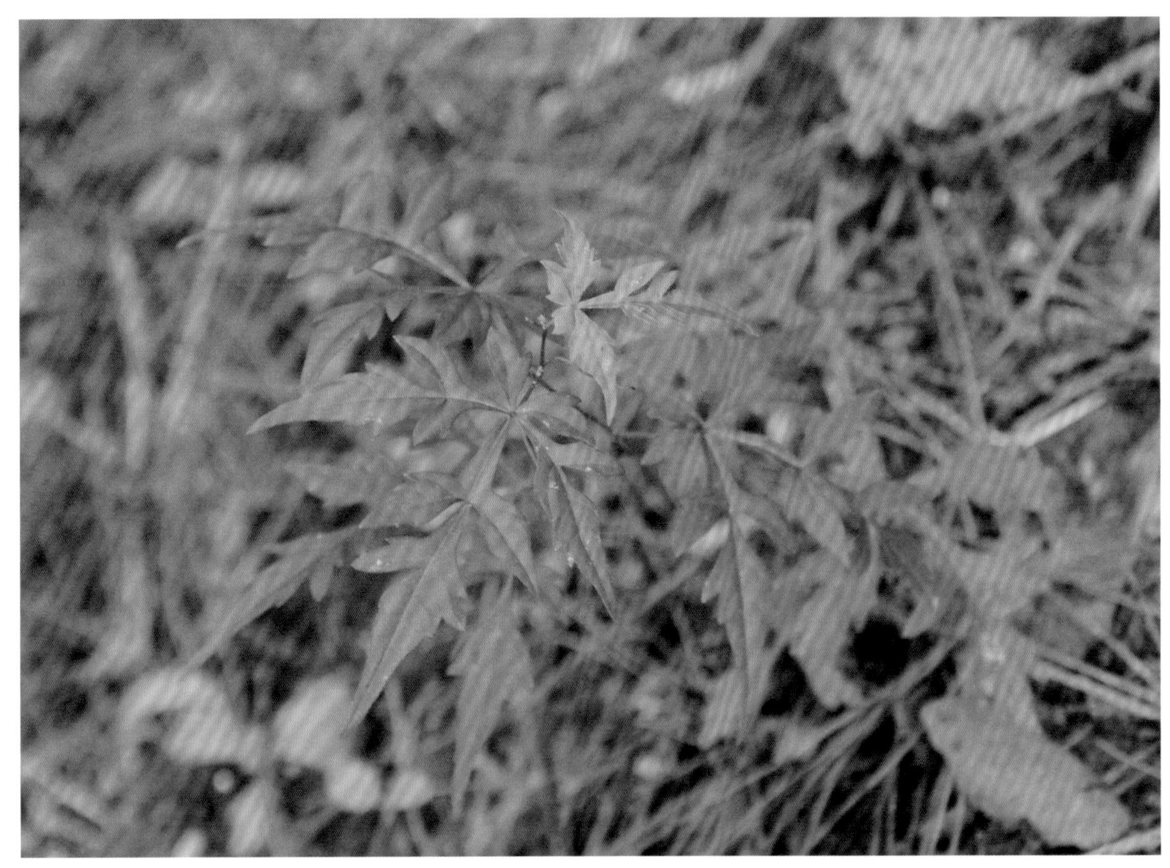

白蔹

识别特征

藤本，以卷须攀缘他物上升。块根纺锤形或块状，深棕红色，根皮栓化，易剥落。小枝光滑，棕褐色，具纵纹。叶互生，掌状复叶，具柄；小叶片通常 5 枚，再次作掌状或羽状分裂；小叶有短柄或几无柄，最终裂片披针形或菱形，大小不等，先端尖，基部楔形，边缘有不规则缺刻状粗齿，叶轴及小叶柄有翅；叶上面暗绿色，下面淡绿色，均光滑无毛。聚伞花序与叶对生，总花梗长 4 ~ 9 cm，常缠绕，花小，直径 1.5 ~ 2.0 mm，淡黄色；花萼 5 片，不明显；花瓣 5 片，卵圆形，后脱落；雄蕊 5 枚，花丝短；花盘杯状，明显；子房着生花盘中央，2 室，花柱 1 枚，甚短。浆果球形，直径 6 ~ 7 mm，蓝色或蓝紫色。花期 6—7 月，果期 8—9 月。

生境分布

生长于荒山的灌木丛中，多为野生。主要分布于华东、华北及中南各地区，广东、广西也有分布。

采收加工

春、秋二季采挖，除去泥沙及细根，切成纵瓣或斜片，晒干。

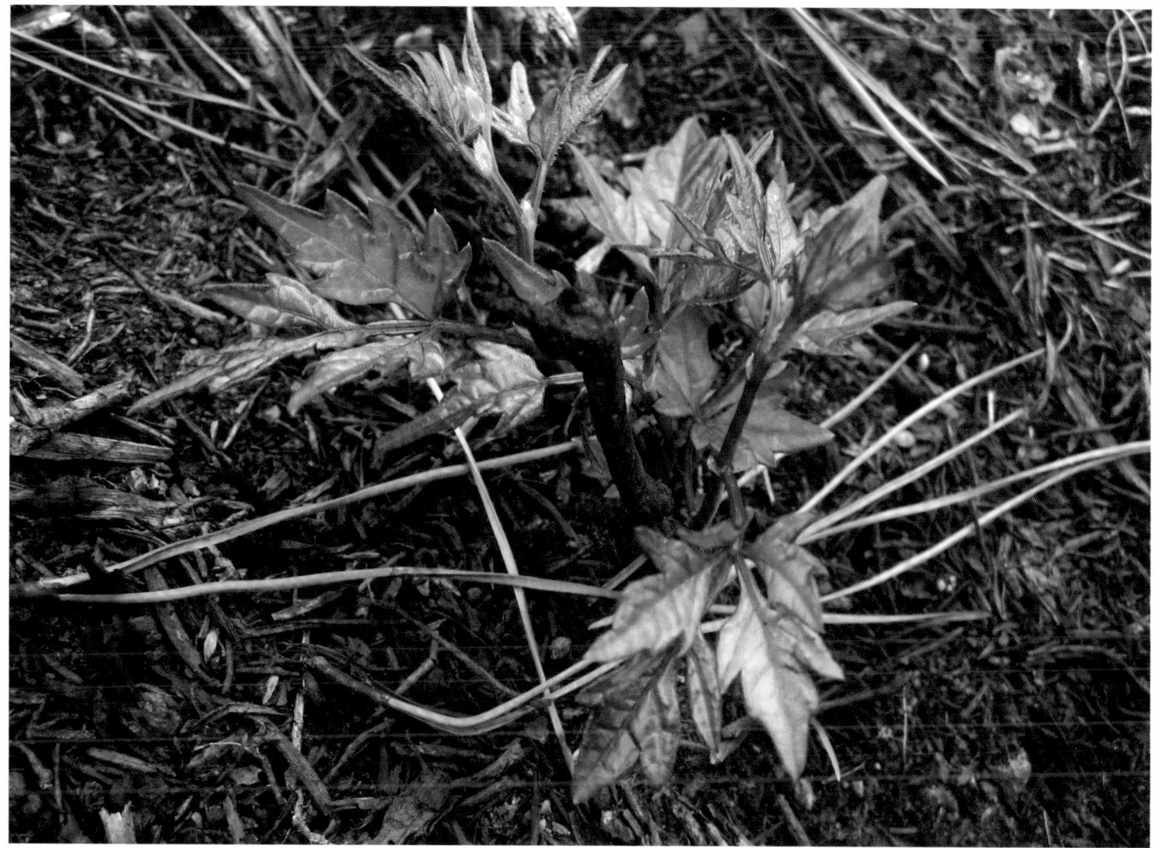

白蔹

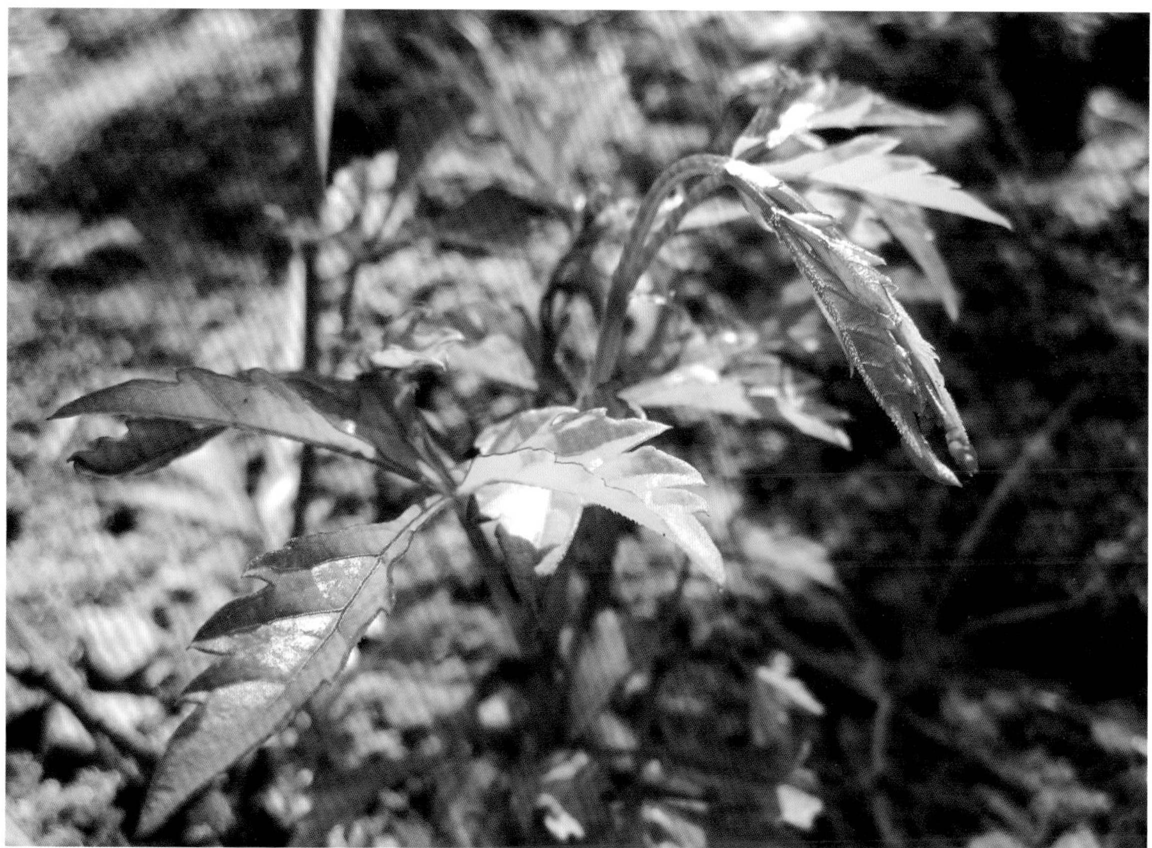

白蔹

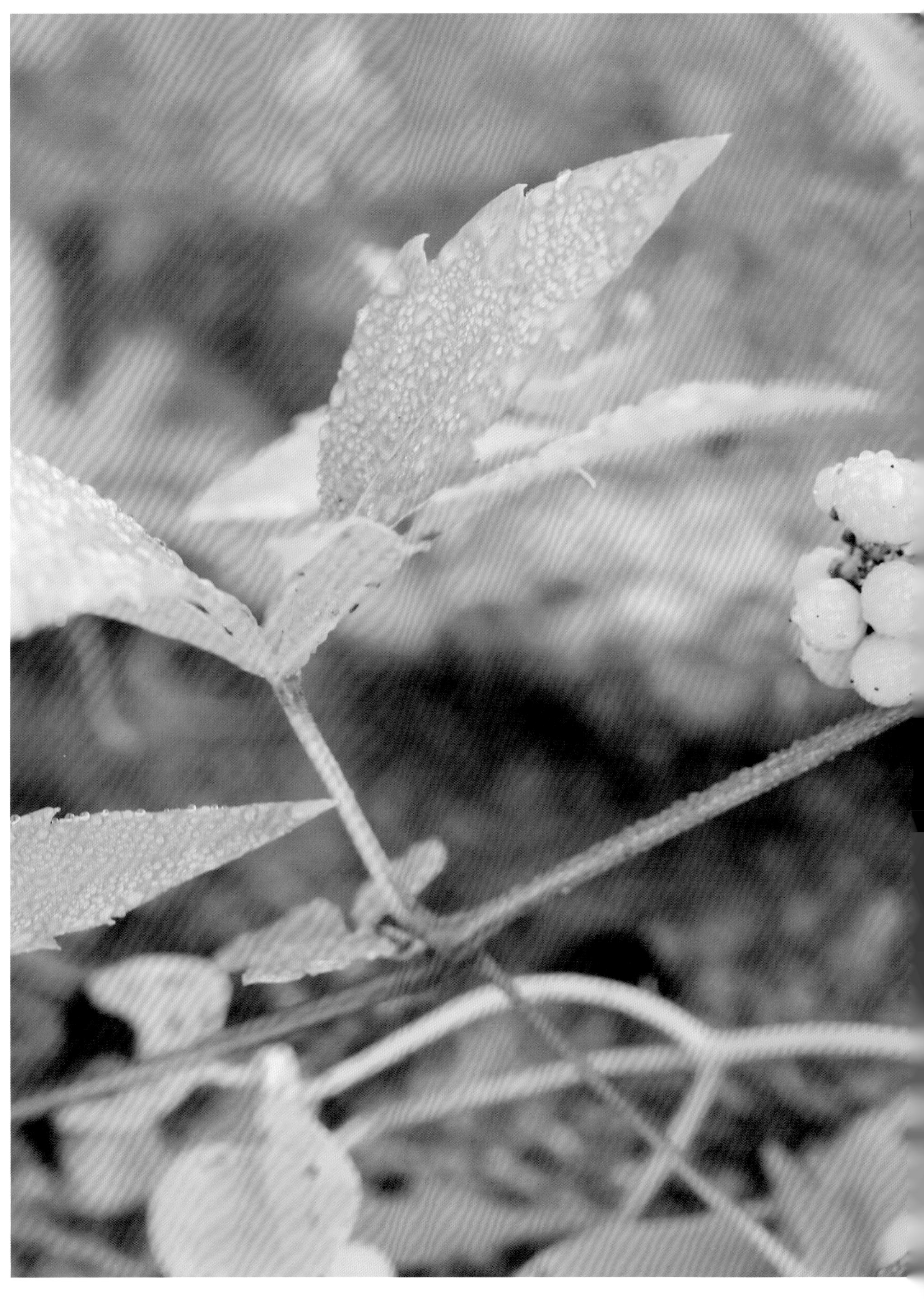

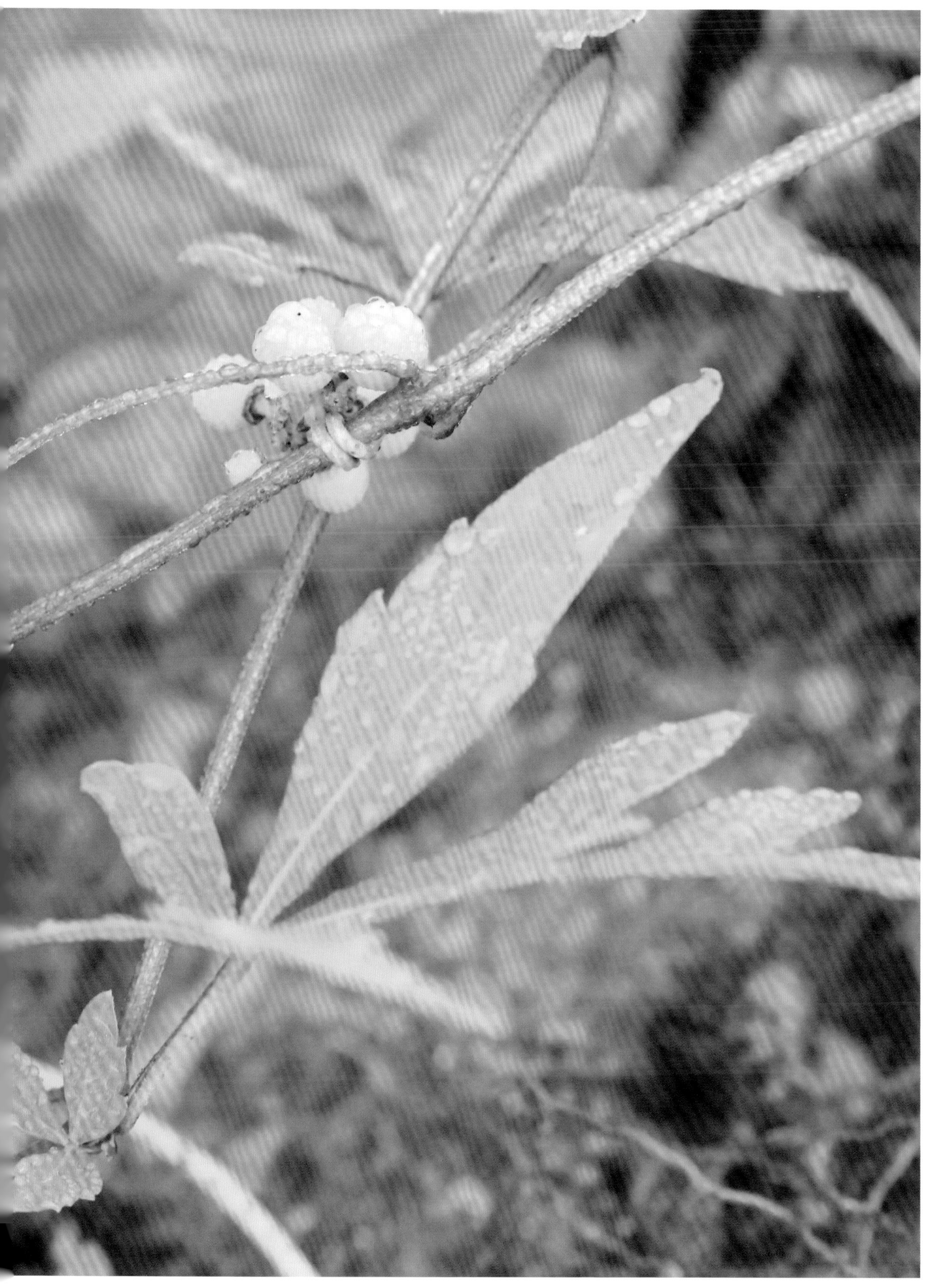

白蔹

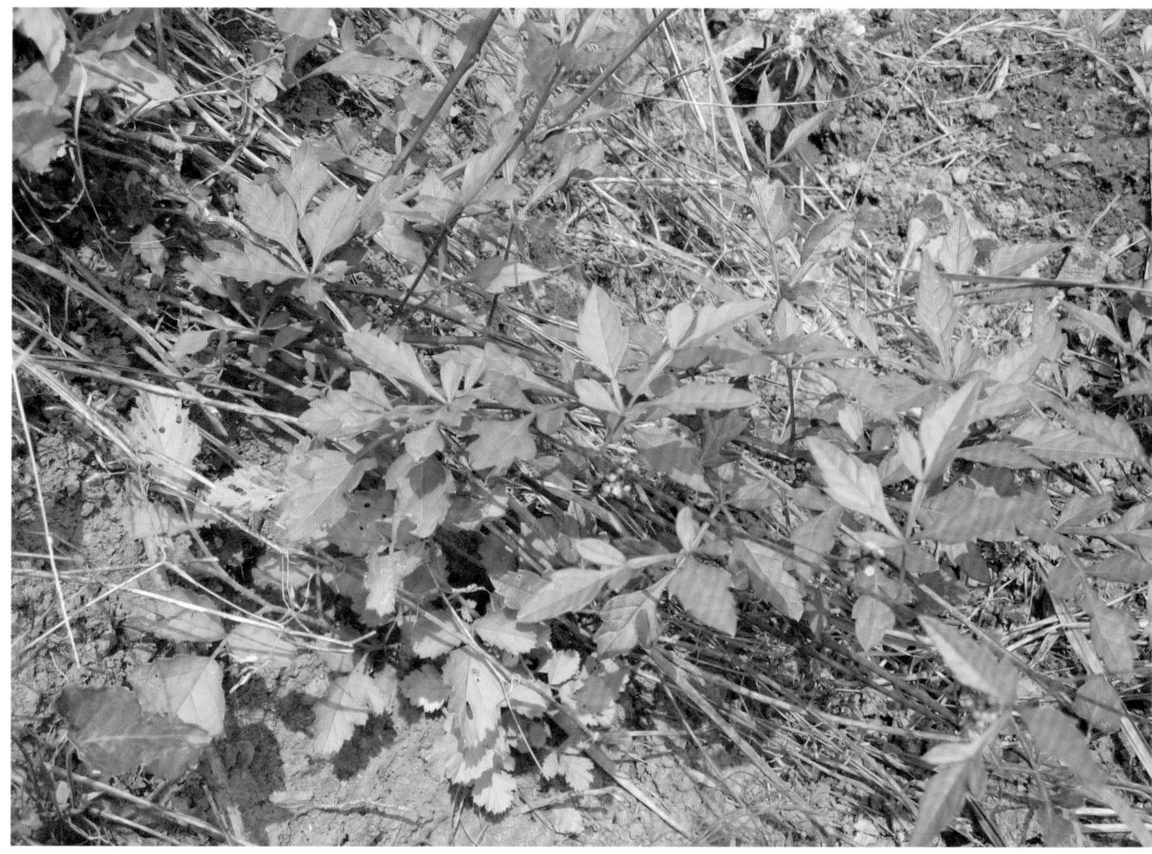

白蔹

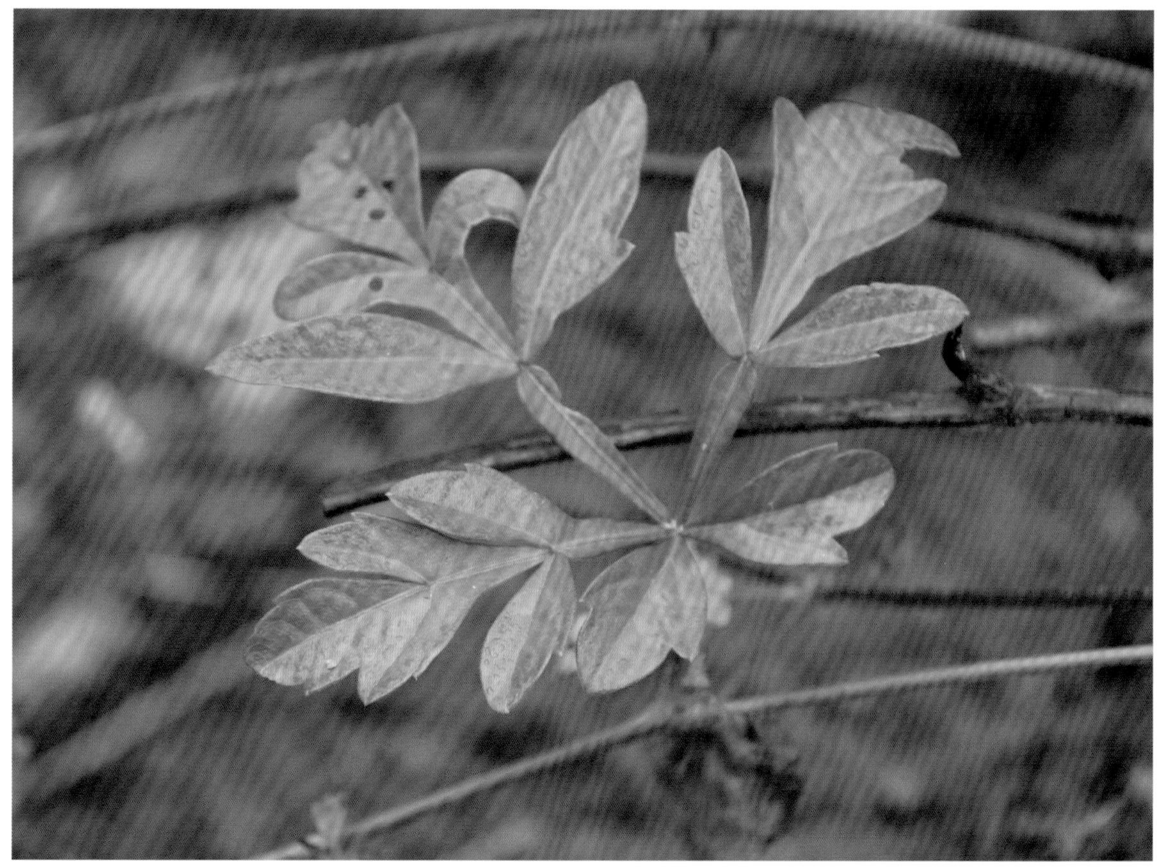

白蔹

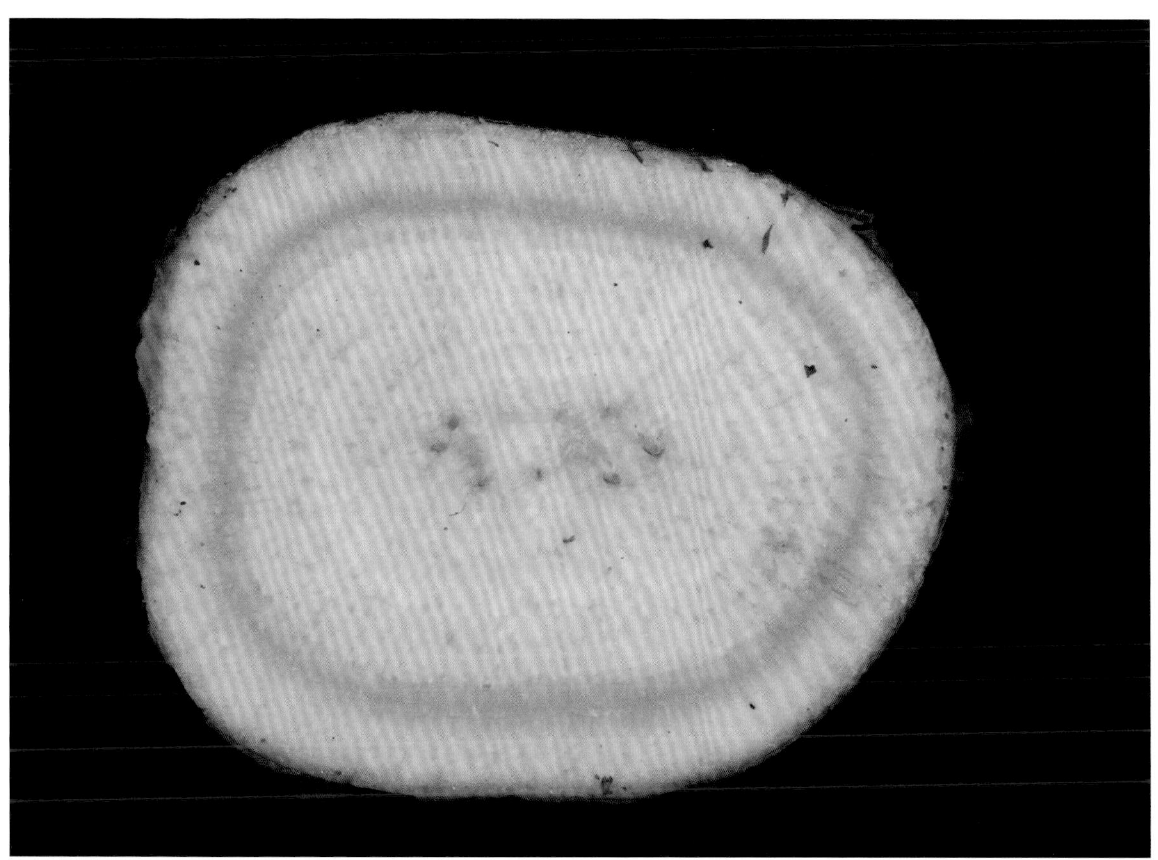

白蔹药材

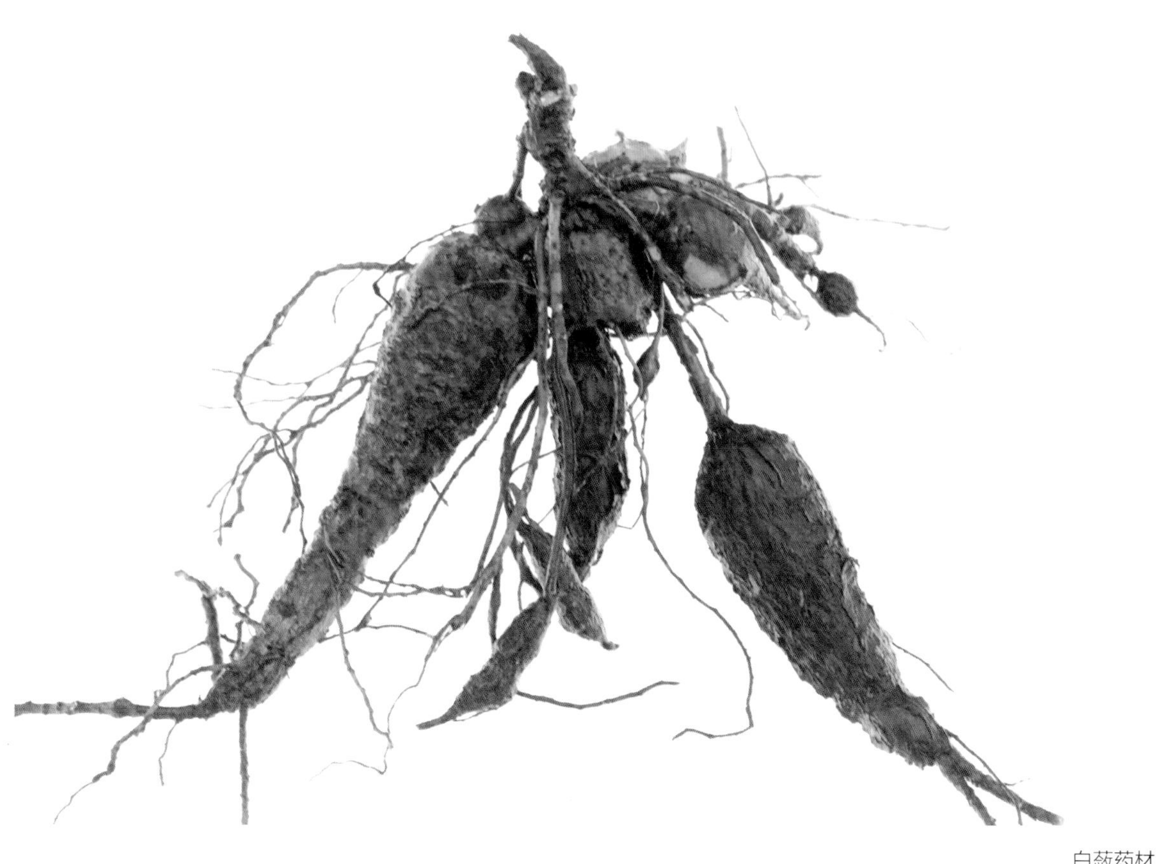

白蔹药材

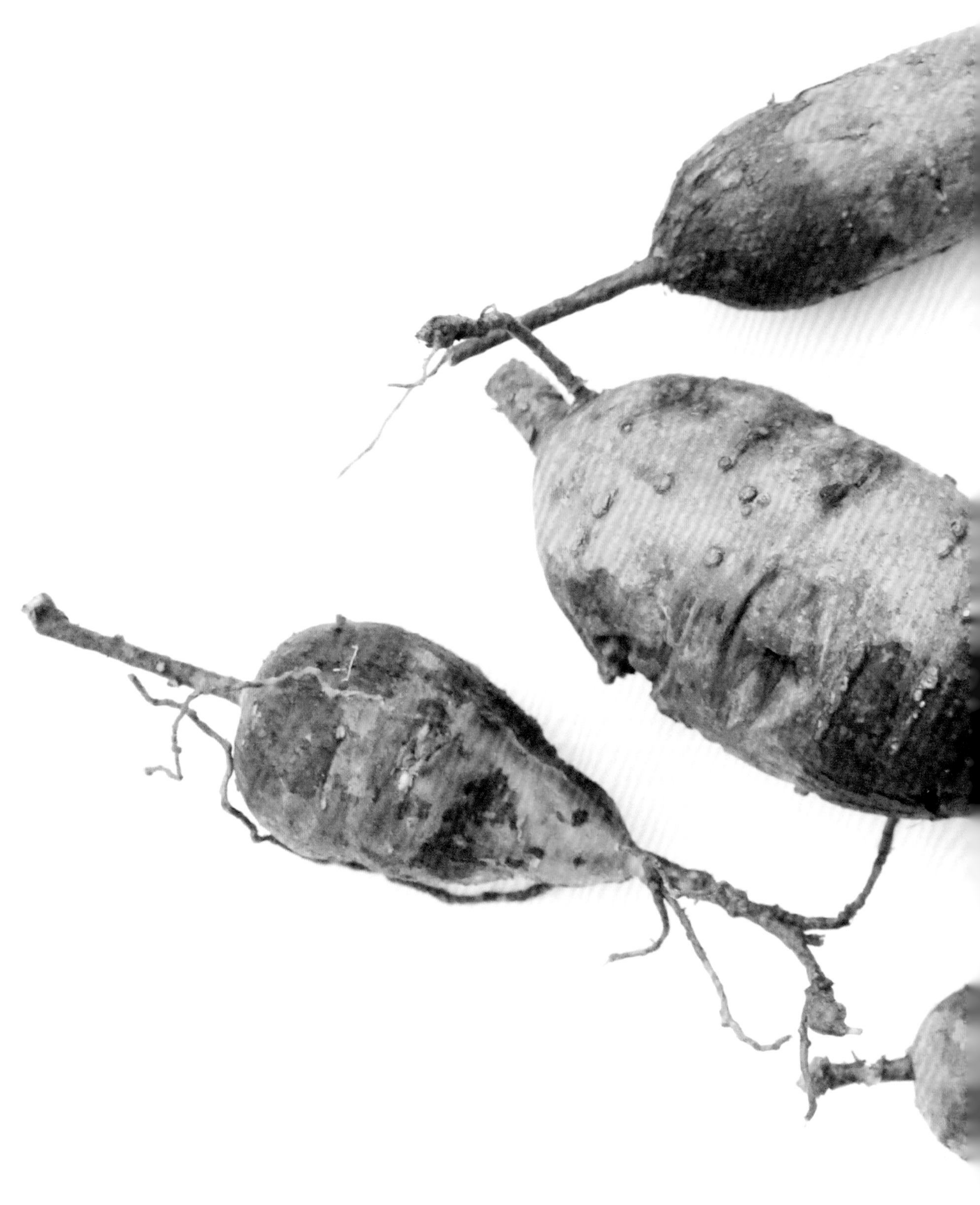

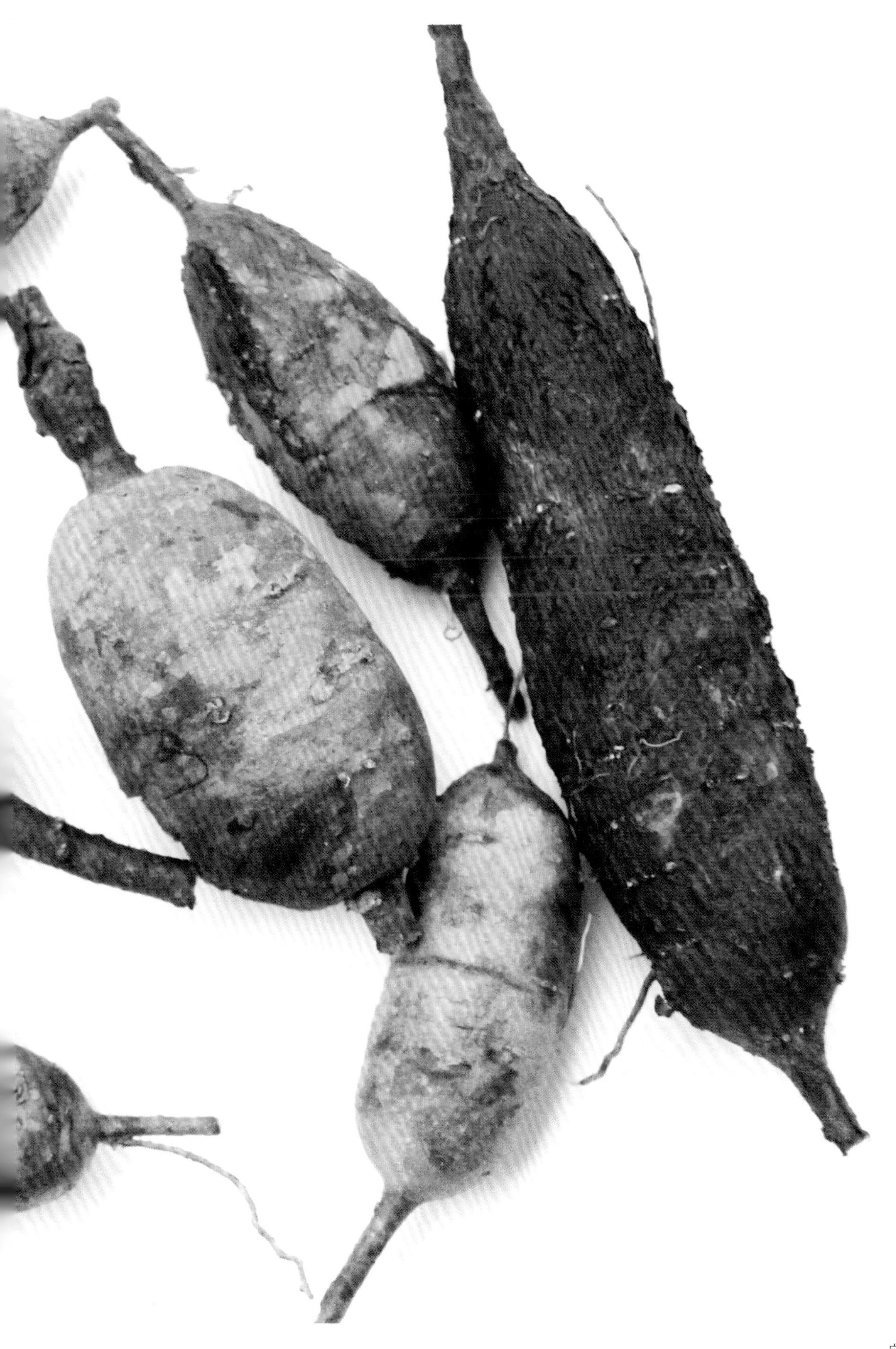

白蔹药材

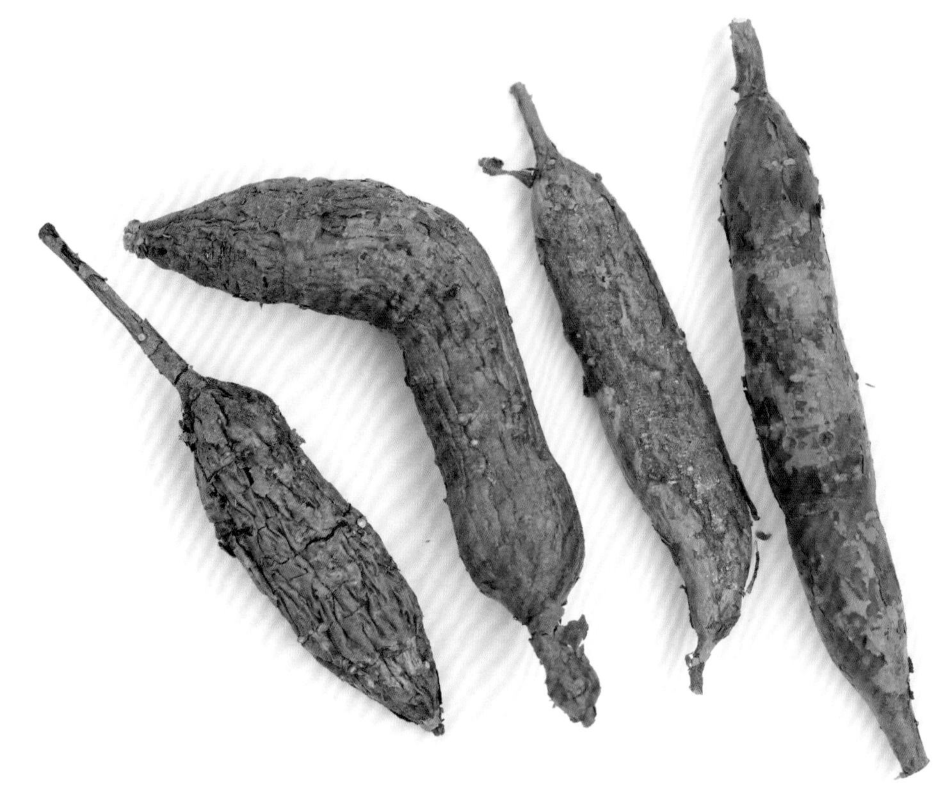

白蔹药材

药材鉴别

本品纵瓣呈长圆形或近纺锤形，长 4 ~ 10 cm，直径 1 ~ 2 cm。切面周边常向内卷曲，中部有 1 突起的棱线；外皮红棕色或红褐色，有纵皱纹、细横纹及横长皮孔。易层层脱落，脱落处呈淡红棕色。斜片呈卵圆形，长 2.5 ~ 5 cm，宽 2 ~ 3 cm。切面类白色或浅红棕色，可见放射状纹理，周边较厚。微翘起或略弯曲。体轻，质硬脆，易折断，折断时有粉尘飞出。气微，味甘。以肥大、断面粉红色、粉性足者为佳。

功效主治

清热解毒，散结生肌，止痛。主治痈肿，疔疮，瘰疬，烫伤，温疟，惊痫，血痢，肠风，痔漏。

药理作用

本品有很强的抑菌作用，并有很强的抗真菌效果。所含多种多酚化合物具有较强的抗肝毒素作用及很强的抗脂质过氧化活性。

用法用量

内服：5 ~ 10 g，煎汤。外用：适量，煎汤洗或研成极细粉敷患处。

民族药方

1. 汤火伤 白蔹适量。研末敷涂。

2. 疔疮初起 白蔹适量。研细末，水调涂搽。

3. 扭挫伤 白蔹 2 个，食盐适量。捣烂如泥外敷。

4. 冻耳成疮 白蔹、黄蘖各等份。共研细末，加生油调匀搽耳。

5. 脸上粉刺 白蔹、藜芦各等份。共研细末，酒调涂搽，每日 3 次。

6. 一切痈肿 白蔹、赤小豆、网眼草各等份。共研细末，加鸡蛋白调匀涂搽，每日 3 次。

7. 风痹筋急 白蔹、熟附子各等份。共研为末，每服一小撮，酒送下，每日 2 次，以身中暖和为度。服药期间忌食猪肉、冷水。

8. 外科炎症 白蔹块根 90 g。去皮研末，用量根据炎症面积加减，以沸水搅拌成团后，加 75% ~ 95% 乙醇调成稠糊状，外敷患处，每日 1 次，以愈为度。

使用注意

脾胃虚寒及无实火者，痈疽已溃者均不宜服。

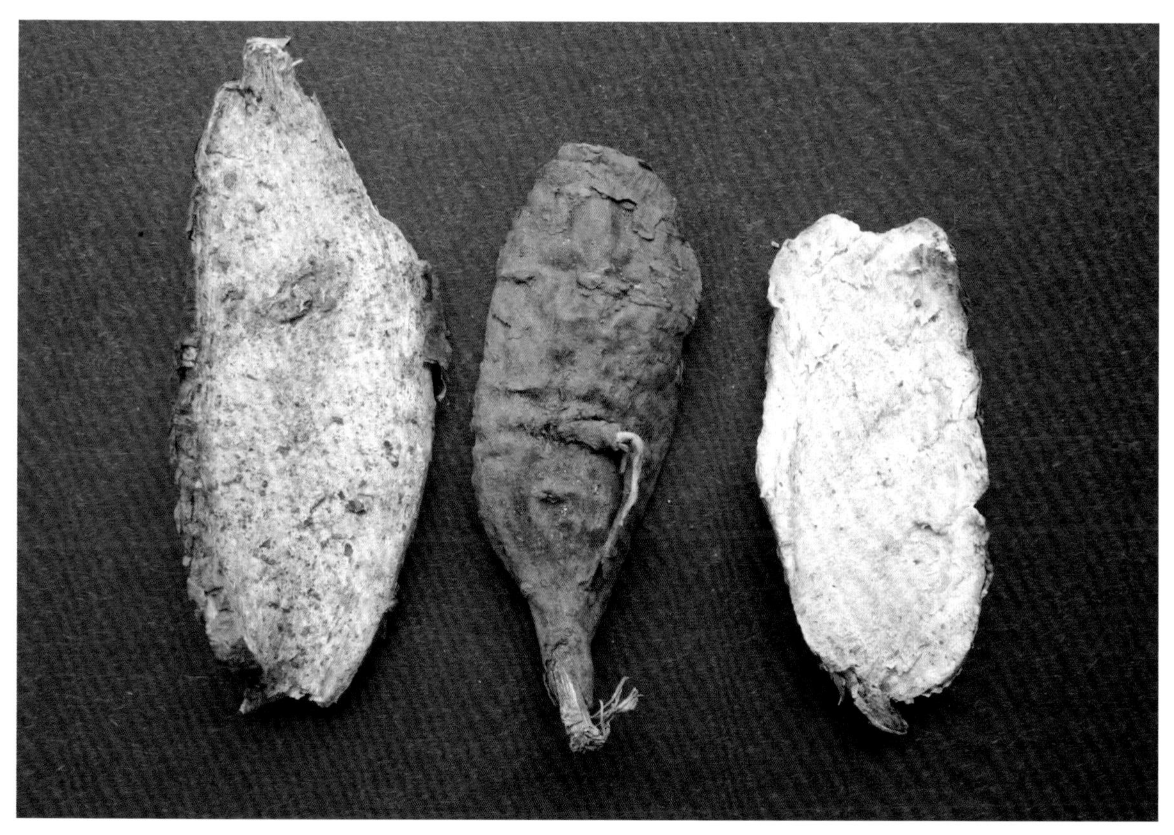

白蔹药材

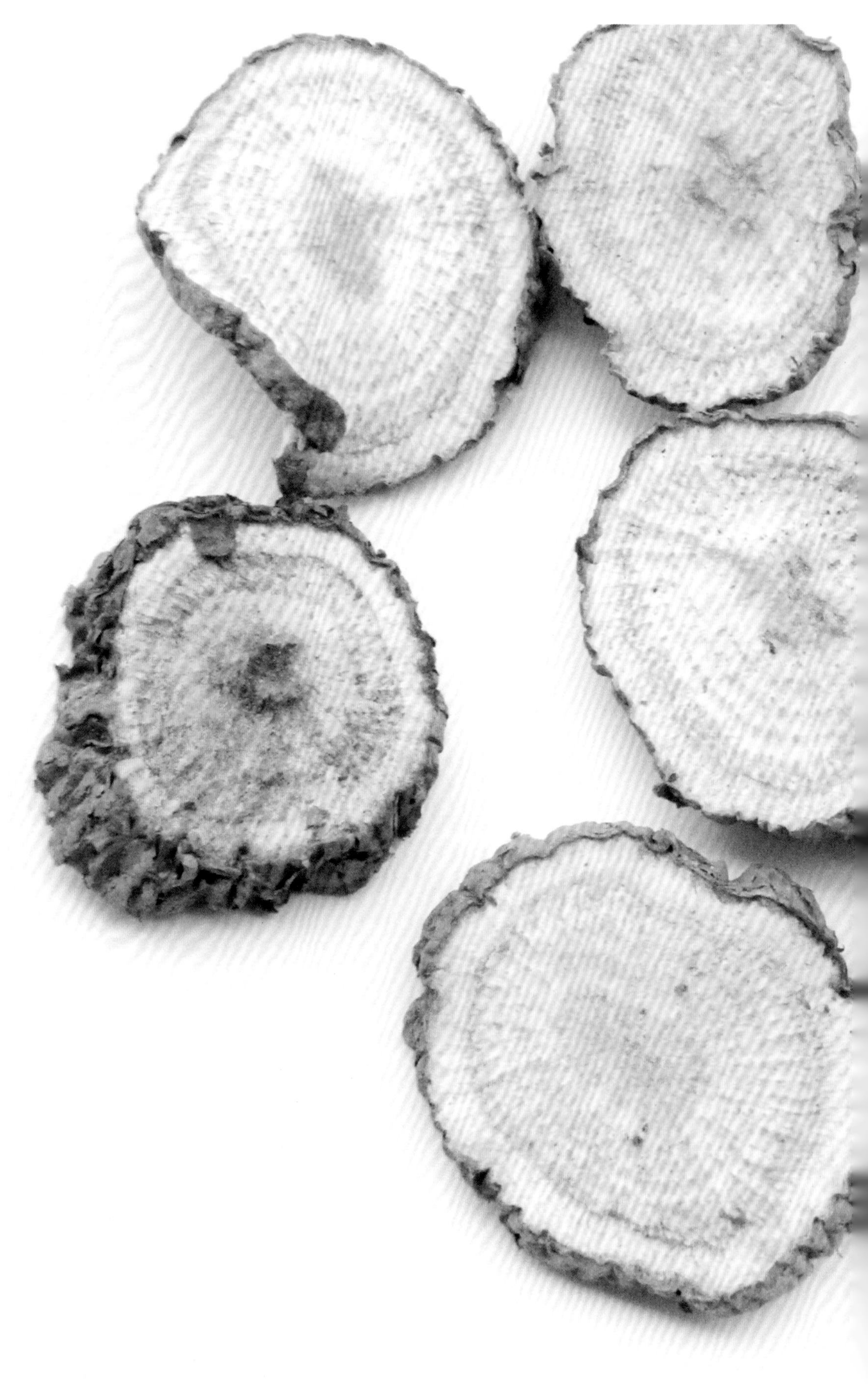

白蔹

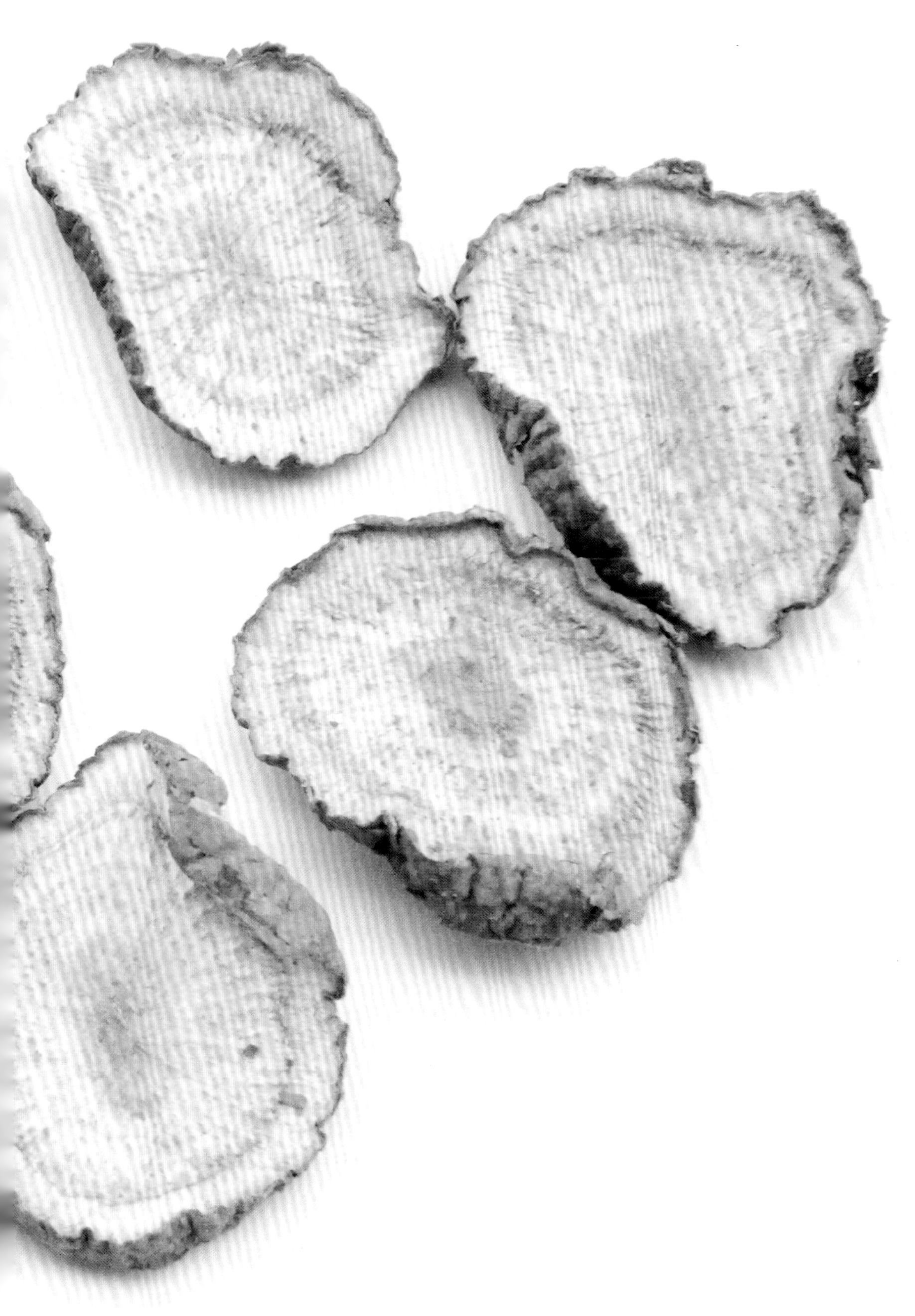

白蔹饮片

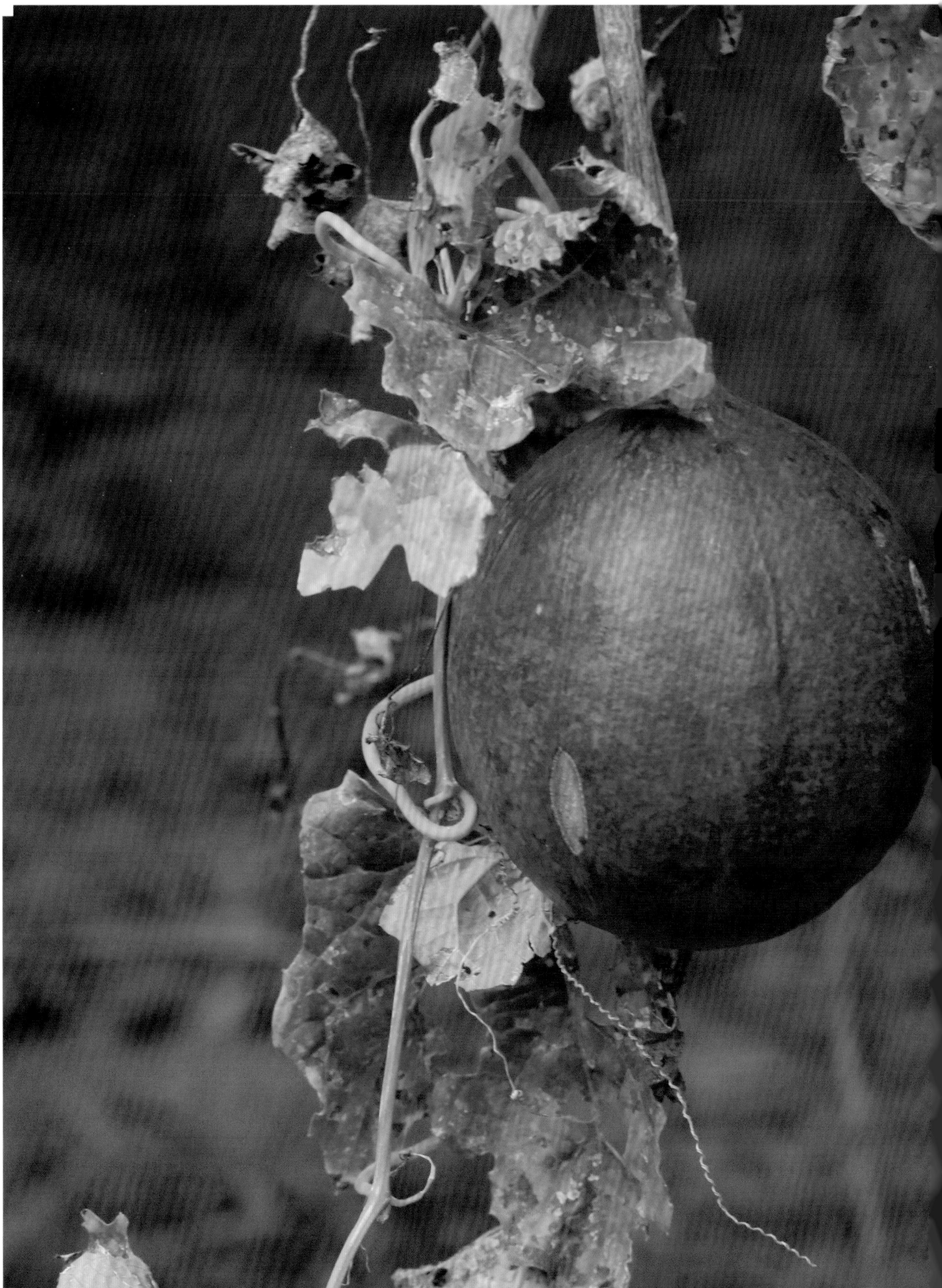

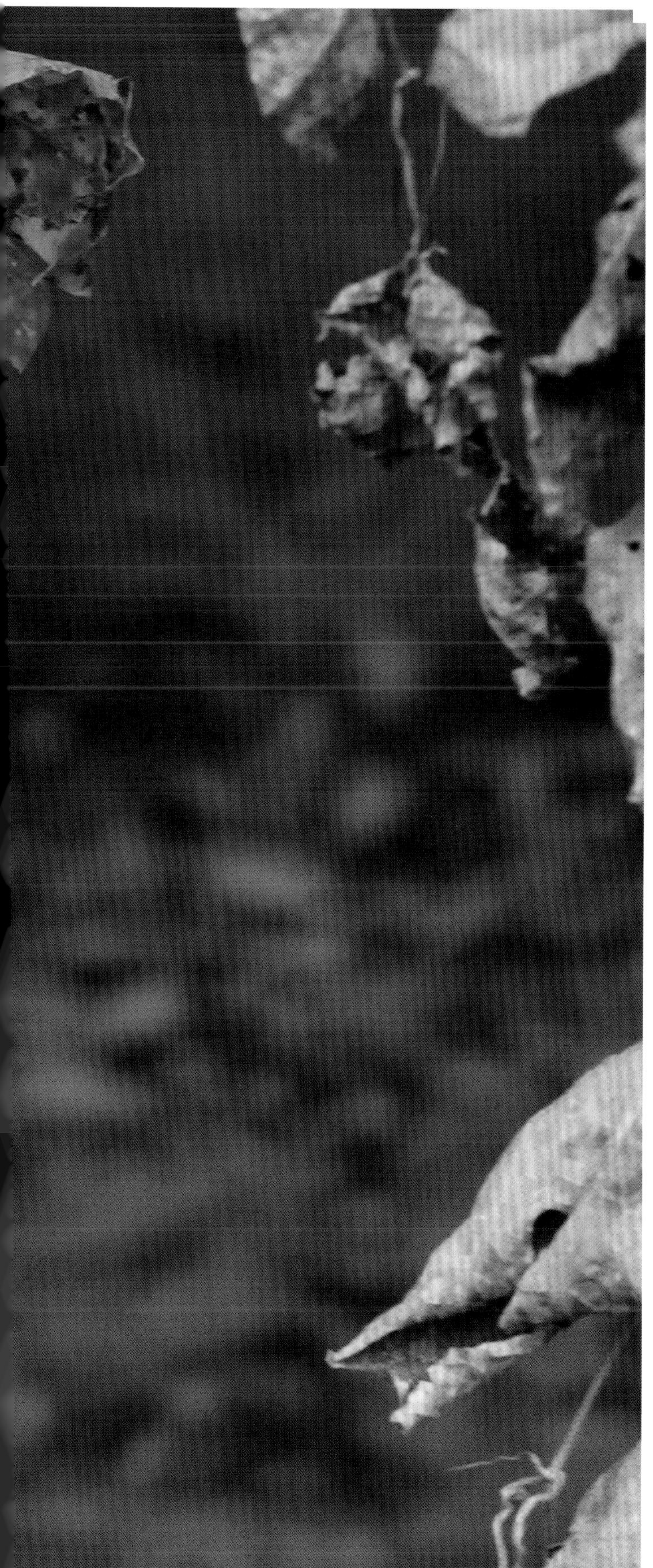

瓜蒌

【壮药名】壤补龙。

【别　名】地楼、泽巨、野苦瓜、山金匏、大圆瓜、药瓜皮。

【来　源】本品为葫芦科植物栝楼 *Trichosanthes kirilowii* Maxim. 或双边栝楼 *Trichosanthes rosthornii* Harms 的干燥成熟果实。

【性味归经】味甘、苦，性寒。归肺、胃、大肠经。

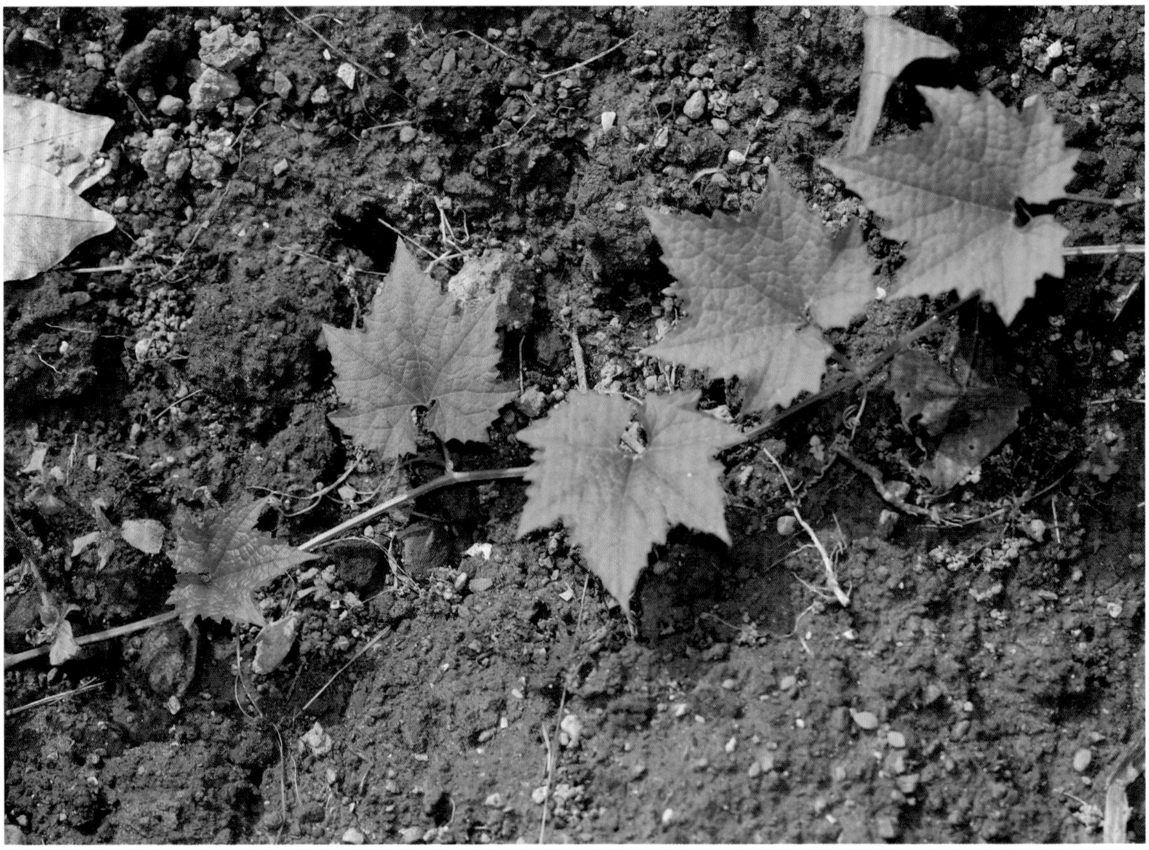

栝楼

识别特征

攀缘藤本，长可达 10 m。块根粗大，肥厚，茎多分枝，具纵棱及槽，卷须 2 ~ 3 歧。叶互生，叶柄长；叶片纸质，卵状心形，3 ~ 7 浅裂至中裂，裂片棱状倒卵形，先端钝，急尖，边缘常再浅裂。雌雄异株；雄花总状花序或单生；小苞片倒卵形；花萼筒状；花冠白色，裂片倒卵形，先端具细状流苏，被长柔毛，花药靠合，长 6 mm，直径 4 mm，花丝分离，粗壮；雌花单生，子房椭圆形，柱头 3。果椭圆形或圆形，长 7 ~ 10.5 cm，成熟时黄褐色或橙黄色。种子卵状椭圆形，扁平，淡黄褐色，近边缘处具棱线。花期 5—8 月，果期 8—10 月。

生境分布

生长于草地和村旁田边，广为栽培。分布于华北、中南、华东及辽宁、陕西、甘肃、四川、贵州、云南等省区。

采收加工

霜降至冬至果实成熟、果皮挂有白粉时采收，连果柄摘下果实，悬挂于通风干燥处晾干。

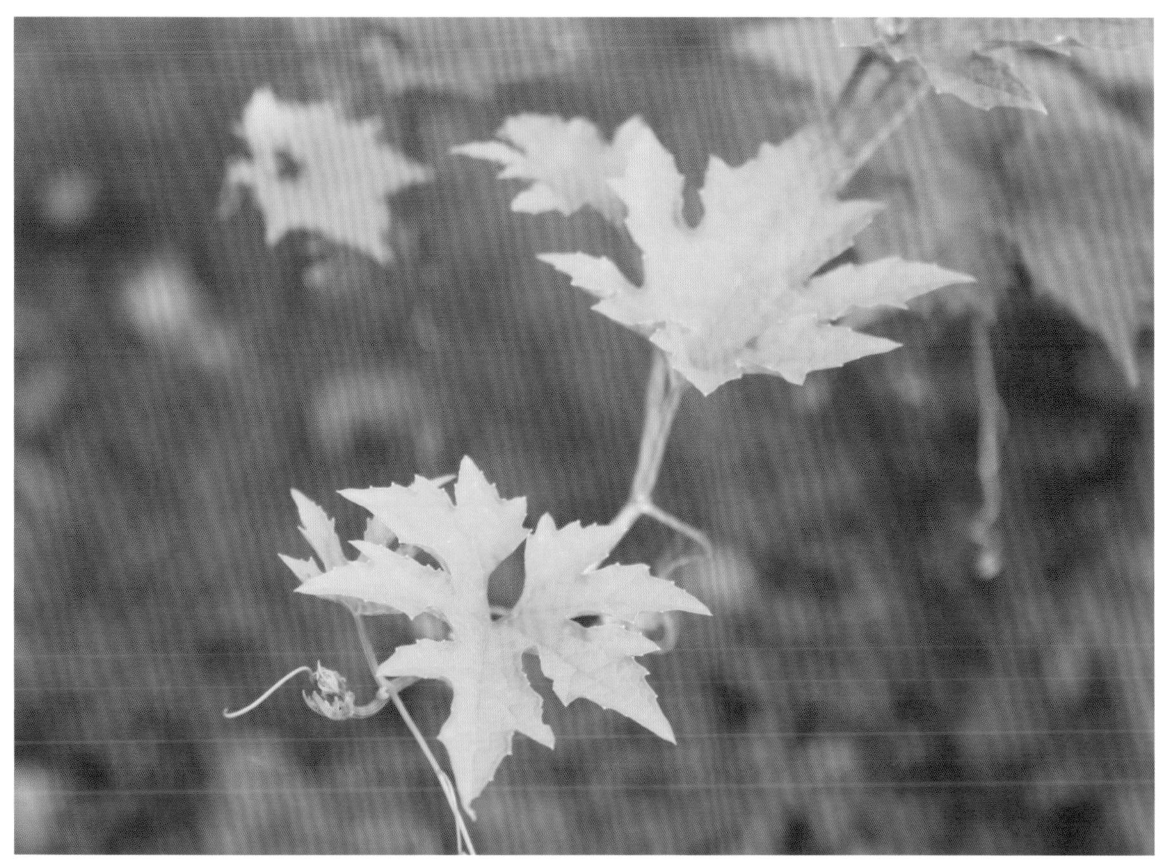

栝楼

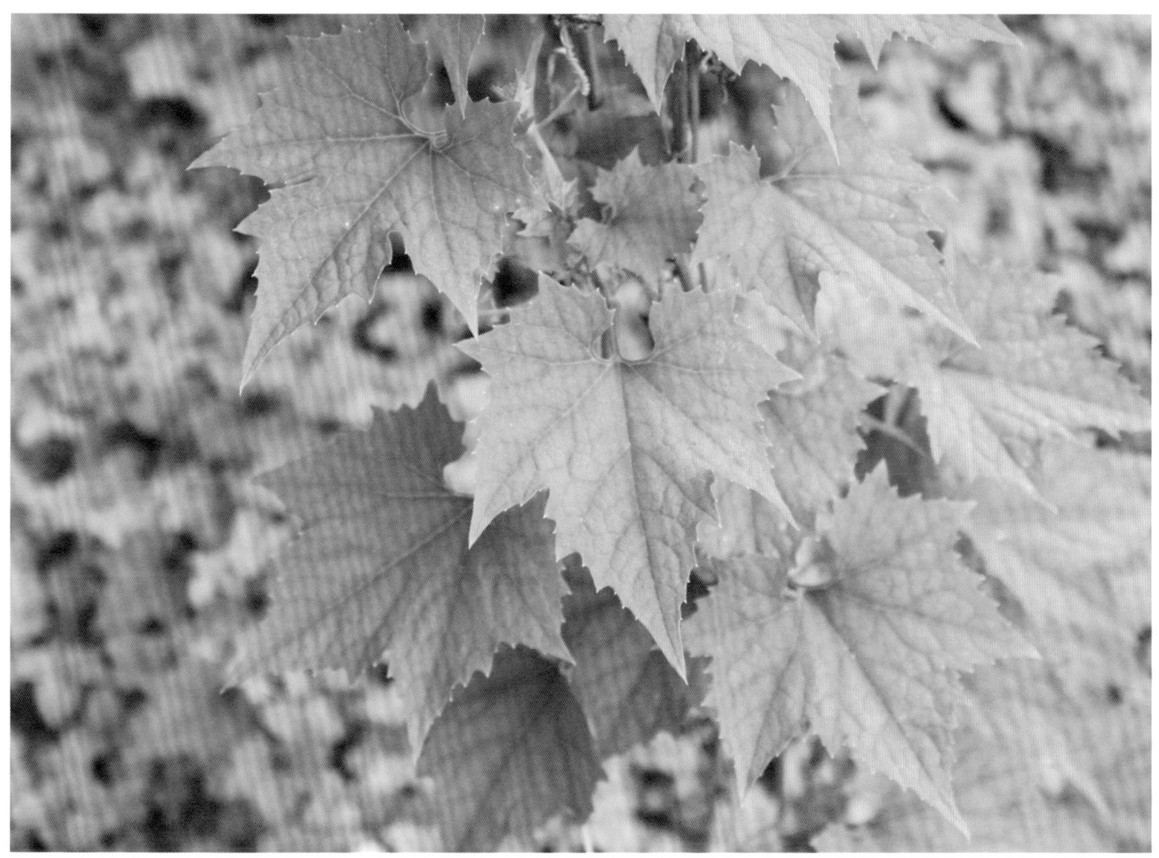

栝楼

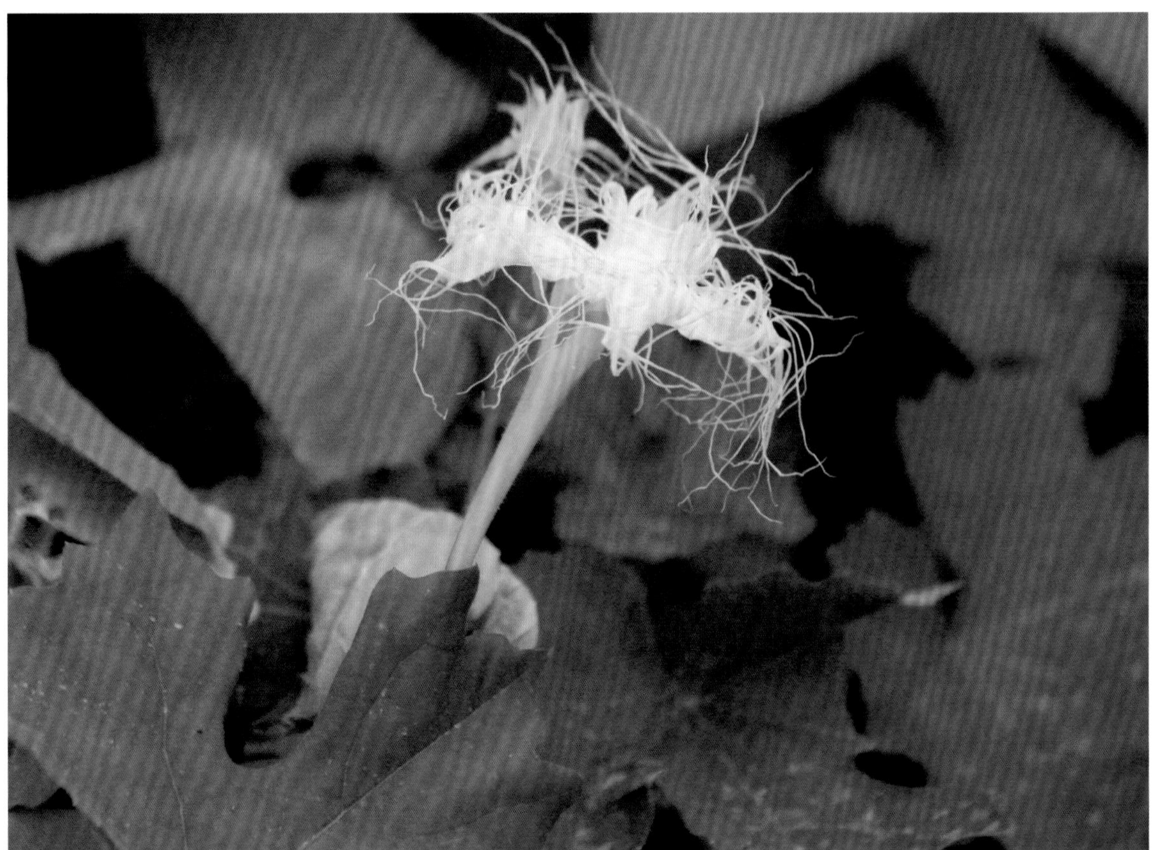

栝楼

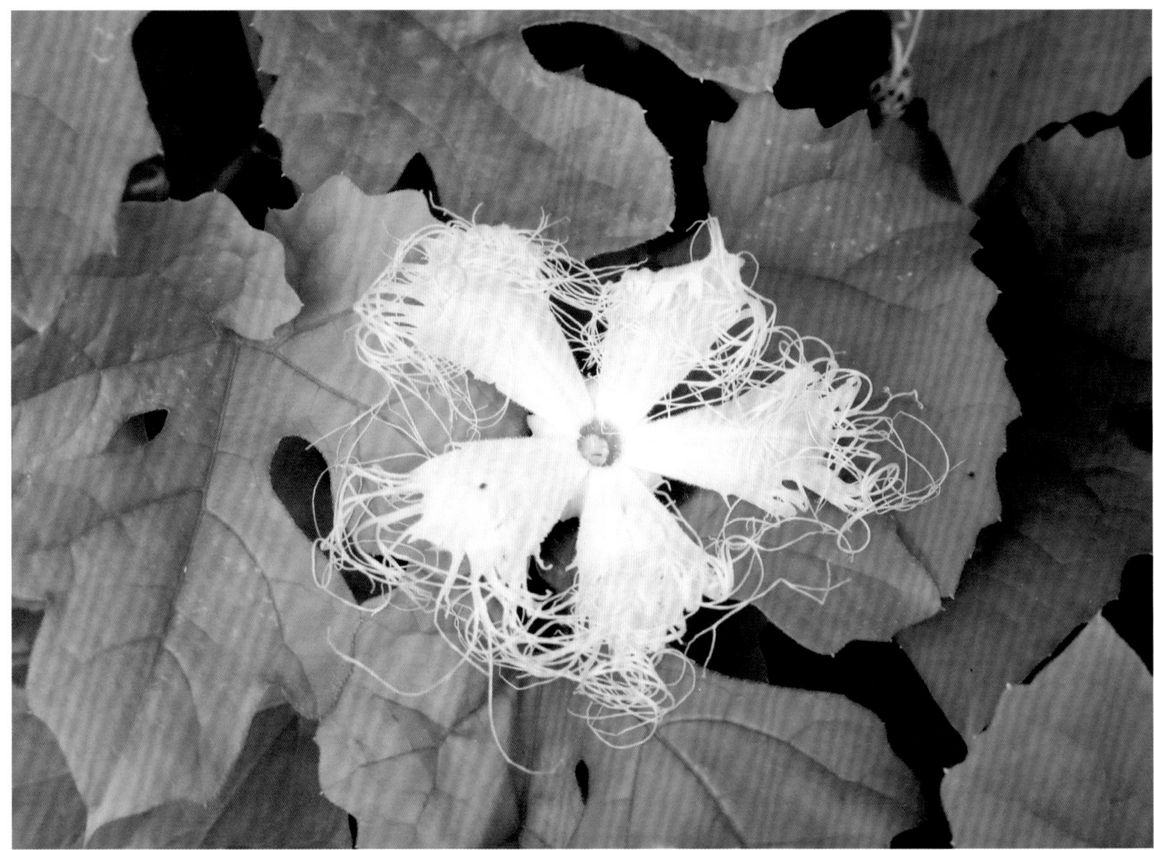

栝楼

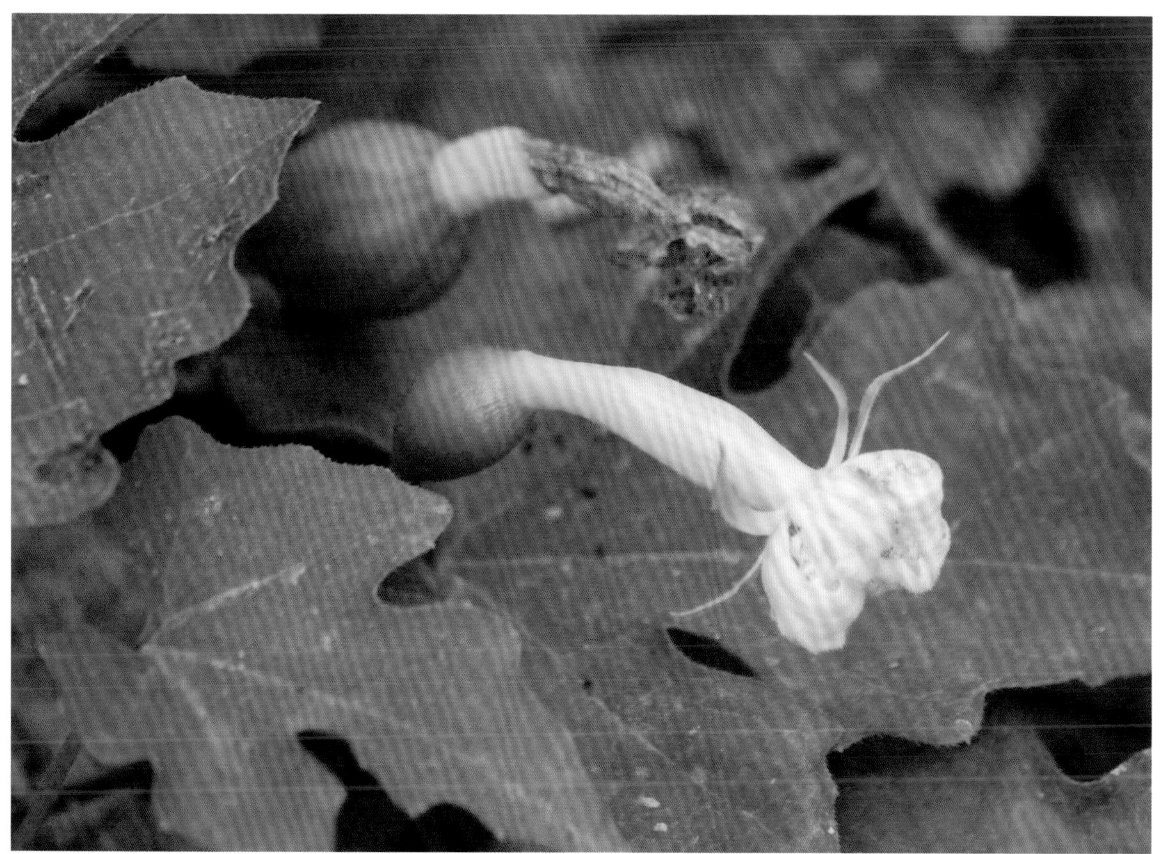

栝楼

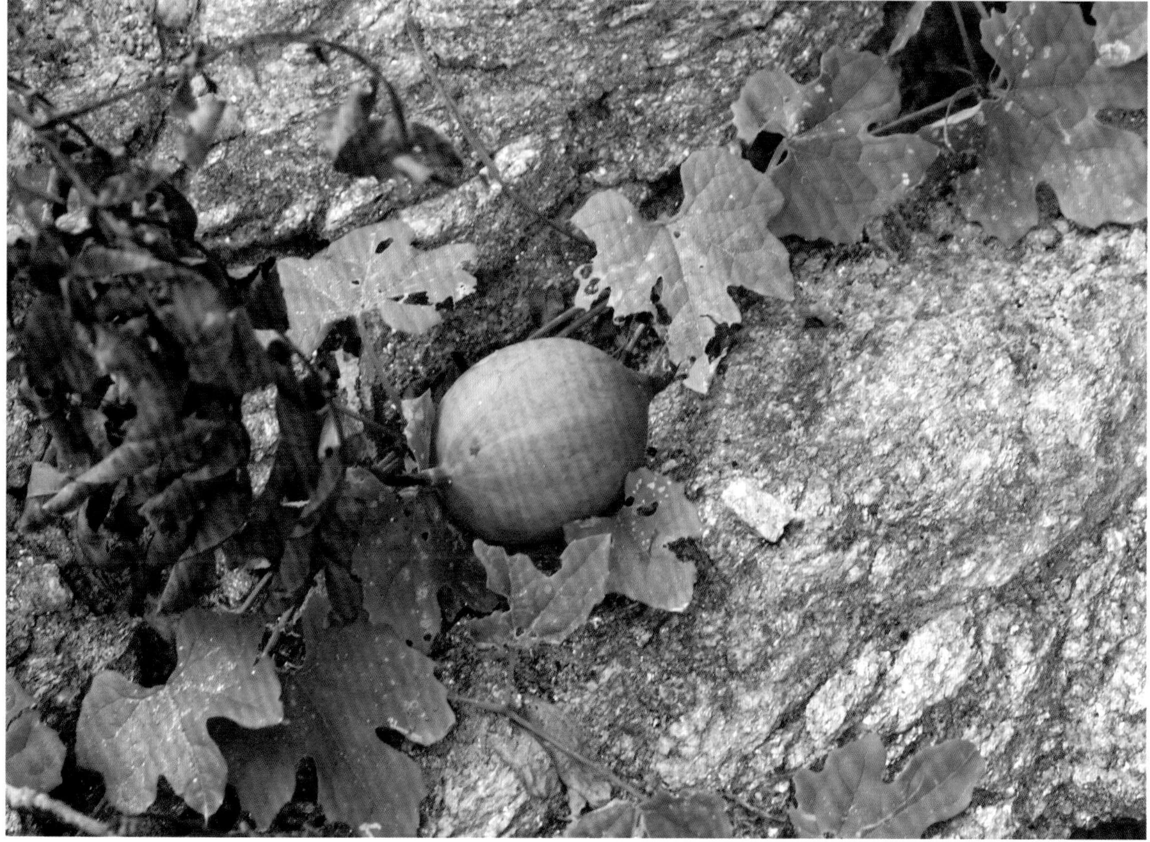

栝楼

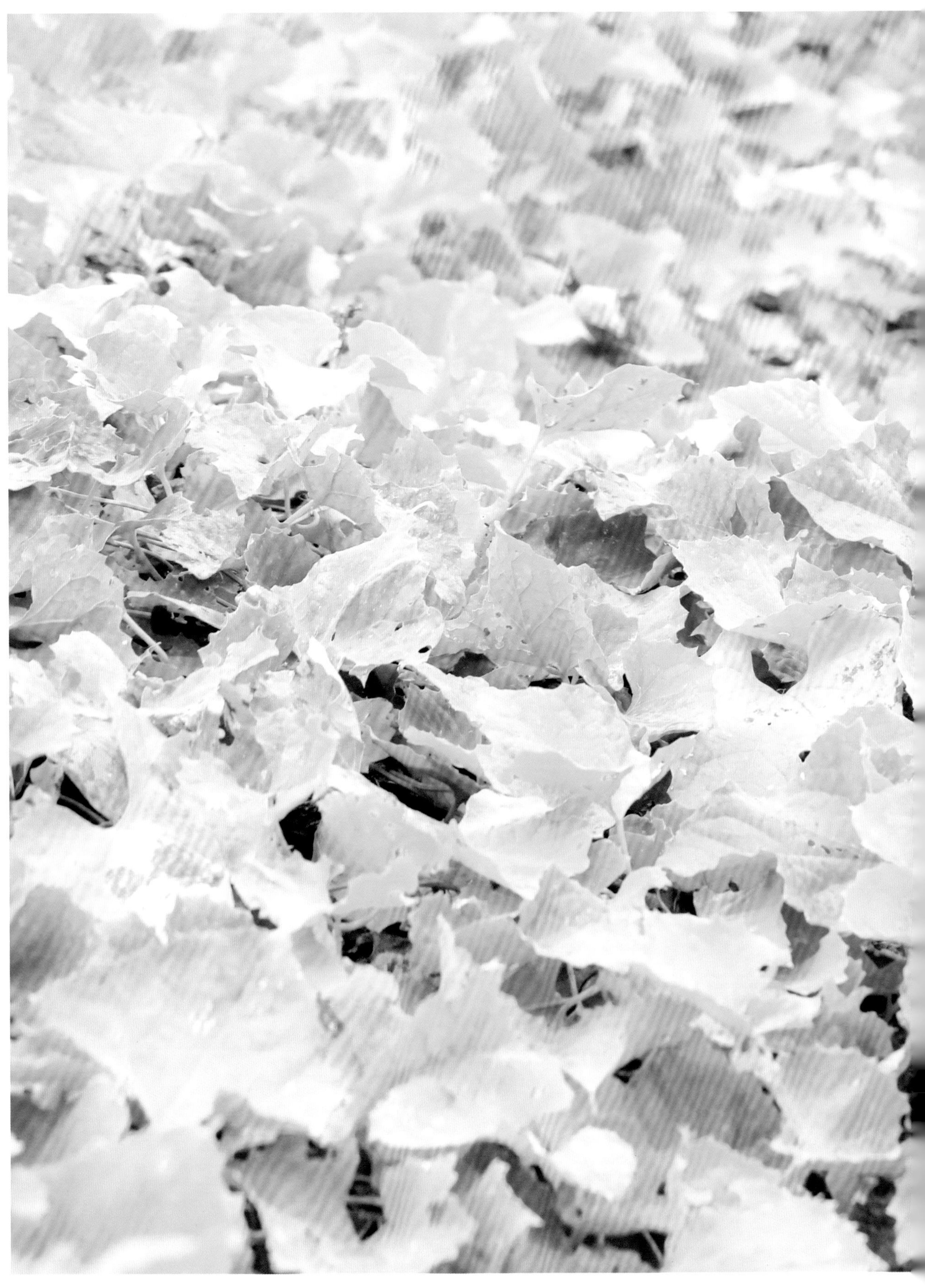

栝楼

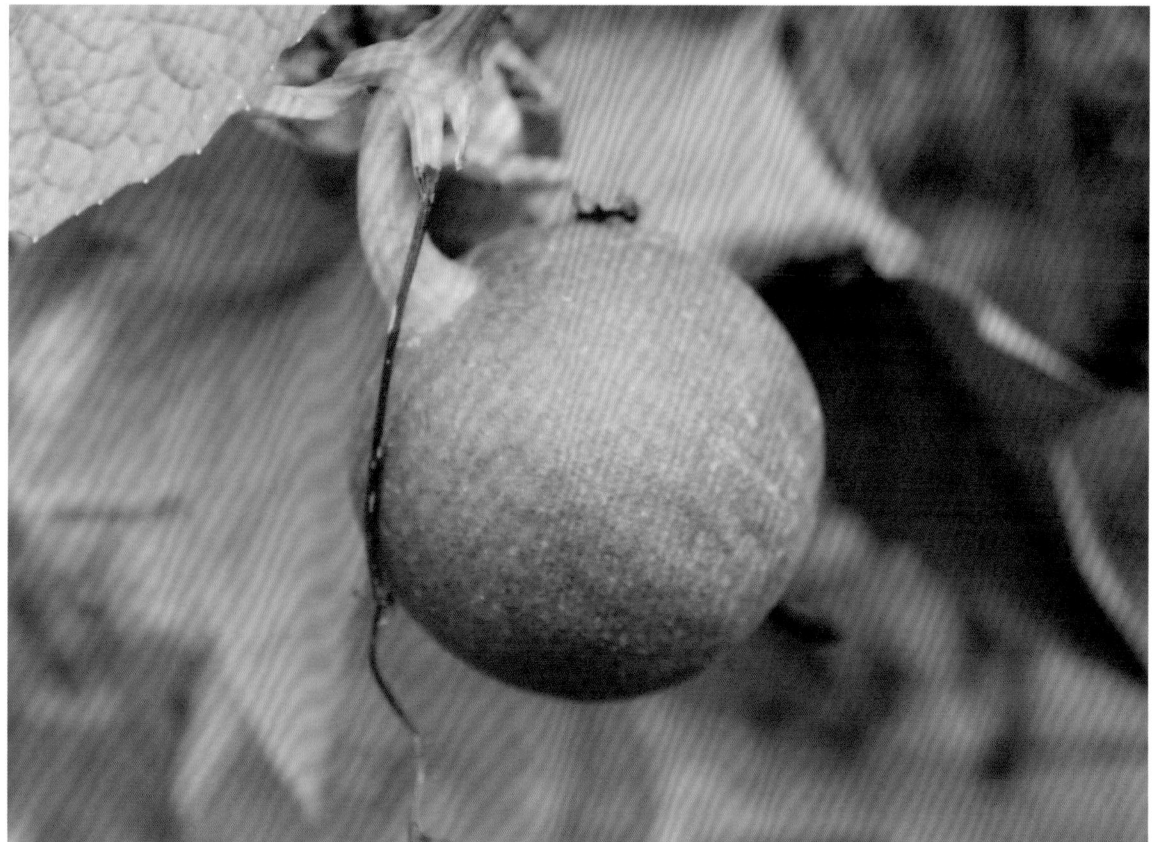

栝楼

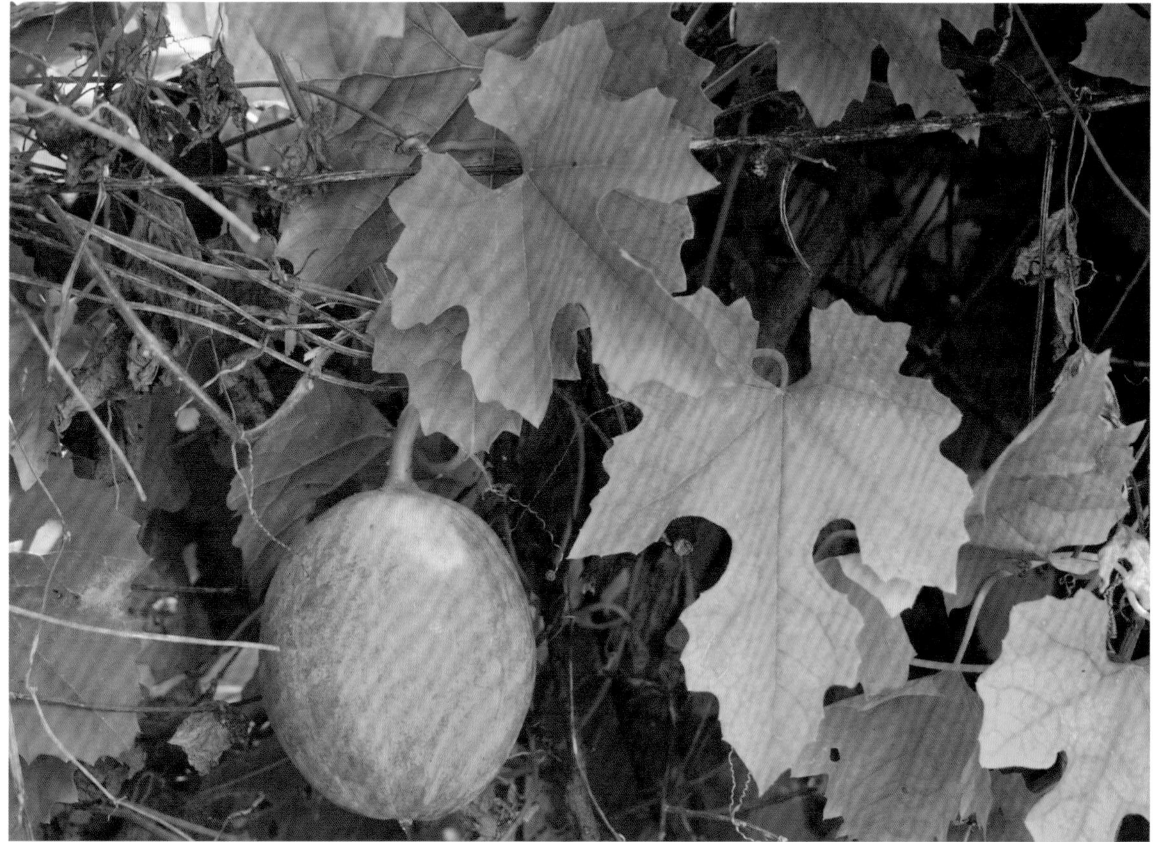

栝楼

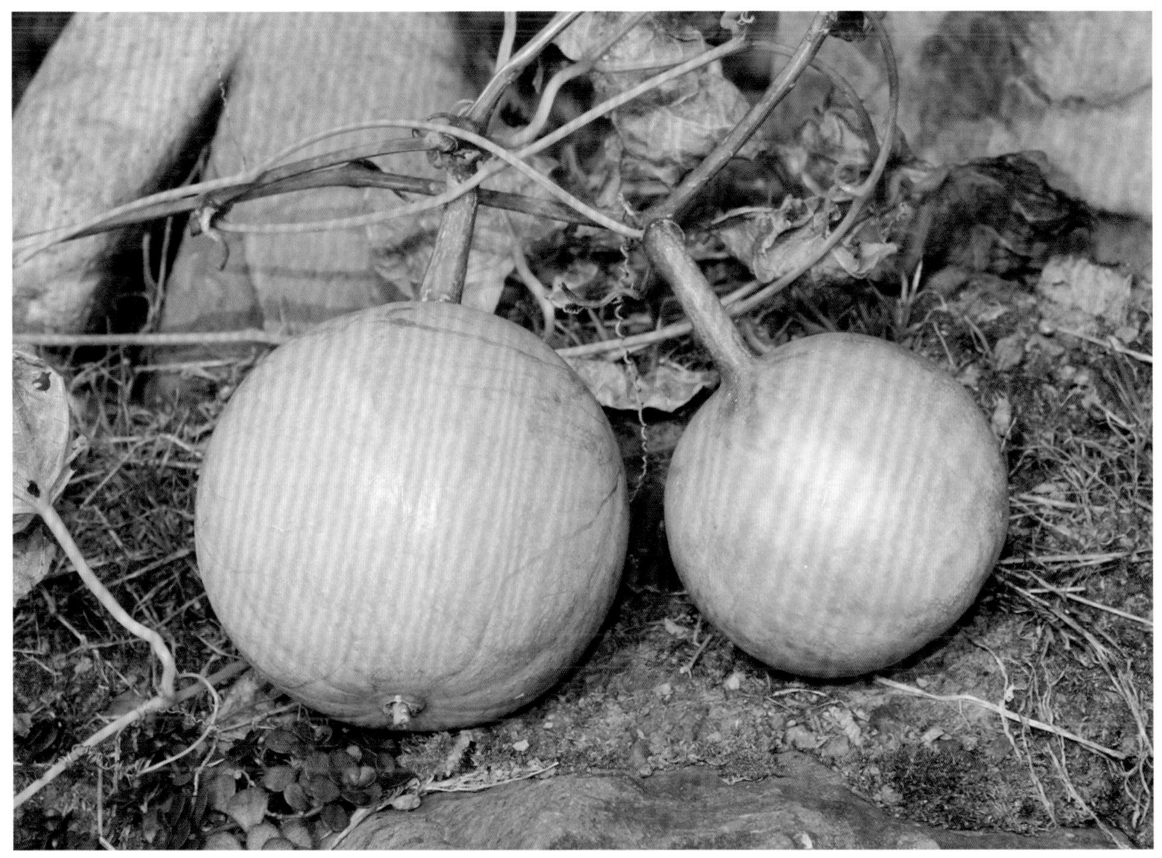

栝楼

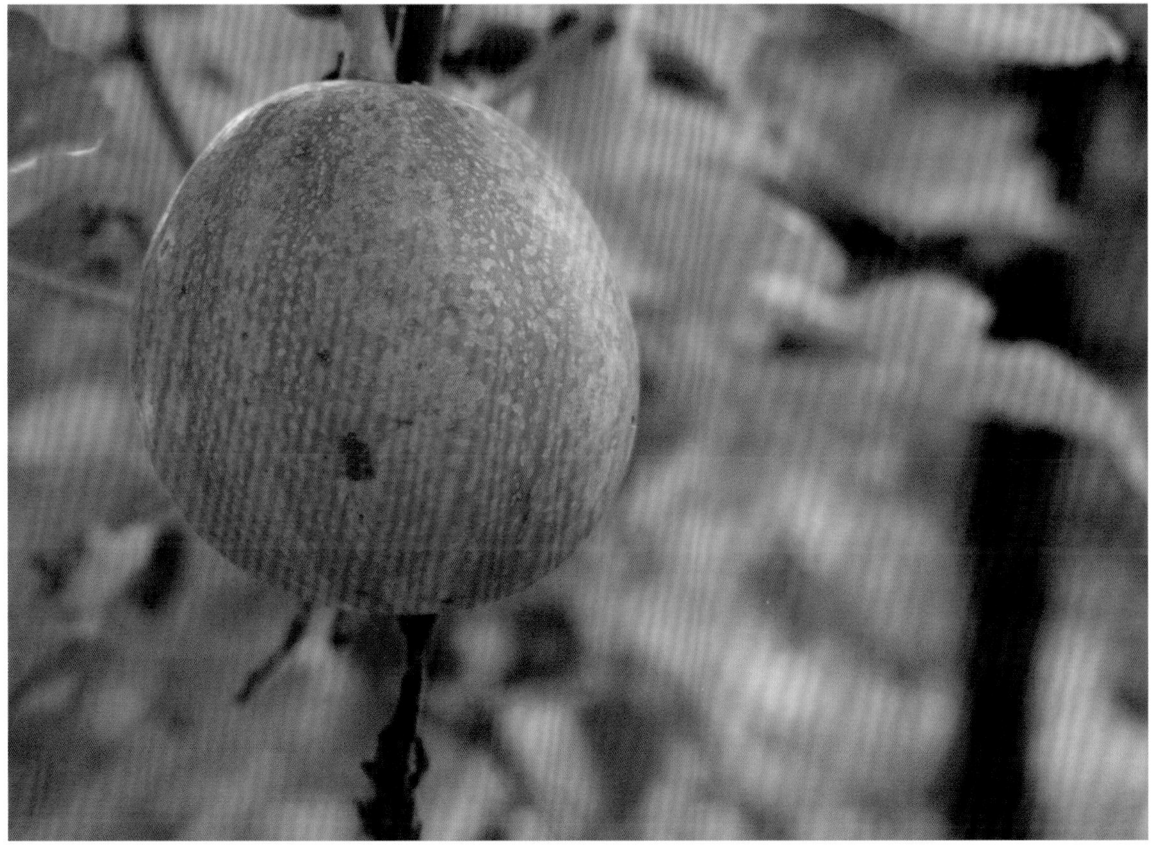

栝楼

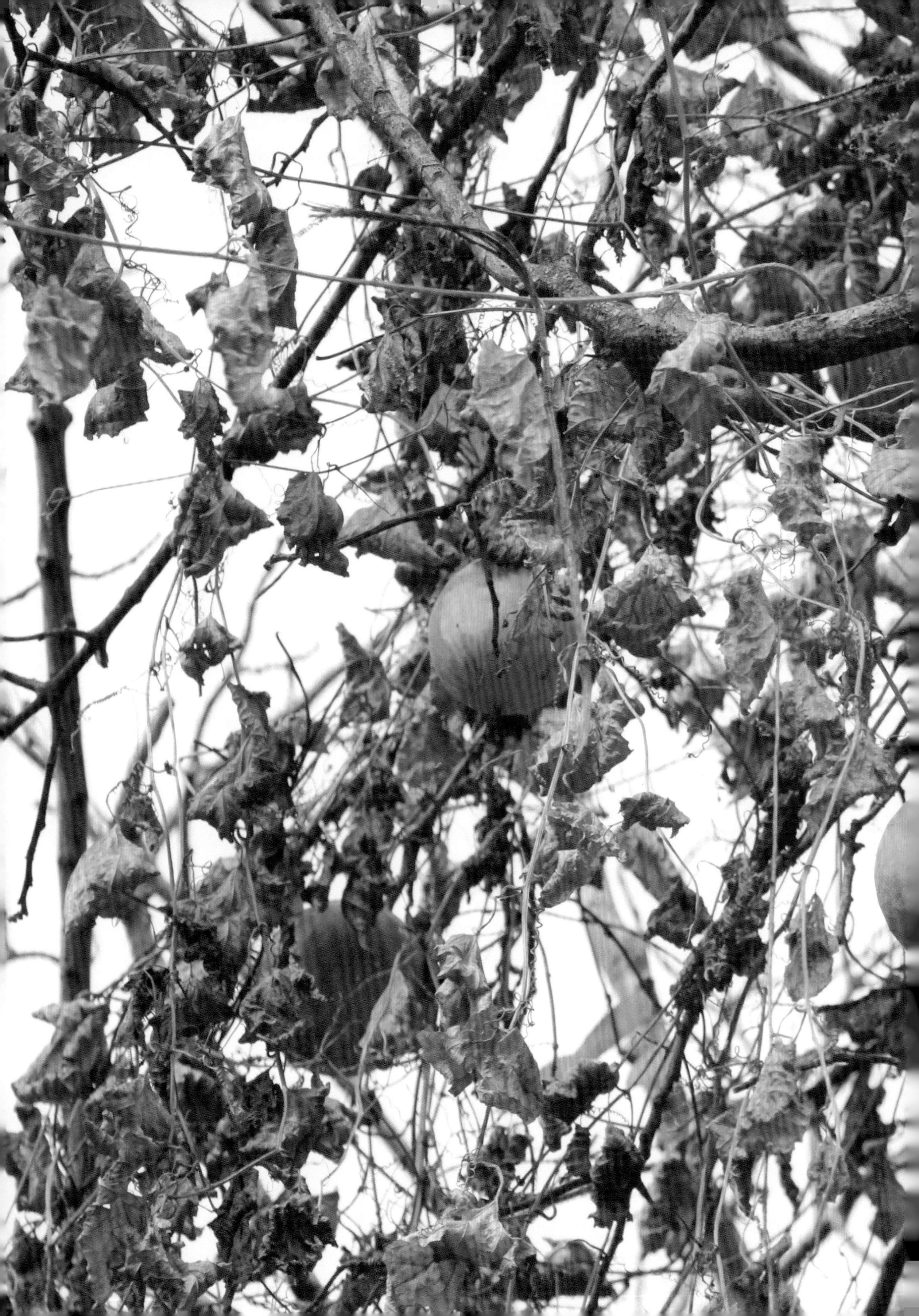

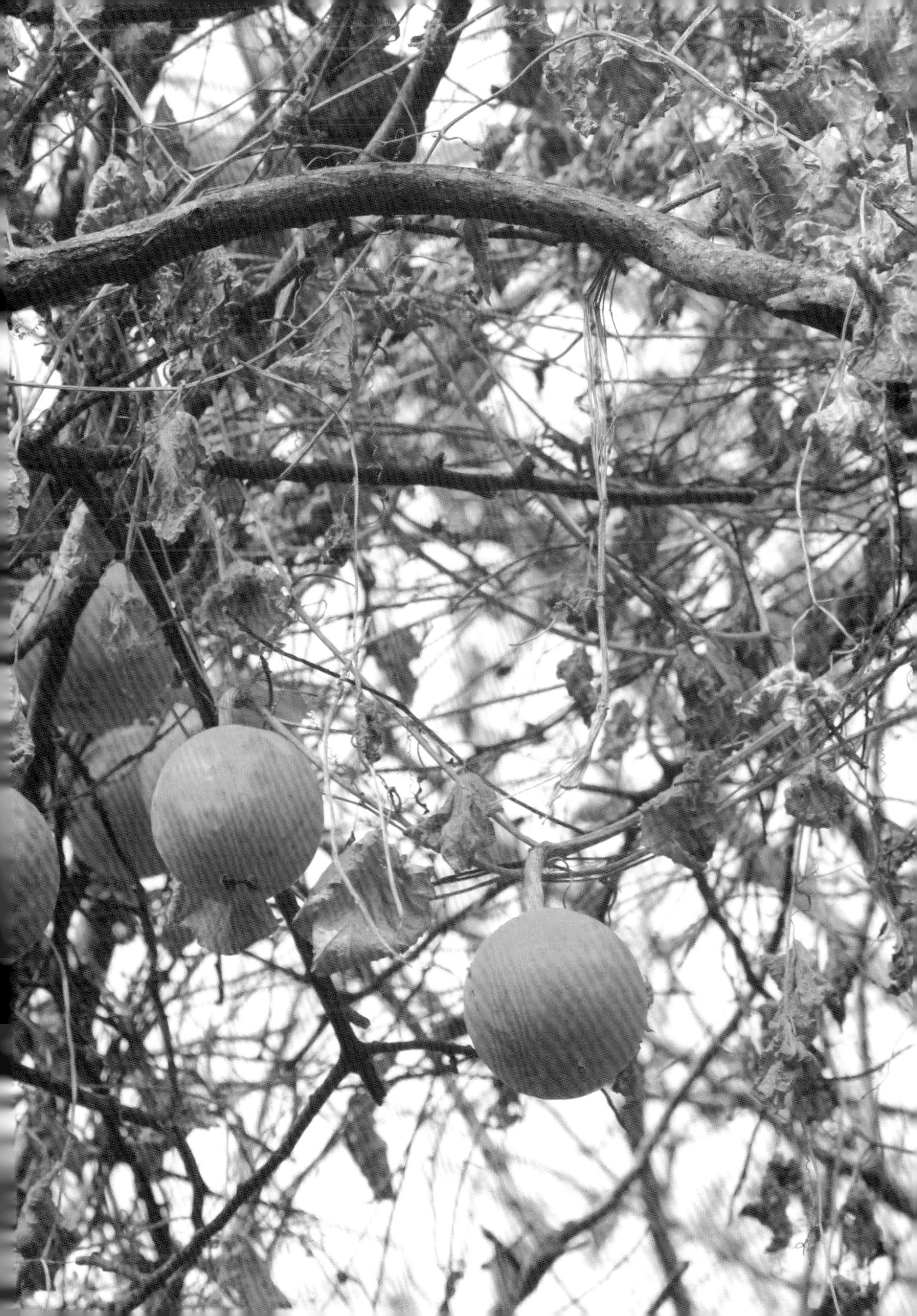

药材鉴别

本品果实类球形或宽椭圆形，长 7 ~ 10 cm，直径 6 ~ 8 cm。表面橙红色或橙黄色，皱缩或光滑，顶端有圆形的花柱残基，基部尖，具残存果梗。质脆，易剖开，内表面黄白色，有红黄色丝络，果瓤橙黄色，黏稠，与多数种子黏结成团。具焦糖气，味微酸甜。以个整齐、皮厚柔韧、皱缩、色杏黄或红黄、糖性足、不破者为佳。

功效主治

清热涤痰，宽胸散结，润燥滑肠。主治肺热咳嗽，痰浊黄稠，胸痹心痛，结胸痞满，乳痈，肺痈，肠痈肿痛，大便秘结。

用法用量

内服：9 ~ 15 g，煎汤；或入丸、散服。外用：适量，捣敷。

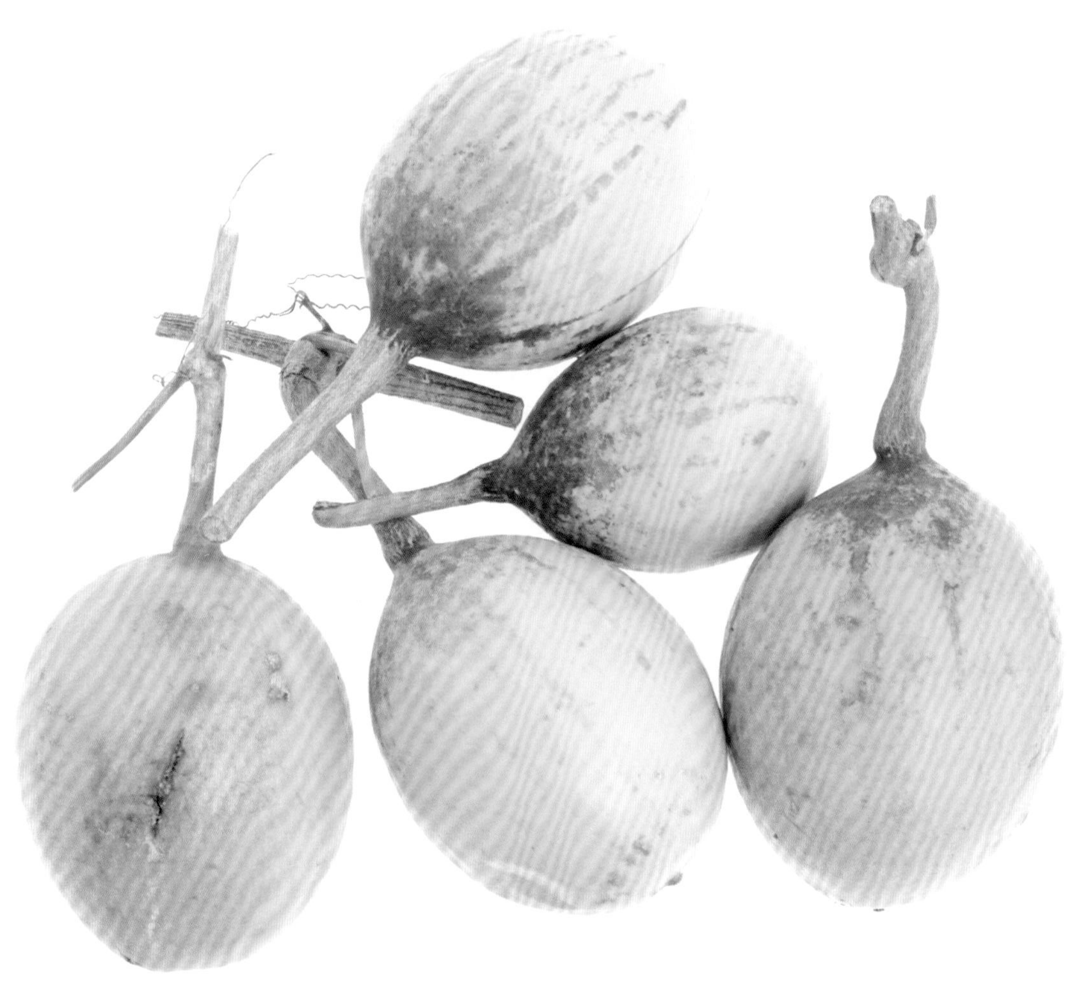

瓜蒌药材

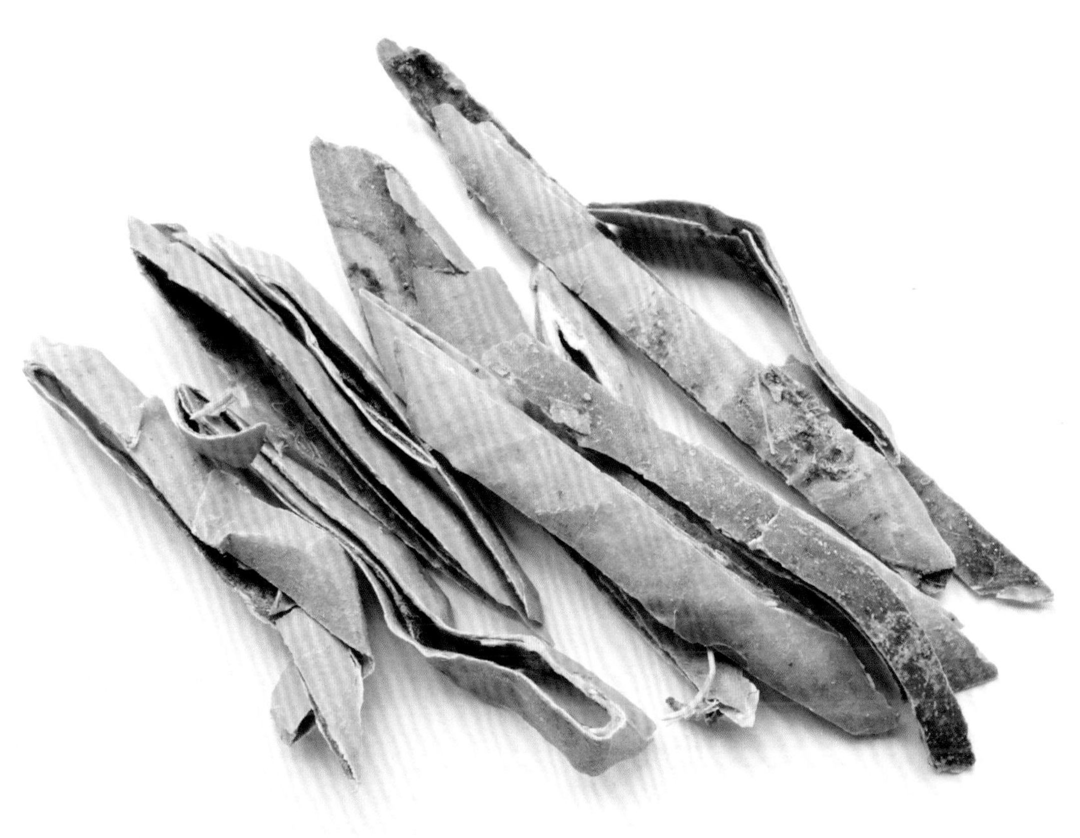

瓜蒌饮片

民族药方

1. 烦渴 瓜蒌、葛根、白茅根各 10 g。水煎服。

2. 咳嗽 瓜蒌 10 g，枇杷叶 25 g。水煎服。

3. 胸痛咳嗽 瓜蒌、桑叶、柳叶白前、百部、桔梗各 10 g。水煎服。

4. 冠心病 瓜蒌制成片剂（每片相当于生药 2.6 g）。口服，每次 4 片，每日 3 次。

5. 干咳无痰 熟瓜蒌（捣烂绞汁）、蜂蜜各等份，白矾 3 g。共同熬膏，频含咽汁。

6. 消渴小便多 瓜蒌（薄切，炙）150 g。水 5000 ml，煮取 4000 ml，随意饮用。

7. 乳痈 瓜蒌 30 g，乳香 3 g。共研细末，温酒调服，每次 3 g。

8. 胸痹不得卧、心痛彻背者 瓜蒌实（捣）1 枚，薤白 90 g，半夏 240 g，白酒 1000 ml。同煮取 200 ml，每次温服 100 ml，每日 2 次。

使用注意

脾胃虚寒者、孕妇忌用。

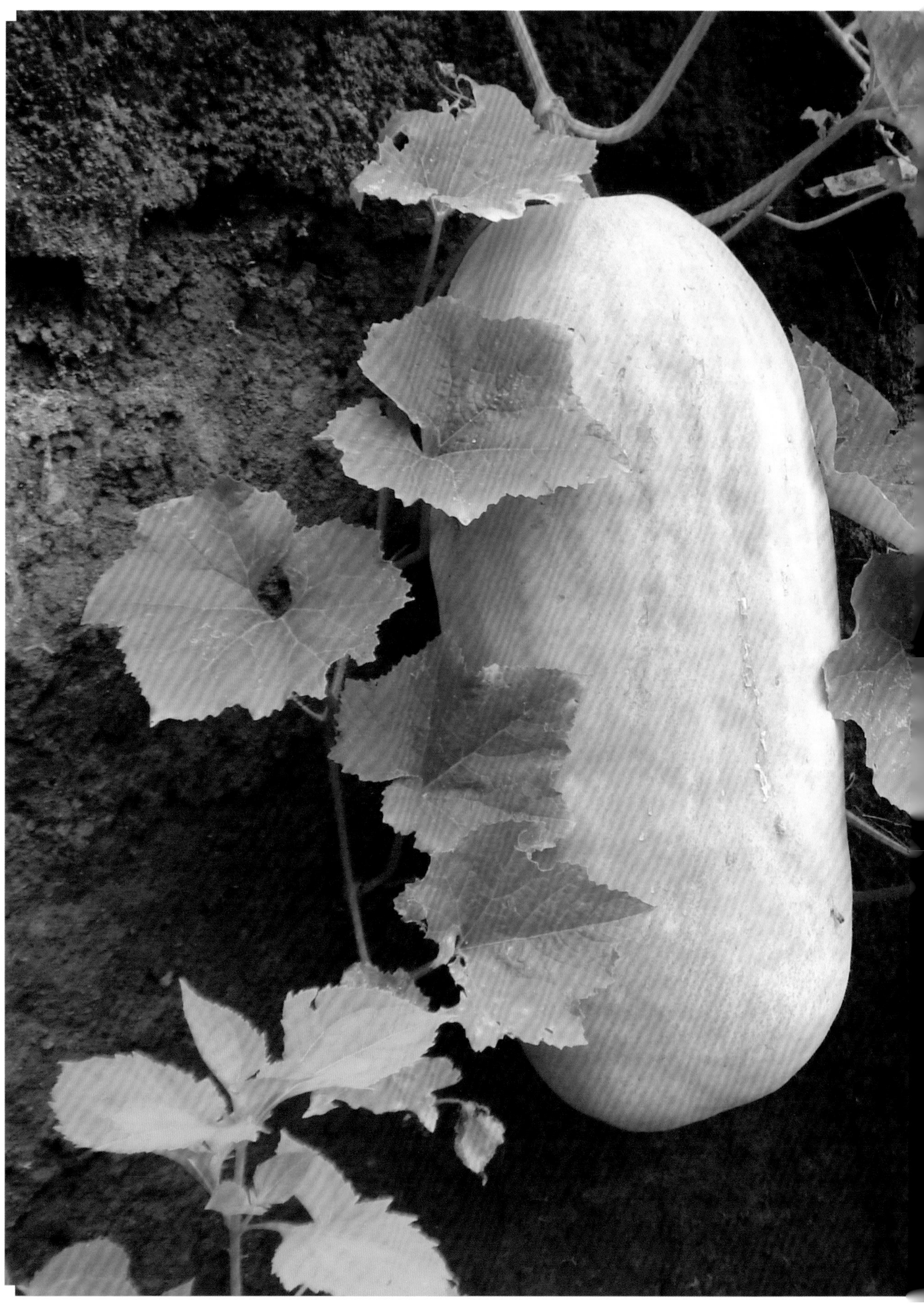

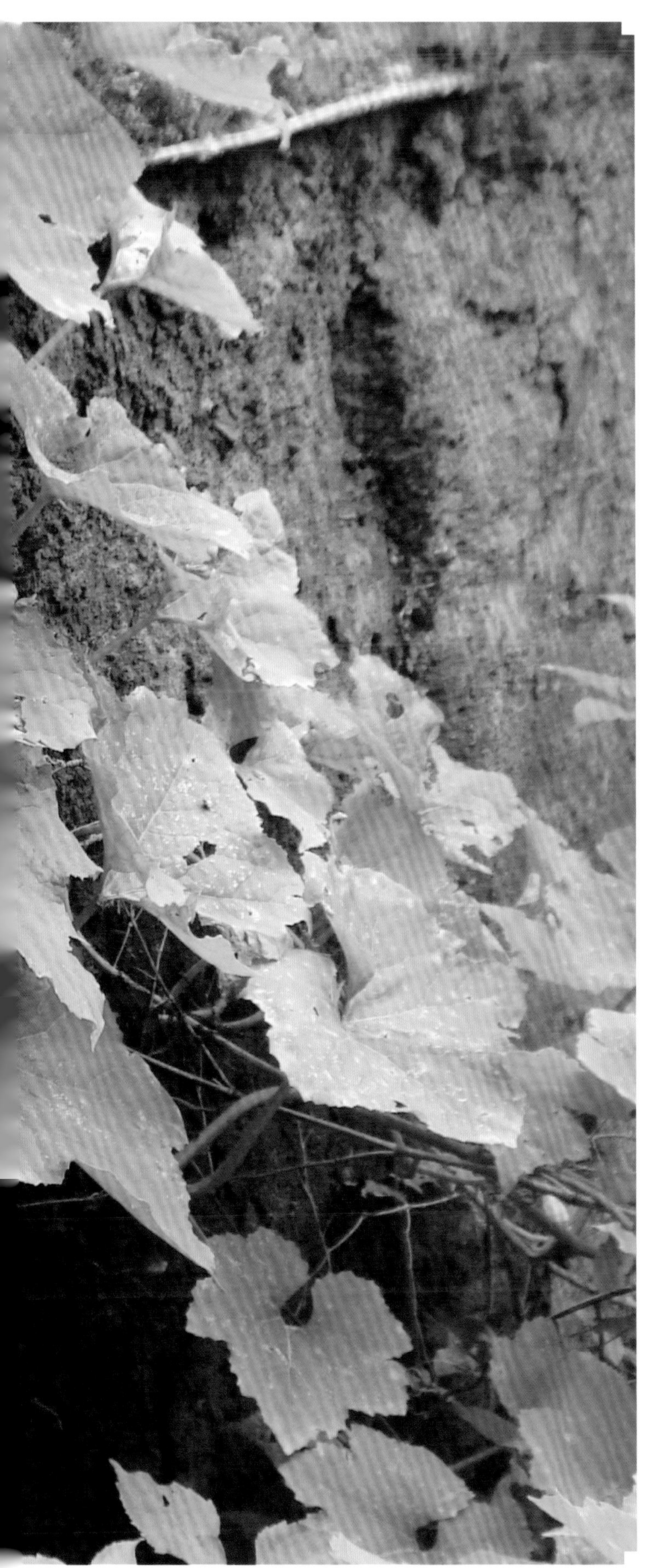

冬瓜皮

【壮药名】冷伐。

【别　名】白瓜皮、白东瓜皮。

【来　源】本品为葫芦科植物冬瓜 *Benincasa hispida*（Thunb.）Cogn. 的干燥外层果皮。

【性味归经】味微甘，气清香，性凉。归脾、小肠经。

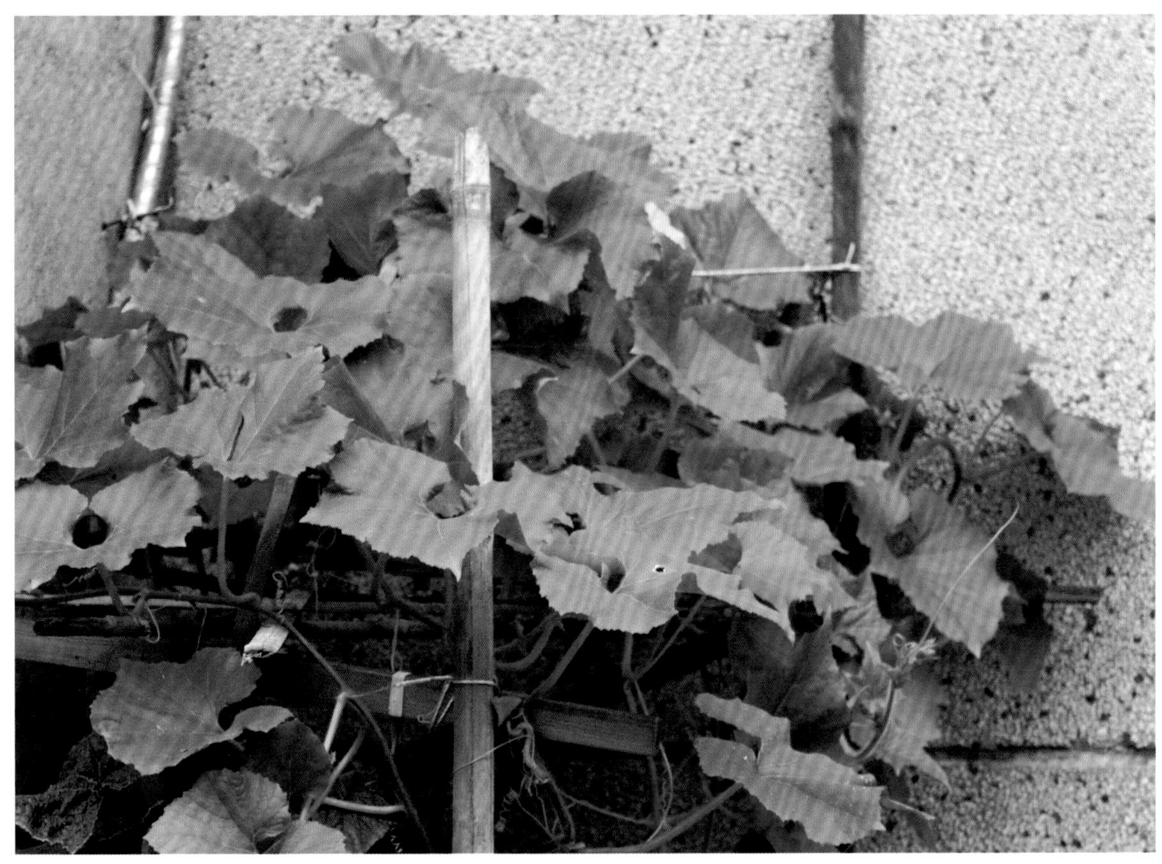

冬瓜

识别特征

一年生蔓生草本，茎被黄褐色硬毛和长柔毛，有棱沟，卷须 2 ~ 3 歧。叶柄长 5 ~ 20 cm，被毛；叶片肾状圆形，宽 15 ~ 30 cm，5 ~ 7 浅裂至中裂，裂片三角状卵形，边缘有锯齿，基部深心形，两面生有硬毛。花雌雄同株，单生长于叶腋；雄花梗长 5 ~ 15 cm，雌花梗极短，被黄褐色硬毛和长柔毛，花梗基部常有 1 苞片；萼筒宽钟形，密生毛，裂片反折；花冠黄色，辐射状，直径 6 ~ 10 cm，裂片宽倒卵形；雄蕊 3，离生；子房卵形或圆筒形，密生黄褐色硬毛，柱头 3。果实肉质肥厚，长圆柱状或近球形，长 30 ~ 60 cm，直径 10 ~ 25 cm。种子卵形，多数，白色或淡黄色，扁而有边缘，长约 1.2 cm。花、果期 5—10 月。

生境分布

全国各地均有栽培。

采收加工

食用冬瓜时，洗净，削取外层果皮，晒干。

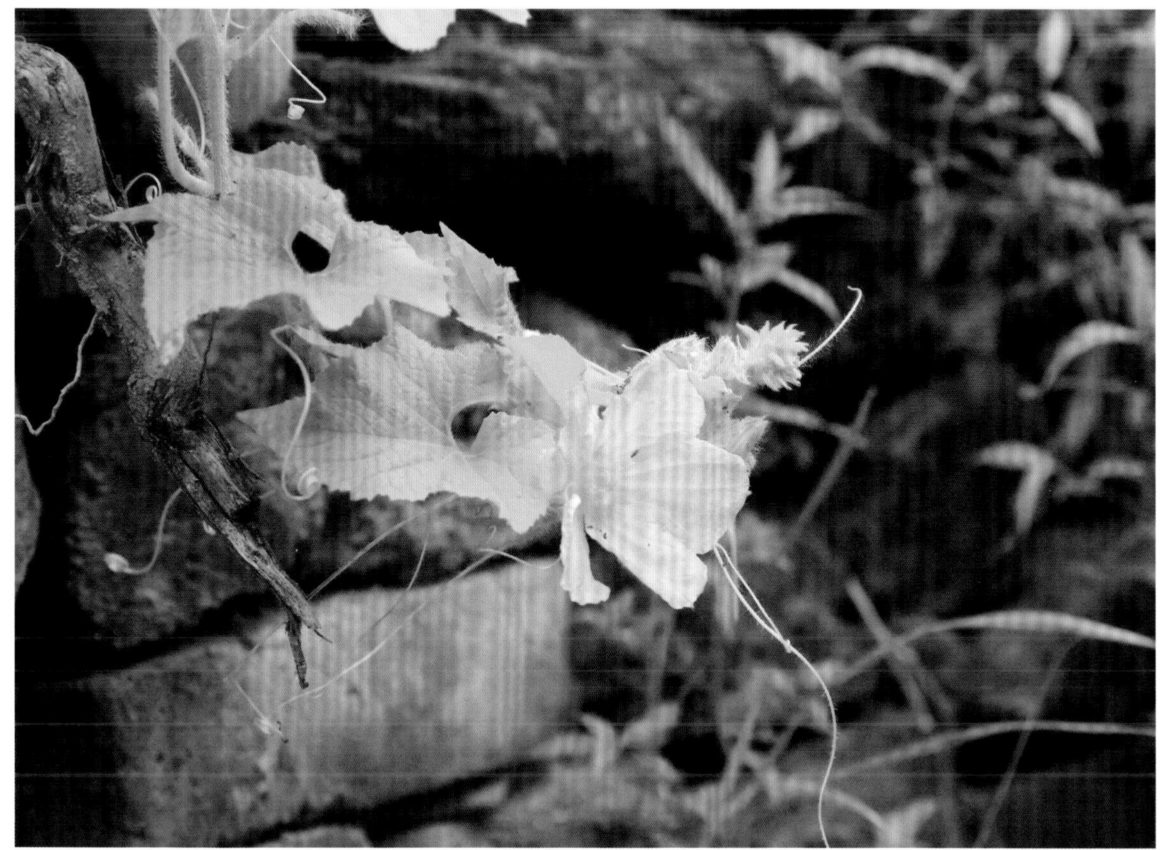

冬瓜

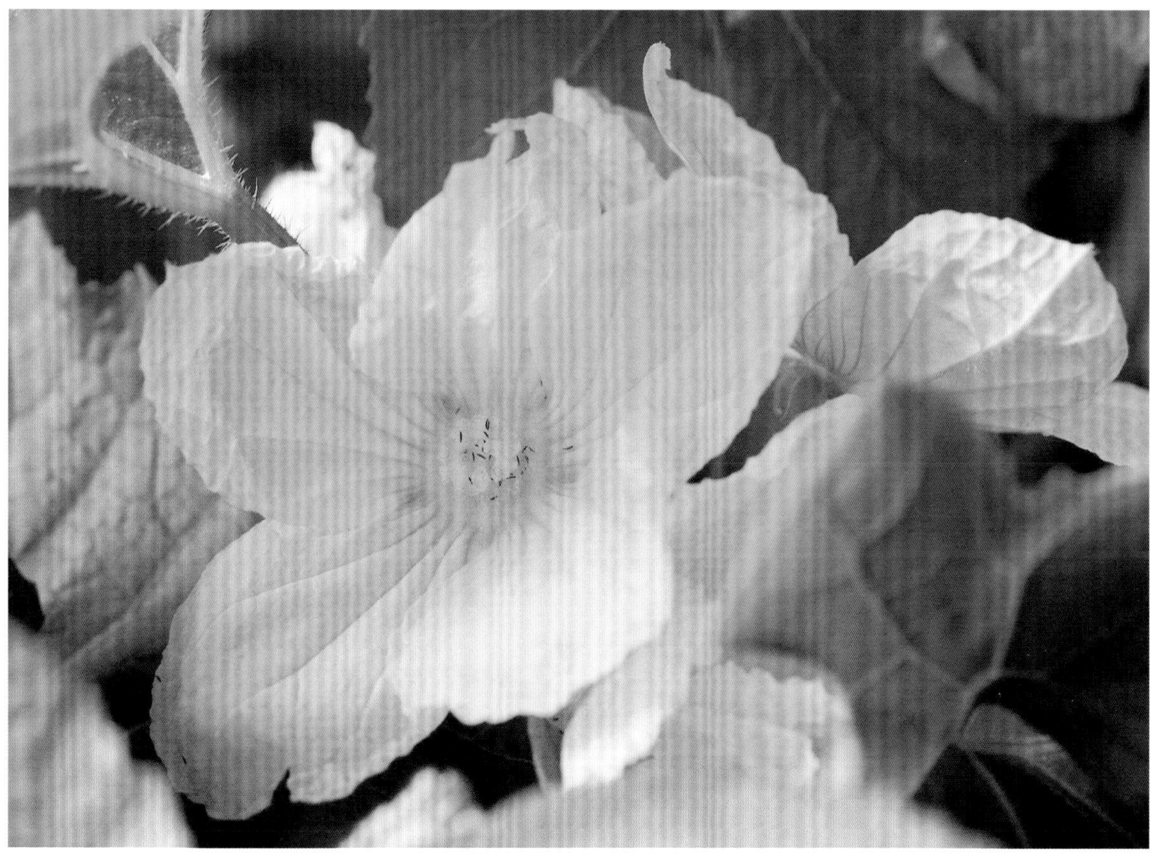

冬瓜

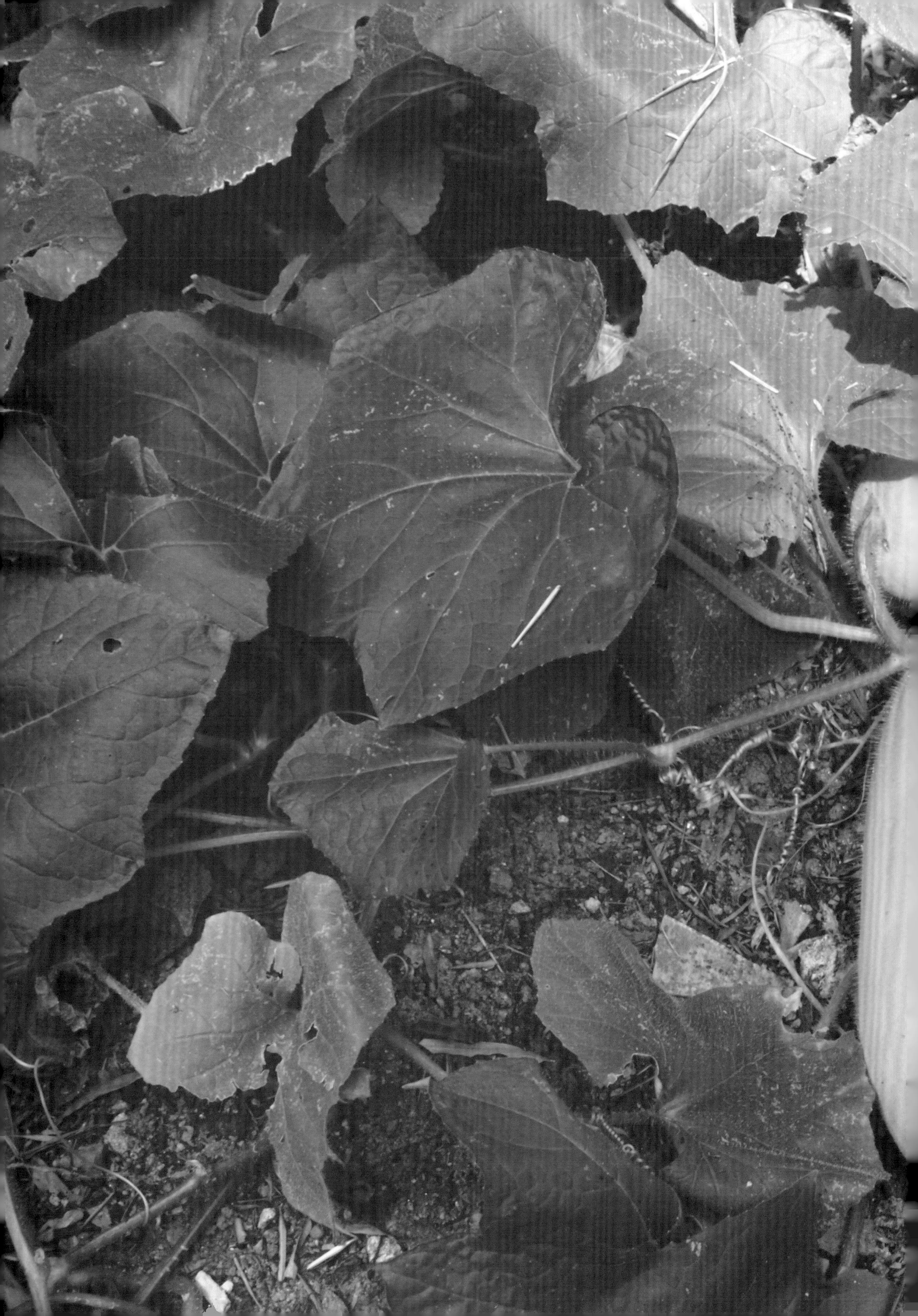

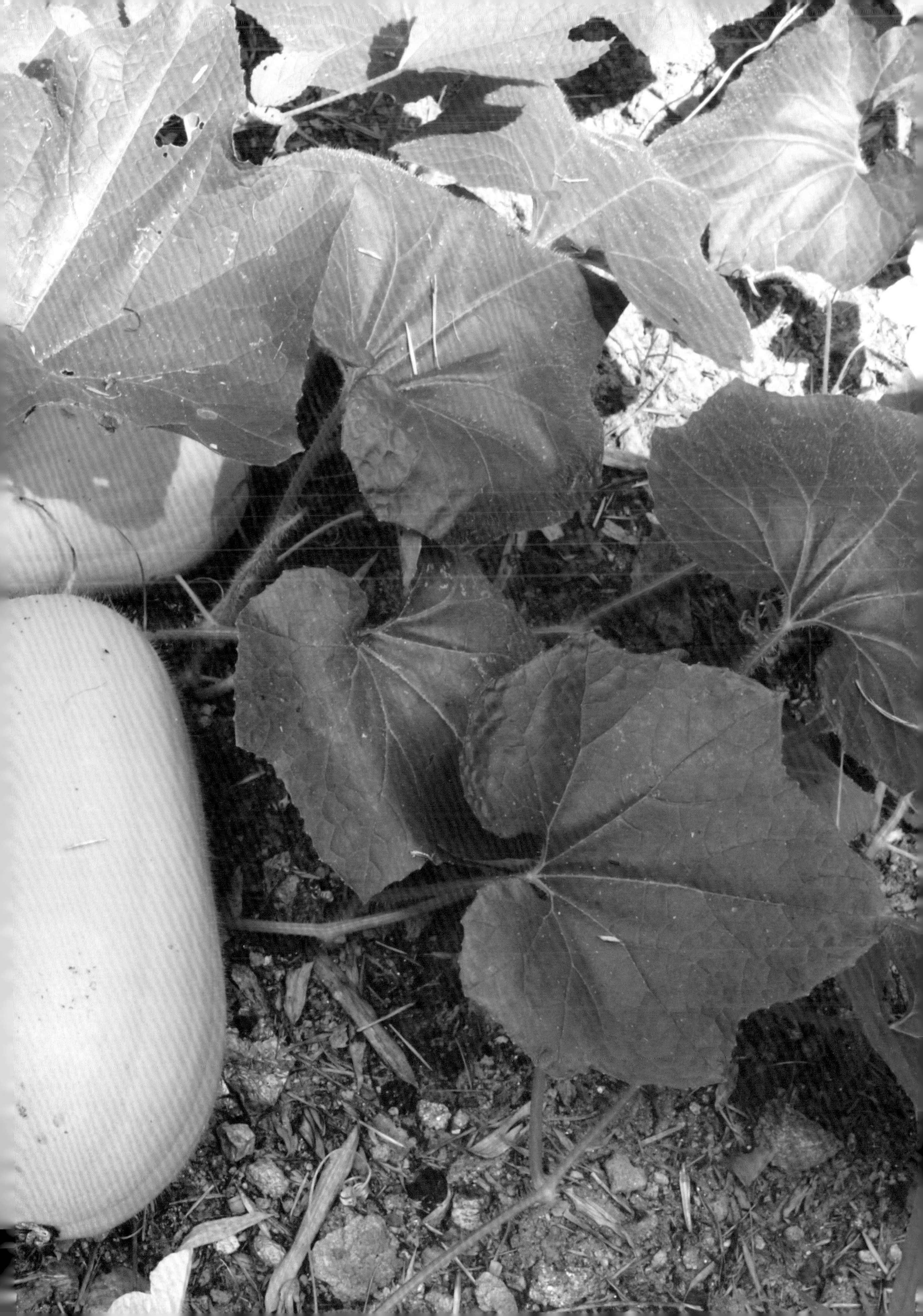

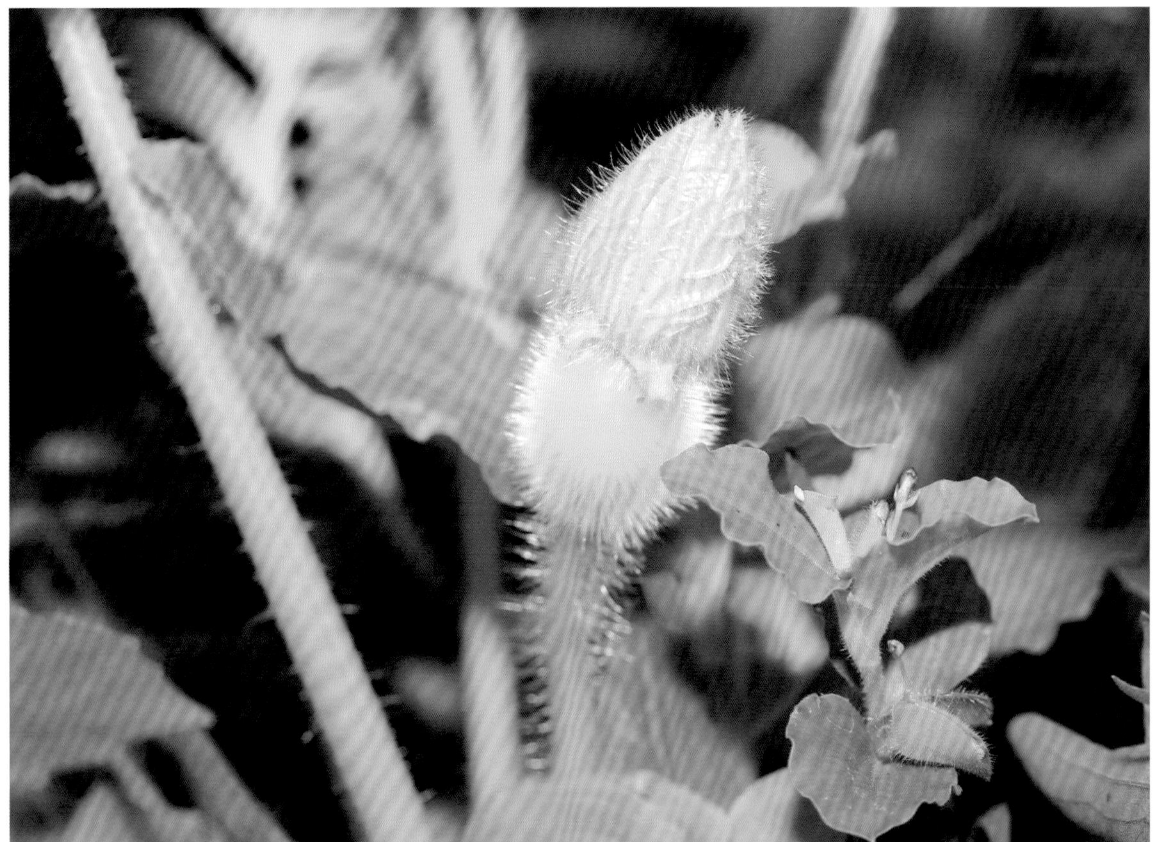

冬瓜

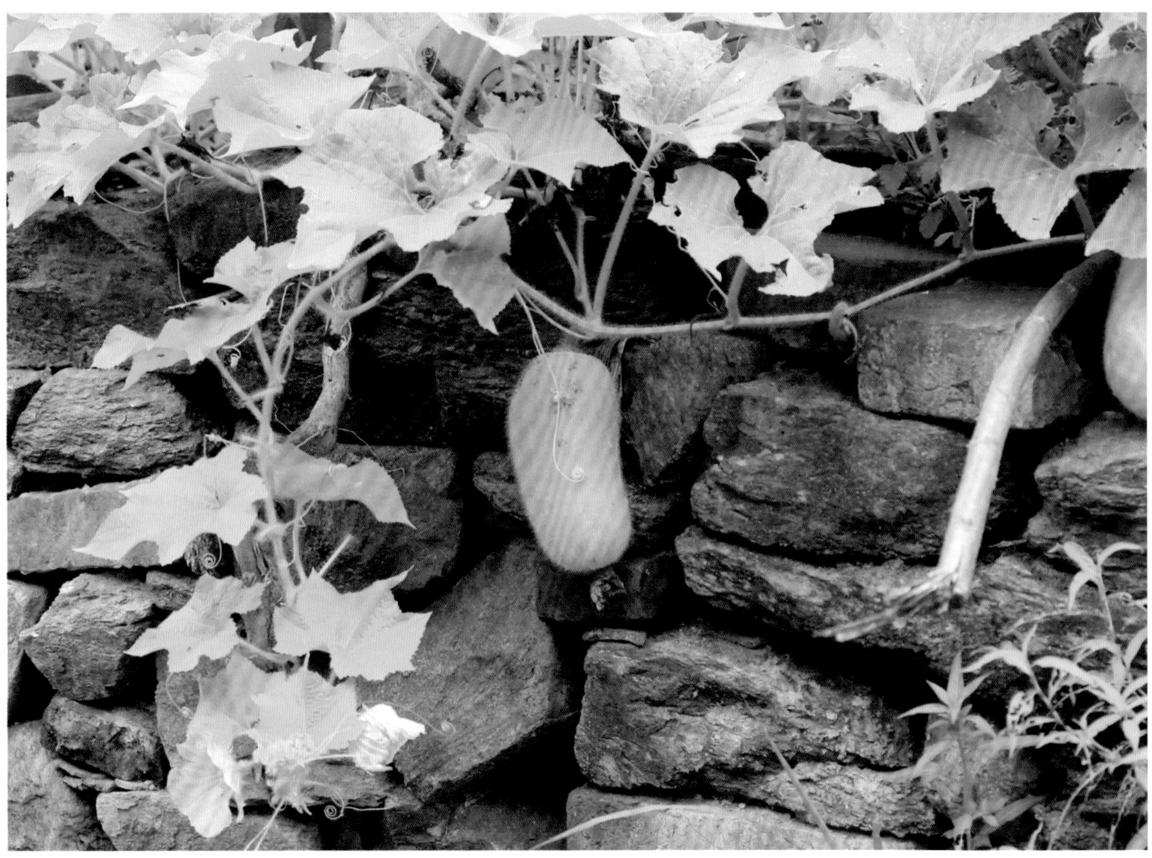

冬瓜

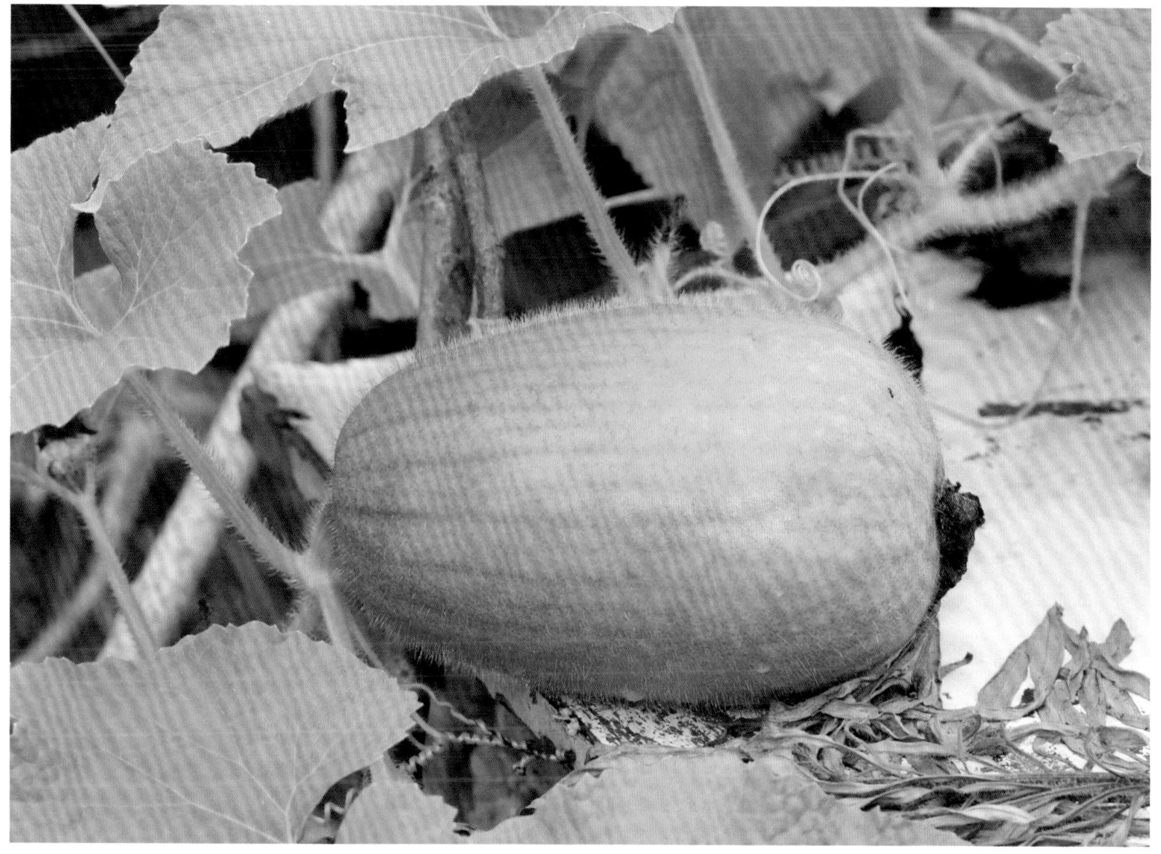

冬瓜

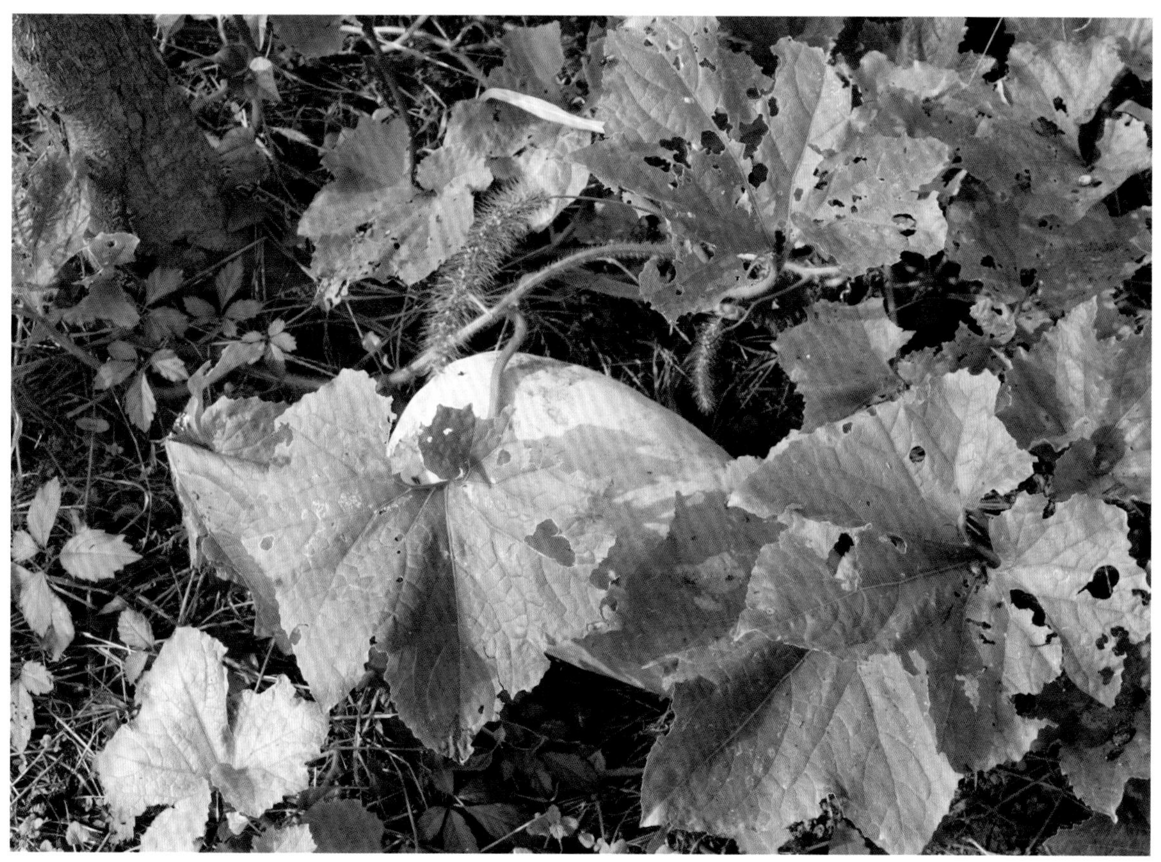

冬瓜

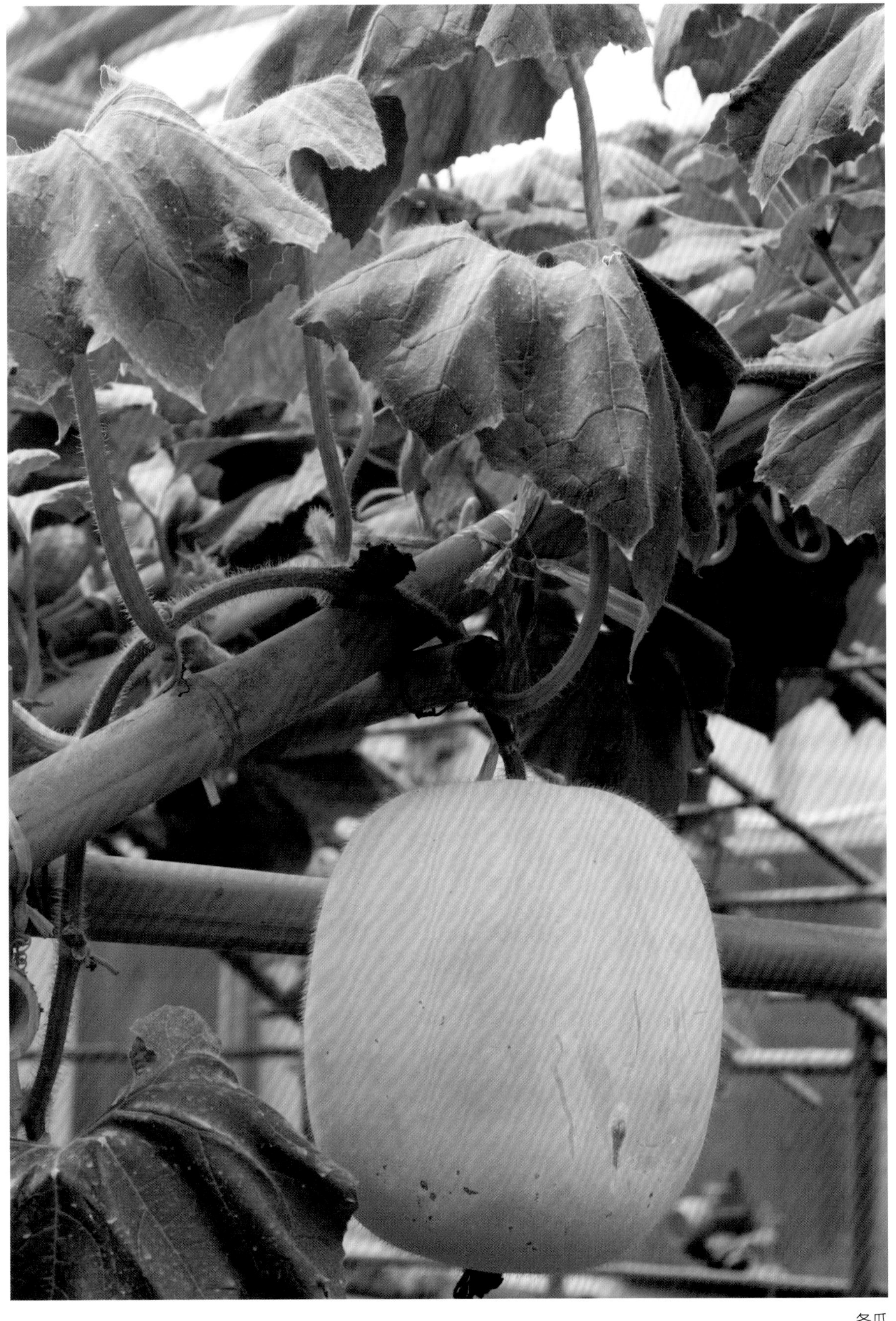

冬瓜

药材鉴别

本品为干燥果皮，常向内卷曲成筒状或双筒状，大小不一。表面光滑，淡黄色、黄绿色至暗绿色，革质，被有白色粉霜，内表面较粗糙，微有筋脉。质脆，易折断。气无，味淡。以皮薄、条长，色灰绿、有粉霜，干燥、洁净者为佳。

功效主治

清火解毒，利水消肿，化痰止咳。主治水肿，腹痛腹胀，不思饮食，体弱多病。

用法用量

内服：15 ~ 30 g，煎汤。外用：适量，煎水洗。

民族药方

1．荨麻疹 冬瓜皮适量。水煎当茶喝。

2．水肿，腹痛腹胀 冬瓜 20 g，黑种草子 10 g。水煎服。

3．咳嗽 冬瓜皮（要经霜者）15 g，蜂蜜少许。水煎服。

4．小便不利 冬瓜皮 25 g，西瓜皮 20 g，玉米须 15 g，白茅根 30 g。水煎服，每日 1 剂。

5．小儿夏季热 冬瓜皮 30 g，柚子核（去壳）15 g。煎水频频饮之。

6．缺乳 冬瓜皮 30 g，鲫鱼数尾（250 g 左右）。共炖烂，加佐料，食鱼喝汤。

7．肾炎，小便不利，全身浮肿 冬瓜皮、西瓜皮、白茅根各 20 g，玉米须 10 g，赤小豆 120 g。水煎服，每日 3 次。

8．消渴不止，小便多 冬瓜子、麦冬、黄连各 6 g。水煎服。

9．肺脓肿 冬瓜皮、芦根、薏苡仁各 30 g，金银花、桔梗各 9 g。水煎服。

使用注意

身体虚弱和营养不良者不宜服用。

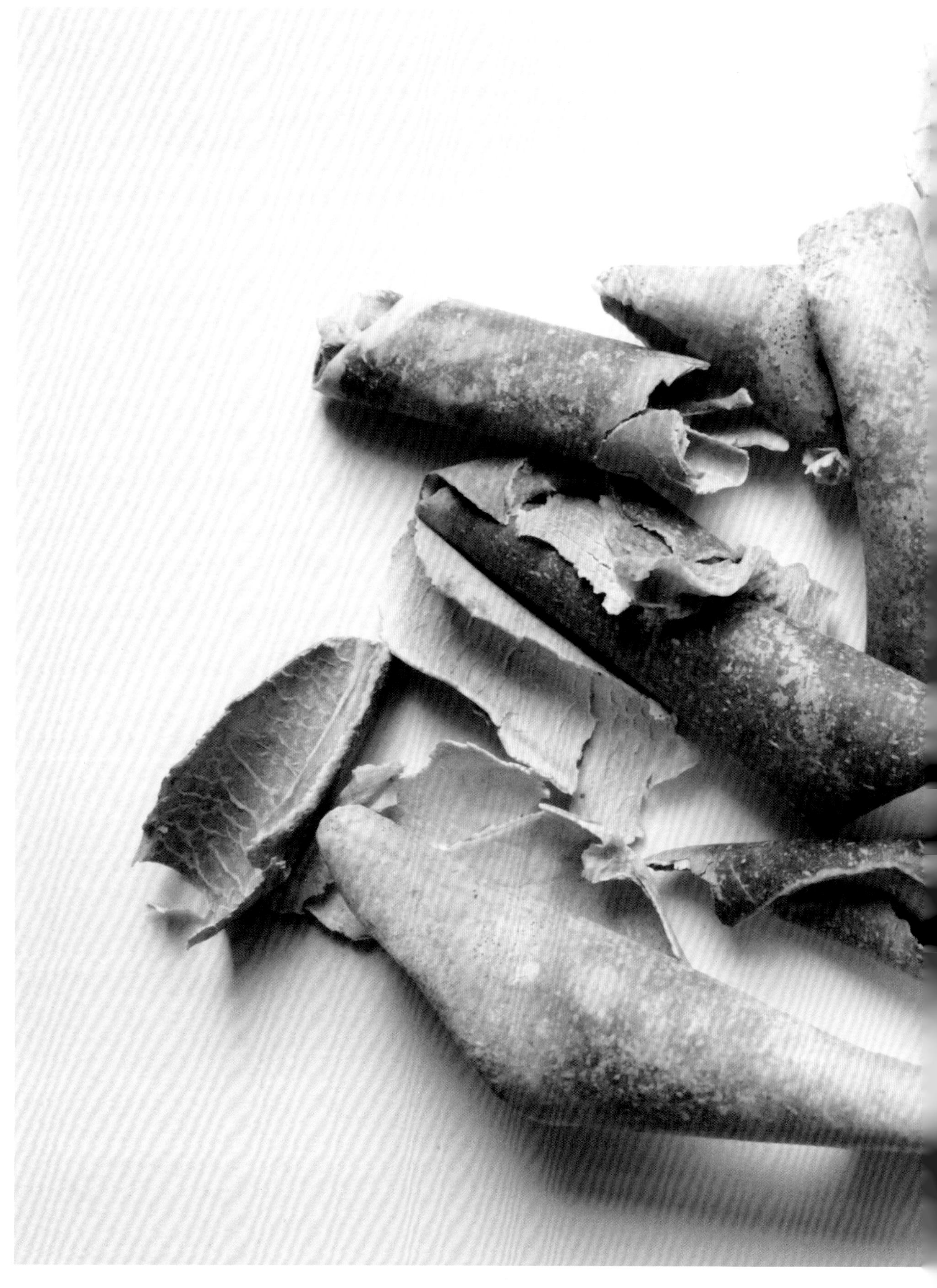

冬瓜皮

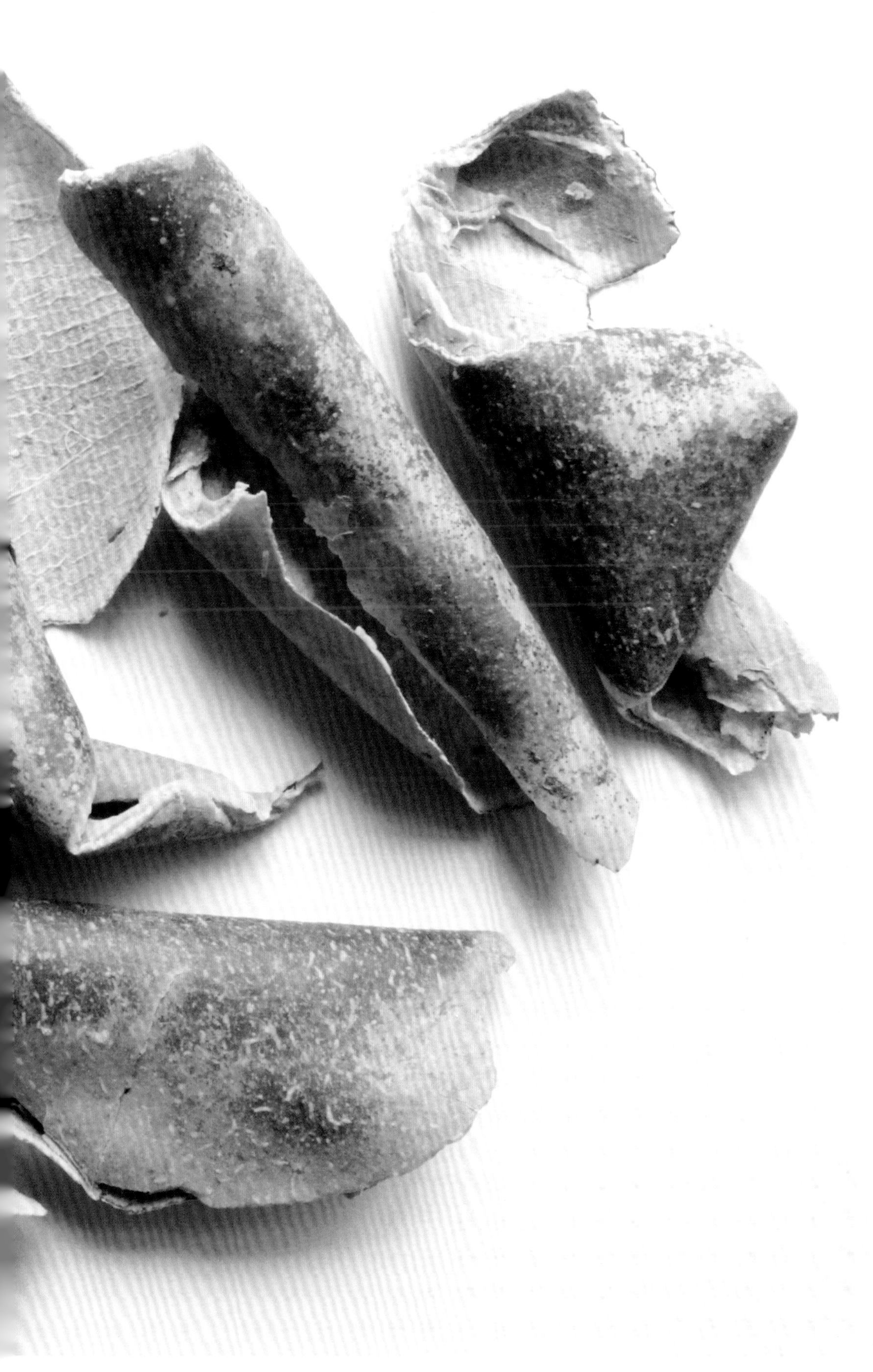

冬瓜皮饮片

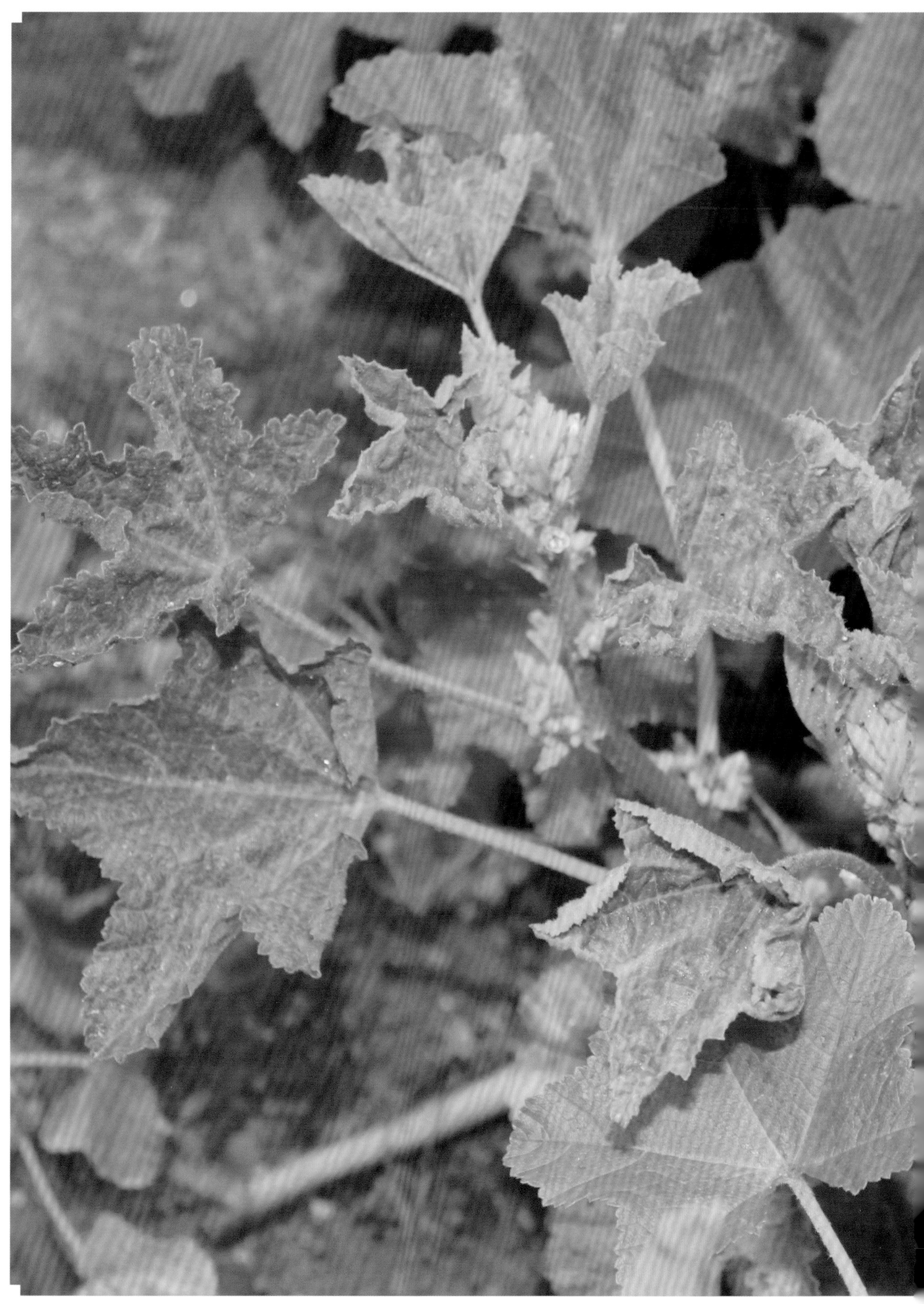

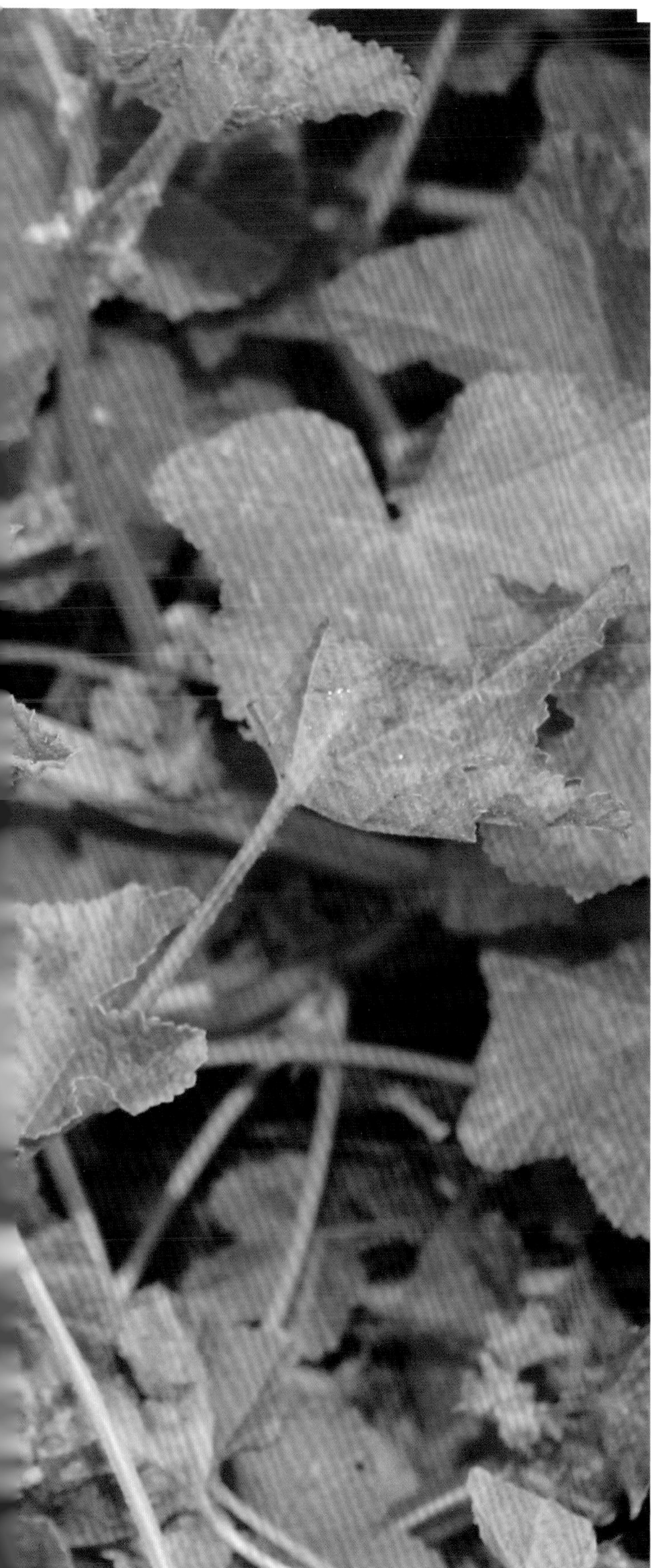

冬葵果

【壮药名】垌桂。

【别　名】葵子、葵菜子、冬葵子、金钱葵、冬寒菜、冬苋菜、滑滑菜。

【来　源】本品为锦葵科植物冬葵 *Malva verticillata* L. 的干燥成熟果实。

【性味归经】味甘，性寒。归大肠、小肠、膀胱经。

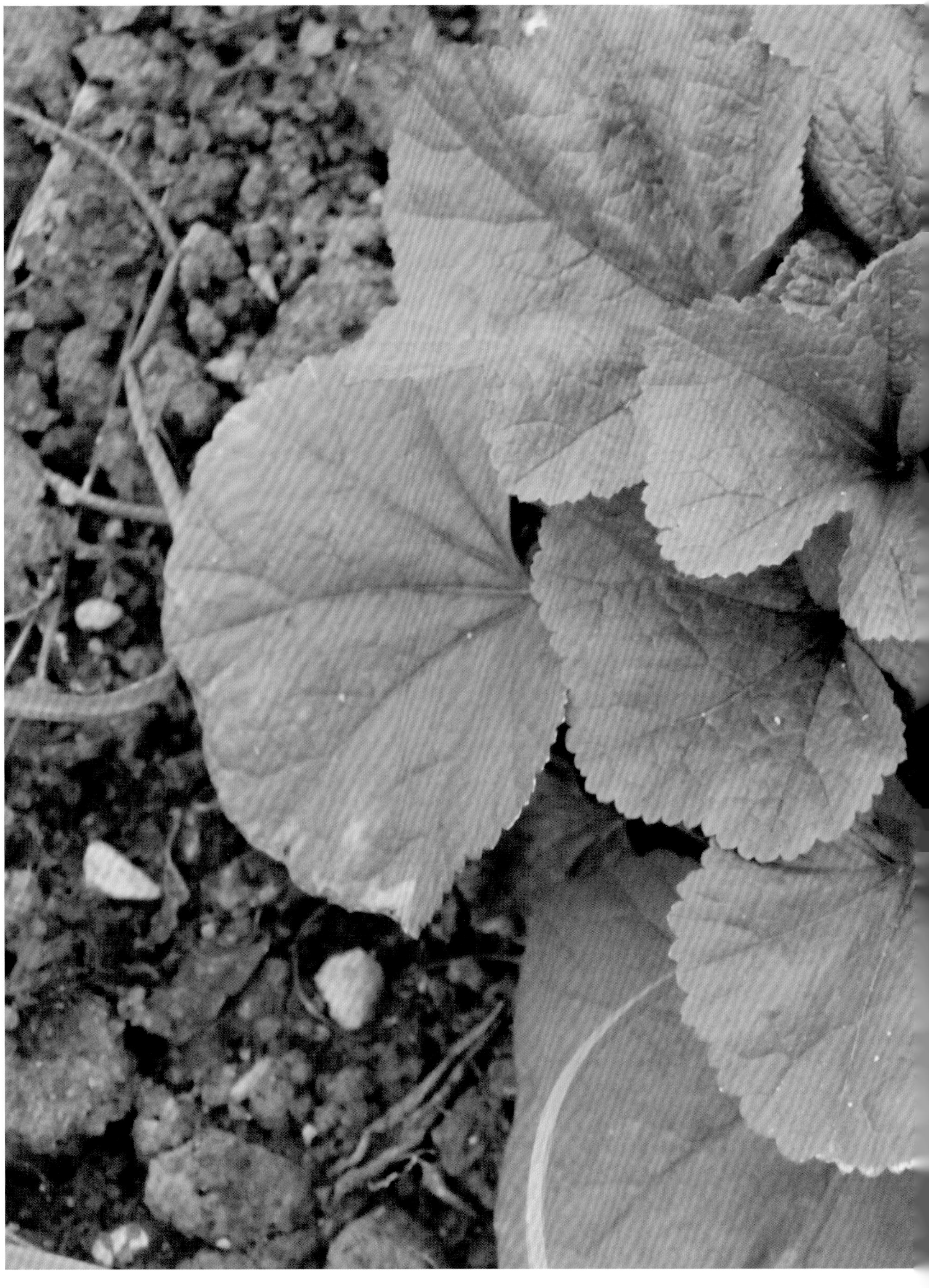

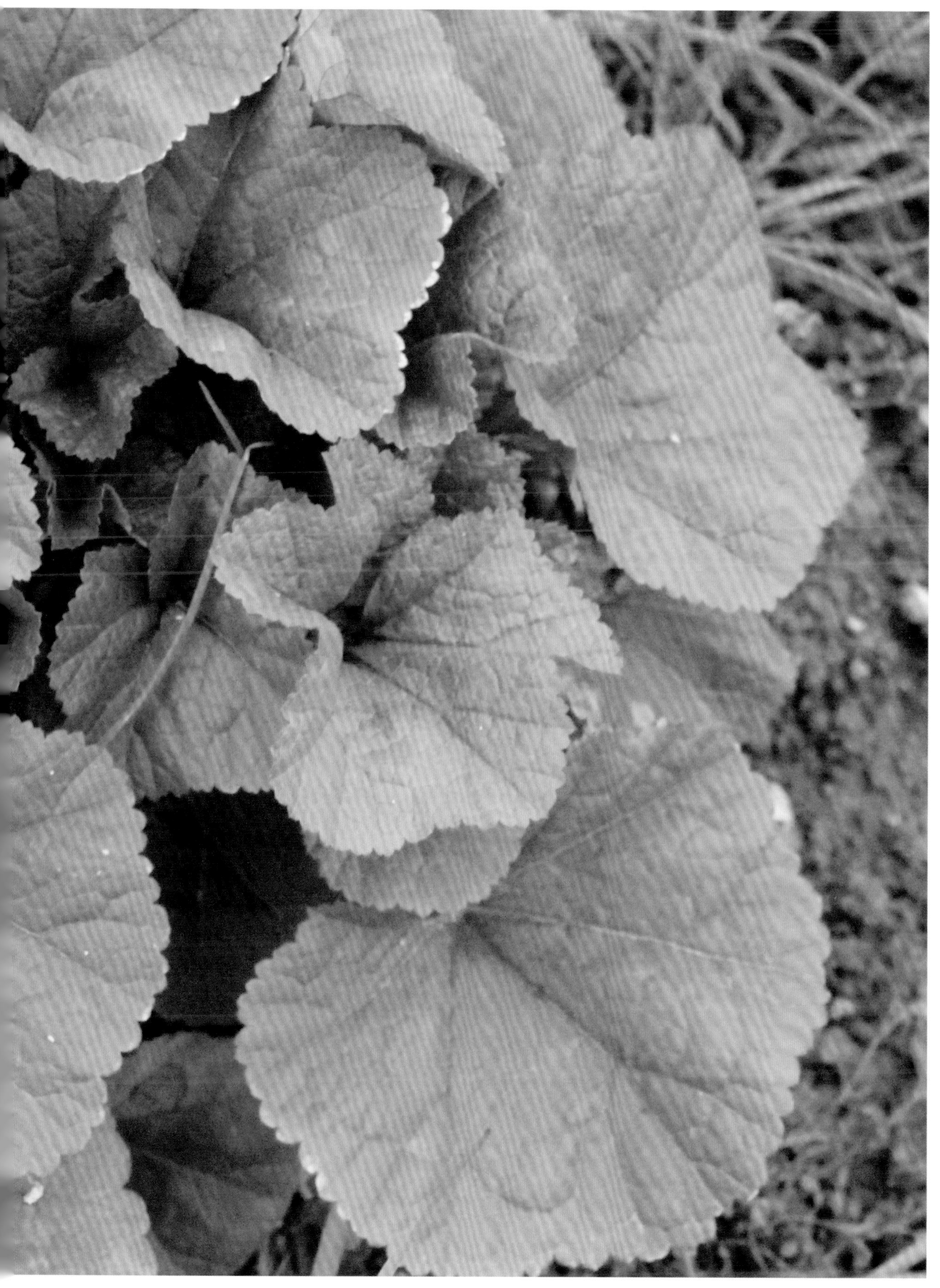

冬葵

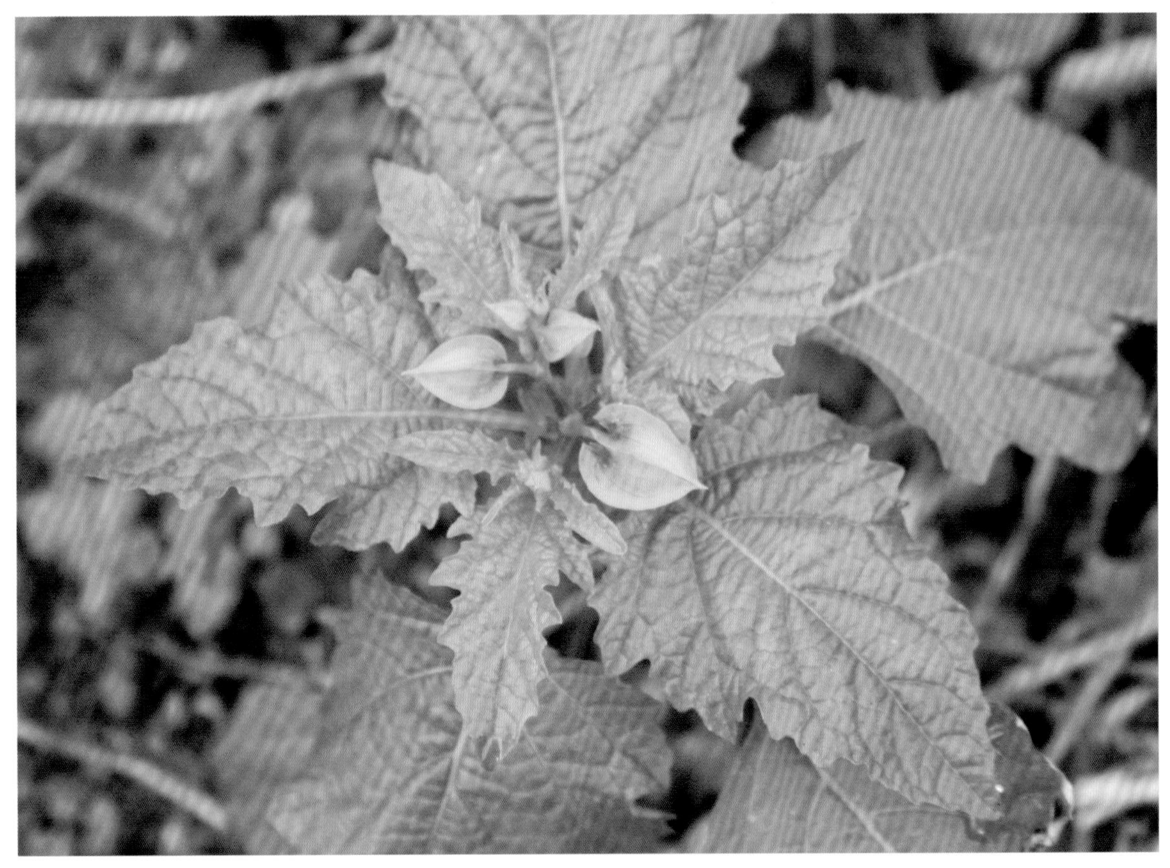

冬葵

识别特征

一年生草本，高 30 ~ 90 cm。茎直立，被疏毛或几乎无毛。叶互生；掌状 5 ~ 7 浅裂，圆肾形或近圆形，基部心形，边缘具钝锯齿，掌状 5 ~ 7 脉，有长柄。花小，丛生于叶腋，淡红色，小苞片 3，广线形；萼 5 裂，裂片呈三角形；花冠 5 瓣，倒卵形，先端凹入；雄蕊多数，花丝合生；子房 10 ~ 12 室，每室有一个胚珠。果实扁圆形，由 10 ~ 12 心皮组成，果熟时各心皮彼此分离，且与中轴脱离，心皮无毛，淡棕色。花期 6—9 月，果期 7—10 月。

生境分布

生长于平原、山野等处，多为栽培。全国各地均有分布。

采收加工

夏、秋二季种子成熟时采收。除去杂质，阴干。

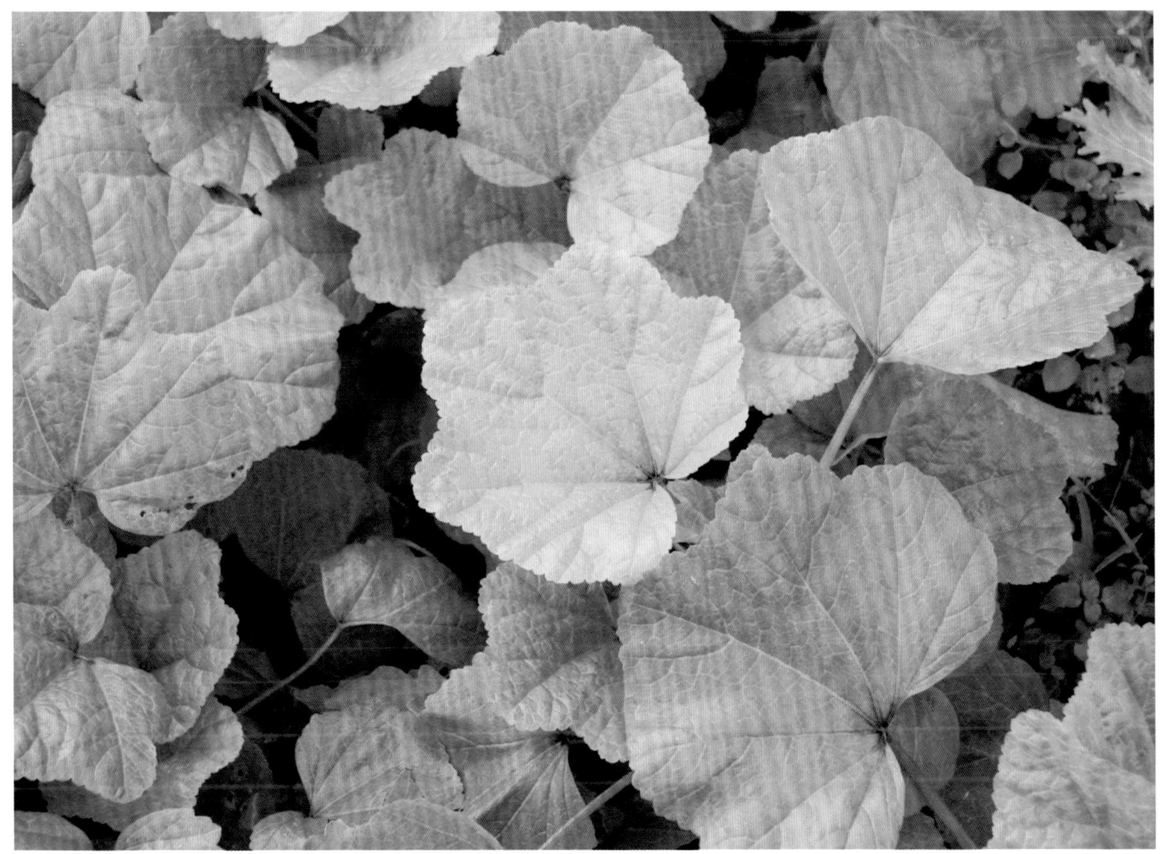

冬葵

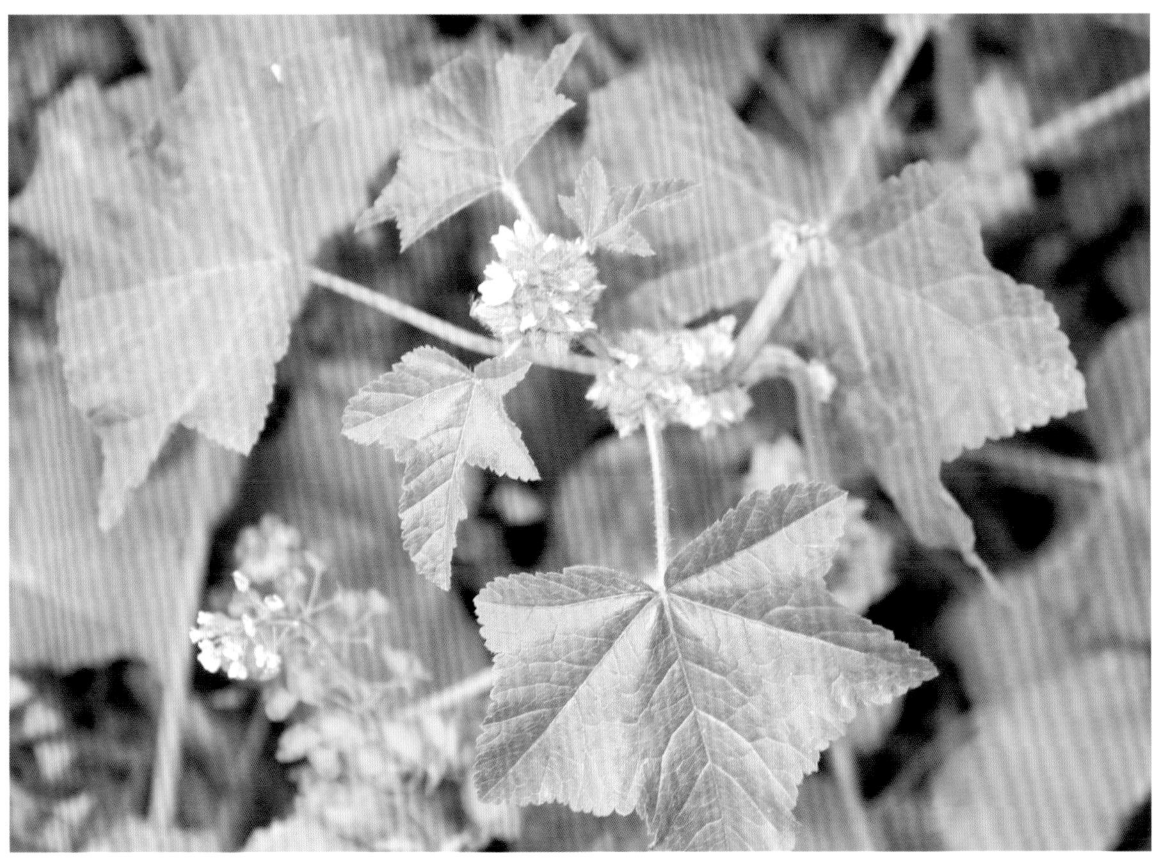

冬葵

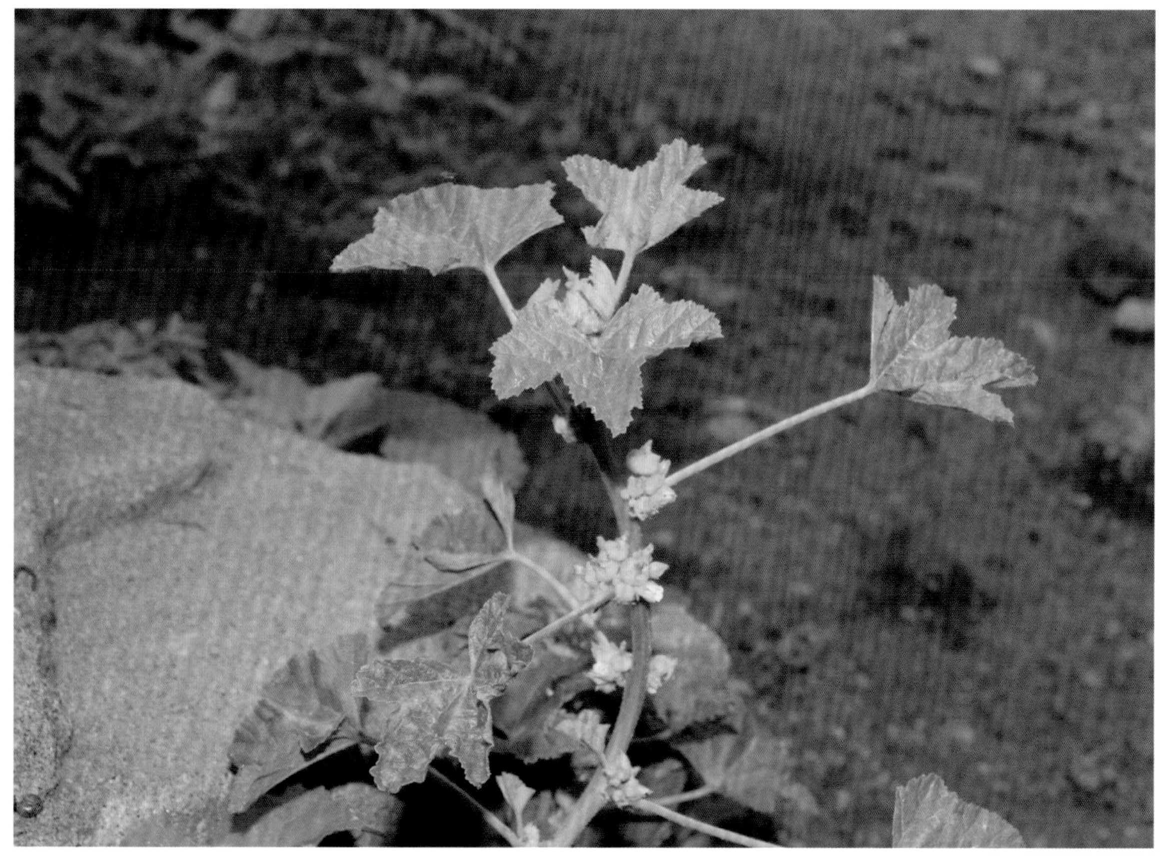

冬葵

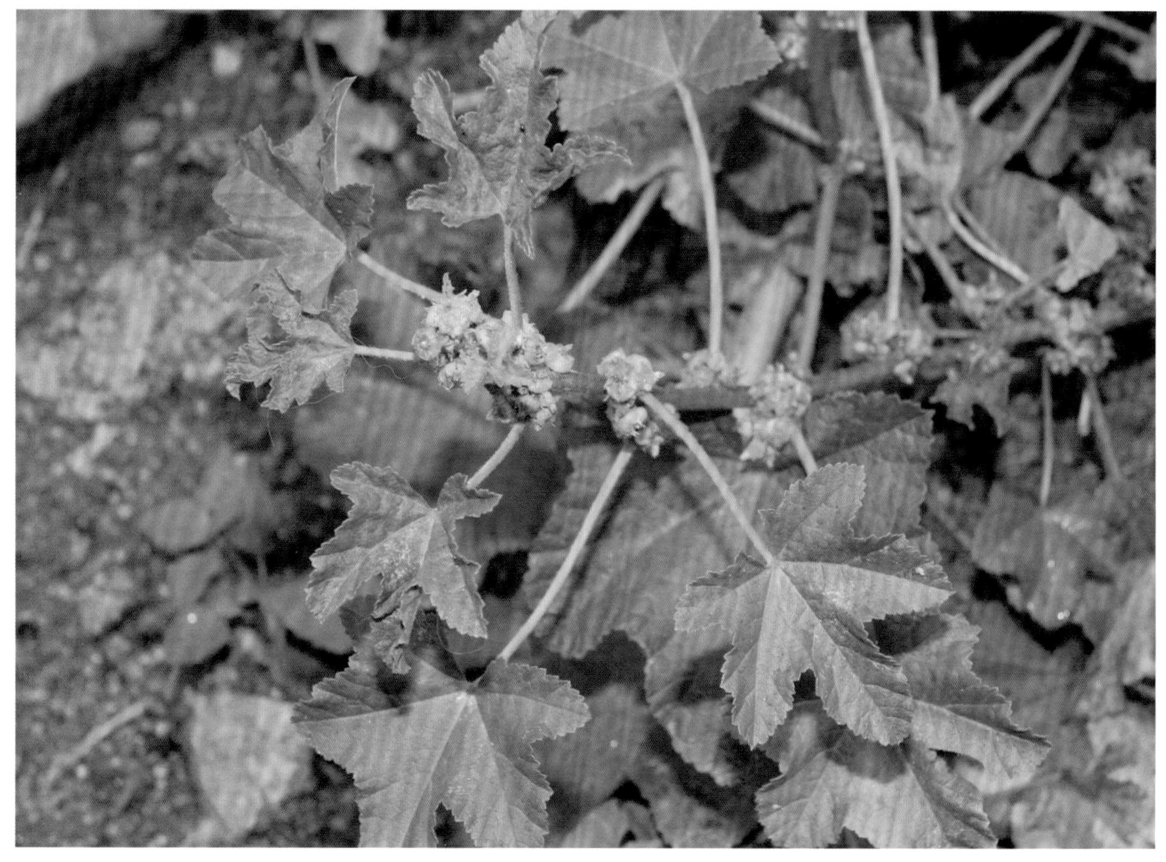

冬葵

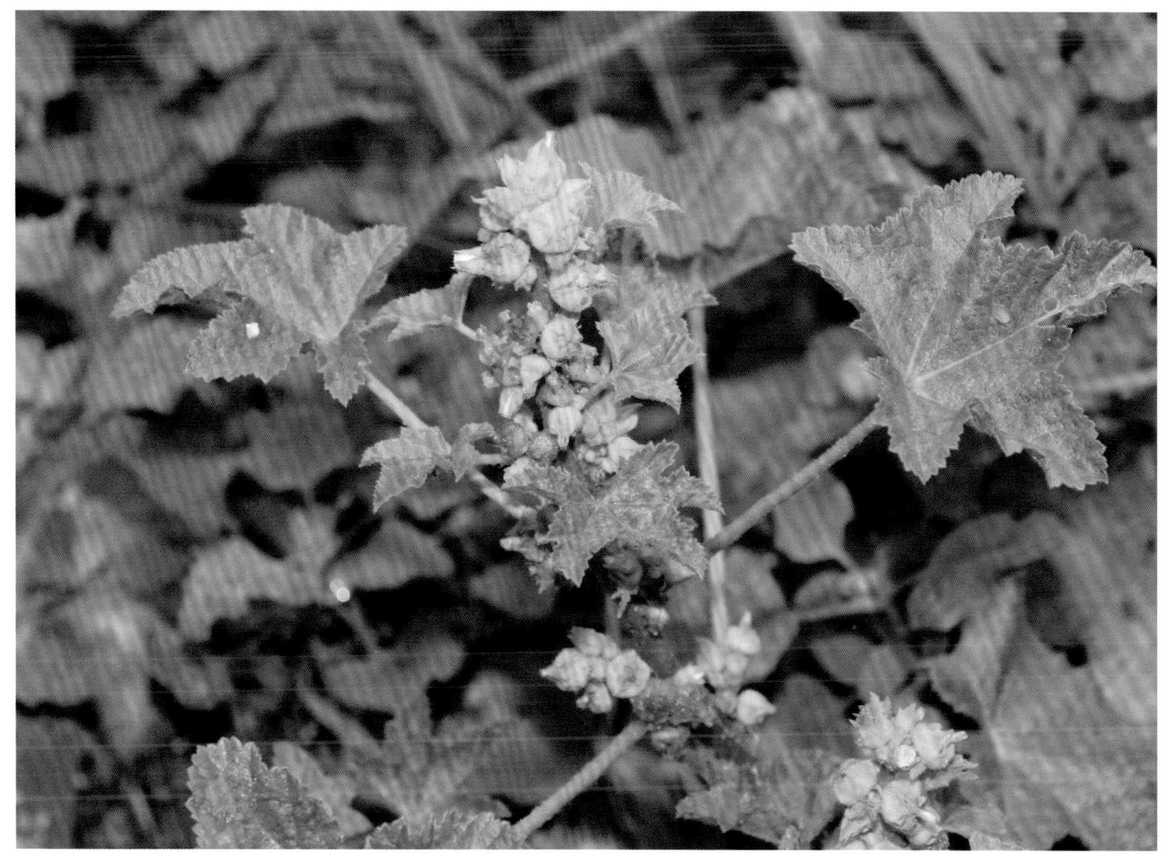

冬葵

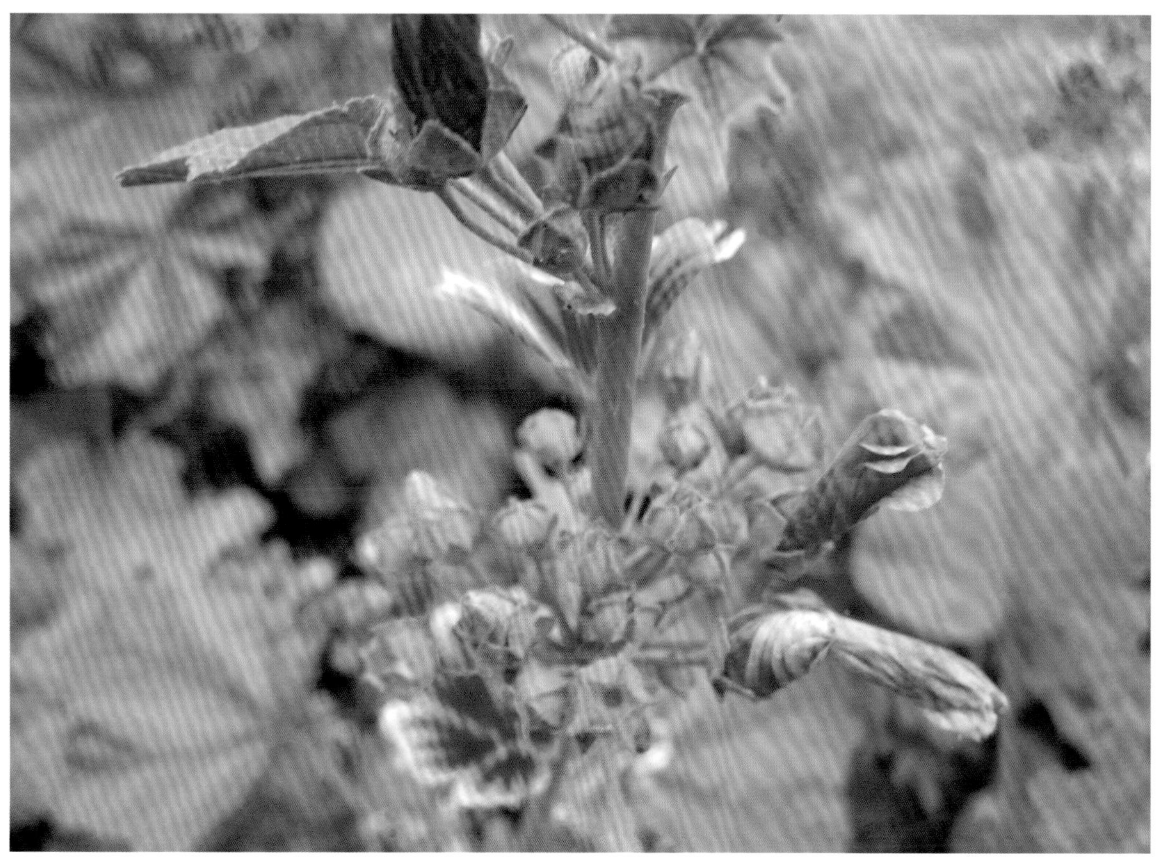

冬葵

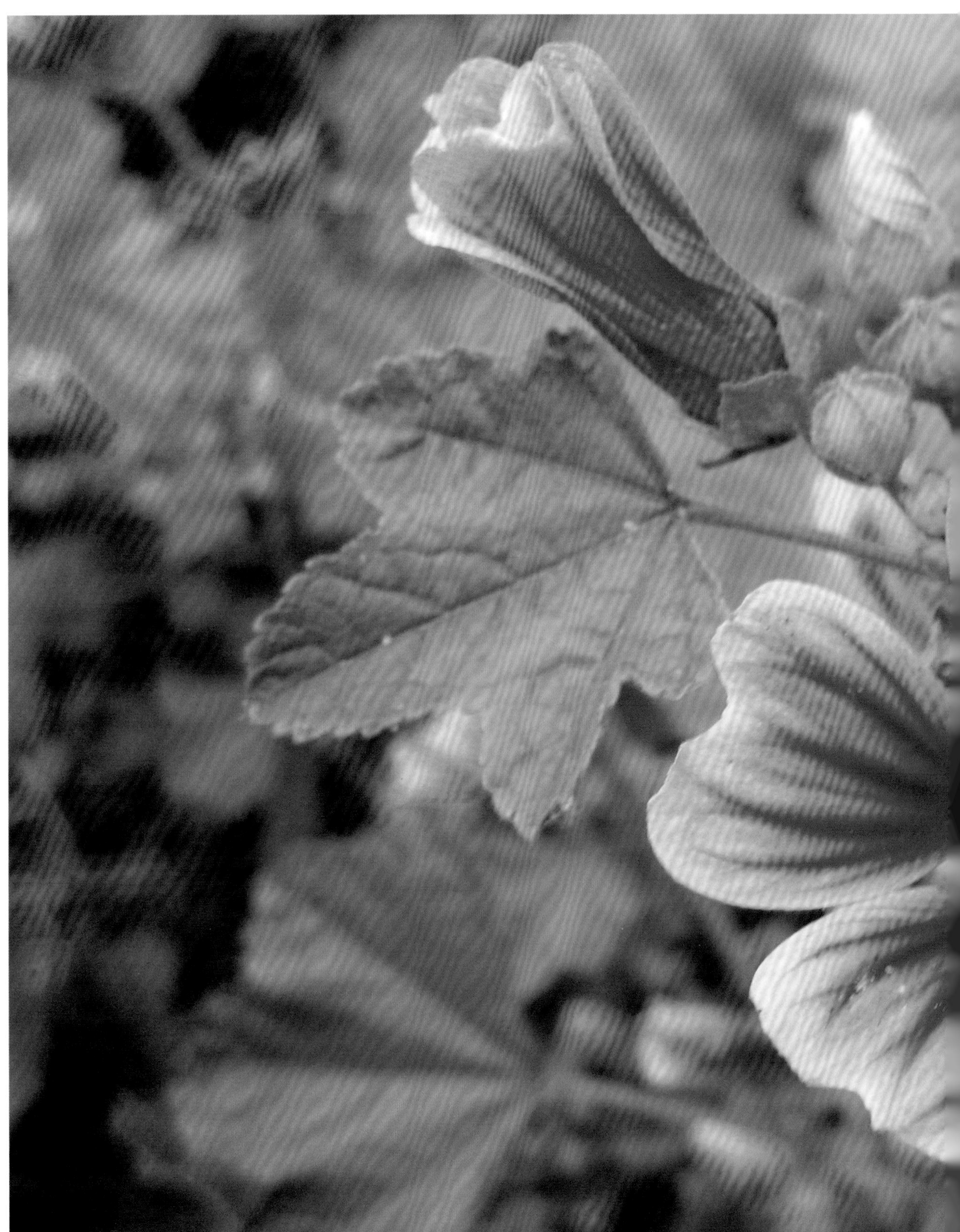

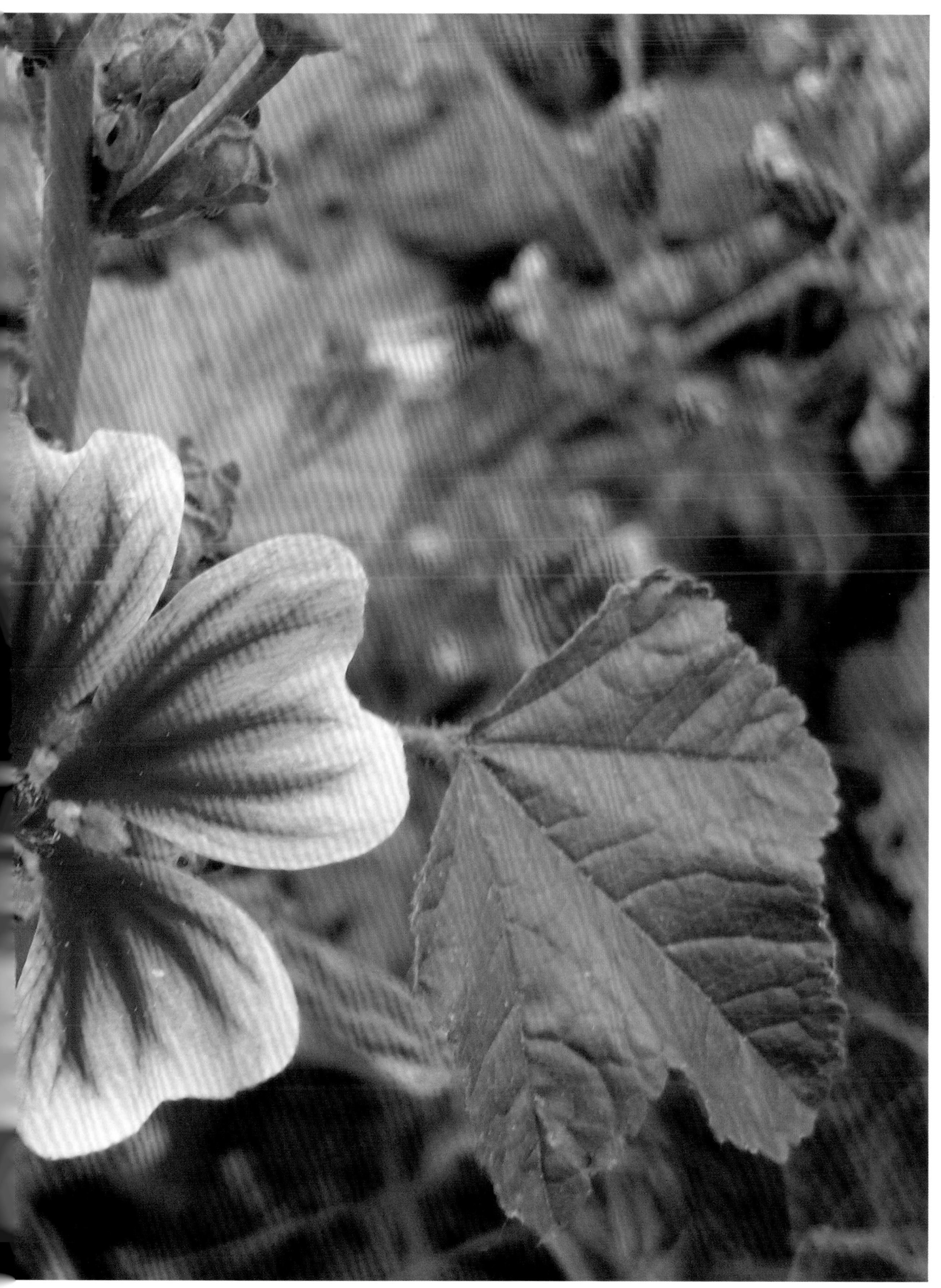

冬葵

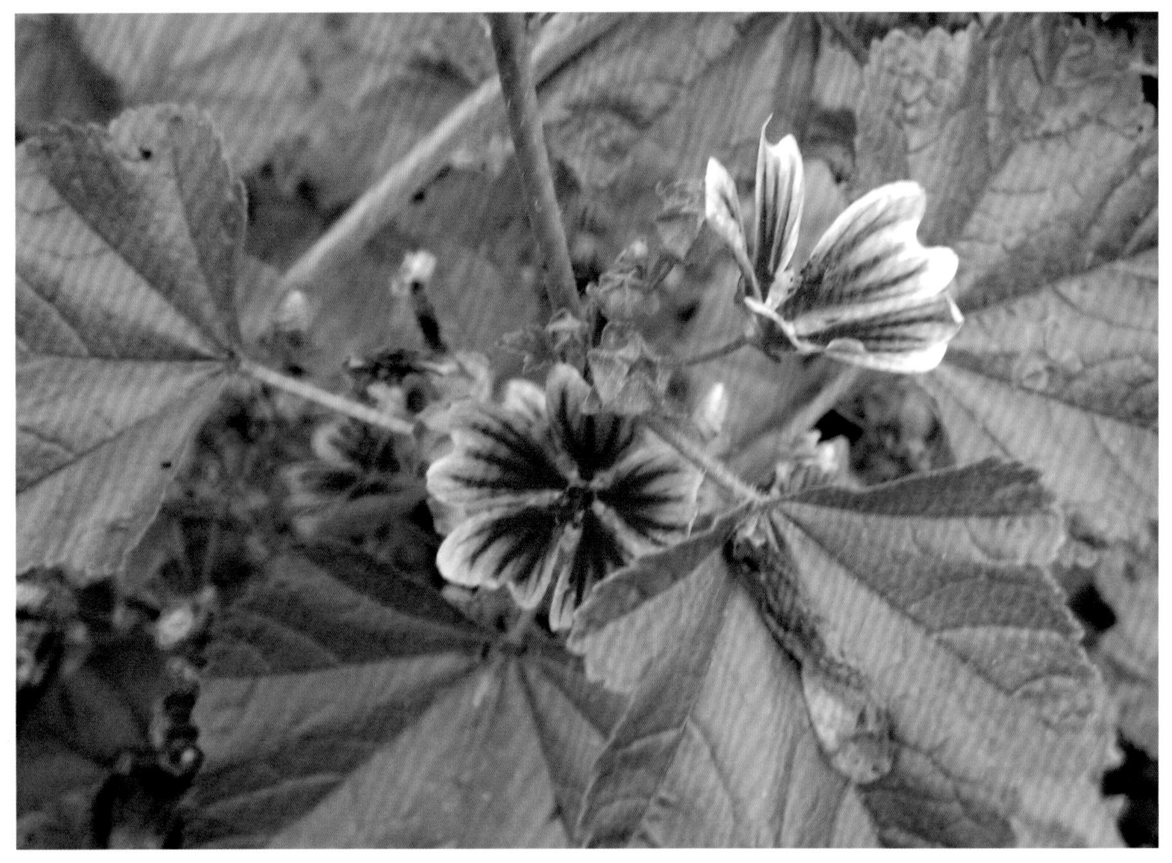

冬葵

药材鉴别

本品干燥种子呈圆形扁平的橘瓣状，或微呈肾形，细小，直径 1.5 ~ 2 mm，较薄的一边中央凹下，外表为棕黄色的包壳（果皮），具环形细皱纹，搓去皮壳后，种子呈棕褐色。质坚硬，破碎后微有香味。以颗粒饱满、坚老者为佳。

功效主治

利水通淋，下乳润肠。主治二便不通，淋病，水肿，妇女乳汁不行，乳房肿痛。

用法用量

内服：3 ~ 9 g，煎汤。

民族药方

1．泌尿系结石　冬葵果、当归、王不留行、陈皮、石韦、滑石各 15 g。水煎服。

2．乳腺炎初期乳汁稀少或排乳困难、乳房肿痛　冬葵果 30 g。水、酒各半煎服。或以本品配砂仁各等份。研为细末，热酒冲服。

3．便秘　冬葵果 15 g，薏苡仁 100 g。冬葵果洗净切碎，煮沸 10 ~ 15 分钟后，再放入薏苡仁共煮，熬成粥，空腹服。

4．尿路感染、小便不利　冬葵果、泽泻各 15 g，茯苓皮 25 g，车前子 20 g。水煎服。

5．盗汗　冬葵果 10 g，浮小麦 30 g。水煎服。

6．胎盘滞留　冬葵果 30 g，红牛膝 25 g。水煎服，每日 2 次。

7．风热咳嗽　冬葵果 100 g，鸡蛋 1 ~ 2 枚。加水共煮熟，加食盐少许，吃蛋喝汤。

8．水肿　冬葵果 15 g，冬瓜皮 30 g。水煎服。

使用注意

脾虚肠滑者忌用。孕妇慎用。

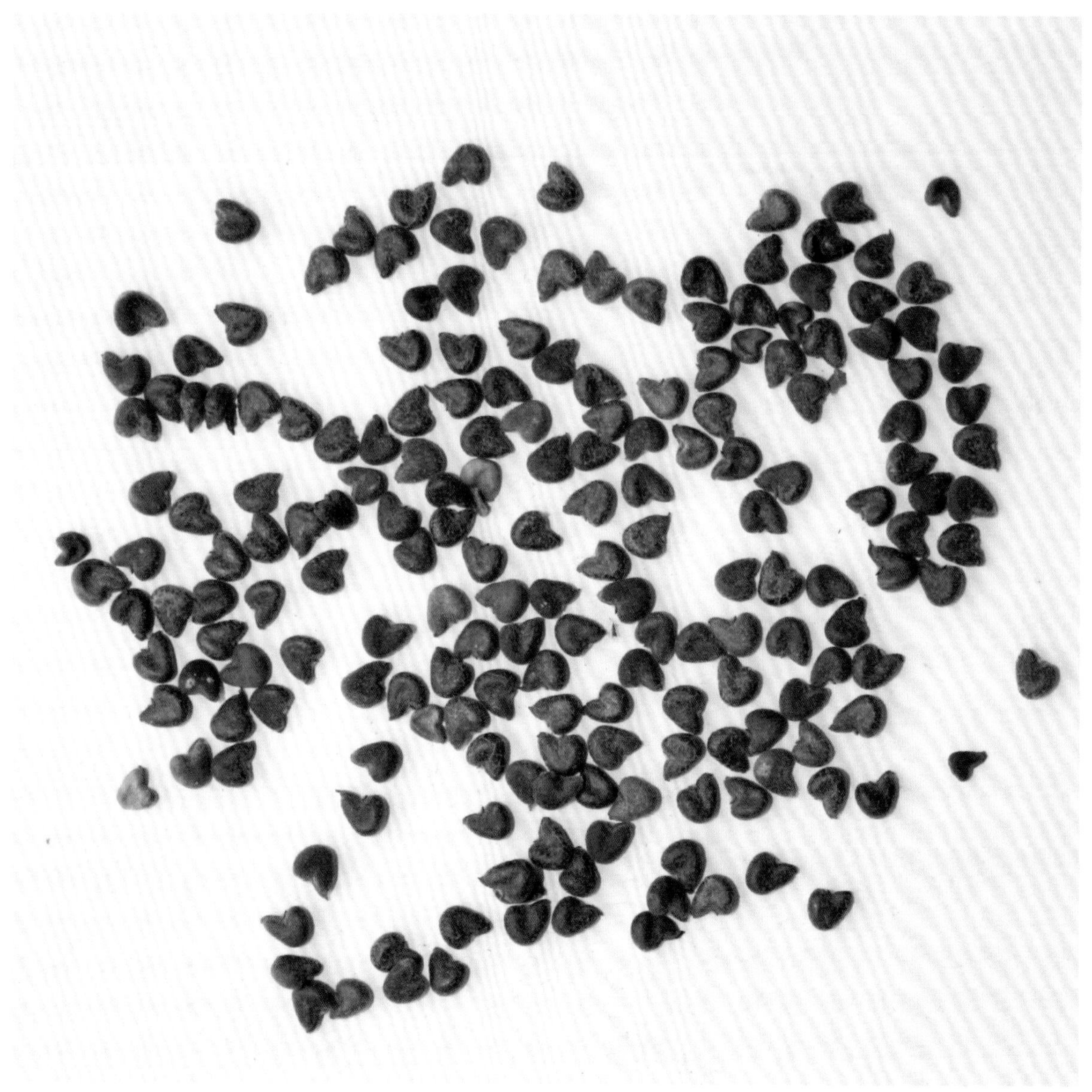

冬葵果药材

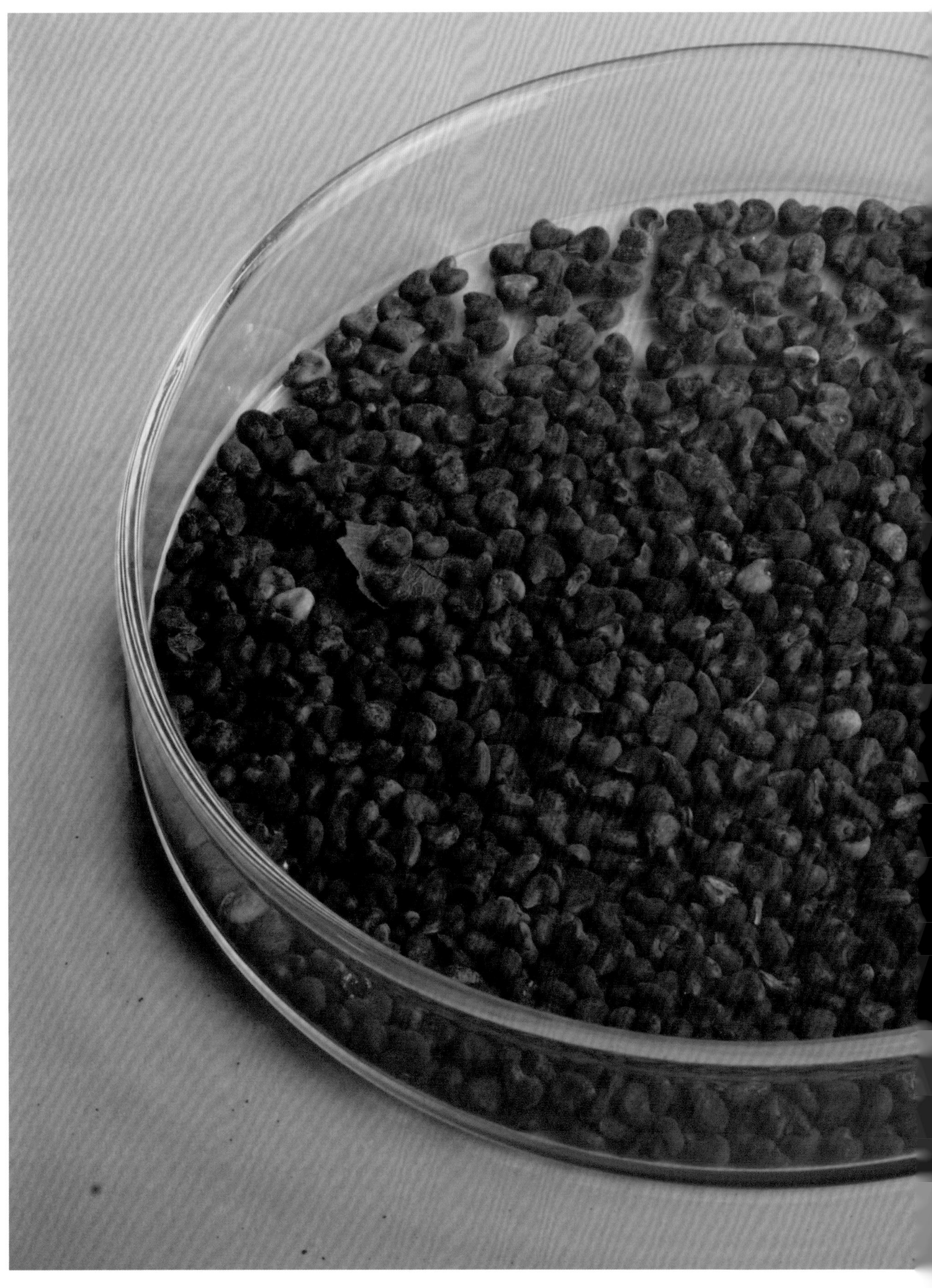

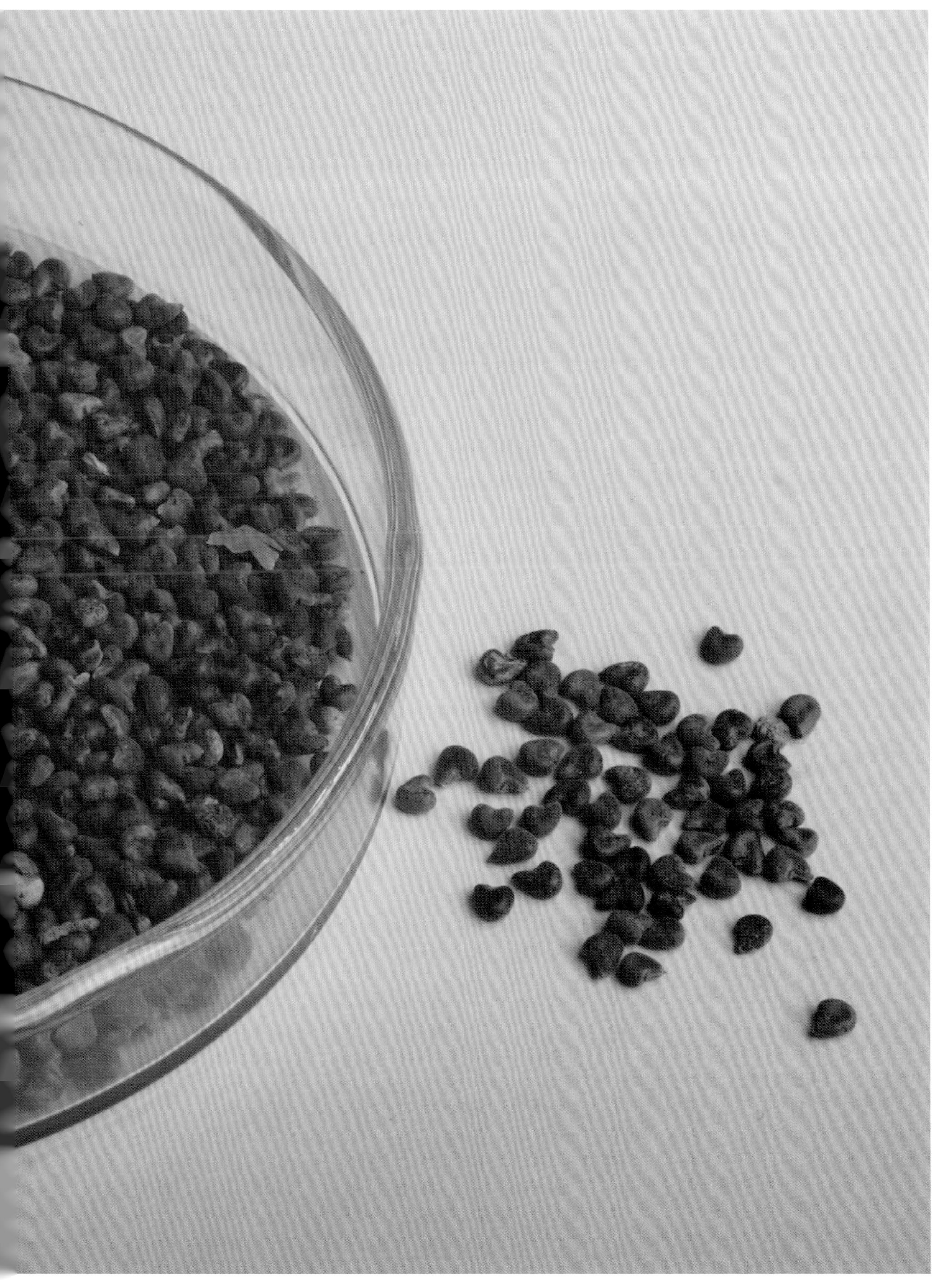

冬葵果饮片

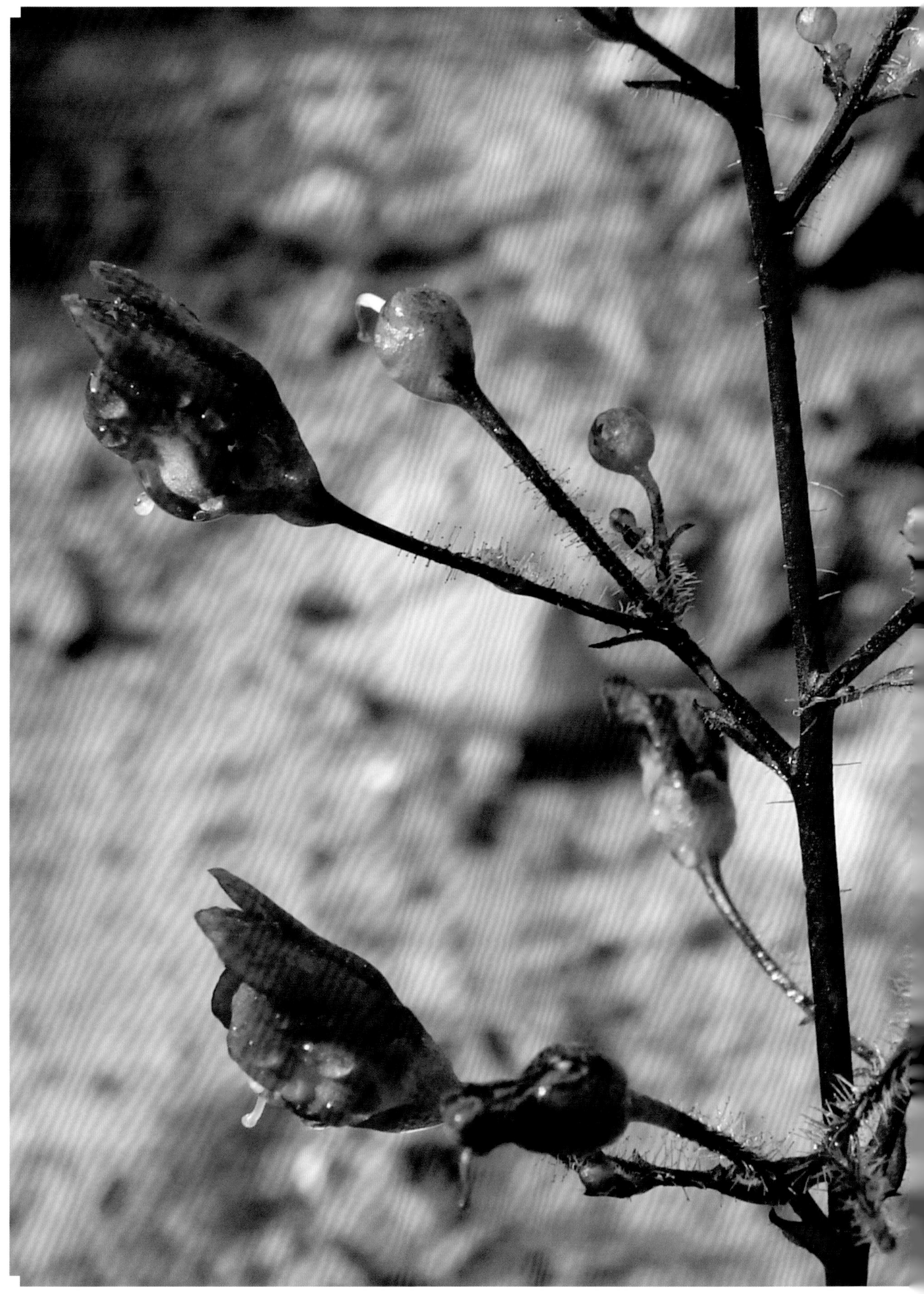

玄参

【壮药名】棵玄参。

【别　名】黑参、玄台、逐马、馥草、重台、野脂麻、元参、山当归、水萝卜。

【来　源】本品为玄参科植物玄参 *Scrophularia ningpoensis* Hemsl. 的干燥根。

【性味归经】味甘、苦、咸，性微寒。归肺、胃、肾经。

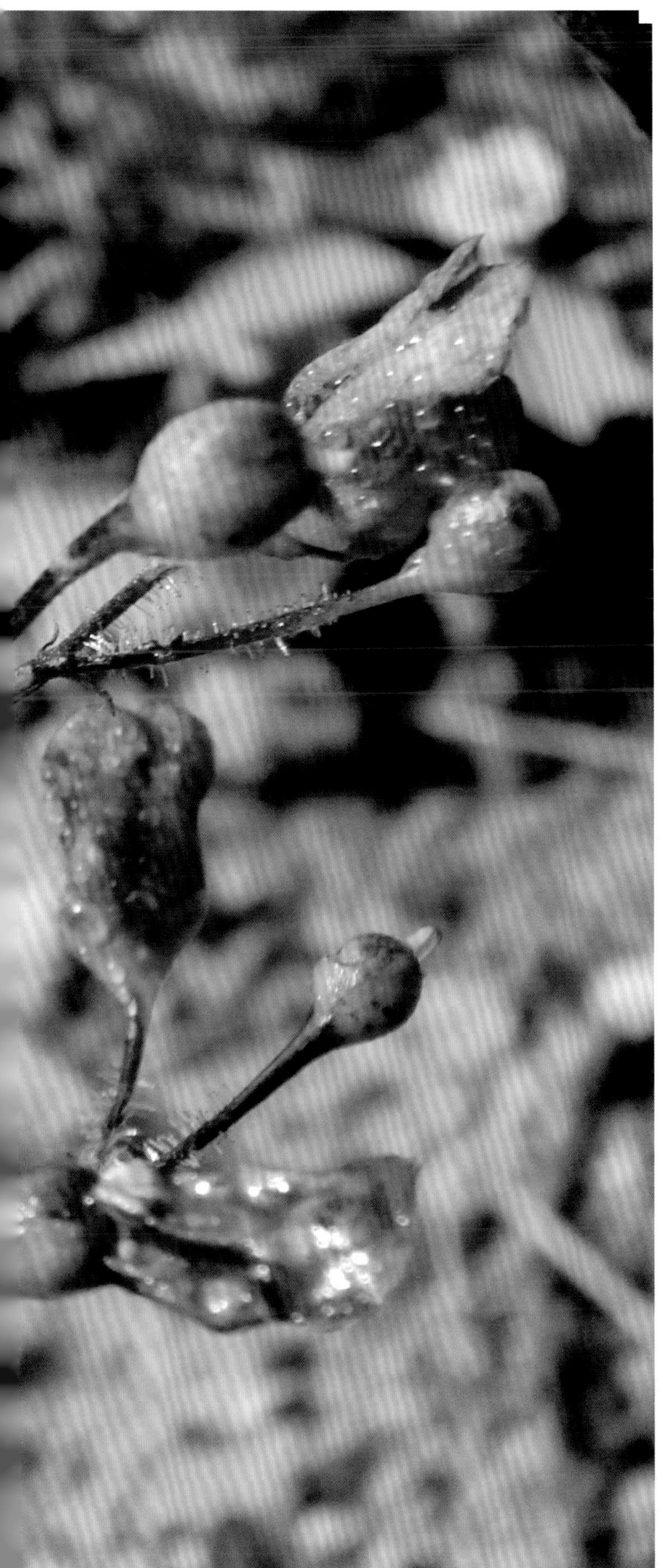

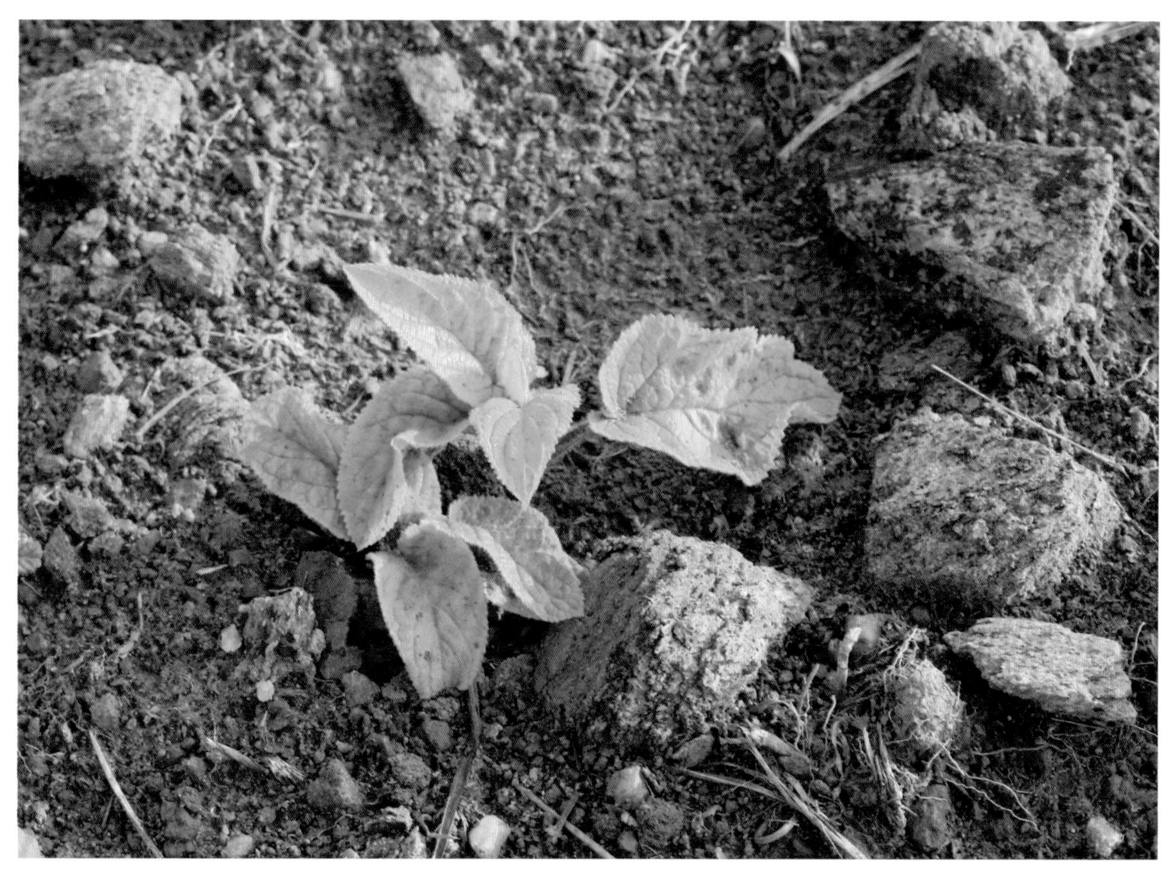

玄参

识别特征

多年生草本，高 60 ~ 120 cm，根圆柱形，长 5 ~ 12 cm，直径 1.5 ~ 3 cm，下部常分叉，外皮灰黄褐色。茎直立，四枝形，光滑或有腺状柔毛。叶对生，叶柄长 0.5 ~ 2 cm；叶片卵形或卵状椭圆形，长 7 ~ 20 cm，宽 3.5 ~ 12 cm，先端渐尖，基部圆形或近截形，边缘具钝锯齿，下面有稀疏散生的细毛。聚伞花序疏散开展，呈圆锥状；花梗长 1 ~ 3 cm，花序和花梗都有明显的腺毛；萼片 5 裂，卵圆形，先端钝，外面有腺状细毛；花冠暗紫色，管部斜壶状，长约 8 mm，有 5 裂片，上面 2 裂片较长而大，侧面 2 裂片次之，下面裂片最小；雄蕊 4，2 强，另有 1 枚退化的雄蕊，呈鳞片状，贴生在花冠管上；花盘明显；子房上位，2 室，花柱细长。蒴果卵圆形，先端短尖，深绿或暗绿色，长约 8 mm，萼宿存。花期 7—8 月，果期 8—9 月。

生境分布

生长于溪边、山坡林下及草丛中。分布于浙江、湖北、江苏、江西、四川等省区。

采收加工

冬季茎叶枯萎时采挖，除去根茎、幼芽、须根及泥沙，晒或烘至半干，堆放 3 ~ 6 日，反复数次至干燥。

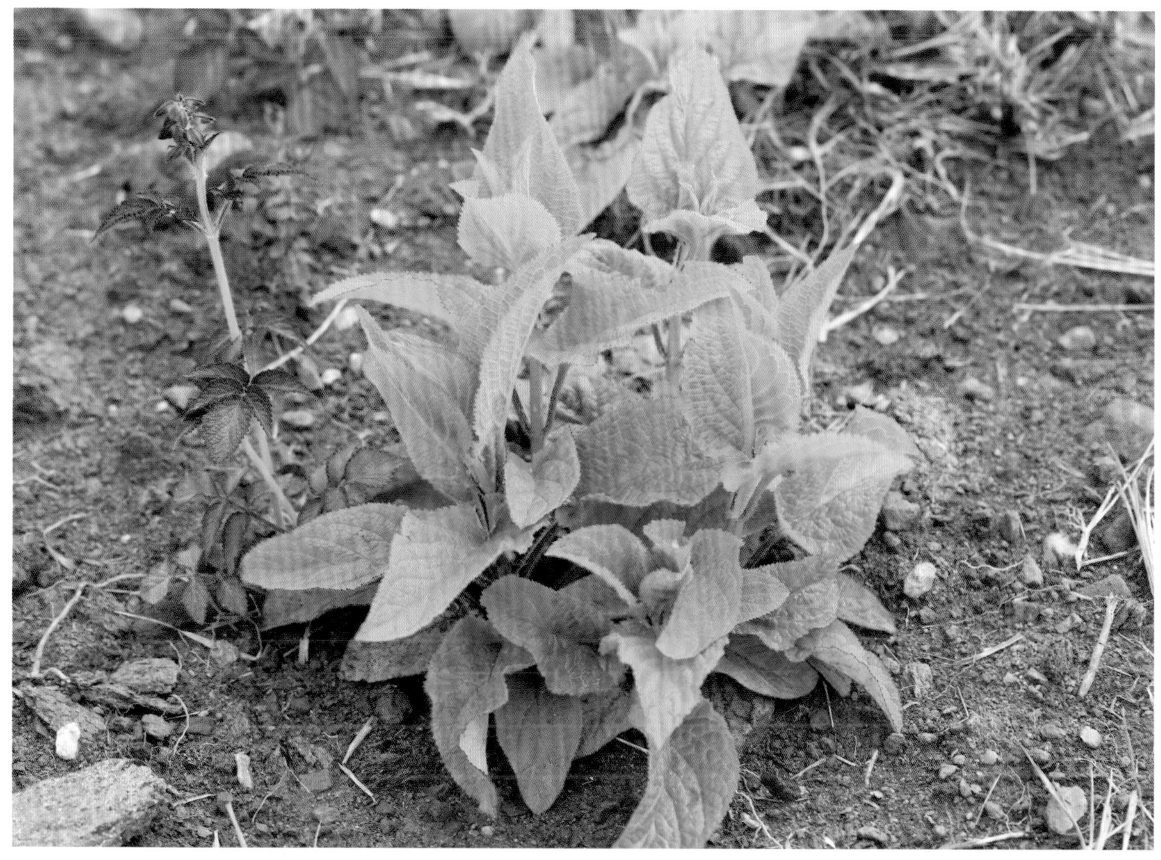

玄参

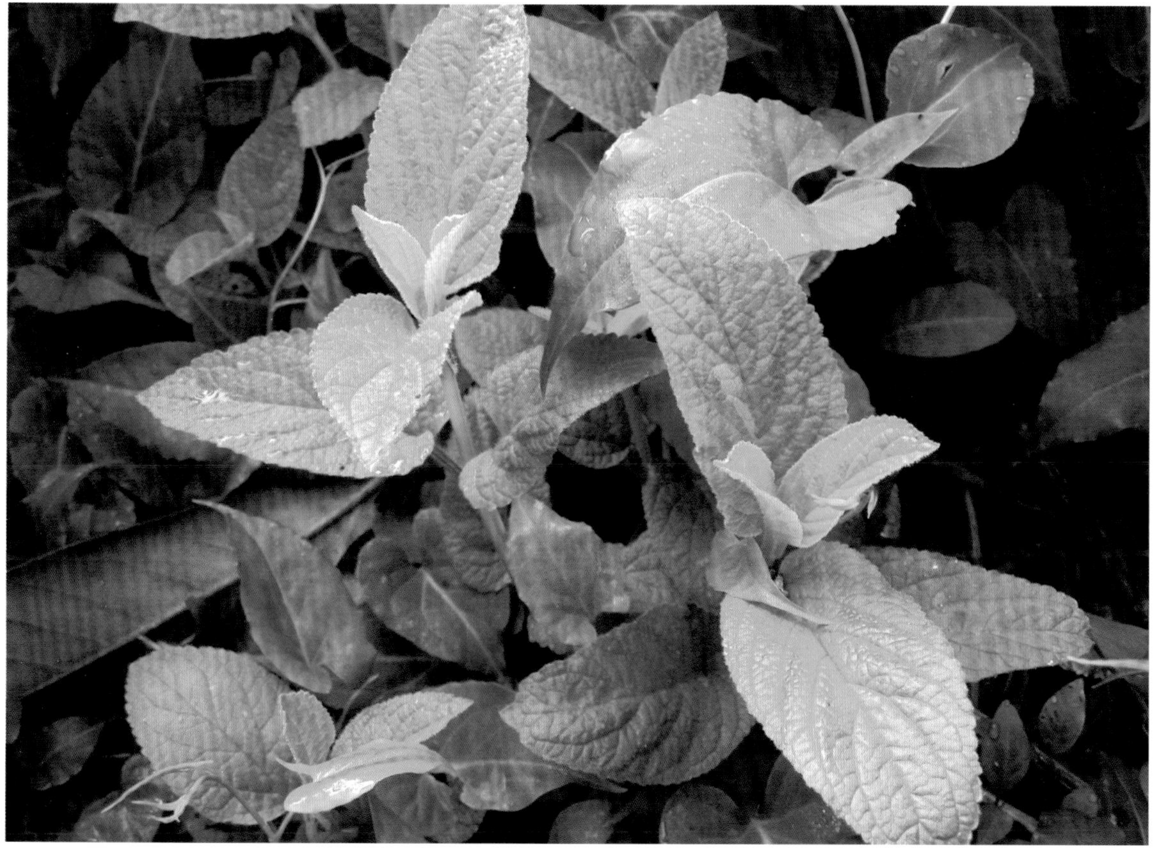

玄参

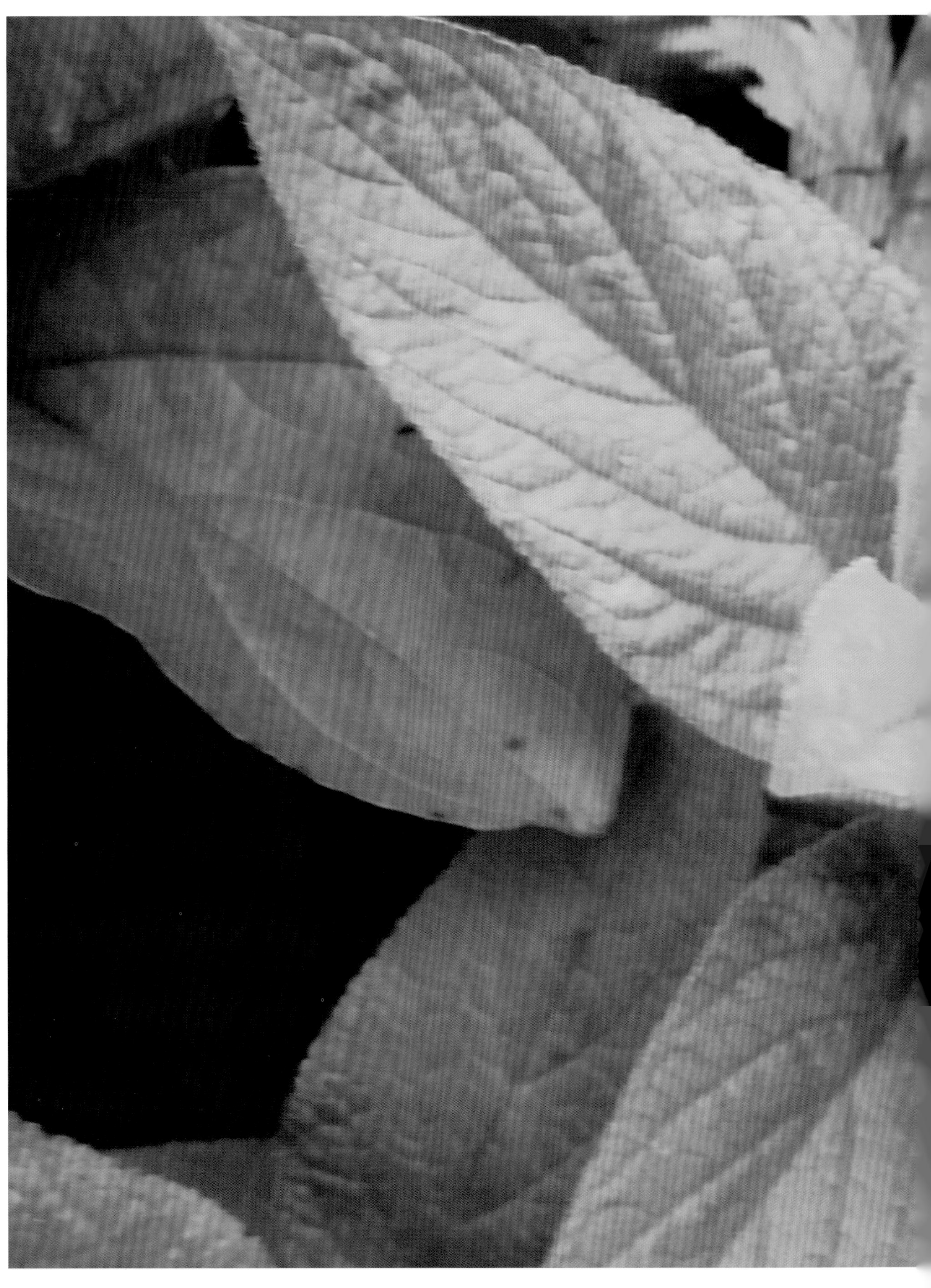

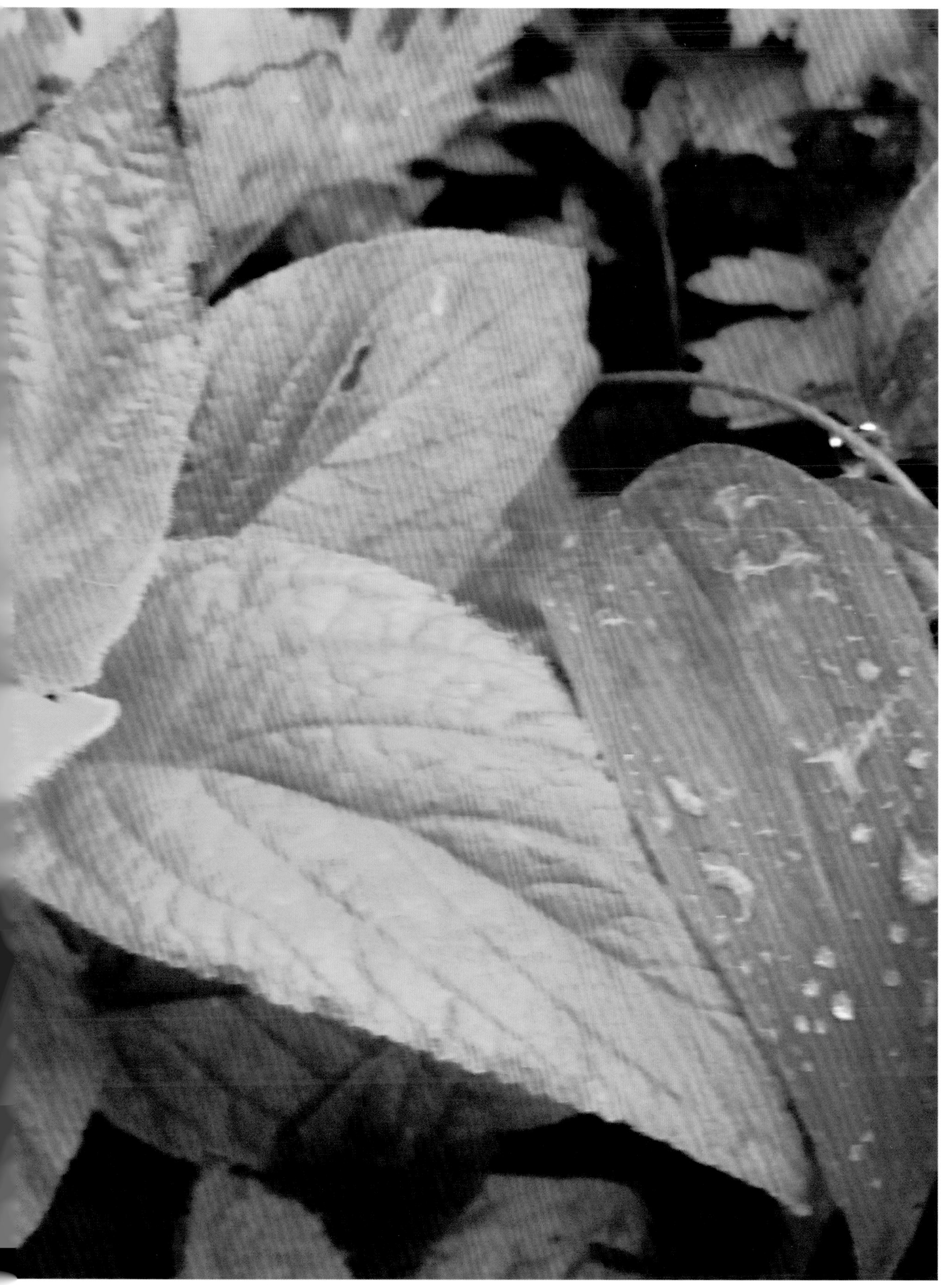

玄参

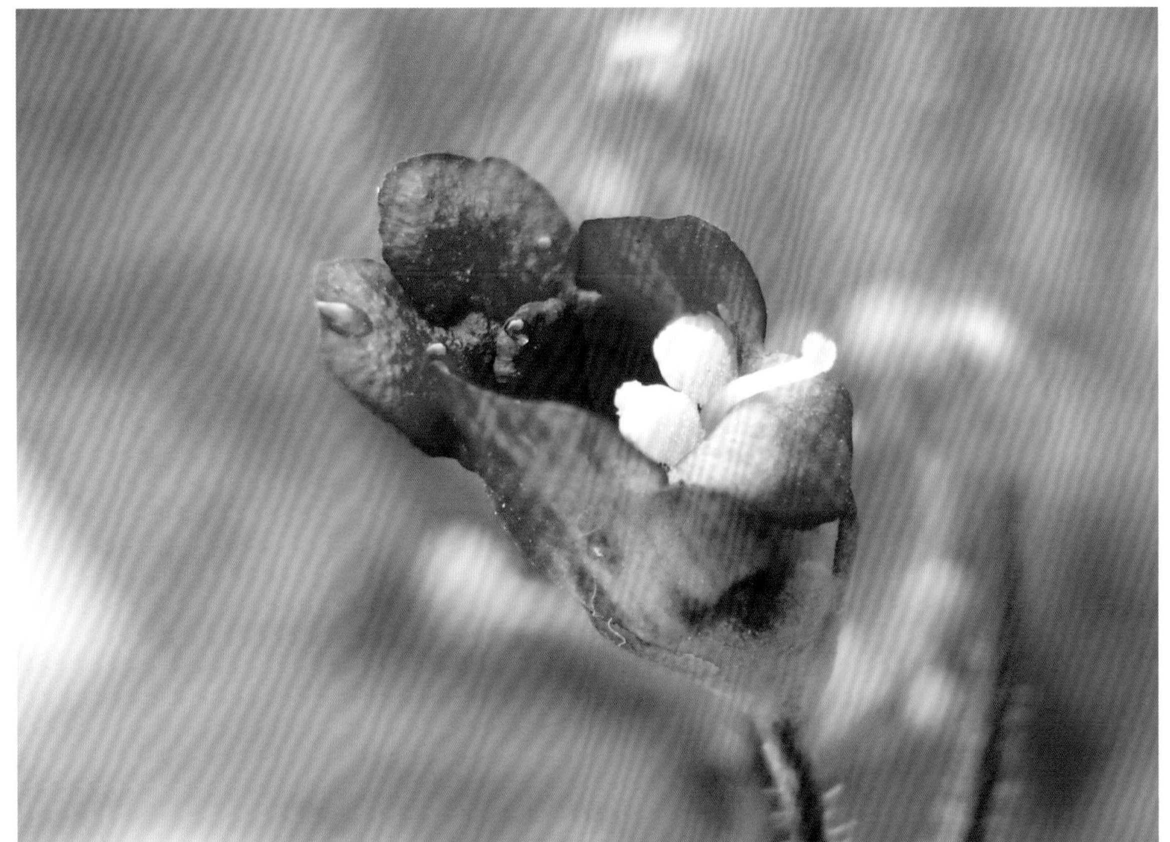
玄参

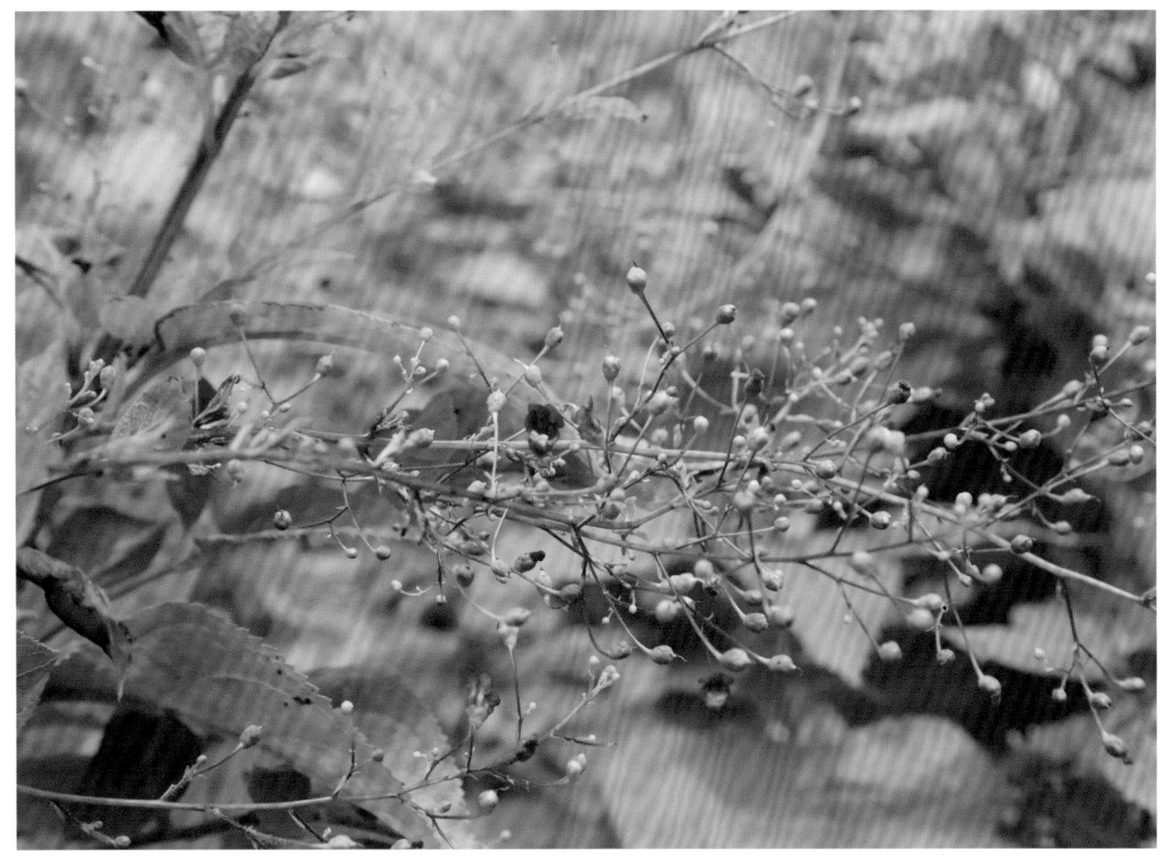
玄参

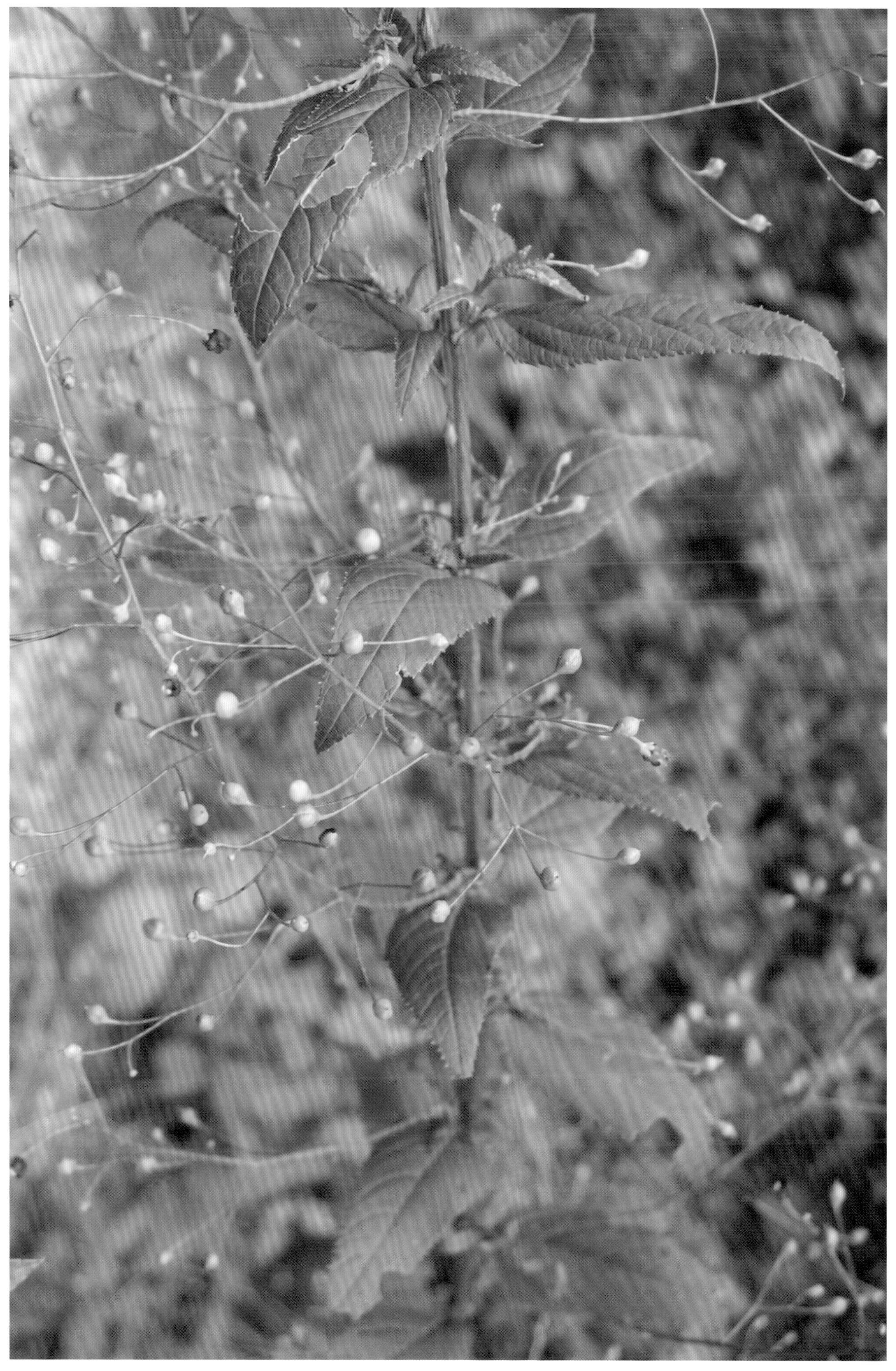

玄参

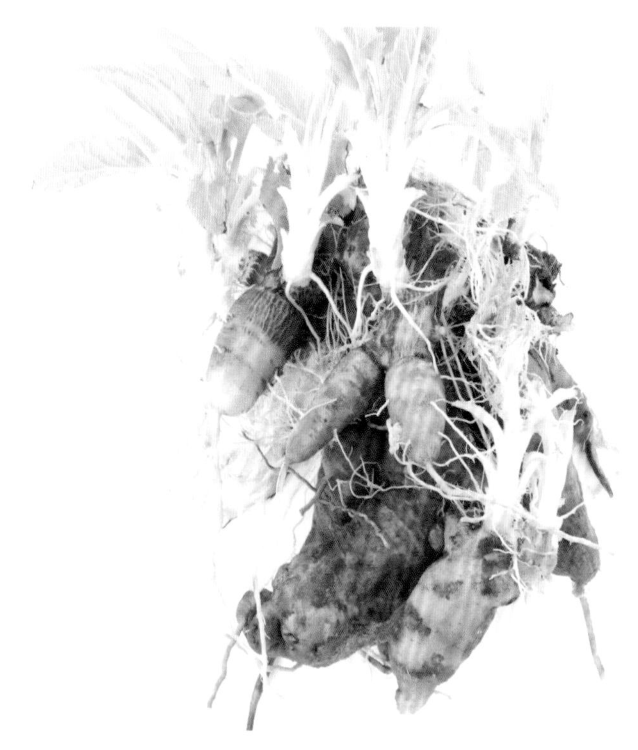

玄参

药材鉴别

本品干燥根呈圆柱形，有的弯曲似羊角。中部肥满，两头略细。长 10 ~ 20 cm，中部直径 1.5 ~ 3 cm。表面灰黄色或棕褐色，有顺纹及抽沟，间有横向裂隙（皮孔）及须根痕。顶端有芦头均已修齐，下部钝尖。质坚实，不易折断。断面乌黑色，微有光泽，无裂隙。无臭或微有焦糊气，味甘，微苦咸，嚼之柔润。以枝条肥大、皮细、质坚、芦头修净、肉色乌黑者为佳。枝条小、皮粗糙、带芦头者质次。

功效主治

清热凉血，滋阴降火，解毒散结。主治热入营血，温毒发斑，热病伤阴，舌绛烦渴，津伤便秘，骨蒸劳嗽，目赤，咽痛，白喉，瘰疬，痈肿疮毒。

用法用量

内服：9 ~ 15 g，煎汤；或入丸、散服。外用：捣敷或研末调敷。

民族药方

1. 风热感冒 玄参 60 g。加水煎取浓汁 500 ml，温饮，每日 1 ~ 2 次。

2. 老年便秘 玄参 50 g，炒莱菔子（碎）30 g，黄芪、枳实各 15 g，白术 10 g，陈皮 6 g。水煎服，每日 1 剂，每日 2 次。

3. 慢性咽炎 玄参 10 g，桔梗 5 g，甘草 3 g。水煎服。

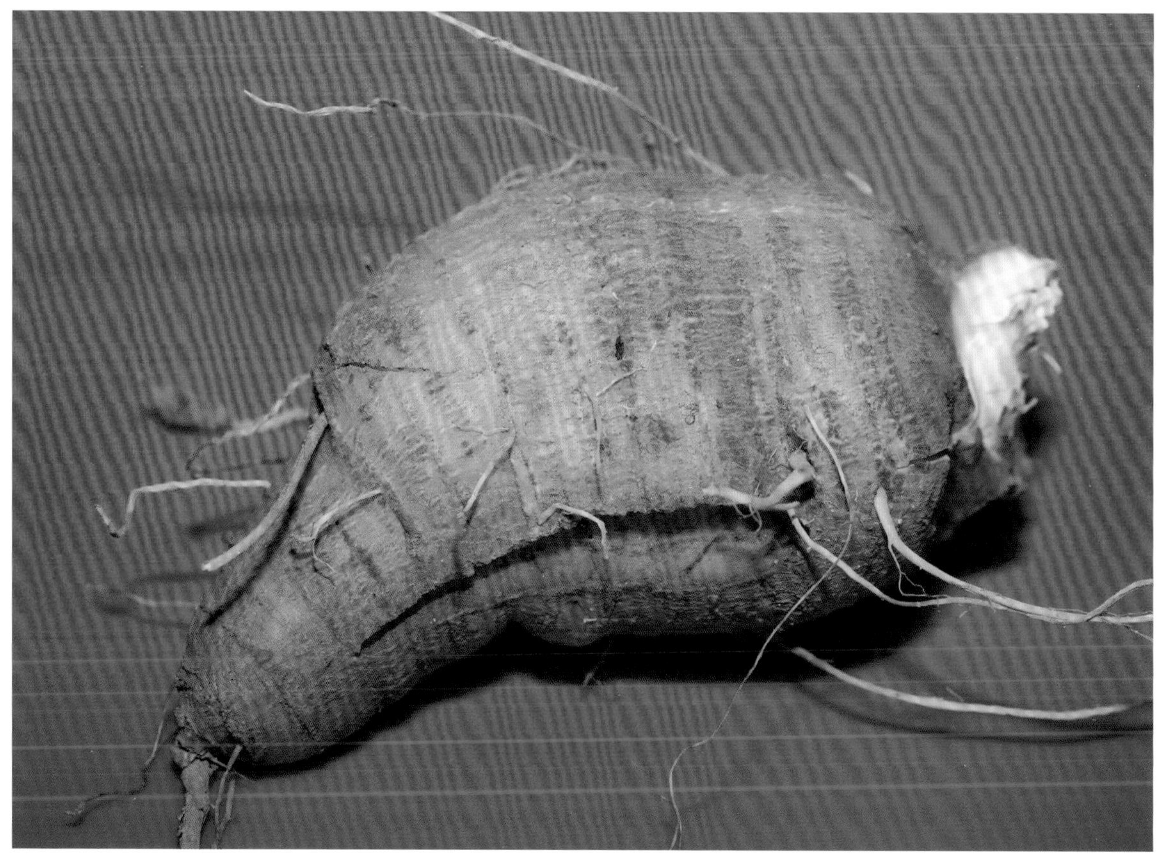

玄参

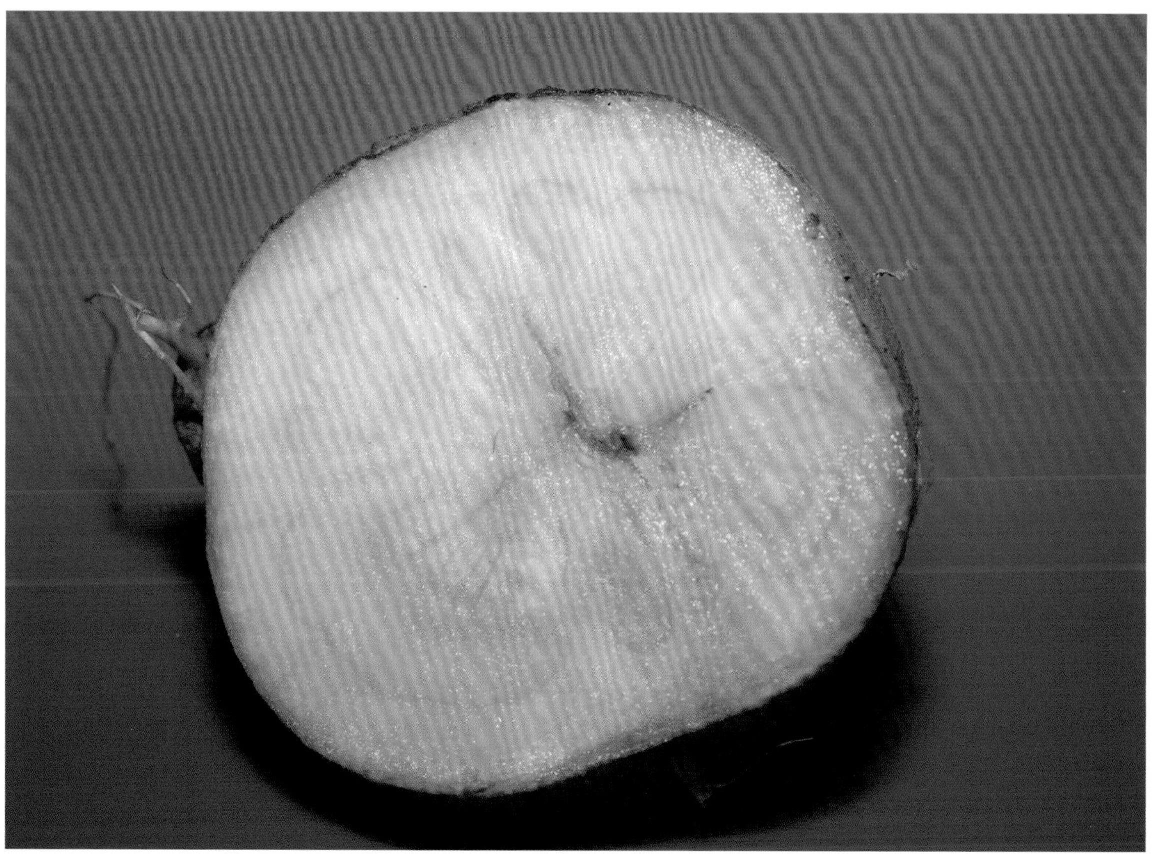

玄参

4．鼻衄 玄参30 g，麦冬、生地黄、白茅根（鲜）各30 g。开水浸泡，每日1剂，代茶频饮。

5．长期功能性发热 玄参30 g，生地黄、地骨皮、青蒿、银柴胡、生龙骨（先煎）、生牡蛎（先煎）各15 g，牡丹皮12 g。水煎服，每日1剂，每日3次。

6．淋巴结结核（瘰疬） 鲜玄参30 g，向日葵子15 g。水煎服。

7．急性黄疸性肝炎 玄参12 g，茵陈、板蓝根各15 g，泽泻、青皮各10 g。水煎服。

8．慢性鼻窦炎 玄参40 g，菊花、金银花、蒲公英各30 g，连翘20 g，桔梗15 g，生甘草10 g，升麻、白芷、薄荷各6 g。水煎服，每日1剂，每日2次。

9．阴虚口燥，便秘 玄参15 g，麦冬、桑椹各12 g。水煎服。

10．口腔溃疡 玄参、太子参各15 g，麦冬、生地黄、淡竹叶各10 g，莲子心6 g，甘草3 g。水煎服，每日1剂，每日2次。

11．胃火牙痛 玄参30 g，生石膏（先煎）20 g，牡丹皮、黄连、升麻各10 g，当归、大黄各6 g。水煎服，每日1剂，每日2次。

12．热病伤津，咽干，便秘 玄参、生地黄各15 g，麦冬5 g。水煎服。

13．齿龈炎 玄参、生石膏（先煎）、生地黄各15 g，牛膝、麦冬各10 g。水煎服。

使用注意

脾胃有湿及脾虚便溏者忌服。

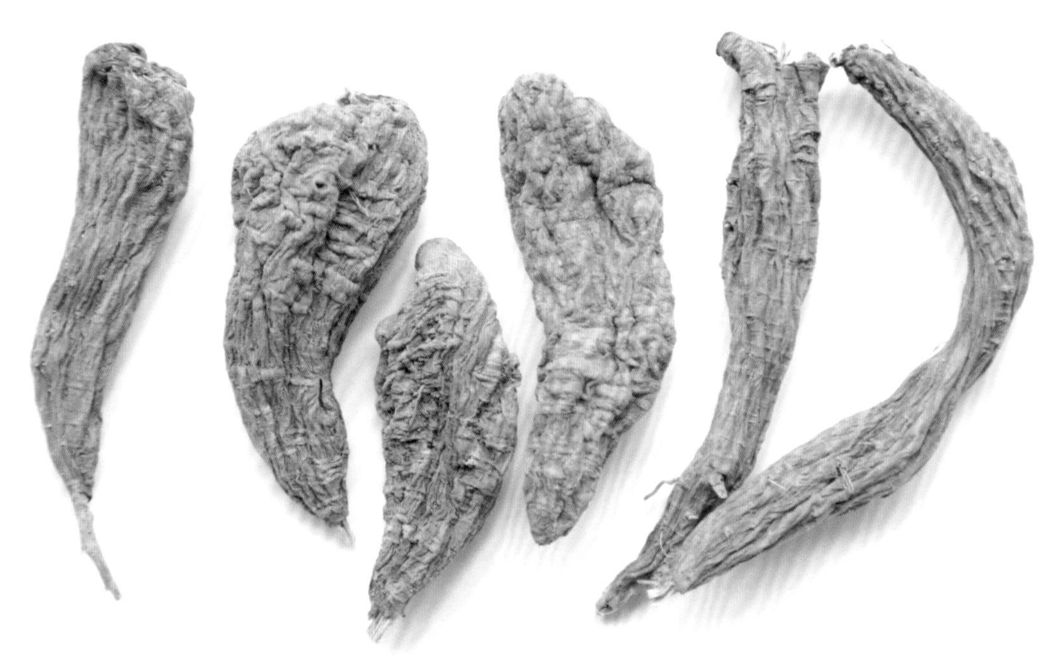

玄参药材

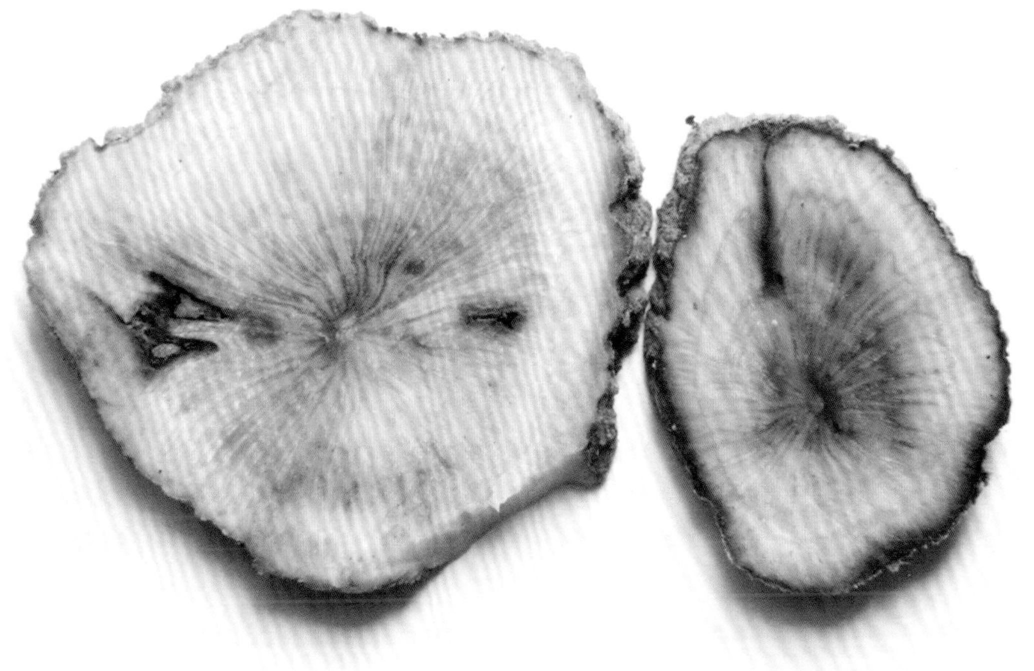

玄参药材

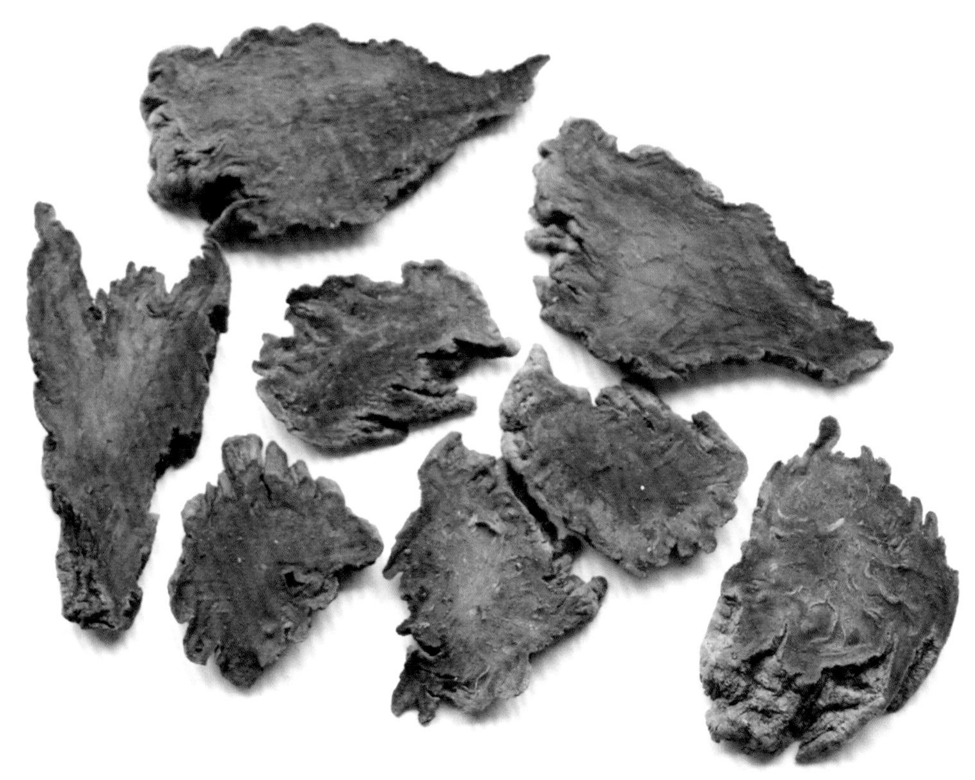

玄参饮片

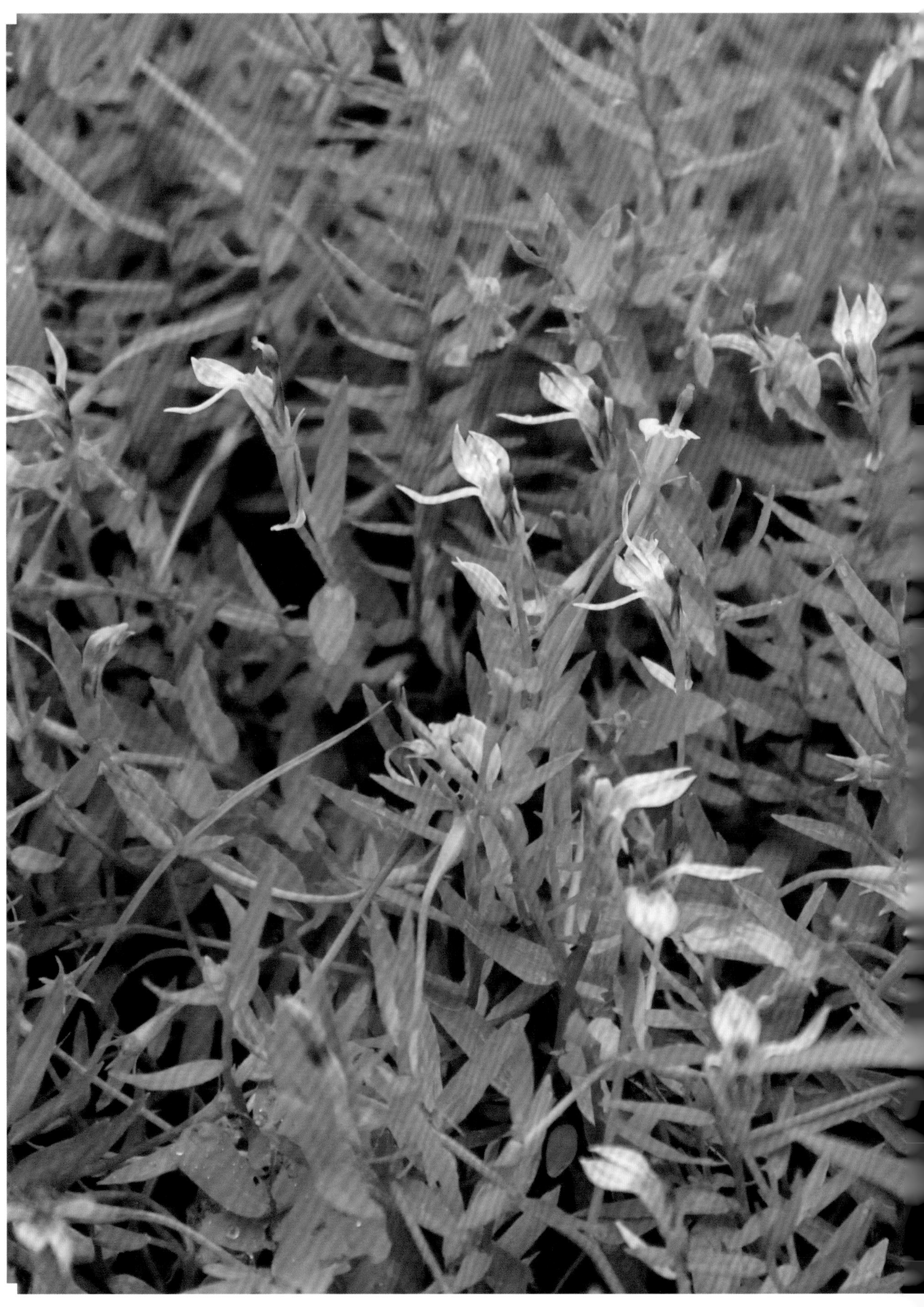

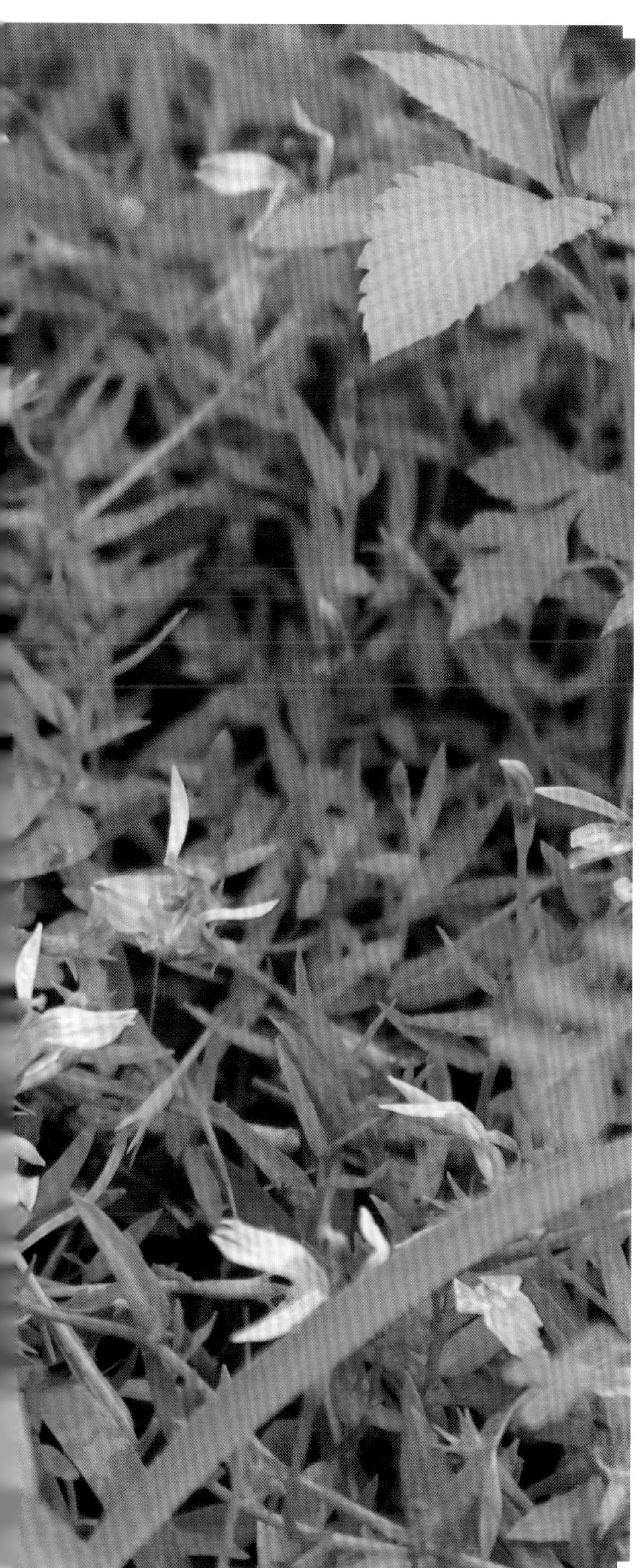

半边莲

【壮药名】莲半明。

【别　名】细米草、急解索、半边花、长虫草、半边菊、半边旗、箭豆草、顺风旗。

【来　源】本品为桔梗科植物半边莲 *Lobelia chinensis* Lour. 的带根全草。

【性味归经】味苦，性寒。归心、小肠、肺经。

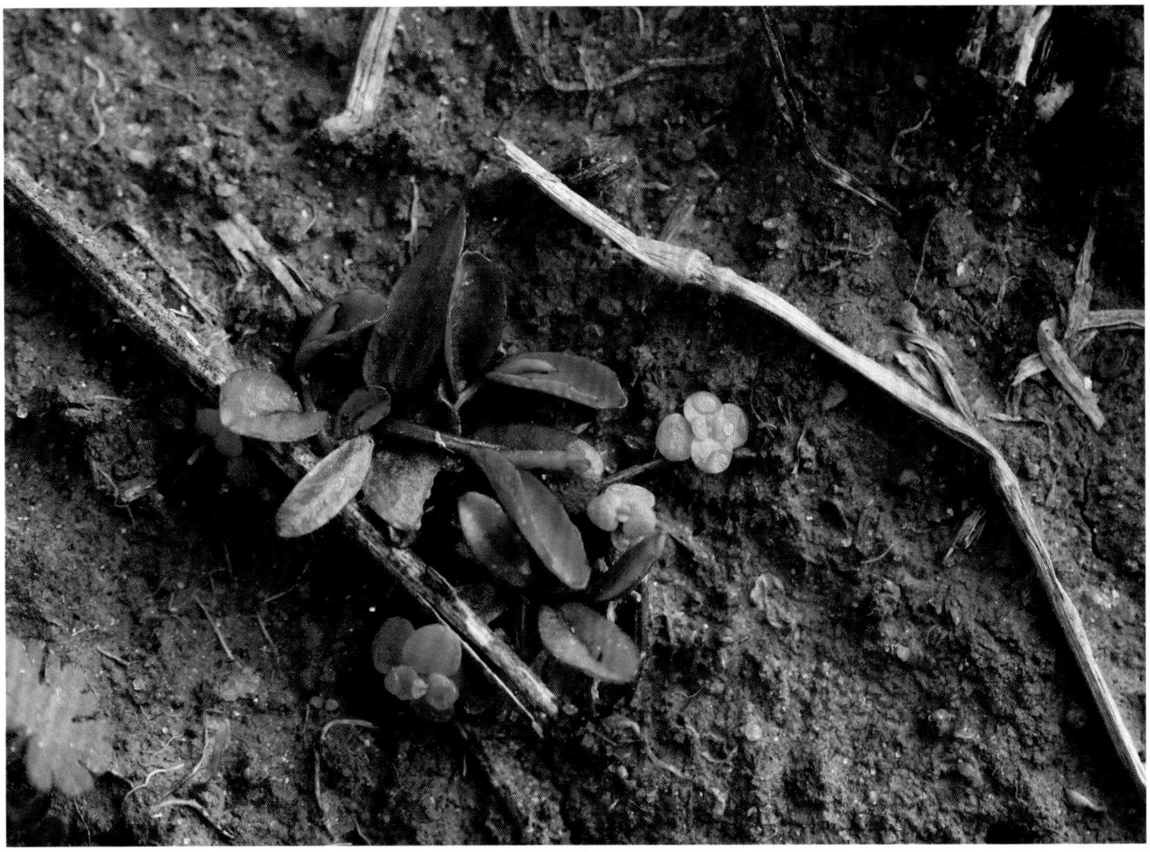

半边莲

识别特征

多年生矮小草本植物，高 10 ~ 20 cm。茎细长，匍匐，节部生细根。叶互生；无柄或近无柄，叶片条形或狭小，披针形，长 8 ~ 25 mm，宽 2 ~ 6 mm，叶腋，基部有长约 1 mm 的小苞片 2 枚、1 枚或无毛；花萼筒倒长锥状，基部渐细，长 3 ~ 5 mm，裂片 5，狭三角形，花冠浅红紫色或白色，长 10 ~ 15 mm，背部裂至基部，喉部以下具白色柔毛，裂片 5，全部平展于下方，两个侧裂片披针形，较长，中间 3 枚椭圆状披针形，较短；雄蕊 5，长约 8 mm，花丝上部与花药合生，下半部分离，雌蕊 1，子房下位，中轴胎座，2 室，胚珠多数。蒴果倒圆锥状，长约 6 mm。种子椭圆状，稍扁平，近肉色。花期 5—8 月，果期 8—10 月。

生境分布

生长于水田边、路沟旁及潮湿的阴坡、荒地。长江流域及以南各省区均有分布。

采收加工

采收时带根拔起，洗净，晒干。鲜用，随采随用。

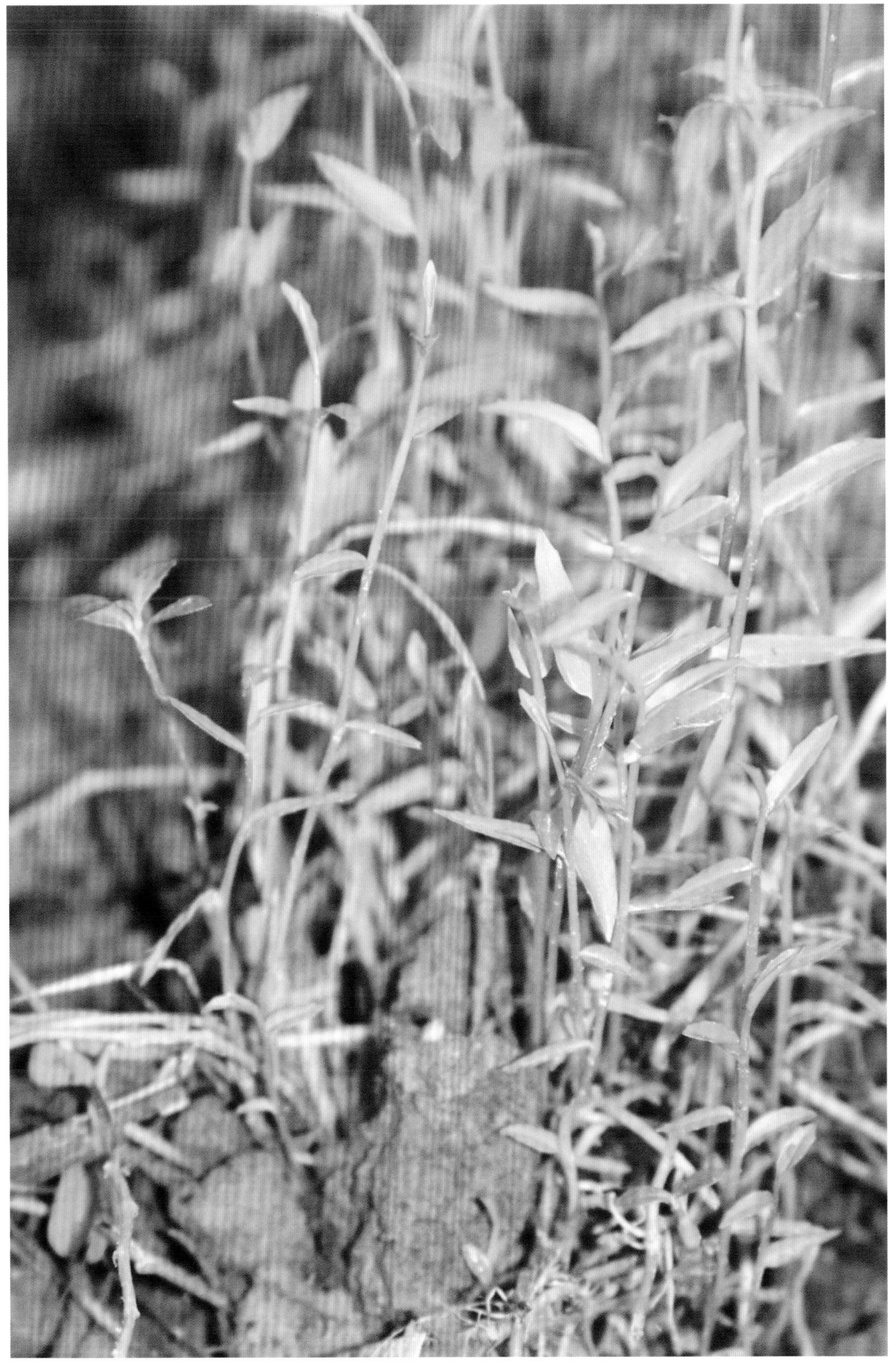

半边莲

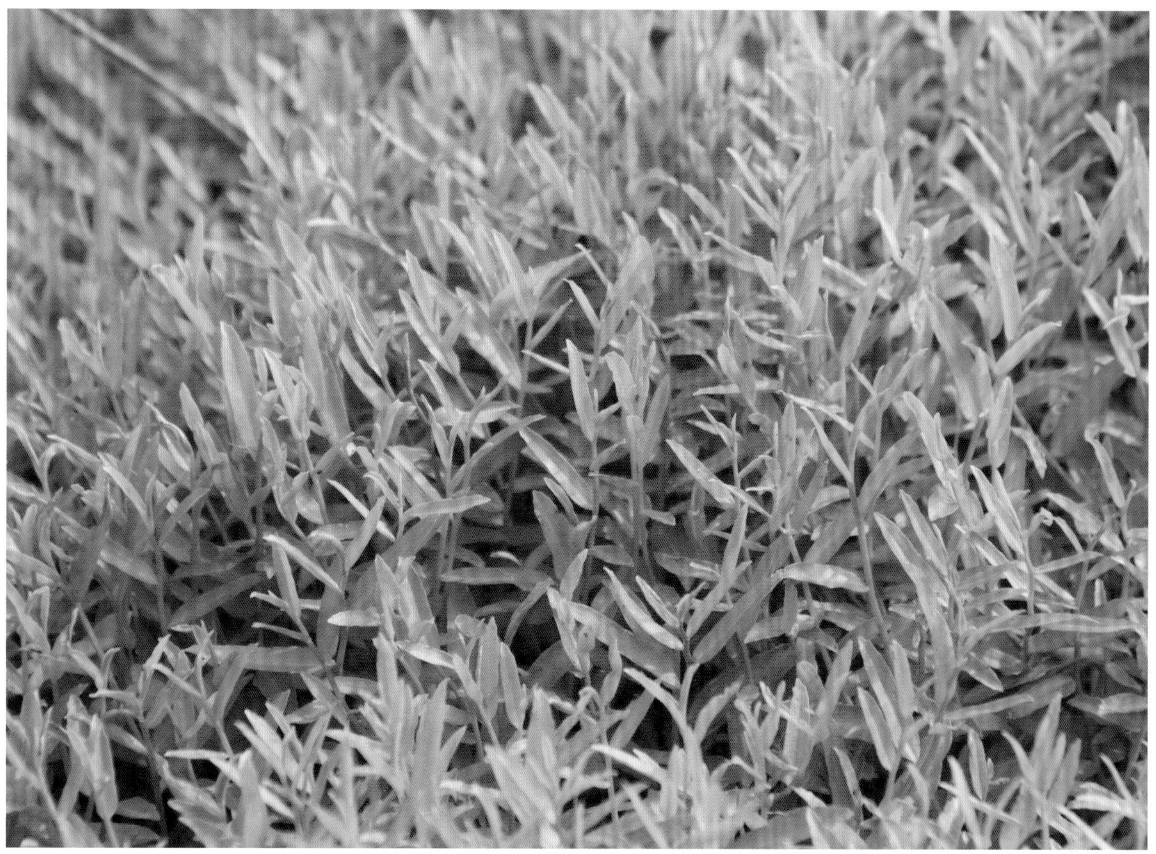

半边莲

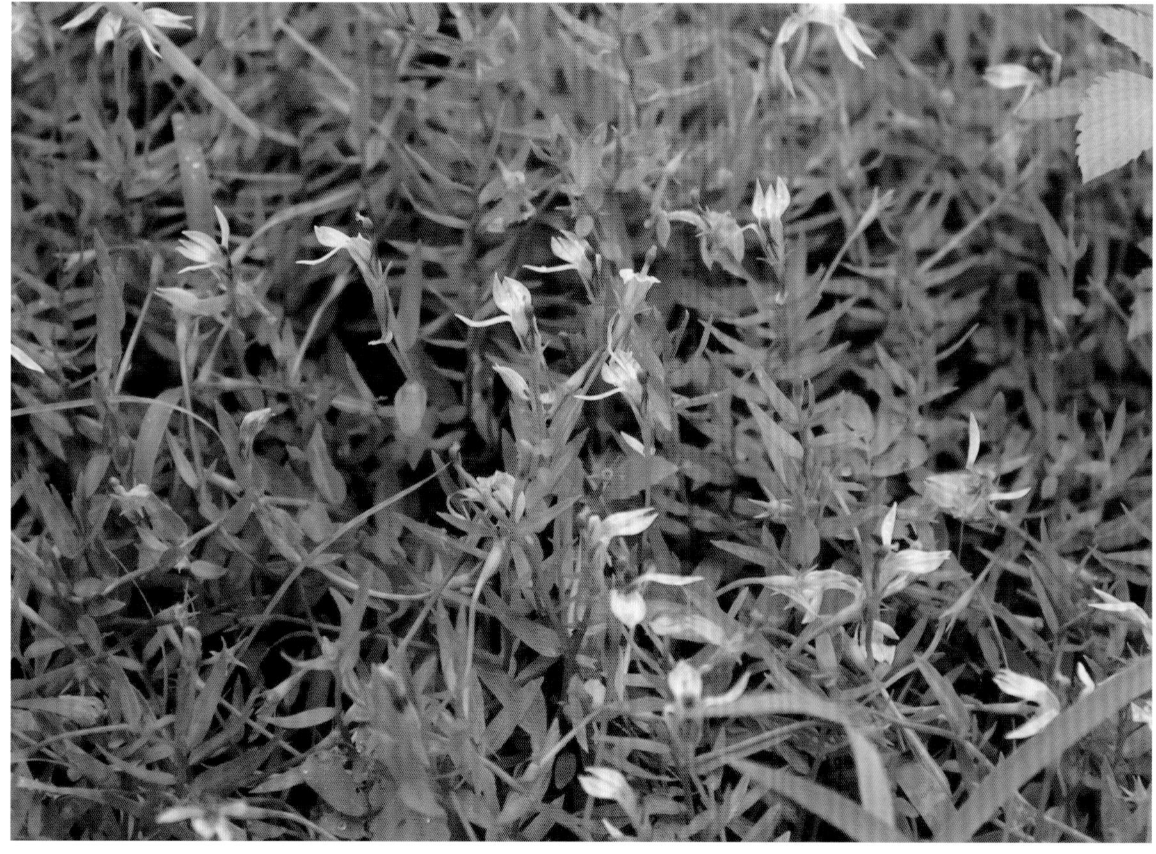

半边莲

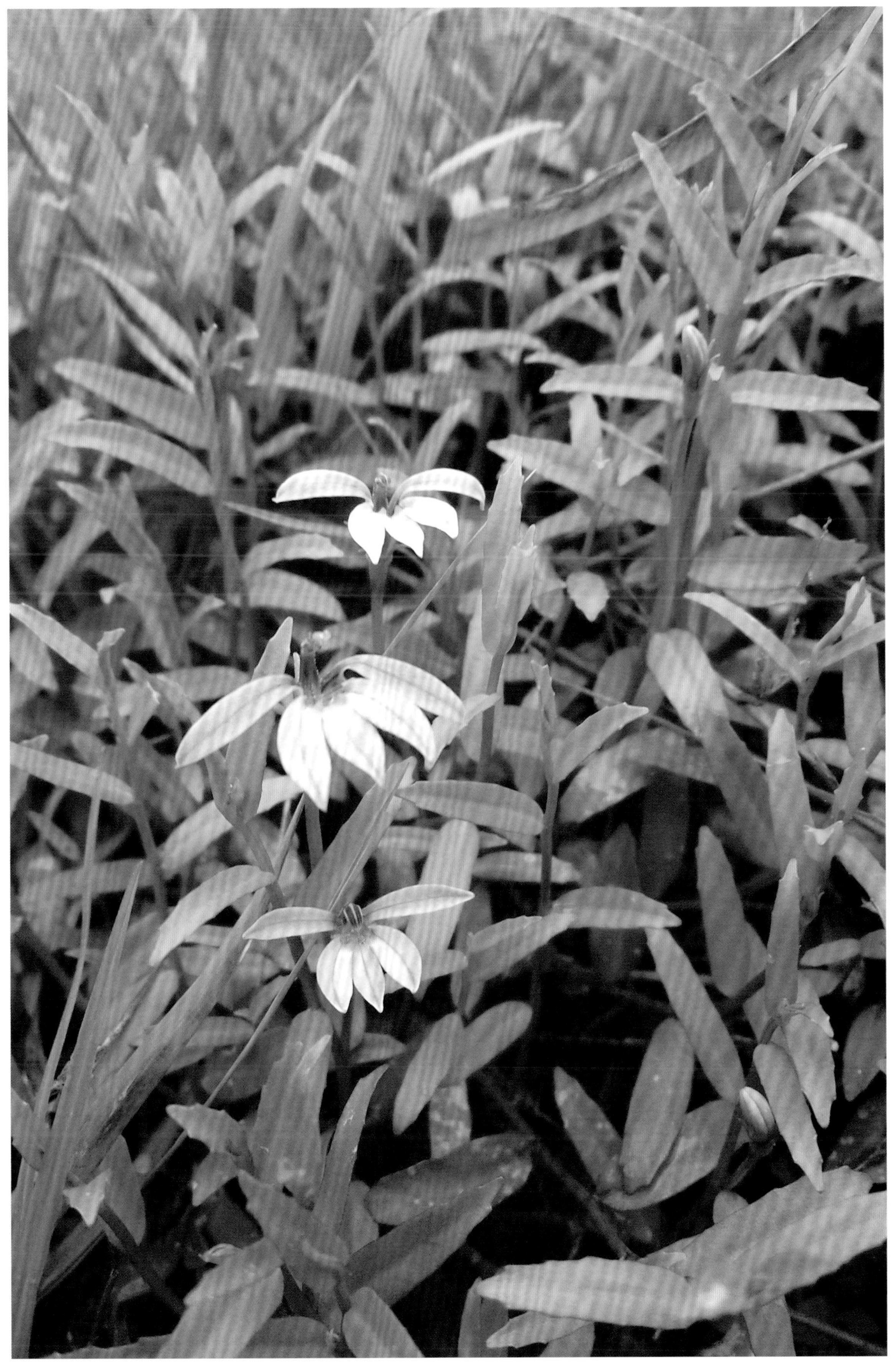

半边莲

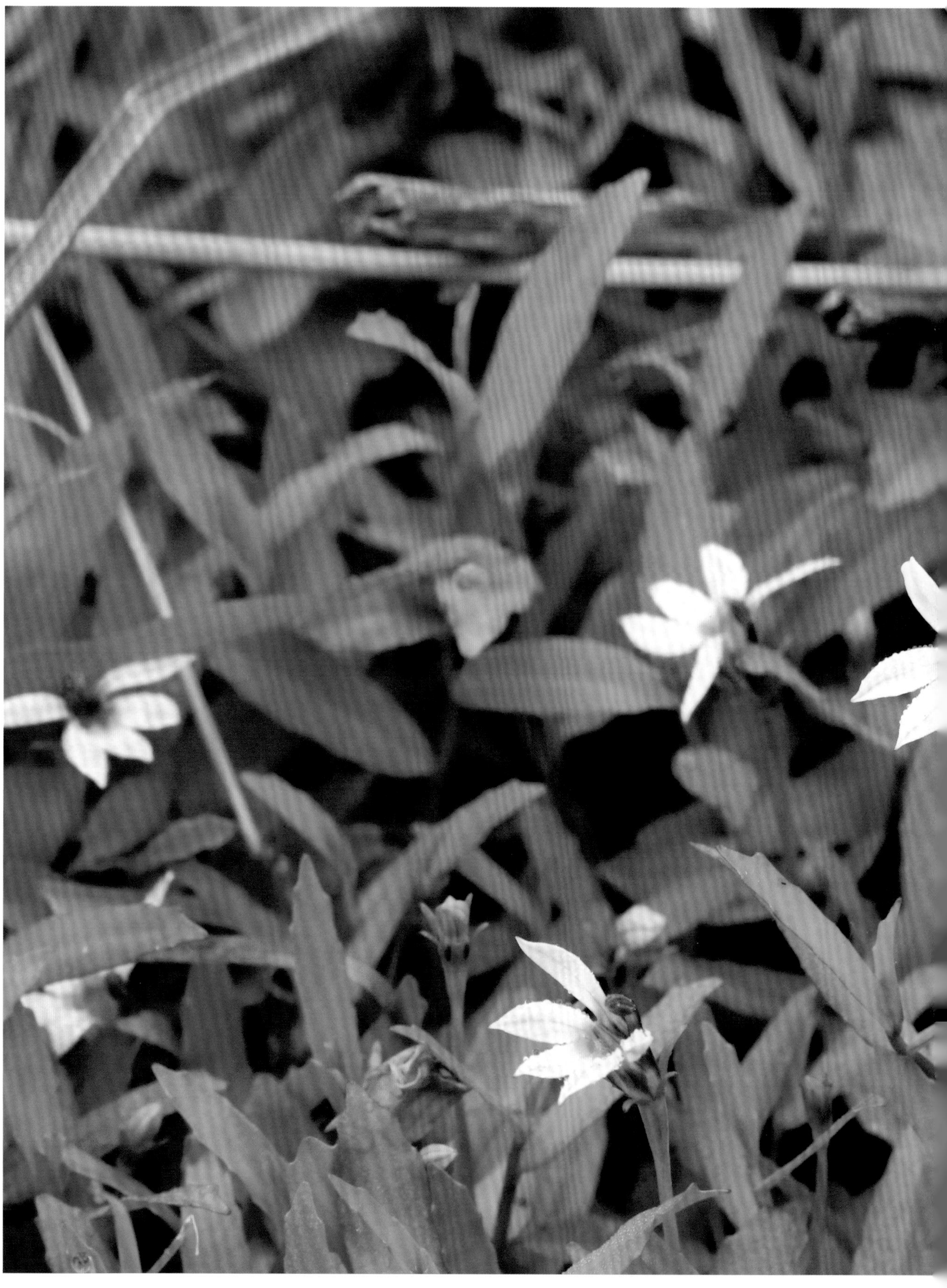

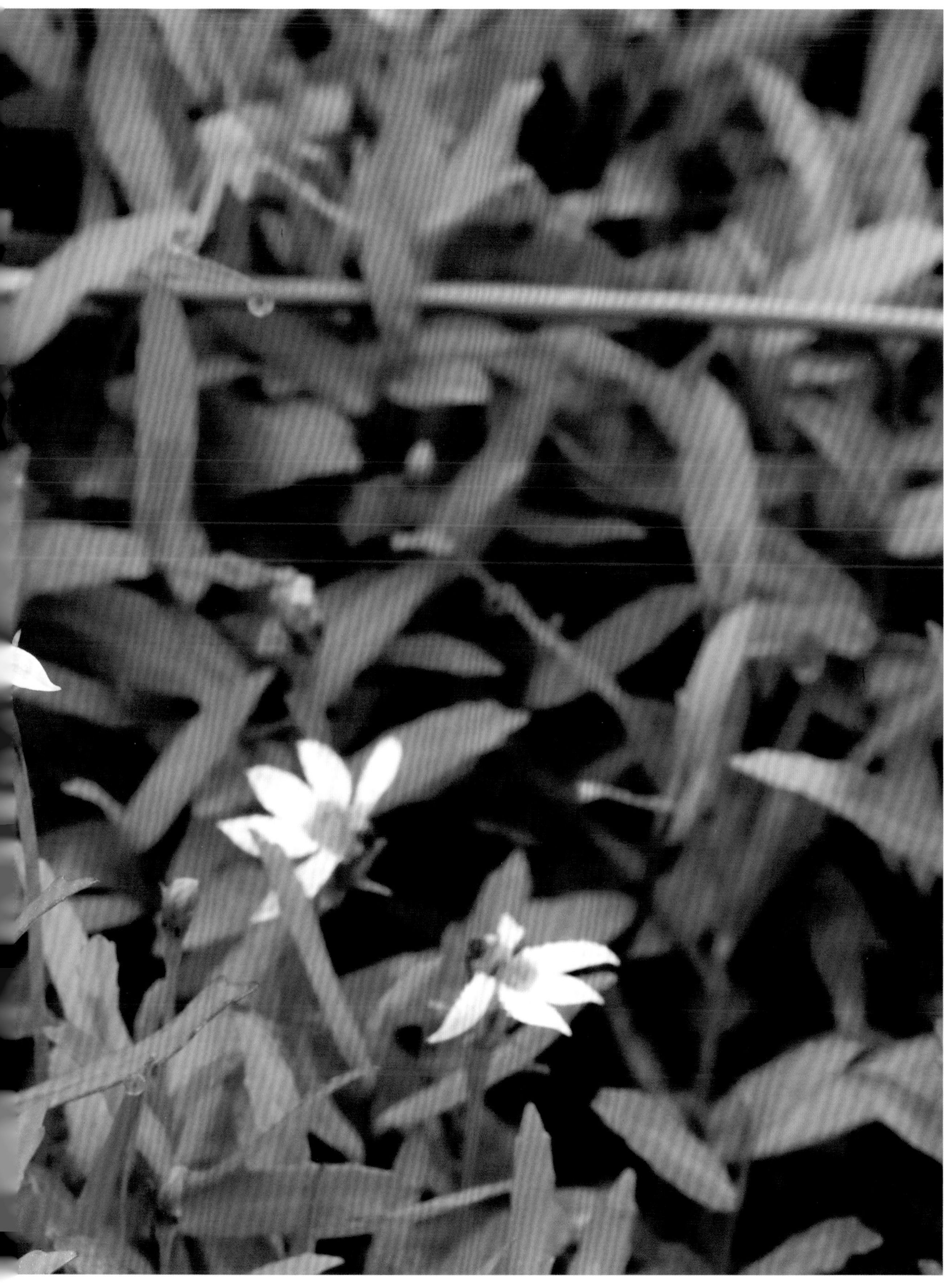

半边莲

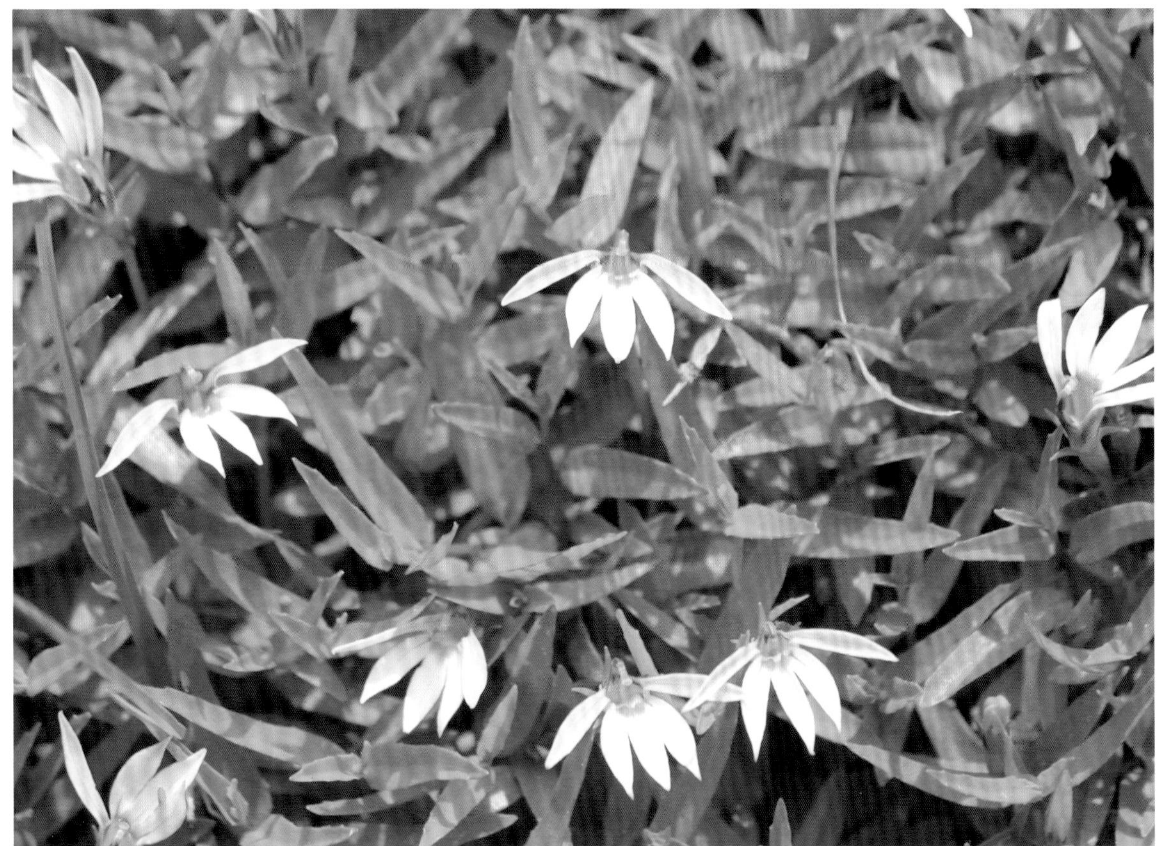

半边莲

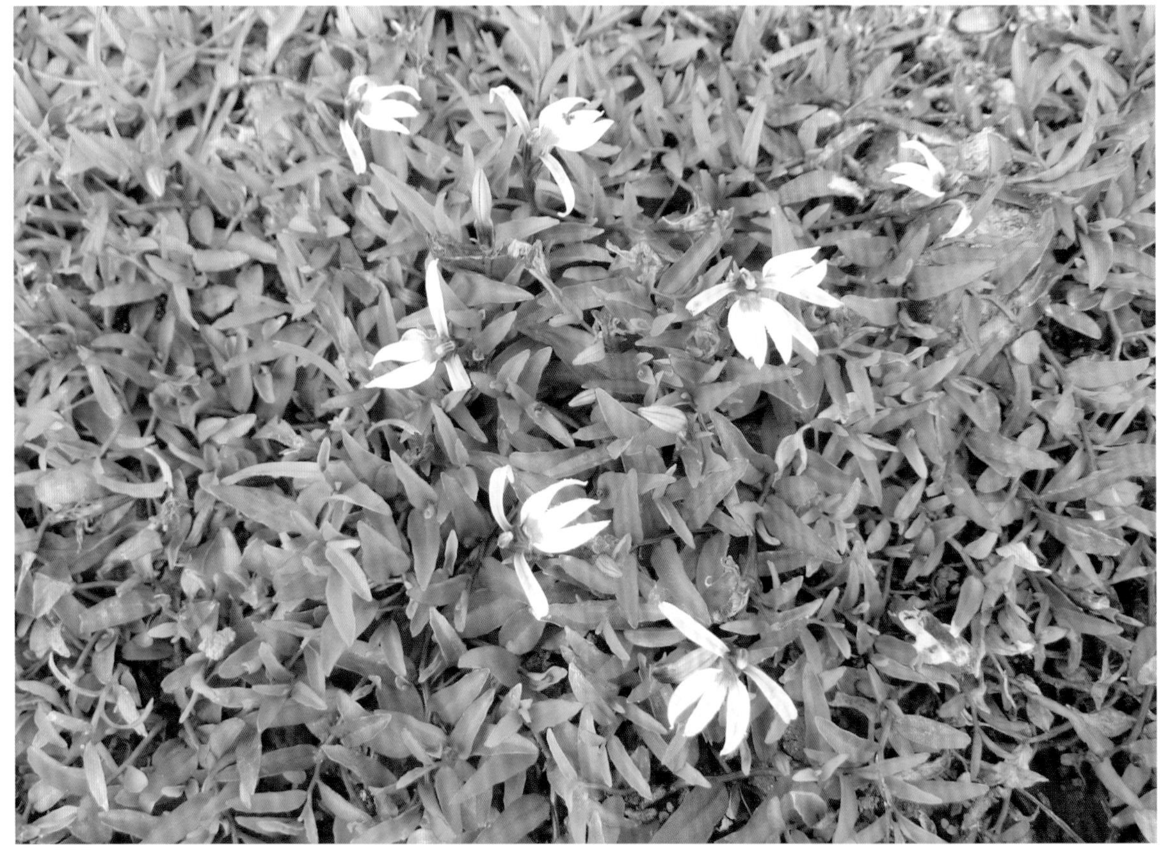

半边莲

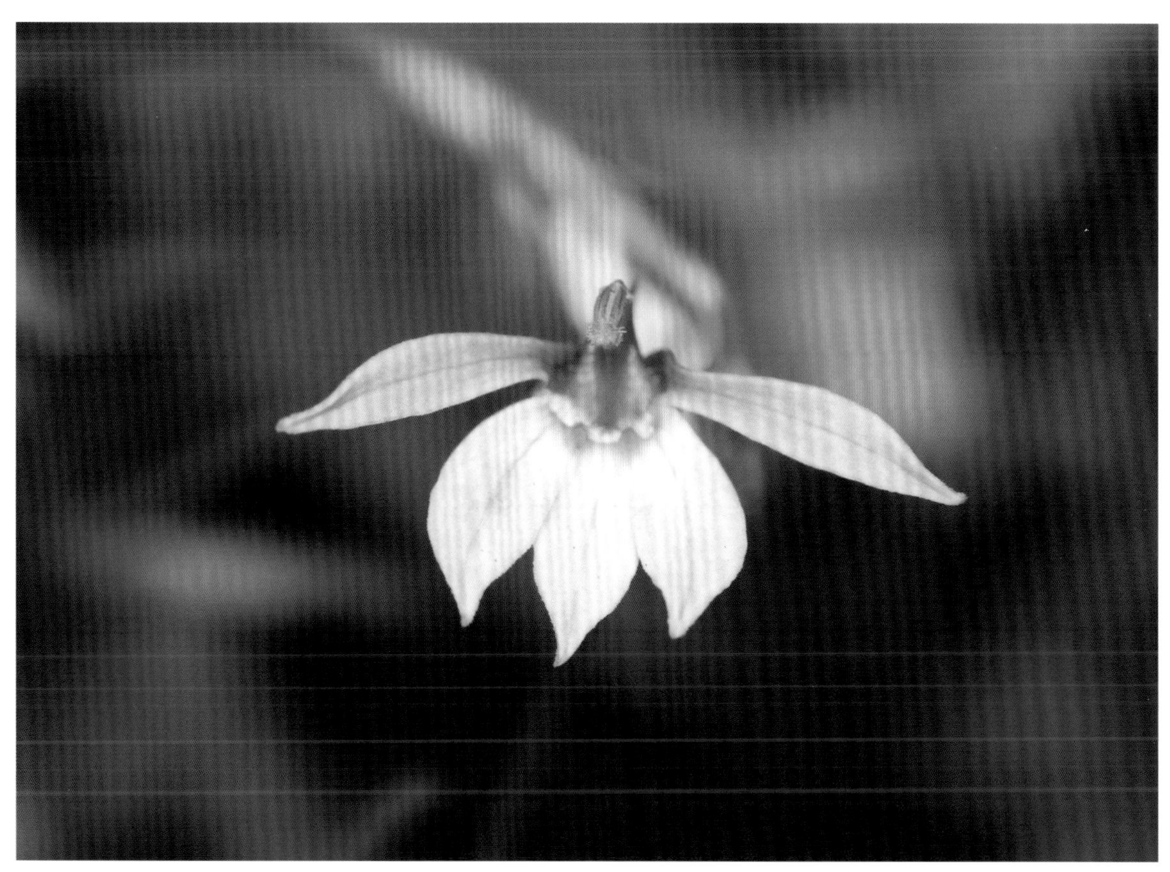

半边莲

药材鉴别

全长 15 ~ 35 cm，但常缠结成团。根细长，圆柱形，表面淡黄色或黄棕色，多有细纵纹，侧生细纤须根。茎细长，有分枝，灰绿色，节明显，有的可见附生的细根。叶互生，无柄，绿色、完整的叶狭披针形或长卵圆形，长 1 ~ 2 cm，宽 2 ~ 5 mm，叶缘具疏锯齿。花梗细长，花小，单生于叶腋，花冠基部筒状，上部 5 裂，偏向一边，浅紫红色，花冠筒内有白色茸毛，花萼 5 裂，裂片绿色，线性。气微，味甘而辛。以干燥、叶绿、根黄、无泥杂者为佳。

功效主治

清热解毒，利水消肿。主治毒蛇咬伤，肿痛疔疮，扁桃体炎，湿疹，足癣，跌扑损伤，湿热黄疸，阑尾炎，肠炎，肾炎，肝硬化腹水及多种癌症。

用法用量

内服：15 ~ 30 g，煎汤；或捣汁。外用：适量，捣烂外敷，或捣汁调涂。

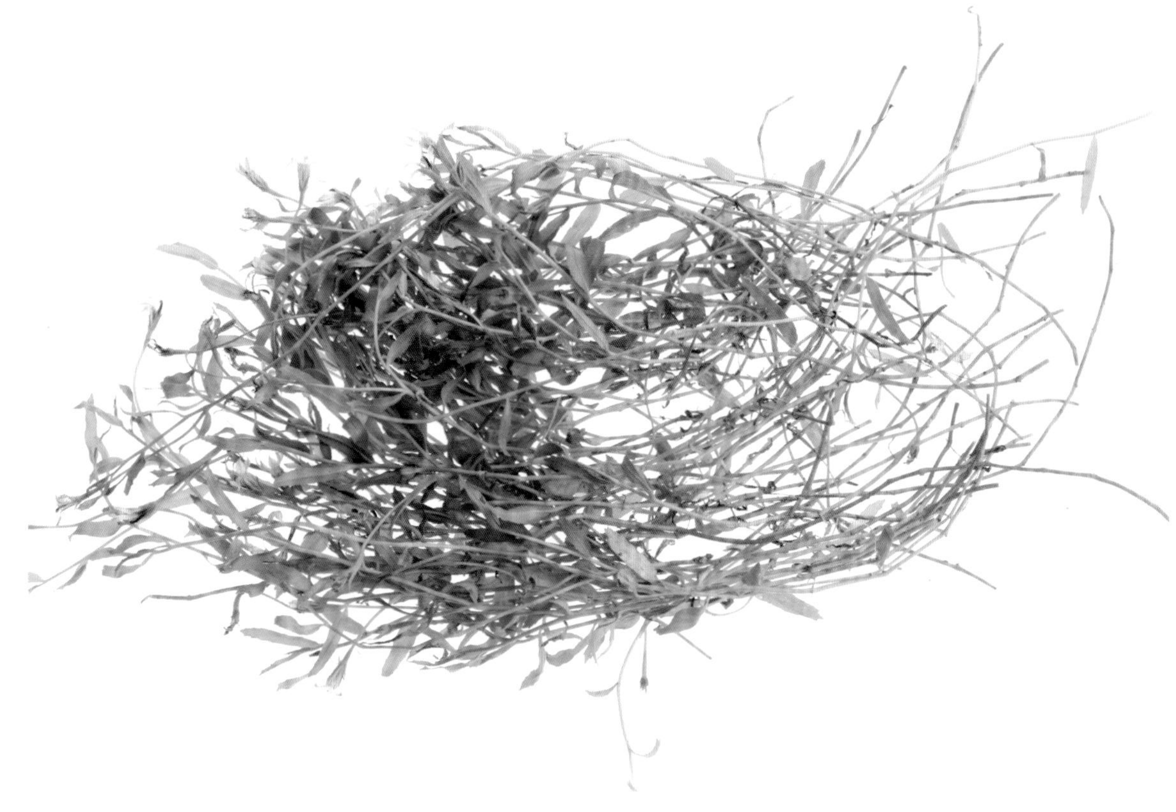

半边莲药材

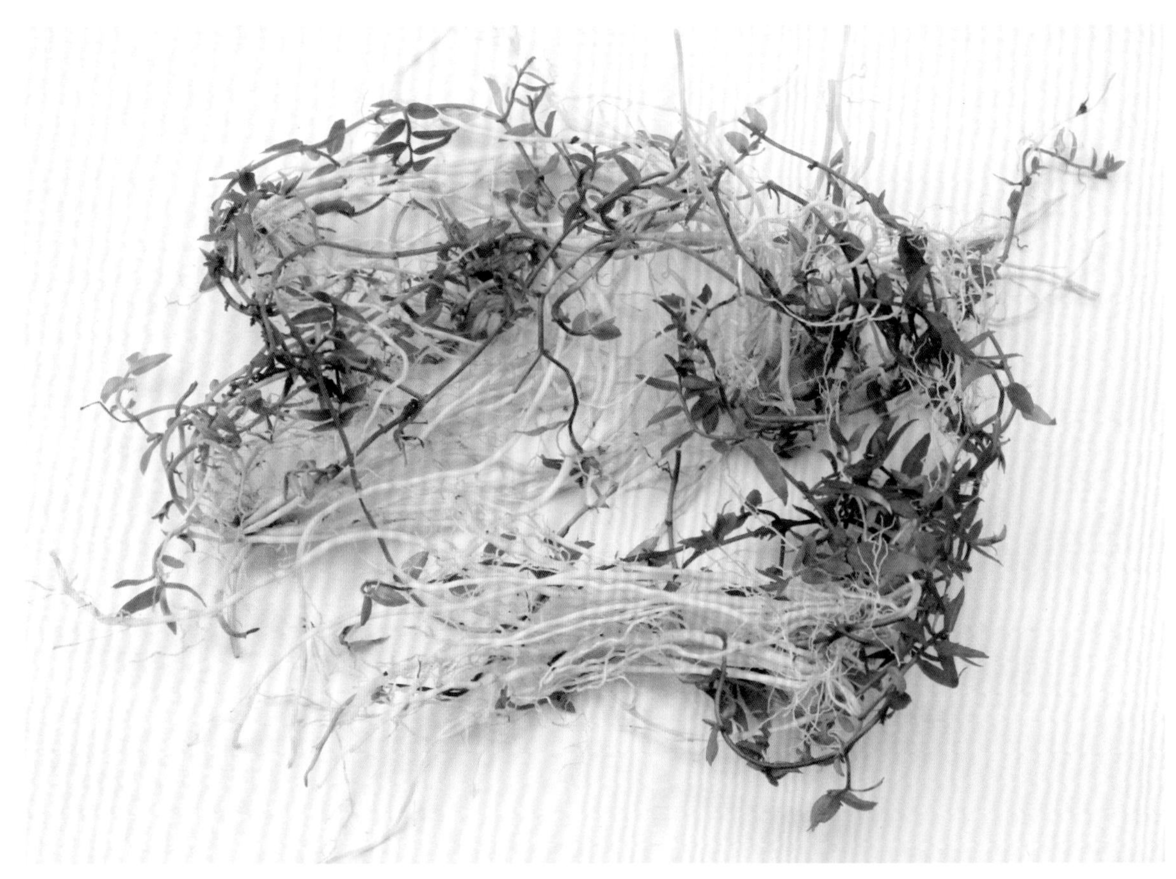

半边莲药材

民族药方

1．乳腺炎 鲜半边莲适量。捣烂敷患处。

2．无名肿毒 半边莲适量。捣烂加酒敷患处。

3．湿热泄泻 半边莲 30 g。水煎服。

4．痢疾 半边莲 60 g。煎水加黄糖服。

5．急性中耳炎 半边莲适量。擂烂绞汁，和酒少许滴耳。

6．晚期血吸虫病腹水，肾炎性水肿 半边莲 30 ~ 60 g。水煎服。

7．黄疸，水肿，小便不利 半边莲、白茅根各 30 g。水煎服，白糖调服，每日 2 次。

8．盲肠炎 半边莲 240 g，双料酒适量。捣烂，水煎服，每日 5 次，渣再和入米酒少许，外敷患处。

9．疔疮，一切阳性肿毒 鲜半边莲适量。加食盐数粒同捣烂，敷患处。

使用注意

虚证水肿忌用。

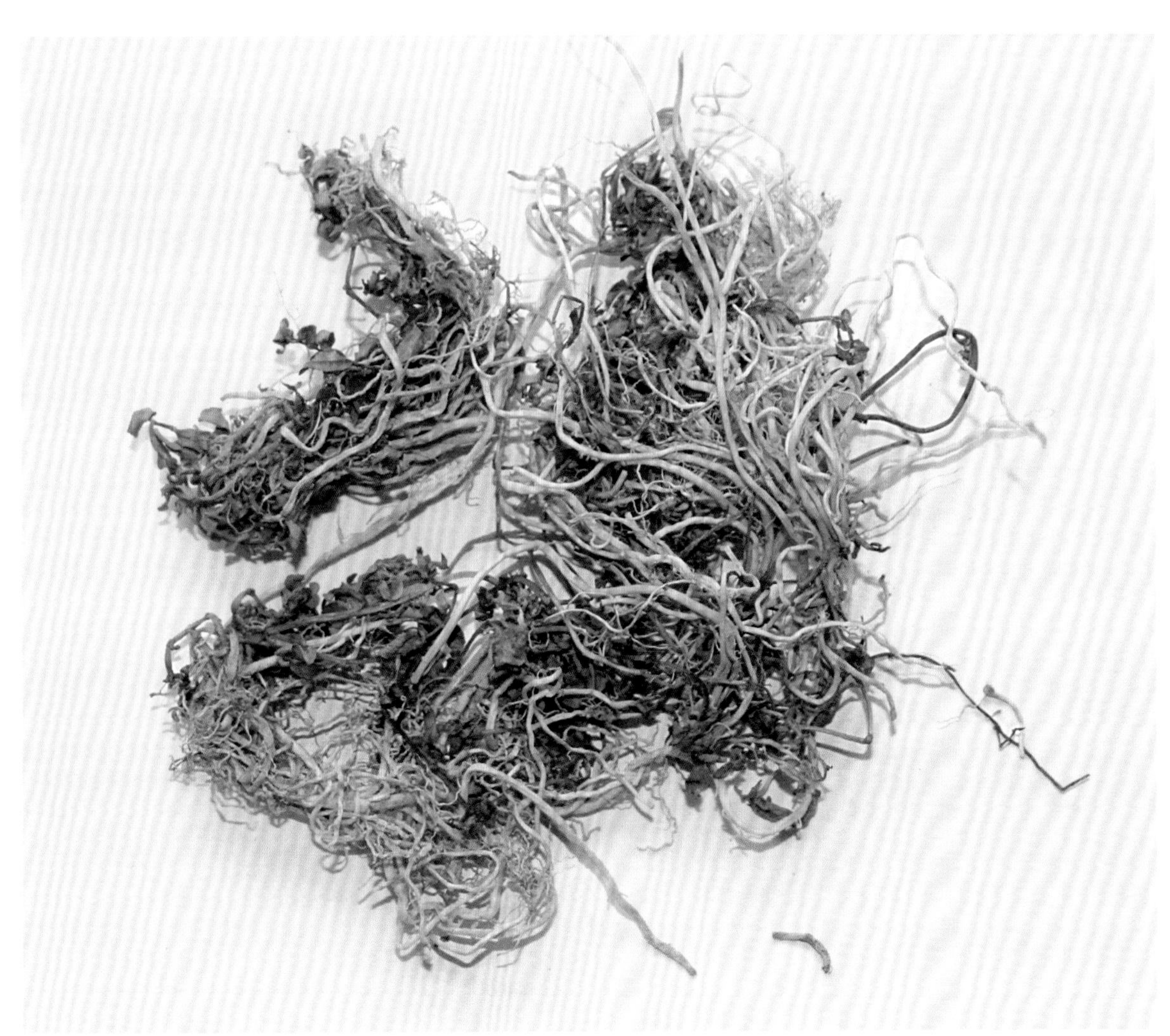

半边莲药材

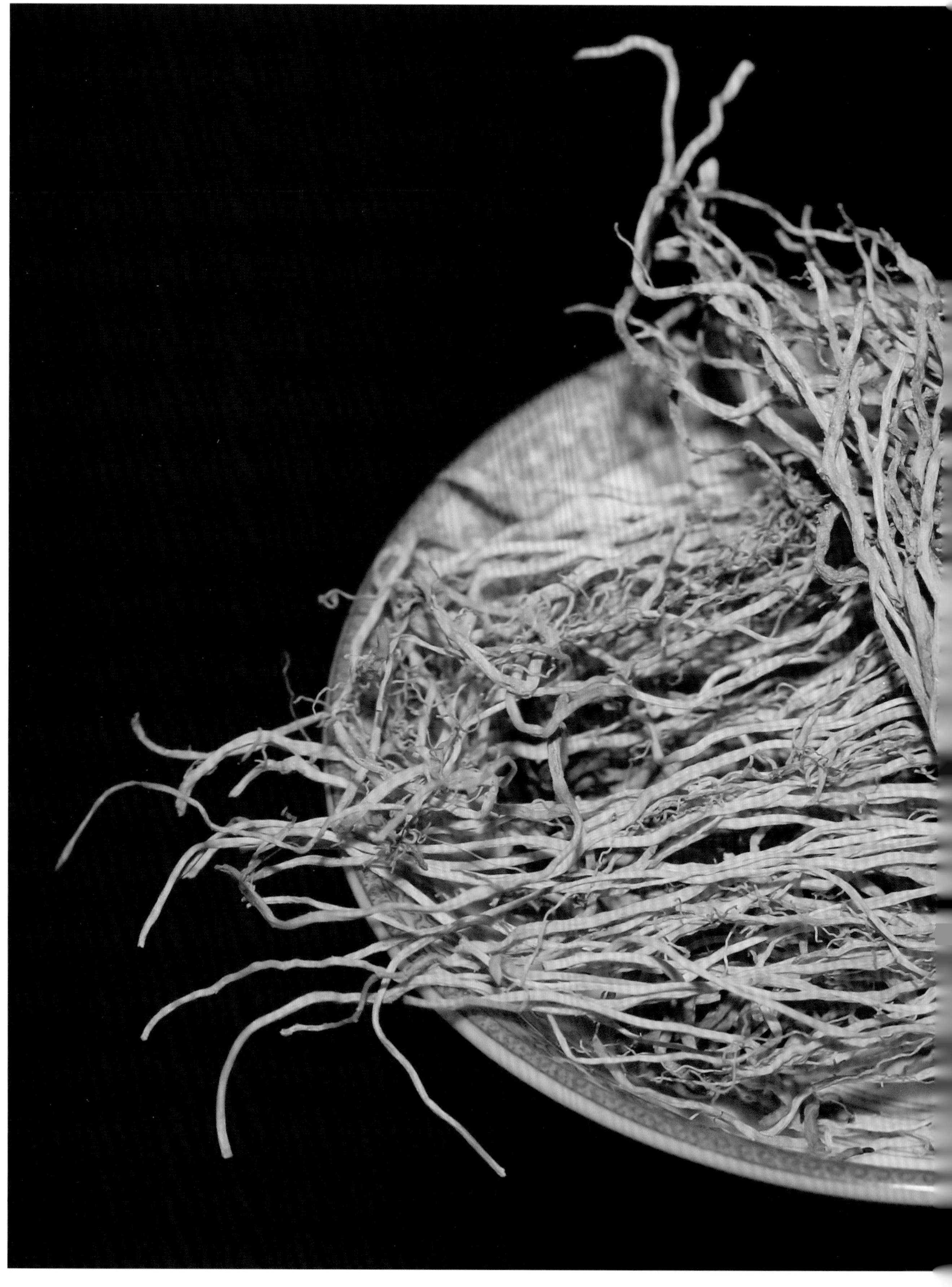

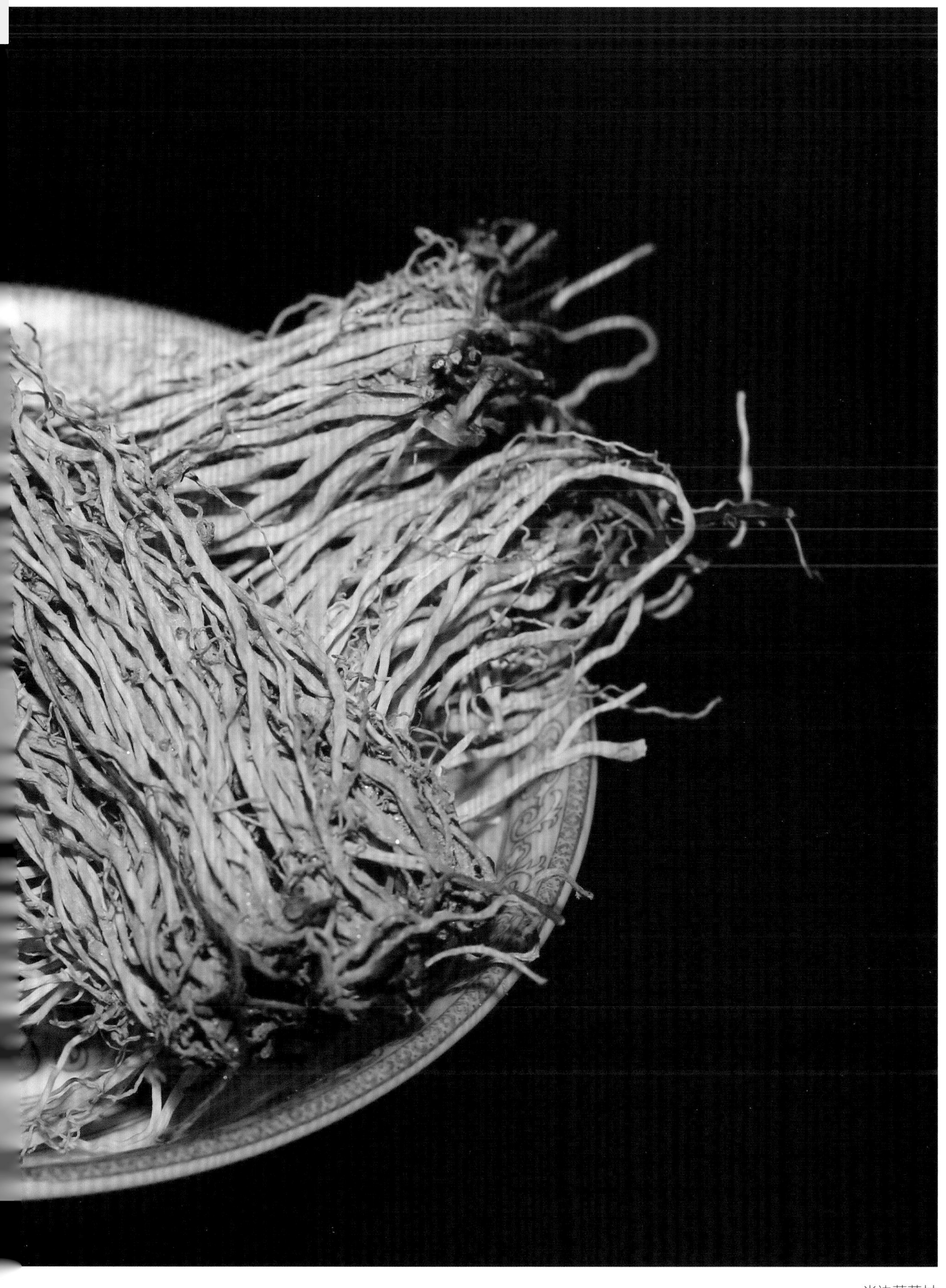

半边莲药材

图书在版编目（CIP）数据

中国民族药用植物图典. 壮族卷 / 肖培根，诸国本总主编. — 长沙 : 湖南科学技术出版社，2023.10
ISBN 978-7-5710-2532-8

Ⅰ. ①中… Ⅱ. ①肖… ②诸… Ⅲ. ①民族地区－药用植物－中国－图集②壮族－中草药－图集 Ⅳ. ①R282.71-64

中国国家版本馆CIP数据核字(2023)第196870号

"十四五"时期国家重点出版物出版专项规划项目
ZHONGGUO MINZU YAOYONG ZHIWU TUDIAN ZHUANGZUJUAN DI-SAN CE
中国民族药用植物图典 壮族卷 第三册
总 主 编：肖培根　诸国本
主　　编：彭　勇　谢　宇　李海霞
出 版 人：潘晓山
责任编辑：李　忠　杨　颖
出版发行：湖南科学技术出版社
社　　址：长沙市芙蓉中路一段416号泊富国际金融中心
网　　址：http://www.hnstp.com
湖南科学技术出版社天猫旗舰店网址：
http://hnkjcbs.tmall.com
邮购联系：0731-84375808
印　　刷：长沙新湘诚印刷有限公司
（印装质量问题请直接与本厂联系）
厂　　址：长沙市开福区伍家岭街道新码头路9号
邮　　编：410008
版　　次：2023年10月第1版
印　　次：2023年10月第1次印刷
开　　本：889mm×1194mm　1/16
印　　张：23
字　　数：407千字
书　　号：ISBN 978-7-5710-2532-8
定　　价：1980.00元(共八册)